Winfried Zapp
Julia Oswald

Controlling-Instrumente für Krankenhäuser

Verlag W. Kohlhammer

1. Auflage 2009

Gesamtherstellung:
W. Kohlhammer Druckerei GmbH + Co. KG, Stuttgart
Printed in Germany

ISBN 978-3-17-019653-7

Kohlhammer | *Krankenhaus*

Die Autoren

Prof. Dr. Winfried Zapp lehrt Allgemeine Betriebswirtschaftslehre mit dem Schwerpunkt Rechnungswesen, insbesondere Controlling im Gesundheitswesen, an der Fachhochschule Osnabrück.

Dipl.-Kff. Julia Oswald ist Wissenschaftliche Mitarbeiterin von Professor Dr. W. Zapp an der Fachhochschule Osnabrück.

Vorwort

In entwickelten Volkswirtschaften scheint der Gesundheitsbereich in einem besonderen Fokus zu stehen. Dabei ist die Finanzierung der Gesundheitsleistungen ein wesentliches Problem, das von einer Vielzahl von Faktoren beeinflusst wird (demografische Entwicklung, wie alternde Bevölkerung, Bevölkerungsrückgang, Beschäftigungsprobleme, aber auch eine rasante medizintechnische Weiterentwicklung, um nur einige Bereiche zu benennen) (Hensen, 2004: 88).
In Deutschland ist weiterhin die dynamische Entwicklung der rechtlichen Regelungen um das Finanzierungssystem von wesentlicher Bedeutung. Seit mehr als zwanzig Jahren ändern sich nicht nur rechtliche Regelungen, sondern werden immer wieder unterschiedliche Modelle implementiert: Die Modellansätze differieren von dem Selbstkostendeckungsprinzip bis zur Budgetierung, von der stationären und ambulanten bis zur Integrierten Versorgung; sie umfassen Abrechnungsmodule von den allgemeinen Pflegesätzen bis zu DRG-Fallpauschalen, sie beinhalten sowohl monistische als auch duale bis hin zu multialen Finanzierungskonzeptionen – neben der Finanzierung aus Ländermitteln und Krankenkasse sind weitere Finanzierungen notwendig (Forschung, Eigenfinanzierung, Spenden, Patientenzuzahlungen usw.) (Zapp, 2004a: 21).
Aber nicht allein der Krankenhausmarkt befindet sich im Umbruch, sondern auch das historisch gewachsene Bewusstsein sowie die Einstellungen im Krankenhausmanagement selbst müssen aufgrund neuer Anforderungen hinsichtlich notwendiger Veränderungen im Bereich der Führung und Organisation überdacht und gegebenenfalls neu gestaltet werden (Schmidt-Rettig, 2001: 43). Veränderte externe Rahmenbedingungen führen ein dynamisches Umfeld für die Krankenhäuser mit Ansätzen eines marktorientierten Wettbewerbes herbei, der Forderungen hinsichtlich einer dauerhaften Existenzsicherung an das Krankenhausmanagement stellt, die weit über den geschützten Rahmen der öffentlichen Planung und dualen Finanzierung hinausgehen (Zapp, 2004a: 21).
Krankenhäuser sind hier in besonderer Weise gefordert: Sie müssen sich nicht nur diesen Herausforderungen stellen, sondern sie müssen diese auch bewältigen, um sich weiterhin auf dem „Gesundheits-Markt" betätigen zu können. Das Augenmerk der Krankenhäuser ist darauf gerichtet, die vielen Facetten und Möglichkeiten, Risiken und Chancen, die sich aus den Veränderungen in der extrasystemischen Umwelt heraus ergeben, zu erkennen, zu analysieren und auf ihre Bedeutung für die intrasystemische Gestaltung zu bewerten. Dabei sind Gestaltungsempfehlungen nicht eindeutig ableitbar, weil die Gegebenheiten komplex (also in sich vieldeutig), dynamisch (die rechtlichen Änderungen sind permanent zu beobachten) und kontingent sind – also unsicher und nicht vorhersehbar. Um auf diese Herausforderungen reagieren zu können, sind strategisch ausgerichtete Managemententscheidungen notwendig, die qualifiziert vorbereitet werden müssen. Dazu ist es sinnvoll, auf erprobte und erfolgreiche Instrumente zurückzugreifen. Als Sachwal-

ter solcher Instrumente hat sich das Controlling bewährt (Zapp/Bettig, 2004a: 61 f.). Notwendig für eine zielorientierte Krankenhauslenkung, bei der neben den Sachzielen monetäre Ziele von wachsender Bedeutung sind, ist eine zeitnahe und mehrdimensionale Abbildung des Betriebsgeschehens (König, 2001: 164). Vor diesem Hintergrund steigt die Bedeutung von datenorientierten Informationen. Darüber hinaus ist ein qualitativ-orientiertes Berichtswesen notwendig, um eine Bewertung von Management-Strategien vornehmen zu können und nicht nur Trendsettern hinterherlaufen zu müssen.

In diesem Buch sind deshalb die Grundlagen zu entwickeln, auf die der Bereich Controlling aufbauen kann, um dann die wesentlichen Controlling-Instrumente zu beschreiben, zu analysieren, auf das Krankenhaus anzuwenden und einer kritischen Würdigung zu unterziehen. Die aus vielfältigen Forschungsanträgen heraus begleiteten Praxisprojekte sind in diese Arbeit eingeflossen. Deshalb ist der Arbeitsgruppe Innovativer Projekte beim Ministerium für Wissenschaft und Kultur Niedersachsen (AGIP) und der Arbeitsgemeinschaft industrieller Forschungseinrichtungen Otto von Guericke e.V. (AIF) in besonderer Weise zu danken, die es mit ihren Fördermitteln ermöglicht haben, dass wissenschaftliches Personal eingestellt werden konnte. In zahlreichen Diplomarbeiten, Projekten und Praxiswochen wurde praxisorientierten Fragestellungen nachgegangen, um die Übertragbarkeit und die erfolgreiche Nutzung von Controlling-Instrumenten zu überprüfen. Für die Ideen und Gedanken der ehemaligen Studierenden der Fakultät Wirtschafts- Sozialwissenschaften der Fachhochschule Osnabrück sind wir dankbar: Dipl.-Kff. (FH) Swetlana Benzel, Dipl.-Kff. (FH) Tanja Clausmeyer, Dipl.-Kff. (FH) Christin Henrichs, Dipl.-Kfm. (FH) Arnd Kretschmann, Dipl.-Kff. (FH) Danielle Meyer, Dipl.-Kfm. (FH) Axel Pickhardt, Dipl.-Kff. (FH) Stefanie Römer.

Drei Personen möchten wir in besonderer Weise danken: Frau Dipl.-Kff. (FH) Silja Otten hat das Buch-Projekt seit seiner Anfangsphase begleitet und mit ihren zielführenden Recherchen und engagierten Hinweisen wichtige Impulse gesetzt. Trotz ihrer unermüdlichen Unterstützung hat sie alles jederzeit im Blick gehabt: Kurz vor Fertigstellung der Manuskriptseiten hat ihr Sohn Jannis Otten das Licht der Welt erblickt.

Ebenso engagiert hat Frau Dipl.-Kff. (FH) Stephanie Kleimann sich in das Abenteuer Bucherstellung gestürzt und mit guter Kondition die anstehenden Arbeiten schnell und zuverlässig erledigt. Wir hoffen, dass Sie durch ihren Arbeitseinsatz nicht zu viele Trainingsstunden für ihre (internationalen) Radrennen verloren hat und den Trainingsrückstand wieder gut aufholt und weiterhin vordere Plätze einfährt. Denn das Dopingmittel „Buchkorrekturen“ entfällt ja vorerst.

Über eine ganz andere Arbeitsmethode verfügt Herr Tim Richwien, den man kaum sehen und nicht hören konnte hinter seinem Computertisch – nur das Klicken der Computertasten verriet, dass er im Raum sein musste. Deshalb herzlichen Dank für seine hilfreiche Unterstützung bei der Druckvorbereitung.

Last but not least – zu guter Letzt danken wir der Fachhochschule Osnabrück, insbesondere Herrn Prof. Dr. Peter Mayer (Dekan und Vizepräsident bis Anfang 2007) und Frau Prof. Dr. Marie-Luise Rehn (Dekanin und Vizepräsidentin ab 2007), die die Erstellung dieses Buches mit gefördert haben. Es tut gut, mit Rückenwind schreiben zu können.

Dem Kohlhammer-Verlag danken wir für die Veröffentlichung, insbesondere Frau Dagmar Kühnle und Herrn Tillmann Bub für Ihr engagiertes Lektorat: Mit ihrer sympathischen und zielführenden Vorgehensweise haben sie uns deutlich gemacht: nach dem Schreiben ist vor dem Schreiben – Danke.

John Naisbitt[1] wird folgendes Zitat zugeschrieben: „Der neue Führertyp im anbrechenden Zeitalter der partizipatorischen Demokratie ist ein Möglichmacher, ein Entscheidungs-Erleichterer, kein Befehlsgeber." So will dieses Buch verstanden werden: Es soll dazu beitragen, dass klare Entscheidungen getroffen werden können – in komplexen, dynamischen und postmodernen Zeiten. Die nachfolgenden Ausführungen mögen helfen, dass die Controlling-Instrumente im Management diese Entscheidungen vorbereiten und eine breite Basis bei der Umsetzung von Mitarbeitern im Krankenhaus erfahren.

Osnabrück, im Januar 2009 Winfried Zapp und Julia Oswald

1 John Naisbitt (* 15. Januar 1929 in Glenwood, Utah) ist ein US-amerikanischer Autor mit dem Themenschwerpunkt Trend- und Zukunftsforschung. Sein bekanntestes Buch ist „Megatrends". Geschrieben 1982, wurde es in 57 Ländern publiziert und dominierte monatelang die Bestsellerlisten. Er machte den Begriff der Globalisierung bekannt. Das Zitat findet sich unter dem Stichwort „Führung" unter http://www.zitate.de/ergebnisse.php (letzter Zugriff am 01.12.2008).

Inhaltsverzeichnis

Verzeichnis der Abbildungen und Tabellen

Abbildungen

Tabellen

1 Einleitung

Veränderte Rahmenbedingungen führen ein dynamisches Umfeld für die Krankenhäuser mit Ansätzen eines betriebswirtschaftlichen Wettbewerbes herbei, das Forderungen hinsichtlich einer dauerhaften Existenzsicherung an das Krankenhausmanagement stellt, die weit über den geschützten Rahmen der öffentlichen Planung und dualen Finanzierung hinausgehen. Die Lenkung der Krankenhäuser in diesem dynamischen Umfeld bei wachsender Komplexität der Unternehmungsstrukturen stellt auch an das Controlling neue Anforderungen. Es werden Controlling-Instrumente benötigt, die die Unternehmungsführung in Planungs- und Kontrollprozessen unterstützen und eine entscheidungsorientierte Informationsversorgung garantieren. Betriebswirtschaftlich geeignete Entscheidungshilfen können nur durch Kostenrechnungssysteme geliefert werden, die sich weniger an der Dokumentations- und dafür stärker an der Unternehmungsführungsfunktion orientieren. Solche entscheidungsorientierten Systeme haben einen Grundsatz jeder Entscheidungsfindung zu beachten, nämlich „in Veränderungen zu denken", d. h. Informationen darüber zu liefern, wie sich Leistungen, Kosten und Erlöse durch alternative Entscheidungsfindungen verändern werden (Meyer, 1992: 60; vgl. auch Zapp, 2002b: 431 f.). Es geht „... um das kybernetische, koordinierende Lenken unternehmerischer Prozesse, ... um die umfassende Informationsversorgung des Managements mit führungsrelevanten Informationen und Rechnungen" (Männel, 1988: 6).
Für ein handlungsorientiertes Controlling werden in den Krankenhäusern mit der Kosten-, Leistungs-, Erlös- und Ergebnisrechnung als zentralem Ausgangspunkt quantitative Daten bereitgestellt, die für managementorientierte Entscheidungen genutzt werden können (Zapp, 2004c: 83 ff.). Aber allein das Interne Rechnungswesen verschafft keine ökonomischen Spielräume. Dazu müssen die Unternehmungsprozesse noch mehr koordiniert, aufeinander abgestimmt und harmonisiert sein. Diese Aufgabe übernimmt das Controlling. Es übernimmt nicht die Kontrolle in Form der Schuldzuweisung, sondern in Form der Motivation, der Anreizbildung und der strategischen Ausrichtung zu einer erfolgreichen Unternehmung.
Ein Controlling, das die Kosten-, Leistungs- und Erlösstrukturen mit Blick auf ein gutes Unternehmungsergebnis optimieren will, erfordert ein Kosten-, Leistungs- und Erlösmanagement, das die entscheidungsrelevanten Informationen zieladäquat dokumentieren und aufbereiten kann. Controlling-Instrumente, die dieses Management charakterisieren, werden in traditionellen Wirtschaftsunternehmungen schon seit Jahren unter den Schlagworten Fixkostenmanagement, Gemeinkostenmanagement, Zielkostenmanagement oder Deckungsbeitragsmanagement angewandt. Inwiefern diese Controlling-Instrumente, die in der gängigen Krankenhausliteratur gar nicht oder nur isoliert dargestellt werden, zur ergebnisorientierten Führung von Krankenhäusern mit ihren branchentypischen Ausprägungen und Anforderungen beitragen, wird in den nachfolgenden Ausführungen beschrieben.

Eine ergebnisorientierte Krankenhausführung, die jedoch nur „harte“ Faktoren berücksichtigt und damit den traditionellen technokratischen Vorstellungen gerecht wird, greift zu kurz. Vielmehr ist eine Ergänzung um „weiche“ Faktoren im Sinne einer sozio-ökonomischen Krankenhausführung notwendig. Die wachsende Komplexität und Dynamik und die sich daraus ergebende Kontingenz machen es notwendig, die mehr technisch- und systemgelenkten und -orientierten Controlling-Instrumente durch sozial-personale Problemlösungskompetenzen zu erweitern (Eichhorn, 2008). Zahlen an sich motivieren Menschen noch nicht, deshalb sind handlungsorientierte Ansätze zu berücksichtigen, die die weichen Daten in die Überlegungen einbeziehen. Diese weichen Daten können durch Prozesse, Qualität, Zeit und Patientenanforderungen umschrieben werden und fließen in die verschiedensten Werkzeuge des Controlling ein: Clinical Pathways, Früherkennungssystem, Stärken-Schwächen-Analyse und Portfolio-Analyse sind wesentliche Instrumente, die durch den Einbezug von qualitativen Größen die Planungs- und Kontrollfunktion sowie die Informationsfunktion des Controllings unterstützen und damit einen spürbaren Beitrag zur Mobilisierung der Leistungsfähigkeit in den Krankenhäusern leisten.

Dass hinsichtlich der instrumentalen Controllingkomponente Handlungsbedarf in den Krankenhäusern besteht, lässt sich jedoch nicht nur deduktiv herleiten, sondern wird auch empirisch durch eine Untersuchung zum Einsatz von Controlling-Instrumenten in Krankenhäusern bestätigt. Danach kommen insbesondere strategische Werkzeuge des Controllings wie beispielsweise die Stärken-Schwächen-Analyse und die Portfolio-Analyse in den Krankenhäusern selten zum Einsatz. Aber auch hinsichtlich operativer Controlling-Instrumente besteht Handlungsbedarf: Kostenrechnungsverfahren wie die Deckungsbeitragsrechnung oder das Target Costing sind bisher wenig implementiert. Auch die Kostenträgerrechnung als unabdingbare Voraussetzung für ein Fall-Controlling wird wenig genutzt (Hörig, 2001).

Ausgangspunkt dieses Buches bildet die Darstellung krankenhausspezifischer interner und externer Rahmenbedingungen, die bei der Gestaltung eines Krankenhauscontrollings zu bedenken sind (Kapitel 2). Dabei geht es um die Einordnung der Krankenhausunternehmung in die betriebswirtschaftliche Gesamtstruktur, die Merkmale der Leistungserstellung und organisatorische Besonderheiten sowie die Beschreibung des Zielsystems. Die Darstellung der Krankenhausfinanzierung und -vergütung führt durch ihre Veränderungen zu neuen Anforderungen an das Kosten-, Leistungs-, und Erlösmanagement im Krankenhaus. Das dritte Kapitel dient der Beschreibung des Internen Rechnungswesens in seiner Ausgestaltung als Kostenrechnung. Daneben sind ebenso die Leistungsströme des Leistungserstellungsprozesses zu beachten sowie die Erlöse, die den Gesundheitseinrichtungen zufließen. Als Endpunkt ergibt sich aus den Erlösen abzüglich der Kosten das Ergebnis. An diesen vier Teildisziplinen kann ein Controller zur Lenkung der ökonomischen Prozesse ansetzen und Einfluss nehmen. Die „weichen“ Faktoren als eine nicht zu unterschätzende Lenkungsgröße in sozio-technischen Systemen wie dem Krankenhaus werden im vierten Teil herausgearbeitet und erläutert.

Daran schließt sich die Darstellung des Managements mit seinen Elementen des Kostenmanagements, Leistungsmanagements sowie Erlös- und Ergebnismanagements an. Im Anschluss daran wird das Controlling als Lenkungsrahmen ausführlich diskutiert. Neben funktionalen und institutionalen Gesichtspunkten steht als Schwerpunkt dieses Buches die Erarbeitung und Darstellung der Controlling-Instrumente im Mittelpunkt: Der Leser erfährt, wie Controlling-Instrumente gestaltet werden müssen, damit sie effizient zur Planung und Kontrolle sowie zur Informationsversorgung eingesetzt werden können. Die Praxisorientierung wird durch Beispiele aus Forschungsprojekten, Blockwochen und Projekten erreicht, die an der Fachhochschule Osnabrück durchgeführt wurden und deren Finanzierung durch Drittmittel erreicht wurde.[1] Das Buch schließt mit einer kurzen Zusammenfassung und einem Ausblick auf mögliche Erweiterungen zum Controlling in Krankenhäusern.

1 Namen, Zahlen und Daten der Projekteinrichtungen wurden verändert übernommen, so dass die Daten beispielhaft zu verstehen sind.

2 Das Krankenhaus als Betrachtungsobjekt: Darstellung unternehmungsspezifischer Rahmenbedingungen

2.1 Merkmale der Krankenhausunternehmung

Krankenhäuser können nach der Art ihrer Leistungserstellung einerseits als Dienstleistungsunternehmungen definiert werden, da sie die klassischen Kernelemente der verschiedenen Dienstleistungsdefinitionen wie Immaterialität, Nichtlager- und Nichttransportfähigkeit (Gültigkeit des Uno-actu-Prinzips) erfüllen (Eichhorn, 2008: 83 ff., Eichhorn, 1975: 13). Andererseits verfolgen sie jedoch als sogenannte Nonprofit-Unternehmungen des stationären Gesundheitssektors neben den Sach- und Formalzielen auch metaökonomische Ziele in Form von karitativen, diakonischen, humanitären oder weltanschaulichen Wertvorstellungen, an denen sich nach Möglichkeit sämtliche ökonomische Aktivitäten orientieren sollen. Aufgrund von verpflichtenden Leistungszielen – wie die Erfüllung des Versorgungsauftrages – und finanzierungsbezogenen Beschränkungen – wie keiner freien Preisgestaltung – ist sowohl keine klare Zuordnung zu den Nonprofit-Organisationen als auch zu den typischen Dienstleistungsunternehmungen möglich.

Die Dienstleistungsunternehmung Krankenhaus befindet sich somit in einem Spannungsfeld zwischen der klassischen Dienstleistungsunternehmung und den Nonprofit-Organisationen, was mit praktischen Konsequenzen für die Ausgestaltung des Controllings verbunden ist (Wendel, 2001: 101).

Dienstleistungen im Krankenhaus sind Gesundheitsleistungen, die in unterschiedlichen Formen (stationären, ambulanten, u. ä.) erbracht werden können und ärztliche Behandlung, pflegerische Betreuung, Versorgung mit Arznei-, Heil- und Hilfsmitteln, soziale Fürsorge, seelsorgerische Hilfe sowie Unterkunft und Verpflegung umfassen (§ 39 SGB V). Hinzutreten können Leistungen in Lehre und Forschung. Diese Dienstleistungen können nach Personen und Objekten unterschieden werden (vgl. Abb. 2-1) (Berekoven, 1983: 44 ff.).

Persönliche Dienstleistungen umfassen auch die Gesundheitsleistungen (Corsten, 1990: 21). Sie sind der Schwerpunkt der Krankenhausleistungen. Steht das Objekt im Vordergrund der Betrachtung, dann sind die Leistungen an den Objekten als Ausgangspunkt anzusehen.

Die Definition des Dienstleistungsbegriffs kann unterschiedlich systematisiert werden (Haller, 1995: 49; Corsten, 1985: 173; Meffert/Bruhn, 1997: 24; Zapp/Dorenkamp, 2002: 12 ff.):

- Die tätigkeitsorientierte Definition stellt die menschliche Tätigkeit in den Vordergrund; jede Tätigkeit ist danach eine Dienstleistung im Sinne eigener und/oder anderer Interessen (Schüller, 1967: 19). Diese abstrakte Definition lässt wenige Möglichkeiten offen, um dienstleistungsspezifische Besonderheiten zu beschreiben (Meffert/Bruhn, 1997: 24).

- Die prozessorientierte Definition stellt die Prozessperspektive der Dienstleistung heraus, sodass Dienstleistungen Prozesse mit materiellen und/oder immateriellen Wirkungen sind. Diese Leistungen lassen sich umschreiben durch einen gleichzeitigen Kontakt zwischen Leistungsnehmer und Leistungsgeber (Berekoven, 1983: 23).
- Die ergebnisorientierte Definition besagt, dass die Dienstleistung als der immaterielle Output von Faktorkombinationsprozessen oder als Ergebnis des Prozesses angesehen wird (Maleri, 1994: 35).
- Die potentialorientierte Definition setzt bei den Fähigkeiten (Potentialen) an, die durch Menschen oder Maschinen geschaffen werden können (Meffert/Bruhn, 1997: 25).

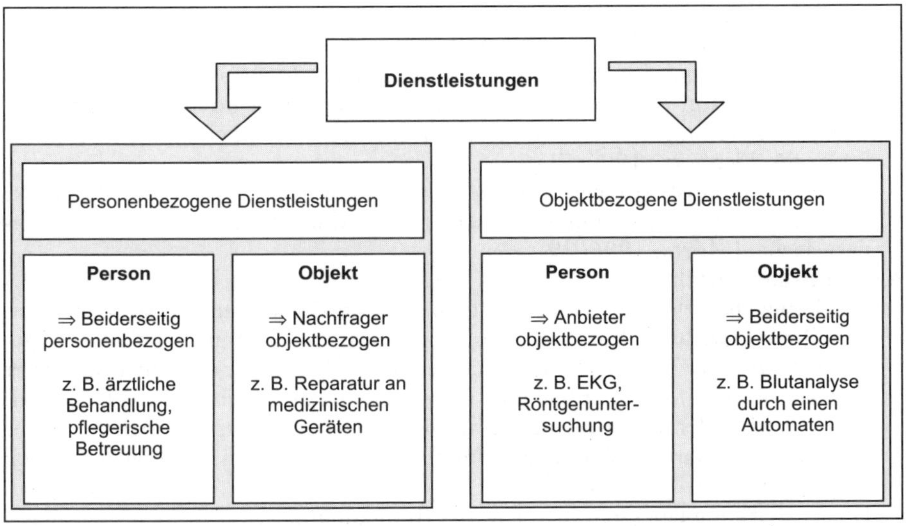

Abb. 2-1 Dienstleistungen
(in Anlehnung an Berekoven, 1983: 45)

Für diese Arbeit wird folgender Dienstleistungsbegriff zugrunde gelegt: Dienstleistungen sind „selbstständige, marktfähige Leistungen, die mit der Bereitstellung und/oder dem Einsatz von Leistungsfähigkeiten verbunden sind (Potentialorientierung). Im Rahmen des Erstellungsprozesses werden interne (z. B. Räumlichkeiten, Personal) und externe Faktoren (außerhalb des Einflussbereichs des Dienstleisters liegende) kombiniert (Prozessorientierung). Die Faktorenkombination des Dienstleistungsanbieters wird mit dem Ziel eingesetzt, an den Menschen oder an deren Objekten nutzenstiftende Wirkungen zu erzielen (Ergebnisorientierung)" (Meffert/Bruhn, 1997: 27).

Die Definition beschreibt die einzelnen Phasen der Dienstleistungen (Donabedian, 1966: 166; Eichhorn, 1997: 3), die zwischen den Dimensionen „Herstellung der Leistungsbereitschaft" und „Nutzung bereitgestellter Leistung als Leistungsnachfrage" (Reis, 1997: 321) und der Prozess- und Ergebnisphase einer Dienstleistung unterscheidet. Das zentrale Problem ist dabei, das eigentliche „Produkt" des

Dienstleistungsbetriebes zu definieren. So sind die sachlichen und personellen Ressourcen des Krankenhauses (die Potentiale), Diagnostik, Therapie, Pflege und Hotelversorgung (die Prozesse), in Beziehung zu setzen mit der Verbesserung des Gesundheitszustandes des Patienten (das Ergebnis) (Eichhorn, 1997: 3). Diese Definition basiert zudem auf den konstitutiven Merkmalen, die die Besonderheit einer Dienstleistung erfassen (Zapp/Dorenkamp, 2002: 15 f.):

- Immaterialität oder Nichtgreifbarkeit:
  Hiermit wird die mangelnde physische Präsenz einer Dienstleistung beschrieben (Strauss/Hentschel, 1991: 238). Im Gegensatz zu einem Sachgut kann man die Dienstleistung nicht fühlen, schmecken, riechen oder sehen. Aus der Immaterialität leiten sich weitere Merkmale der Dienstleistung ab.
- Nichtlagerfähigkeit:
  Dienstleitungen können in der Regel nicht auf Vorrat hergestellt und nicht gelagert werden. Es besteht eine zeitliche und räumliche Simultanität (Übereinstimmung) von Produktion und Konsumtion. Erst die Inanspruchnahme führt zu einer Produktion der Dienstleistung für den Kunden (Uno-actu-Prinzip, d. h. Leistungserstellung und Leistungsnutzen vollziehen sich zeitgleich) (Eichhorn, 2008: 84; Eichhorn, 1997: 7).
  Die Krankenhausleistungen sind nicht lagerfähig und müssen zum Zeitpunkt und am Ort der Entstehung der Nachfrage produziert werden (z. B. Ganzkörperwäsche) (Morra, 1996: 29).
- Nichttransportfähigkeit:
  Fast keine Dienstleistung kann an einem anderen Ort konsumiert werden als an dem ihrer Erstellung. Medizinische, körperliche Untersuchungen sind z. B. gebunden an den CT. Sie können nicht erstellt und dann räumlich transferiert werden, um sie an anderer Stelle zu verbrauchen. Auch hier liegt das Uno-actu-Prinzip vor, in der Variation, dass eine wie im Sachgüterbereich mögliche Nachbesserung, Aussortierung oder ein Umtausch der Leistung nur begrenzt möglich ist.
- Die Mitwirkung eines externen Faktors (Individualität):
  Der Kunde wird in den Prozess der Dienstleistung einbezogen und wird somit integraler Bestandteil: Ohne den Kunden kann die Dienstleistung nicht erbracht werden. Der Dienstleistungsersteller kann den Kunden (externen Faktor) nicht unbedingt frei am Markt disponieren, wobei der Patient als „Objekt“ der Dienstleistung als Mensch zu betrachten ist, von dem der Erfolg der Dienstleistung auch abhängig ist (Meffert/Bruhn, 1997: 45).
- Geringe Rationalisierbarkeit:
  Die Ersetzbarkeit der menschlichen Arbeitskraft durch eine Maschine ist begrenzt (Haubrock/Peters/Schär, 1997: 9).

Im Mittelpunkt der Dienstleistungen steht die Begegnung mit dem jeweiligen Patienten. Hier laufen die Prozesse im Wesentlichen zusammen oder haben hier ihren Ausgangspunkt (Sassen, 1994: 73).
Krankenhäuser sind eingebettet in ein staatlich reguliertes Gesundheitssystem mit sich ständig wandelnden gesetzlichen Rahmenbedingungen (Sieben, 1986: 156). Diese Einschränkungen haben zur Folge, dass der Handlungsspielraum des Krankenhausmanagements begrenzt ist und es damit erheblicher Anforderungen an Flexibilität und Anpassungsfähigkeit bedarf (Schmidt-Rettig/Westphely, 1992: 1181).

Vorgegebene Preise für stationäre Leistungen und eine Krankenhausplanung auf Landesebene verhindern den Marktdruck, der grundsätzlich für die Wirtschaftlichkeit des Ressourceneinsatzes notwendig ist. Durch die duale Finanzierung der stationären Leistungen der Krankenhäuser ist eine unabhängige Planung des Leistungsprogramms nicht möglich (Schmidt-Rettig/Westphely, 1992: 1181). Da jedoch die seit einigen Jahren angestrebte tendenziell marktwirtschaftliche Ordnungspolitik[1] in der Krankenhauswirtschaft, die sich unter anderem ausdrückt in der Einführung der preisbezogenen DRG-Fallpauschalen und den damit verbundenen Konsequenzen für die Verfahren der Krankenhausfinanzierung und Krankenhausplanung, den Marktdruck erhöhen wird, ergeben sich hieraus heute für das Krankenhausmanagement neue Herausforderungen und Möglichkeiten (Eichhorn, 1995: 15 ff.).

Zu bedenken ist weiterhin, dass sich der Leistungserstellungsprozess im Krankenhaus und damit die Krankenhausproduktion in zwei Stufen vollzieht[2] und folglich die Lenkung durch das Krankenhausmanagement auf beiden Ebenen ansetzen müssen. Ferner ist zu berücksichtigen, dass die Planbarkeit der Leistungen aufgrund der Unvorhersehbarkeit der Nachfrage[3] nur eingeschränkt möglich ist und somit große Anforderungen an eine flexible Leistungserstellung gestellt werden. Da der Erfolg der Leistungserstellung im Krankenhausbetrieb von der unabdingbaren aktiven oder passiven Mitwirkung des Leistungsempfängers und von der Art und Schwere seiner Erkrankung abhängt, ist es schwierig, den Leistungserfolg objektiv zu messen. Die Erstellung von Wirtschaftlichkeitsanalysen wird erschwert, da Abweichungen bei Plan- oder Sollkosten nicht uneingeschränkt in einer unwirtschaftlichen Leistungserstellung begründet sind, sondern Folge der Patienteneigenschaft sein können (Wendel, 2001: 103 f).

Zu berücksichtigen ist weiter, dass die menschliche Arbeitskraft als zentraler Produktionsfaktor einer Dienstleistung im Krankenhaus im Gegensatz zu anderen Dienstleistungsbetrieben nur bedingt ersetzbar ist, da neben den körperlichen Arbeiten die geistigen Tätigkeiten eine sehr große Rolle spielen (s. o. die Ausführun-

1 Nach Eichhorn scheidet eine rein marktwirtschaftlich organisierte Krankenhauswirtschaft – gekennzeichnet durch volle Handlungsfreiheit der Nachfrager (Patienten) und Anbieter (Krankenhäuser) – aus, da die Lenkung und Koordination der Krankenhausversorgung über die Nachfrage und Zahlungsbereitschaft der Patienten eine Gefährdung der flächendeckenden Krankenhausversorgung darstellen würde (Eichhorn, 1995).

2 Die Primärleistung – als eigentliche Krankenhausleistung – besteht in der Veränderung des Gesundheitszustandes des Patienten. Ermöglicht wird die Statusveränderung jedoch erst durch den Einsatz der Sekundärleistungen (Diagnostik, Therapie, Pflege, Versorgung, Verweildauer), die sich wiederum aus der Kombination der Produktionsfaktoren (= Krankenhausbetriebsprozess) ergeben (Eichhorn, 2008: 91; Eichhorn, 1975: 16).

3 Die Nachfrage nach Krankenhausleistungen wird durch Krankheit bestimmt, hängt aber nicht nur von medizinischen Faktoren (Morbiditäts- und Mortalitätsstatistiken, Entwicklung der Bevölkerungszahl und -struktur) ab, sondern ist auch systembestimmt und wird von juristischen, versicherungswirtschaftlichen und anderen Faktoren beeinflusst. Wird die individuelle bedürfnisorientierte Nachfrage des Patienten in den meisten Fällen durch die niedergelassenen Ärzte „gefiltert", entsteht die kollektive Nachfrage nach Krankenhausleistungen vor allem durch Anspruchsniveaus (Fortschritt Medizin und Medizintechnik) in der Form, dass Ansprüche mit nicht unwesentlicher Hilfe der Medien geweckt, allgemein anerkannt und schließlich zu einer Regelleistung für alle justifiziert werden (Richter, 1997: 18)

gen zur Dienstleistungsunternehmung Krankenhaus). Bei den im Krankenhaus vorliegenden komplexen und relativ unsicheren Handlungen bedarf es der Kompetenz und des Wissens unmittelbar „vor Ort". Damit erklärt sich auch das hohe Maß an Autonomie eines Arztes. Dieser ist in der Ausübung seiner Verantwortung frei von Einschränkungen seines Handlungsspielraums, wobei er sich in der Regel an implizierten Normen orientiert, die das Ergebnis seiner Berufsethik und seiner langjährigen Professionalisierung sind. Für das Kostenmanagement bedeutet dies, dass bei jeder Überprüfung der Kosteneffizienz mit einem Einwand der Fachkraft (Arzt, Pflege) gerechnet werden muss (Frese, 2004: 751 f.). Im Rahmen dieser sogenannten Expertenorganisation besteht die Herausforderung für das Krankenhausmanagement in der „Verknüpfung und Integration des Fachsystems der Experten mit dem sozialen System der Organisation" (Schmidt-Rettig, 2001a: 60). Möglich ist dieses durch eine Stärkung der Leitungsfunktion in allen Expertenbereichen verbunden mit einer Änderung des Rollenverständnisses der Ärzte und der Pflege.
Schließlich ist zu berücksichtigen, dass Krankenhäuser neben einer bereichsbezogenen, berufsständischen Leitungsorganisation und einer vertikalen Organisationsstruktur auch geprägt sind durch einen hohen Dezentralisationsgrad bezogen auf die Fachabteilungen und einen hohen Zentralisationsgrad hinsichtlich der Sekundär- und Tertiärleistungsbereiche. Die negativen Folgen in Form eines erheblichen Integrations-, und Koordinationsaufwandes insbesondere mit Blick auf die Unternehmungslenkung lassen sich nur durch die Gestaltung neuer Organisations- und Führungsstrukturen vermeiden (Schmidt-Rettig, 2001b: 318 f.).
Die Frage nach den Entscheidungskriterien, die Struktur und Ablauf der Krankenhausaktivitäten bestimmen, finden in den Zielvorstellungen eines Krankenhauses ihren Niederschlag (Eichhorn, 2008: 97 ff.). Zusammengefasst bilden diese das betriebliche Zielsystem[4], das als eine Art Kompromisslösung zwischen den beteiligten Instanzen – im Krankenhaus dem Krankenhausträger, der Krankenhausleitung, den Krankenhausmitarbeitern, Aufsichtsorganen, Patienten, Krankenkassen, Förderbehörden, Öffentlichkeit und Lieferanten – beschrieben werden kann. Durch eine mittelbare oder unmittelbare Beteiligung an der Institution versuchen diese Gruppen (Stakeholder) ihre eigenen Ziele zu verwirklichen. Da diese Ziele nur selten miteinander verträglich sind, kann keiner der Beteiligten seine Ziele in vollem Umfang verwirklichen (Heinen, 1982: 95). Das Hauptziel des Krankenhauses – die Deckung des Bedarfs der Bevölkerung an voll- und semistationärer Krankenhausversorgung –, das durch verschiedene Nebenziele[5] ergänzt und durch Zwischenziele[6] konkretisiert wird, findet seinen Ausgangspunkt in der Zielkonzeption. Diese drückt sich im Sachziel der Krankenhausversorgung und im Formalziel der Bedarfsdeckung aus und gibt den institutionellen Sinn der Krankenhausunternehmung wieder, in dem sich auch die bedarfswirtschaftliche Betriebsform begründet (Eichhorn, 2008: 97 f.). Neben dem Sachziel, verstanden als Produkt- oder Leistungsziel und dem Formal-

4 Ein System ist eine geordnete Zusammenfassung von Elementen, die bestimmte Eigenschaften besitzen und durch Beziehungen miteinander verknüpft sind. Die Beziehungen zwischen den Elementen werden durch den Austausch von Informationen realisiert (Bertalanffy, 1951).

5 Sicherung der Arbeitszufriedenheit des Krankenhauspersonals, Aus- und Weiterbildung, Forschung, Erzielung von Einkünften (Eichhorn, 2008: 97 f).

6 Leistungserstellungsziel, Bedarfsdeckungsziel, Personalwirtschaftsziel, Finanzwirtschaftsziel, Angebotswirtschaftsziel, Autonomie- und Integrationsziel (Eichhorn, 2008: 97).

ziel, begriffen als Ausdruck von Rentabilität, Kostendeckung und Kostenminimierung (Kosiol, 1968: 261 f.), bilden metaökonomische Ziele eine weitere meist übergeordnete und ausschlaggebende Zielkategorie, bei der es um die Verwirklichung karitativer, diakonischer, sozialer, humanitärer oder weltanschaulicher Wertvorstellungen geht (Wendel, 2001: 86). Sachziele und Formalziele sind sowohl für erwerbswirtschaftliche Unternehmungen als auch für bedarfswirtschaftlich orientierte Krankenhäuser relevant, unterscheiden sich jedoch in ihrer zielhierarchischen Einstufung. In der gängigen Literatur wird meistens für öffentliche und freigemeinnützige Krankenhäuser (bedingt durch den Versorgungsauftrag) eine Sachzieldominanz beschrieben, während bei den erwerbswirtschaftlichen Krankenhäusern die Formalziele im Vordergrund stehen (Röhrig, 1983: 23; Straub, 1997: 45; Wendel, 2001: 84). Gleichzeitig lässt sich jedoch vor dem Hintergrund der sich wandelnden Rahmenbedingungen eine Annäherung in der Verfolgung unterschiedlicher Ziele beobachten (Sieben, 1986: 180). So gewinnt z. B. durch anhaltende Kostendämpfungsbemühungen die finanzwirtschaftliche Zielsetzung auch in öffentlichen Krankenhäusern an Bedeutung (Straub, 1997: 45). Folglich müssen Krankenhäuser bei ihren Entscheidungen beide Zielbündel berücksichtigen: die Leistungsziele, die oft nur sehr vage formuliert sind[7] und deren Erfüllung sich nicht monetär messen lässt, und die finanzwirtschaftlichen Ziele, bei denen eine monetäre Bewertung kein Problem darstellt, sofern entsprechende Daten vorliegen (Sieben, 1986: 180). Die Finanzziele geben darüber Auskunft, ob eine Unternehmung in der Gesundheitswirtschaft kurz- oder langfristig überlebensfähig ist.

Die Verfolgung metaökonomischer Ziele lässt sich in der Regel bei freigemeinwirtschaftlichen Nonprofit-Unternehmungen bzw. bei den freigemeinnützigen Krankenhäusern beobachten. Mit Blick auf das Controlling kommt es in diesem Zusammenhang aber darauf an, dass die Metaziele – so wie auch die Formal- und Sachziele – für die Unternehmungslenkung operationalisiert werden. Daher gehen Krankenhäuser immer mehr dazu über, die metaökonomischen Wertvorstellungen in Form von Leitbildern[8] abzufassen. Allerdings bedingt ein Transport der Metaziele in die Unternehmung nicht nur die strategisch orientierte Leitbildgestaltung, sondern es bedarf einer Verzahnung des Leitbildes mit dem operativen Tagesgeschäft (Wendel, 2001: 86). Von Bedeutung für die Krankenhauslenkung ist dabei, dass die Operationalisierung des qualitativ strategisch ausgerichteten Zielsystems nicht mit einem in der Regel nur quantitativ orientierten operativen Controllingsystem gelingen wird (Wendel, 2001: 86). Hier gilt es, ein Controllingsystem zu gestalten, das sowohl „harte“ als auch „weiche“ Daten miteinander harmonisiert.[9]

---

7 Nach § 2 Nr. 1 KHG sind Krankenhäuser „Einrichtungen, in denen durch ärztliche und pflegerische Hilfeleistungen Krankheiten, Leiden oder Körperschäden festgestellt, geheilt oder gelindert werden sollen oder Geburtshilfe geleistet wird und in denen die zu versorgenden Personen untergebracht und verpflegt werden (Krankenhausfinanzierungsgesetz (KHG), 1972).

8 „Das Unternehmensleitbild enthält die grundsätzlichsten und damit allgemeingültigsten, gleichzeitig aber auch abstraktesten Vorstellungen über angestrebte Ziele und Verhaltensweisen der Unternehmung. Es ist ein „realistisches Idealbild“, ein Leitsystem, an dem sich alle unternehmerischen Tätigkeiten orientieren (oder auch orientieren sollen)“ (Bleicher, 2004: 264).

9 Vgl. dazu ausführlich Kapitel 6: Controlling als Lenkungsrahmen: Harmonisation von harten und weichen Daten.

2.2 Krankenhausfinanzierung und -entgeltsystem

Mit Inkrafttreten des Krankenhausfinanzierungsgesetzes (KHG) im Jahre 1972 wurde auch das noch heute vorherrschende System der dualen oder dualistischen Finanzierung eingeführt. Tatsächlich kann unsere heutige Finanzierung auch als triale oder multiple Finanzierung bezeichnet werden, da oftmals der Krankenhausträger und in der Regel auch der Patient an der Finanzierung des Krankenhauses beteiligt ist. Insbesondere aber die Hochschulmedizin ist durch eine Drittmittelfinanzierung charakterisiert.[10]

Im Rahmen der dualen Finanzierung werden die laufenden Betriebskosten, die im Zusammenhang mit der allgemeinen voll- und teilstationären Behandlung der Patienten entstehen, über die Krankenkassen oder ggf. die selbstzahlenden Patienten, denen die Leistungen in Rechnung gestellt werden, in Form von Pflegesätzen finanziert. Unter dem Begriff „Pflegesatz“ werden dabei im Sinne der Krankenhausfinanzierung alle Entgeltformen zusammengefasst, mit denen die Vergütung der allgemeinen voll- und teilstationären Leistungen erfolgen soll, also DRG-Fallpauschalen, Zu- und Abschläge, Zusatzentgelte usw. (Tuschen/Trefz, 2004: 6). Die darüber hinaus beispielsweise im Bereich der Wahlleistungen oder ambulanten Operationen (nach § 115 b SGB V) entstehenden Betriebskosten werden über gesondert festgelegte Entgelte finanziert, die in der Regel von den Patienten bzw. deren jeweiliger Krankenversicherung an das Krankenhaus gezahlt werden (Keun/Prott, 2004: 58). Dieser Betriebskostenfinanzierung steht die Investitionskostenfinanzierung der öffentlichen Hand gegenüber. Die Aufgabe der bedarfsgerechten Bereitstellung von Krankenhausleistungen wird den jeweiligen Bundesländern zugeschrieben, sodass die Finanzierung der notwendigen Investitionskosten auch durch öffentliche, also staatliche Fördermittel zu erfolgen hat. Diese Förderung ist abhängig von der Aufnahme des Krankenhauses in den Krankenhausplan des jeweiligen Landes. Der Krankenhausplan nach § 6 KHG ist das wichtigste Lenkungsinstrument für eine bedarfsgerechte Versorgung der Bevölkerung mit Krankenhausleistungen. Eine Planung, die die Versorgung auf das Notwendige beschränkt und sich auch von Wirtschaftlichkeitserwägungen leiten lässt, leistet einen wesentlichen Beitrag zur Dämpfung der Kosten im Gesundheitswesen. Erster und wichtigster Schritt für ein Krankenhaus ist daher die Aufnahme in den Krankenhausplan, aus der sich dann über § 8 KHG ein Rechtsanspruch auf Förderung ergibt. Handelt es sich um größere Investitionen, wie zum Beispiel die Errichtung oder der Umbau eines Krankenhauses, wird zudem eine Aufnahme in das

10 Grundsätzlich werden die Investitionskosten der Universitätskliniken gemäß Artikel 91 a GG, HBFG (Hochschulbauförderungsgesetz) je zur Hälfte vom Bund und Land finanziert. Zudem erhalten diese Krankenhäuser vom Land einen Zuschuss für die laufende Grundfinanzierung der Forschung, Lehre und Ausbildung des wissenschaftlichen Nachwuchses (Personal, Räume, Geräte, Sachmittel). Im Rahmen der Drittmittelfinanzierung können zusätzlich mögliche Gelder aus öffentlichen Haushalten für die Forschung, Lehre und Ausbildung bzw. mögliche finanzielle Mittel des privaten Sektors in Form von Investitions-, Personal- und Sachkosten für Forschungsprojekte genutzt werden (Wissenschaftsrat, 1999: 37 ff.).

Jahreskrankenhausbauprogramm erforderlich. Neben dieser Einzelförderung gemäß § 9 Abs. 1 und 2 KHG, die dem Krankenhausträger nur auf Antrag gewährt wird, erhalten die Krankenhäuser gemäß § 9 Abs. 3 KHG jährlich pauschale Fördermittel, deren Höhe sich nach bestimmten Parametern wie der Anzahl der Planbetten, der Fachabteilungen oder der Fallzahlen richtet. Diese Fördermittel werden beispielsweise für die Wiederbeschaffung kurzfristiger Anlagegüter mit einer Nutzungsdauer von mehr als drei und bis zu fünfzehn Jahren (Medizintechnik usw.) verwendet. Sogenannte Gebrauchsgüter (kurzfristige Anlagegüter mit einer Nutzungsdauer von bis zu drei Jahren) sowie Verbrauchsgüter (Wirtschaftsgüter, die durch ihre Verwendung aufgezehrt oder unverwendbar werden bzw. ausschließlich einem Patienten zuzuordnen sind, oder deren Anschaffungs- oder Herstellungskosten ohne Umsatzsteuer 51 Euro nicht übersteigen) hingegen werden nach den Bestimmungen der §§ 2 und 3 AbgrV (Abgrenzungsverordnung) als pflegesatzfähige Kosten in die Betriebskostenfinanzierung einbezogen, da diese nicht unter die Fördertatbestände nach § 9 KHG fallen (Tuschen/Trefz, 2004: 6 ff.). Ist ein Krankenhaus nicht in den Krankenhausplan aufgenommen, gibt es noch die Möglichkeit – ohne Rechtsanspruch – über §§ 108, 109 SGB V Versorgungsverträge mit den Krankenkassen abzuschließen und über diesen Weg Krankenhauspflege zu erhalten.

Mit dem GKV-Gesundheitsreformgesetz trat am 01.01.2000 der neue § 17 b des KHG in Kraft. Auf der Basis des international bereits angewandten Patienten-Klassifikationssystems der DRGs wurde somit die Einführung eines neuen, durchgängig pauschalierenden Entgeltsystems für die allgemeinen voll- und teilstationären Krankenhausleistungen zum 01.01.2003, respektive zum 01.01.2004, beschlossen. In den Mittelpunkt der Betrachtungen tritt der Patient als ganzheitlicher Behandlungsfall unter Berücksichtigung seiner individuellen Erkrankungen und aller in diesem Zusammenhang erbrachten, medizinischen Leistungen – die Vergütung soll somit leistungsorientiert nach dem Grundsatz „Geld folgt der Leistung" erfolgen (Ritter, 2003: 116). Durch die leistungsorientierte Vergütung wird sich die interne und externe Transparenz des Krankenhausgeschehens erhöhen. Um sich bestmöglich im Wettbewerb positionieren zu können, wird eine Optimierung des Leistungsangebotes und der Behandlungsprozesse sowie ein Abbau von Überkapazitäten, die nicht zuletzt durch die erwarteten Verweildauerverkürzungen verursacht werden, notwendig. Aber auch Kooperationen mit anderen Leistungserbringern des Gesundheitswesens, beispielsweise im Rahmen eines Vertrages zur Integrierten Versorgung nach §§ 140 a ff. SGB V, entwickeln sich zu entscheidenden Wettbewerbsparametern (Tuschen/Trefz, 2004: 105 f.). Die Grundlage der eigentlichen Vergütung bildet die Eingruppierung (Grouping) des Patienten, also des Falles, in eine bestimmte DRG, d. h. in eine hinsichtlich des Ressourcenverbrauches relativ homogene, diagnosebezogene Fallgruppe. Diese Zuordnung erfolgt in einer hierarchisch abgestuften Reihenfolge.

Jeder DRG wird im Fallpauschalen-Katalog[11] ein bundeseinheitliches Relativgewicht zugeordnet. Dieses Relativgewicht wird auch als Bewertungsrelation oder Cost-Weight, also Kostengewicht, bezeichnet und gibt den durchschnittlichen ökonomischen Aufwand einer DRG in Relation zu einem Referenzwert mit einem Relativgewicht von 1,0 wieder. So verursachen beispielsweise Fälle mit einem Relativgewicht von 3,0 einen vergleichsweise dreifachen Ressourcenverbrauch und

11 Vgl. Anlage 1 zur FPV 2006 (Fallpauschalenvereinbarung 2006).

somit Kostenaufwand im Verlauf der gesamten Krankenhausbehandlung. Im G-DRG-System übernimmt der jährlich landesweit festgelegte Basisfallwert/-preis die Funktion dieses Referenzwertes, sodass sich der Fallerlös einer DRG durch die Multiplikation des jeweiligen Relativgewichtes der Fallpauschale mit dem Basisfallwert ergibt. Neben der Fallzahl und dem Basisfallwert stellt der Casemix-Index (CMI) eine weitere wichtige Einflussgröße für die Höhe des Krankenhausbudgets dar. Der CMI gibt Auskunft über die durchschnittliche ökonomische Fallschwere aller im Krankenhaus oder auch in einer Fachabteilung erbrachten DRGs. Er ermittelt sich aus der Division des Casemix bzw. Fallmix[12] durch die Gesamt-Fallzahl. Das DRG-Erlösvolumen errechnet sich somit aus der Grundformel „Menge x Preis" oder „Gesamt-Fallzahl x CMI x Basisfallwert". Der CMI wird oftmals verwendet, um einen Leistungsvergleich zwischen verschiedenen Krankenhäusern anzustellen. Durch den CMI wird lediglich die Erlössituation der Krankenhäuser beleuchtet – die Kostensituation bleibt hierbei unbeachtet. Für eine Darstellung der Wirtschaftlichkeit einzelner Fachabteilungen oder des gesamten Krankenhauses kann der CMI allein also nicht herangezogen werden.

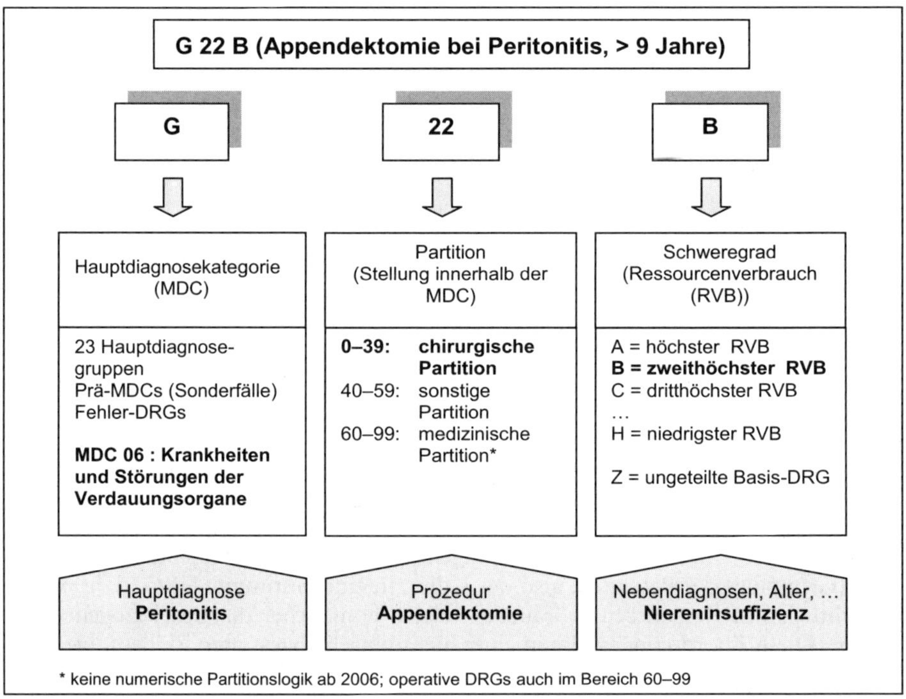

Abb. 2-2 Aufbau und Struktur einer DRG (in Anlehnung an die Seminarunterlagen der Niedersächsischen Krankenhausgesellschaft zum Thema: „Entgeltabrechnung im DRG-System", 12/2002 und den Fallpauschalenkatalog 2006; vgl. auch Schlottmann et al., 2005)

12 Casemix = Summe aller Relativgewichte der innerhalb einer bestimmten Periode erbrachten DRGs.

Neben den DRG-Fallpauschalen und bundeseinheitlichen Zusatzentgelten können die Krankenhäuser nach § 7 KHEntgG (Krankenhausentgeltgesetz) für die allgemeinen Krankenhausleistungen folgende weitere Entgelte abrechnen:

- Ergänzende Entgelte bei Überschreitung der Grenzverweildauer der Fallpauschale oder Abschläge bei Unterschreitung der unteren Grenzverweildauer
- Zuschlag für Ausbildungsstätten und Ausbildungsvergütungen (§ 17a Abs. 6 KHG) und sonstige Zu- und Abschläge (§ 17b Abs. 1 Satz 4 und 6 KHG)
- Entgelte für Leistungen, die noch nicht von den auf Bundesebene vereinbarten Fallpauschalen und Zusatzentgelten erfasst werden (§ 6 Abs. 1 KHEntgG)
- Entgelte für neue Untersuchungs- und Behandlungsmethoden, die noch nicht in die Entgeltkataloge aufgenommen worden sind (§ 6 Abs. 2 KHEntgG)
- Qualitätssicherungszuschläge nach § 17b Abs. 1 Satz 5 KHG sowie Qualitätssicherungsabschläge nach § 8 Abs. 4 KHEntgG
- den DRG-Systemzuschlag nach § 17b Abs. 5 KHG

Leistungen, die nicht der allgemeinen voll- und teilstationären Krankenhausbehandlung zuzuordnen sind und somit auch nicht unter den Vergütungsumfang des DRG-Systems und die Kalkulation der entsprechenden Entgelte fallen wie z. B. ambulante Leistungen, werden gesondert vergütet. Die in diesem Zusammenhang verursachten Kosten sind folglich als nicht DRG-relevant von den Gesamtkosten abzugrenzen. Im Sinne einer aussagekräftigen Kosten-, Leistungs-, Erlös- und Ergebnisrechnung sowie einer Beurteilung der Wirtschaftlichkeit der Leistungserstellung und des zukünftigen Leistungsprogramms wird somit eine adäquate Ermittlung der Kosten je Kostenstelle bzw. Kostenträger ermöglicht.
Aufgrund der schwierigen Finanzsituation der Krankenhäuser steht die Krankenhausfinanzierung derzeit stark in der Diskussion. Es besteht keine ausreichende Finanzierung der Investitionskosten durch die Länder, die hierdurch entstehenden Finanzierungslücken sind auch durch die Krankenhäuser nicht mehr zu kompensieren. Dabei sind es vor allem hohe Preissteigerungen infolge der Mehrwertsteuererhöhung sowie hohe Tarifabschlüsse als Folge der hohen Preissteigerungsraten, die in Verbindung mit der restriktiven Preisbegrenzung der Krankenhausleistungen die Krankenhäuser finanziell stark belasten. Da die bisherige Rechtsgrundlage diesen Veränderungen nicht mehr entspricht und zudem die Einführungsphase der DRG-Fallpauschalen im Jahr 2009 endet, sollen mit dem Krankenhausfinanzierungsrahmengesetz 2009 (KHRG) durch den Gesetzgeber Neuregelungen zur Krankenhausfinanzierung beschlossen werden. Damit einher geht eine Überprüfung der bestehenden gesetzlichen Regelungen und deren weitere Anpassung an die Systementwicklung (BMG, 2008: 2 f.).

3 Kosten-, Leistungs-, Erlös- und Ergebnisrechnung als Ausgangspunkt: Darstellung der harten Daten

3.1 Grundlagen der Kosten-, Leistungs-, Erlös- und Ergebnisrechnung

3.1.1 Begriff der Kosten-, Leistungs-, Erlös- und Ergebnisrechnung

War die Kostenrechnung zunächst eine reine Kosten(!)rechnung, so hat man bald erkannt, dass neben den Kosten auch die Leistungen zu berücksichtigen sind. Der Begriff der Kosten- und Leistungsrechnung setzte sich in Wissenschaft und Praxis durch. Schließlich wurden auch die Erlöse wesentlich, die im Rahmen der Erlösrechnung ermittelt werden. Aus der Kosten- und Leistungsrechnung wurde eine Kosten-, Leistungs- und Erlösrechnung. Als letzter Bereich etabliert sich derzeit die Ergebnisrechnung als Differenz von Erlösen und Kosten unter Beachtung von Leistungsverläufen. Bereits Männel (Männel, 1992a: V) hat auf diesen Sachverhalt hingewiesen. Auch wir schließen uns der Auffassung an, dass die Kostenrechnung als Teil des Rechnungswesens grundsätzlich als Kosten-, Leistungs-, Erlös- und Ergebnisrechnung zu bezeichnen ist, da letztendlich immer der Gesamtzusammenhang zwischen Kosten, Leistungen, Erlösen und Ergebnissen dargestellt wird. Noch korrekter wäre die Bezeichnung „Leistungs-, Kosten-, Erlös- und Ergebnisrechnung", da die Kosten- und Erlösplanung in der Regel erst nach abgeschlossener Leistungsplanung erfolgt. Weil der Begriff der Kosten-, Leistungs-, Erlös- und Ergebnisrechnung entsprechend der Begriffsentwicklung historisch betrachtet wird, ergibt sich jedoch das Akronym KLEE-Rechnung (Zapp, 2006a: V9).

Begrifflich lässt sich die KLEE-Rechnung aus funktionaler, instrumentaler und institutionaler Sicht betrachten. Funktional gesehen versteht man unter der KLEE-Rechnung eine Aufgabe, die Informationen über sachzielbezogene, bewertete Güterverbräuche und Güterentstehungen liefert. Instrumentell betrachtet stellt sie einen Informationsgenerator dar, der durch einen spezifischen strukturellen Aufbau gekennzeichnet ist und nach festgelegten Regeln quantitative auf bestimmte Entscheidungen und andere Anwendungen bezogene Informationen bereitstellt. Aus institutioneller Sicht schließlich kann die KLEE-Rechnung als Stelle, Abteilung oder Bereich als Linie, Stab oder Zentraleinheit geführt werden (Schweitzer/Küpper, 2008: 13; Zapp, 2007b: 264 ff.).

3.1.2 Ziele und Funktionen der Kosten-, Leistungs-, Erlös- und Ergebnisrechnung

Die Kosten-, Leistungs-, Erlös- und Ergebnisrechnung stellt das zentrale Abbildungs- und Lenkungsinstrument der Krankenhausführung dar, da sie über den Verzehr von Produktionsfaktoren, die Entstehung von Leistungen und den Unternehmungserfolg berichtet (vgl. Abb. 3-1). Ihre dokumentarische Funktion bildet dabei auf der Basis der ermittelten Daten die Grundlage für weitergehende Analysen, ist jedoch nicht das wesentliche Kriterium für den Aufbau einer Kosten-, Leistungs-, Erlös- und Ergebnisrechnung. Maßgeblich für eine KLEE-Rechnung sind nicht die Ausgangsdaten, sondern die Auswertungsziele, die von der Krankenhausführung vorgegeben werden. Der Gesetzgeber als außenstehender Akteur greift in die Gestaltung des Internen Rechnungswesens der Industrieunternehmungen nicht ein. Mit § 8 der KHBV (Krankenhausbuchführungsverordnung) schreibt er jedoch Krankenhäusern aufgrund der besonderen Umfeldbedingungen bestimmte Aufgaben und Mindestanforderungen vor. Die Kosten-, Leistungs-, Erlös- und Ergebnisrechnung orientiert sich am wesentlichen Informationsbedarf der Führungskräfte und Entscheidungsträger, die von dem System, in welchem sich das Krankenhaus befindet und von den Zielvorgaben, die sich die Krankenhausleitung selber gegeben hat, abhängen.

Funktionen der Kosten-, Leistungs-, Erlös- und Ergebnisrechnung	
1. Abbildungsfunktion	*Abbildung der Unternehmungsprozesse in Kosten-, Leistungs-, Erlös- und Ergebnisgrößen*
1a) Ermittlungsfunktion	Erfassung sämtlicher Kosten, Leistungen, Erlöse und Ergebnisse
1b) Dokumentationsfunktion	Dokumentation und Offenlegung des tatsächlichen Kostenverlaufs
1c) Informationsfunktion	Bereitstellung von Informationen in Abhängigkeit der definierten Ziele
2. Lenkungsfunktion	*Lenkung von Prozessen der Planrealisation und Lenkung von Entscheidungs- bzw. Verhaltensprozessen durch Kosten-, Leistungs-, Erlös- und Ergebnisgrößen*
2a) Sach-rationale Lenkung	Im Sinne der Kybernetik kann über ein Rechnungssystem gesteuert (als Frühwarnsystem) oder geregelt werden (über Planung, Kontrolle und Abweichungsanalyse).
2b) Sozio-emotionale Lenkung	Beeinflussung des Mitarbeiterverhaltens

Abb. 3-1 Funktionen der KLEE-Rechnung (in Anlehnung an Zapp, 2007b: 273 f.)

Die Lenkung[1] als Kernfunktion der KLEE-Rechnung stellt sich dabei aus Sicht der Führung in zwei Ausprägungen dar: auf sachrationaler Ebene geht es um die Lenkung des Leistungserstellungsprozesses durch die Bereitstellung von „Wissen" mittels der Daten und Zahlen aus der KLEE-Rechnung; auf sozio-emotionaler

1 Zur Lenkungsebene vgl. Kapitel 6.2.1: Controllingperspektiven und Kapitel 6.3.2: Lenkungsfunktion.

Ebene steht die Verhaltensbeeinflussung der Mitarbeiter und damit das „Wollen" zur erfolgreichen Aufgabenerfüllung im Mittelpunkt (Zapp, 1999: 265 f.). Damit das Verhalten der Ausführenden zielorientiert beeinflusst werden kann, bedient man sich insbesondere Vorgabeinformationen und Kontrollinformationen, die von der KLEE-Rechnung bereitgestellt werden. Die Vorgabeinformationen werden als Zielgröße vorgegeben, die sodann vom Ausführenden erreicht werden sollen. Im Rahmen der Kontrollinformationen sind Abweichungsanalysen durchzuführen. Hier können Planungsänderungen stattfinden, Verhaltensänderungen eingeleitet oder Handlungsaktivitäten gestartet werden. Gekoppelt mit einem Anreizsystem wird diese Bereitschaft noch verstärkt (Küpper, 2005: 199 ff.).

3.1.3 Aufgaben und Anforderungen der Kosten-, Leistungs-, Erlös- und Ergebnisrechnung

Im Gegensatz zur Industrie oder klassischen Dienstleistungsunternehmungen war die KLEE-Rechnung im Krankenhaus ursprünglich nicht nur Informationslieferant für interne Zwecke. Ihre Aufgaben der internen Lenkung, der Beurteilung der Wirtschaftlichkeit und Leistungsfähigkeit, der Ermittlung der pflegesatzfähigen Kosten sowie der Erstellung der Leistungs- und Kalkulationsaufstellung (LKA) sind vielmehr aufgrund des deutschen Finanzierungssystems[2] in § 8 KHBV (Krankenhausbuchführungsverordnung) vom Gesetzgeber fixiert worden. Eine Aktualisierung der in der KHBV aufgeführten Begrifflichkeiten im Hinblick auf das DRG-System ist bisher nicht erfolgt. Hinsichtlich des Fallpauschalensystems treten an die Stelle der in § 8 benannten pflegesatzfähigen Kosten und der LKA die DRG-relevanten Kosten und die Aufstellung der Entgelte und Budgetermittlung (AEB), die im Krankenhausentgeltgesetz geregelt sind. Lediglich die Vergütung psychiatrischer, psychosomatischer und psychotherapeutischer Leistungen wird weiterhin mit Hilfe der LKA verhandelt. Ebenso wie im Bereich der Bundespflegesatzverordnung sind somit nach den Vorschriften des Krankenhausentgeltgesetzes die Kosten und Leistungen des Krankenhauses sorgfältig zu ermitteln, um für die Budgetverhandlungen mit den Krankenkassen eine aussagefähige AEB vorlegen zu können (Keun/Prott, 2004: 117).
Eine betriebsinterne Lenkung als eine der zentralen Aufgaben der KLEE-Rechnung ist nur möglich, wenn zuvor messbare Ziele definiert werden. Zur Erfolgsmessung kann zum Beispiel eine festgelegte Umsatz- oder Gewinngröße herangezogen werden. Dazu bedarf es zunächst einer detaillierten Planung des Leistungsspektrums (Klinikbereiche, Spezialitäten) und des Leistungsprogramms (Art, Menge, Qualität) (Hildebrand, 1988: 358). Es muss der zukünftige Bedarf an Krankenhausleistungen ermittelt werden, um die notwendigen Ressourcen bereitzustellen. In einem weiteren Schritt erfolgt die Planung der Kosten. Zu den größten Kostenblöcken im Krankenhaus zählen mit 65,2 % die Personalkosten, wovon allein 34,8 % auf den

2 Ziel war es ursprünglich, ein Instrument zu schaffen, um die externe Wirtschaftlichkeitsbeurteilung und die Erstellung des Selbstkostenblattes zu ermöglichen. Mit der Novellierung der KHBV 1985 erhalten die internen Aufgaben der Kosten- und Leistungsrechnung den Vorrang (Straub, 1997: 261).

Pflegedienst und 24,4 % auf den ärztlichen Dienst entfallen. Die restlichen 35,8 %[3] der Krankenhauskosten sind sachmittelbedingt. 50 % davon entstehen durch den Verbrauch von medizinischem Sachbedarf, gefolgt von pflegesatzfähigen Instandhaltungskosten mit 12,9 % und Wirtschaftsbedarf in Höhe von 10,4 % (Statistisches Bundesamt, 2006). Eine Kostenplanung auf Grundlage einer abgeschlossenen Leistungsplanung ist sinnvoll, weil die geplanten Leistungen der Kliniken maßgeblich die Auslastung – und somit auch entstehende Kosten – der Sekundär- und Tertiärbereiche bestimmen (Schmidt-Rettig, 1995a: 295). Anschließend kann der Bezug zum beschäftigungsabhängigen Gesamtbudget hergestellt und hinsichtlich einer realisierbaren Umsetzung überprüft werden (Schmidt-Rettig, 1995a: 296). Die interne Leistungsplanung bildet die Grundlage für die Budgetverhandlung mit den Krankenkassen für den nächsten Budgetzeitraum. Da Abweichungen durch gesetzlich vorgeschriebene, für Krankenhäuser oftmals nachteilige Erlösausgleichsregelungen abgefangen werden, ist eine genaue Planung erforderlich (Keun/Prott, 2004: 117). Diese gelingt nur mittels einer regelmäßigen Überwachung und Kontrolle der Planleistungen und Plankosten (Hildebrand, 1988: 348, 358 f.).

Die Beurteilung der Wirtschaftlichkeit einer Unternehmung lässt sich nicht als Ganzes, sondern nur aus der Wirtschaftlichkeit seiner Teilbereiche, seiner Leistungen oder Produkte bestimmen (Hildebrand, 1988: 348, 360 f.). Vor dem Hintergrund des zweistufigen Leistungsprozesses setzen Wirtschaftlichkeitsüberlegungen im Krankenhaus sowohl im primären als auch im sekundären Leistungsbereich an.[4] Voraussetzung für die Messung der Wirtschaftlichkeit ist die wert- und/oder mengenmäßig Quantifizierung des In- und Outputs. Hierfür sind entsprechend viele Teilinformationen erforderlich, die durch die KLEE-Rechnung zur Verfügung gestellt werden. Mit Hilfe von externen und internen Betriebsvergleichen ist es sodann möglich, Kostentreiber aufzuspüren, Abläufe zu optimieren und Leistungsschwerpunkte zu setzen (Keun/Prott, 2004: 112), um damit die wirtschaftliche Leistungserstellung zu verbessern.

Die Leistungsfähigkeit des Krankenhauses zeigt sich in der Primärleistung, d. h. der Statusveränderung des Patienten.[5] Ihre Beurteilung umfasst die Definition des Leistungsziels, die Dokumentation des Versorgungsergebnisses (vor allem des Behandlungs- und Pflegeergebnisses) sowie die Analyse und Beurteilung des Versorgungsergebnisses anhand des Leistungsziels. Dabei betrifft die quantitative Komponente der Leistungsfähigkeit Art und Zahl der behandelten Patienten und die qualitative Komponente entspricht dem Behandlungsergebnis als Ausdruck für die Qualität des Versorgungsprozesses (Eichhorn, 2008: 92). Die Leistungsfähigkeit ist immer gekoppelt mit der Forderung nach wirtschaftlicher Leistungserbringung und der Beschränkung auf medizinisch notwendige und zweckmäßige Leistungen (Hentze/Kehres, 2008: 16). Um die Ergiebigkeit der Krankenhausproduktion beur-

3 Mit Zinsen und Steuern.

4 Die primäre Wirtschaftlichkeit des Versorgungsprozesses ergibt sich aus der Relation von Art und Umfang aller Einzelleistungen der Diagnostik, Therapie, Pflege und Hotelversorgung zur bewirkten Veränderung des Gesundheits-/Krankheitszustandes der Patienten (Leistungswirtschaftlichkeit). Die sekundäre Wirtschaftlichkeit ergibt sich aus der Relation der erstellten Einzelleistungen zu den eingesetzten Arbeitsleistungen, Sachgütern und Betriebsmitteln (Kostenwirtschaftlichkeit) (Eichhorn, 2008: 92; Eichhorn, 1975: 16).

5 Vgl. dazu auch bezogen auf die Stationäre Altenhilfe Zapp/Funke/Schnieder, 2000: 68 ff.

teilen zu können, müssen Standards für den Versorgungsprozess angewandt und Kennzahlen für den Verbrauch an Arbeitsleistungen, Sachgütern und Betriebsmitteln für die Erstellung der Sekundärleistungen und die Ermittlung des Ressourcenverbrauchs aufgestellt werden.[6] Letztere werden von der Kosten-, Leistungs-, Erlös- und Ergebnisrechnung zur Verfügung gestellt.

Bei der Durchführung und Umsetzung einer effizienten Kosten-, Leistungs-, Erlös- und Ergebnisrechnung sind querschnitts-, rechnungs- und benutzerorientierte Anforderungen zu beachten, die jedoch nicht isoliert zu betrachten sind. Die nachfolgend beschriebenen Anforderungen sind miteinander verbunden, lassen sich jedoch nicht immer unter anderem aufgrund von Zielkonflikten gleichermaßen erfüllen (Zapp, 2004c: 83 ff.; Zapp, 2005: 9 ff.).

Die querschnittsorientierten Anforderungen durchziehen die weiteren Anforderungen und stellen eine generelle Zielperspektive dar: Wirtschaftlichkeitsüberlegungen sind die Grundlage aller Überlegungen. Ein Krankenhaus kann nur ein Rechnungssystem implementieren, das Erkenntnisse und Fortschritte bewirkt. Dabei ist das Prinzip der Wirtschaftlichkeit zu beachten. Die Präsentation der Daten aus der KLEE-Rechnung muss klar und übersichtlich sein, da nicht nur Kaufleute, sondern auch Ärzte, Pflegekräfte oder Laborkräfte die Inhalte verstehen und nutzen sollen. Das Wesentliche muss schnell sichtbar sein. Damit verbunden ist zudem die Möglichkeit einer schnellen und einfachen Datenlieferung und -aufbreitung.

Rechnungsorientierte Anforderungen beziehen sich auf die Anforderungen der Rechenoperationen, die Rechenkonzepte und -systeme. Sie sollten objektiv gestaltet sein, damit die Daten richtig, genau, realitätstreu, sicher und nachvollziehbar den Entscheidungsträgern zur Verfügung gestellt werden können. Ein ständiger Wechsel in der Erfassungs- und Darstellungsform mindert oder erschwert die Aussagefähigkeit der Daten, sodass Vergleiche und Analysen unmöglich wären. Die angewandten Systeme und Verfahren bedürfen daher einer Einheitlichkeit oder Stetigkeit. Die KLEE-Rechnung sollte jedoch auch so flexibel angelegt sein, dass insbesondere die rechtlichen Änderungen, die mit dem DRG-System einhergehen, relativ einfach integriert werden können.

Benutzerorientierte Anforderungen richten sich an jene Personen, die die Informationen erhalten und umsetzen müssen. Dabei geht es darum, durch die Bereitstellung von relevanten, adäquaten und aktuellen Informationen Entscheidungen zu ermöglichen. Während relevante Informationen genau das mitteilen, was man in einer bestimmten Situation kennen muss, um ein Problem lösen zu können, stellen adäquate Informationen darauf ab, dass sie verwertet und entsprechend der Probleme zu ihrer Lösung eingesetzt werden. Aktuelle Informationen hingegen zielen auf den Zeitpunkt ab, der notwendig ist, um Handlungsanweisungen zeitgerecht ableiten und einleiten zu können.

6 Vgl. auch die Ausführungen in Kapitel 6.4.2.8: Clinical Pathways.

3.2 Aufbau und Konzeption der Kosten-, Leistungs-, Erlös- und Ergebnisrechnung

3.2.1 Kostenrechnung

Die Kostenrechnung befasst sich mit der Verbrauchsseite des Produktionsprozesses. Ihre Aufgabe ist es, den sachzielbezogenen und bewerteten Verbrauch an Produktionsfaktoren – die Kosten – zu erfassen und zu ermitteln. Mit Verbrauch ist nicht nur der Verzehr von Stoffen wie beispielsweise Medikamente oder OP-Material gemeint, sondern auch die Abnutzung von Gebrauchsgütern, zum Beispiel die Abschreibung eines medizinisch-technischen Gerätes oder die geleistete Arbeit, beispielsweise die monatliche Arbeitszeit eines Arztes oder einer Pflegefachkraft. Verbrauch kann bei allen Wirtschaftsgütern vorliegen, die für die Leistungserstellung eingesetzt werden. Ein Verbrauch ist als sachzielbezogen zu betrachten, wenn es eine Beziehung zwischen dem Verbrauch und dem Betriebszweck oder dem Sachziel des Krankenhauses gibt. Zur weiteren Konkretisierung des Kostenbegriffes ist es notwendig, Ausgaben, Aufwendungen und Kosten voneinander abzugrenzen. Ausgaben vermindern das Geldvermögen eines Unternehmens entweder durch Auszahlungen, Forderungsabgänge oder Schuldenzugänge. Aufwendungen sind der bewertete Verbrauch von Produktionsfaktoren einer bestimmten Rechnungsperiode, der nicht nur sachzielbezogen ist. Nicht sachzielbezogen sind beispielsweise betriebsfremde oder nicht dem Betriebszweck dienende Aufwendungen wie Spenden; ebenfalls nicht unter den Kostenbegriff fallen periodenfremde oder außerordentliche, zum Beispiel einmalige oder aufgrund außergewöhnlicher Ereignisse eintretende Aufwendungen. Die Aufwendungen, die sachzielbezogen sind, werden als Zweckaufwand bezeichnet. Dieser unterscheidet sich von den Kosten zum Teil in der Höhe des Ansatzes, d. h. es gibt Kosten, die in anderer Höhe angesetzt werden, z. B. Abschreibungen, und Kosten, die zusätzlich in die Rechnung eingestellt werden – kalkulatorischer Ansatz. Diese unterschiedlichen Ansätze versuchen im Rahmen der Kostenrechnung z. B. tatsächliche Wertverluste bei der Abnutzung von Ausstattungsgegenständen oder auch dem Betrieb unentgeltlich zur Verfügung gestelltes Know-How zu berücksichtigen, was unter handels- und steuerrechtlichen Vorschriften nicht möglich ist. Man unterscheidet deshalb auch den pagatorischen Aufwendungsbegriff vom kalkulatorischen Kostenbegriff (Schweitzer/Küpper, 2008: 22 ff.; vgl. auch Zapp/Torbecke, 2005: 5 ff.).

Die Kostenrechnung ist eine intern orientierte kontrollierende vergangenheits- und entscheidungsorientierte Zukunftsrechnung, die sämtliche Kosten periodisch erfasst und nach dem Verursachungsprinzip den einzelnen Bereichen zuordnet. Die grundlegende Fragestellung der Kostenrechnung lautet:

- Welche Kosten entstehen?
- Wo entstehen sie?
- Wofür entstehen sie?
- Welche Kosten sind optimal?

Anhand dieser Fragestellung gelangt man zu einer Einteilung der Kostenrechnung in die verschiedenen Phasen der Kostenerfassung (welche?), der Kostenverteilung (wo und wofür?) und der Kostenauswertung (welche sind optimal?) sowie in die

drei Stufen der Kostenartenrechnung, Kostenstellenrechnung und Kostenträgerrechnung. Diese drei Bereiche stehen dabei „... nicht gleichberechtigt nebeneinander, sondern gehen – quasi evolutorisch – auseinander hervor" (Graumann/Schmidt-Graumann, 2007). Ergänzend ist die Kostenlenkung als anschließende vierte Stufe zu berücksichtigen, bei der die Planung und Kontrolle der erfassten Kosten im Vordergrund steht (Schweitzer/Küpper, 2008: 39; Zapp, 2006b: 29; Zapp, 2004c: 85 f.; Zapp/Funke/Schnieder, 2000: 135).
Die Kostenartenrechnung als Ausgangspunkt der Kostenrechnung erfasst die Kosten einer Abrechnungsperiode und gliedert und systematisiert sie nach ihrer Art (vgl. ausführlich Zapp/Torbecke, 2005: 5 ff.). Wichtigstes Unterscheidungsmerkmal sind Personal- und Sachkosten. Die entscheidende Frage der Kostenartenrechnung lautet: Welche Kosten fallen an? Sie gibt Auskunft darüber, welche Produktionsfaktoren in der Abrechnungsperiode verbraucht oder in Anspruch genommen wurden. Neben ihrer Aufgabe, die Datenbasis für die weiteren Teilrechnungen zu liefern, kann die Kostenartenrechnung auch verschiedene Einzelziele erfüllen. Zum Beispiel fällt hierunter die kostenartenbezogene Budgetierung, d. h. die Planung und Kontrolle einzelner Kostenarten, bei denen zum Beispiel der Aufwand für eine verursachungsgerechte Zuordnung der Kosten zu den einzelnen Verantwortungsbereichen sehr groß ist.
Im Krankenhaus wird mit der Anlage 4 der Krankenhausbuchführungsverordnung (KHBV) eine Mindestanforderung an den Kontenplan gestellt. Für eine gezielte Kostenanalyse ist jedoch eine differenziertere Betrachtung der einzelnen Kontenklassen notwendig. Es ist insbesondere empfehlenswert, die Kontenklassen als Kostenarten nach Artikelgruppen weiter aufzugliedern, die entweder durch ihren Wert oder durch ihre hohe Anzahl einen großen Kostenblock darstellen. Zum Beispiel könnten Arzneimittel in Arzneimittel allgemein, Infusionen, Zytostatika, Antibiotika, Fibrinolytika und Zytokine untergliedert werden. Bei der tieferen Untergliederung müssen allerdings auch immer Aufwands- und Nutzenbetrachtungen zugrunde gelegt werden, denn jede feinere Unterteilung bedeutet bei der Verbuchung einen höheren Aufwand. Vorher sollte daher überlegt werden, was mit der Untergliederung bezweckt werden soll (Zapp, 2004c: 86). Hinsichtlich einer Kostenträgerrechnung unter DRG-Aspekten empfiehlt sich eine detailliertere Kostenartenrechnung, die auch durch das Kalkulationshandbuch zur Kalkulation von Fallkosten eingefordert wird, um in der Kostenträgerrechnung diese Kostenarten als Einzelkosten direkt dem Fall zuordnen zu können.
Die Kostenstellenrechnung gibt Auskunft darüber, wo die Kosten angefallen sind (Zapp/Torbecke, 2005: 23 ff.). Hierfür müssen die in der Kostenartenrechnung erfassten Kosten auf Kostenstellen verursachungsgerecht verteilt werden. Die Bildung der Kostenstellen kann nach verschiedenen Gesichtspunkten erfolgen, beispielsweise nach betrieblichen Funktionen, nach räumlichen Aspekten oder nach Verantwortungsbereichen. Grundlage für das Erstellen eines krankenhausindividuellen Kostenstellenplans ist der Kostenstellenrahmen, der als Anlage 5 Bestandteil der Krankenhaus-Buchführungsverordnung ist. Er ist gemäß § 8 Nr. 1 Satz 1 KHBV für jedes Krankenhaus verbindlich, wobei je nach Unternehmungsstruktur eine weitere Differenzierung möglich und für eine Kostenlenkung auch erforderlich, eine weitergehende Verdichtung jedoch unzulässig ist (Hentze/Kehres, 2008: 63; Zapp, 2004c: 87). Um eine eindeutige Beziehung zwischen der Kostenstelle, der erbrachten Leistung und den anfallenden Kosten und somit eine zweifelsfreie und eindeutige Zuordnung der Kosten zu ermöglichen, sollte jede Kostenstelle mit bereichsbezogener

Lenkungsfunktion einen selbstständigen Verantwortungsbereich darstellen insbesondere auch vor dem Hintergrund einer Budgetierung dieser Bereiche.
Die Verteilung der Kosten ist zum einen auf Grundlage gemessener Leistungen über die innerbetriebliche Leistungsverrechnung mittels Verrechnungspreise und zum anderen ohne Leistungsmessung als Umlageverrechnung mit Hilfe von Umlageschlüsseln möglich (Hummel/Männel, 1986: 217; vgl. dazu ausführlich Zapp, 2006a: 74 ff.). Zur Verrechnungspreisgestaltung haben sich in der betriebswirtschaftlichen Literatur verschiedene Ansätze entwickelt, die in Abhängigkeit der verfolgten Zielsetzung und den Anwendungsbedingungen zu wählen sind.[7] Im Krankenhaus ist die Verrechnungspreisbildung mit Schwierigkeiten verbunden, da die Kosten- und Leistungsdaten nicht sehr ausgeprägt vorliegen. Die derzeitige Diskussion der Implementierung einer Center-Organisation verstärkt die Bedeutung interner Verrechnungspreise in Krankenhäusern, da eine nach Dezentralisationsgesichtspunkten ausgerichtete Organisationsform die Koordination der Teilbereiche bedingt, was ohne Verrechnungspreise nicht möglich ist.
Die Hauptaufgabe der Kostenstellenrechnung wird in der Regel in der Verbindung der Kostenartenrechnung mit der Kostenträgerrechnung gesehen. Die nach dem Verursachungsprinzip direkt den Leistungen zugeordneten Kosten (Kostenträgereinzelkosten) werden um die Kostenstellenrechnung herumgeführt, während die verbleibenden Kosten (Kostenstelleneinzel- und -gemeinkosten[8]) in den Kostenstellen gesammelt werden. Aus den verbleibenden Kosten werden dann Zuschlagsätze für die Kalkulation der Kostenträger gebildet (Hummel/Männel, 1986: 190). Die Kostenstellenrechnung bietet sich ferner für Planungs- und Vergleichsrechnungen, Soll/Ist-Analysen, Budgetierung usw. an und bildet damit einen Übergang beziehungsweise einen Ausgangspunkt für Controlling und Kostenmanagement.
Die Kostenträgerrechnung stellt fest, wofür Kosten entstanden sind (Zapp/Torbecke, 2005: 33 ff.; Zapp, 2004c: 89 f.). Kostenträger sind hierbei die absatzfähigen Leistungen, so dass diese Teilrechnung in Verbindung mit den Erlösen eine Ergebnisrechnung darstellt. Die Kostenträgerrechnung kann als Kostenträgerstückrechnung (Stückrechnung) oder als Kostenträgerzeitrechnung (Periodenrechnung) durchgeführt werden. Die Stückrechnung ermittelt die Kosten der Erzeugnisse (Kalkulation) und ist damit Grundlage für die Preisbildung. In der Periodenrechnung werden die Kosten eines Zeitraumes, zum Beispiel Monat oder Jahr, den jeweils angefallenen Umsatzerlösen gegenübergestellt. Durch die kurzfristige Erfolgsrechnung wird dann der Betriebserfolg (Betriebsergebnis) ermittelt (Hummel/

7 Vgl. dazu die Ausführungen in Kapitel 6.4.2.1 Deckungsbeitragsrechnung.

8 Die Begriffe Einzel- und Gemeinkosten werden unterschiedlich verwendet. Es handelt sich dabei immer um den Zusammenhang von Kosten und ihrer Zurechnung auf Kalkulationsobjekte. Einzelkosten sind jene Kosten, die direkt auf ein Kalkulationsobjekt zugerechnet werden können, während sich Gemeinkosten nicht unmittelbar und nur über den Umweg einer Schlüsselung/Nebenrechnung einem betrachteten Objekt zurechnen lassen. Kostenträgereinzelkosten sind demnach Kosten, die einem Produkt, einer Leistung oder einem Auftrag direkt zugeordnet werden können, z. B. das Getränk, das zu einer Mahlzeit gereicht wird. Kostenträgergemeinkosten sind Kosten, die nicht nur eine Leistung betreffen, sondern mehrere Leistungen zusammen, z. B. die Liftkosten in einem Wohnbereich. Analog dazu können in Bezug auf das Objekt Kostenstelle Kostenstelleneinzel- und Kostenstellengemeinkosten unterschieden werden (Hummel/Männel, 1986: 96 ff.).

Männel, 1986: 384). Für Krankenhäuser liegt die Bedeutung der Kostenträgerrechnung vor allem in der Ergebnisrechnung zur Darstellung des Unternehmungserfolgs, in der Kalkulation und laufenden Kontrolle von einzelnen Krankenhausleistungen – verbunden mit der Möglichkeit der Leistungslenkung – und in der Kontrolle der Wirtschaftlichkeit der einzelnen Leistungsbereiche.
Insbesondere mit Einführung der preisbezogenen Fallpauschalen (DRGs) ist der Einsatz einer Kostenträgerrechnung notwendig, da nur so Kosteninformationen pro Fall bereitgestellt werden können. Für die Ermittlung der bundeseinheitlichen Relativgewichte ist zudem die Teilnahme der Krankenhäuser an der Entwicklung der Bewertungsrelationen Voraussetzung für eine valide Preisbildung. Auf der Basis eines von der Selbstverwaltung erarbeiteten einheitlichen Kalkulationsschemas werden durch die aufgearbeiteten Kosten- und Leistungsdaten der Krankenhäuser die durchschnittlichen Behandlungskosten je Fall ermittelt. Die methodischen Vorgaben des Kalkulationsschemas beziehen sich vor allem auf die Abgrenzungstatbestände hinsichtlich nicht DRG-relevanter Aufwendungen und Kosten und auf die zu verwendeten Bezugsgrößen zur Kostenverrechnung. Krankenhäuser, die an der Kalkulation teilnehmen, verpflichten sich, diese innerhalb der eingeräumten Verfahrensalternativen einzuhalten.[9]

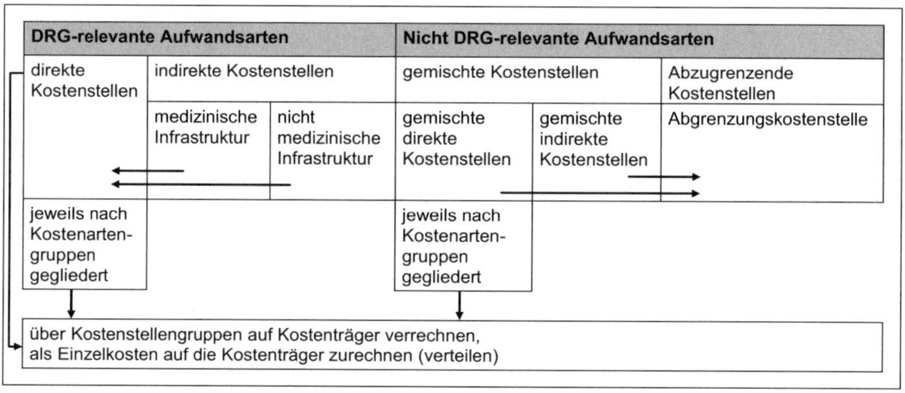

Abb. 3-2 Schema zur DRG-Kalkulation
(Quelle: Zapp, W. (2004c): Perspektiven von Controlling-Systemen. In: Zapp, W. (Hrsg.): Controlling in der Pflege. Bern: Huber, S. 90)

Allgemein gilt für die Gestaltung der KLEE-Rechnung, dass sie sich als betriebswirtschaftlich, relevante Entscheidungshilfe weniger an der Dokumentations- und dafür stärker an der Unternehmungsführungsfunktion orientieren sollte. Dabei ist der Grundsatz jeder Entscheidungsfindung zu beachten, nämlich „in Veränderungen zu denken“, d. h. Informationen darüber zu liefern, wie sich Leistungen, Kosten und Erlöse durch alternative Entscheidungsfindungen verändern werden. Solche Daten sollten wegen der Zukunftsorientierung geplante Größen sein (Meyer,

9 Vgl. dazu auch die Ausführungen in Kapitel 6.4.2.7: Benchmarking.

1992: 60). Mit der Kostenplanung wird das Zahlenmaterial für die betriebsinterne Lenkung zur Verfügung gestellt, um eine Beurteilung der Leistungsfähigkeit und Wirtschaftlichkeit des Krankenhauses zuzulassen (vgl. hierzu auch Zapp, 2006a: 96 ff.). Plankosten geben an, mit welchen Kostenbeträgen die Krankenhausleistungen erbracht werden können. Voraussetzung für die Kostenplanung ist die Konzipierung der Kostenrechnung als Plankostenrechnung, in der zunächst die für eine Planperiode erwarteten zukünftigen Kosten erfasst und anschließend auf die Kostenstellen und Kostenträger verteilt werden. Die Plankostenrechnung ist neben der Istkostenrechnung, Abweichungsermittlung und -analyse ein Bestandteil des Plankostenrechnungssystems, das abhängig vom Lenkungsziel des Krankenhauses sowohl auf Basis von Vollkosten als auch auf Basis von Teilkosten aufgebaut werden kann. Eingebettet in die strategischen Ziele und ausgehend von der Leistungsplanung vollzieht sich die Kostenplanung im Krankenhaus in den Teilschritten der Personalkostenplanung, Sachkostenplanung und Kostenträgerkostenplanung (Hentze/Kehres, 2008: 173 ff.).

Da „Planung ohne Kontrolle sinnlos und Kontrolle ohne Planung unmöglich ist“ (Wild, 1974: 44), schließt an die Kostenplanung die Kostenkontrolle an. Die Kontrolle der Kosten ist ein geordneter, laufender, informationsverarbeitender Prozess bei dem Abweichungen zwischen vorgegebenen und zu vergleichenden Kosten ermittelt sowie die Ursachen der ermittelten Abweichungen analysiert werden (Schweitzer/Küpper, 2008: 277). Die wesentliche Zielsetzung der Kostenkontrolle besteht in der Ermittlung jener Kostenbeträge, die aufgrund unwirtschaftlicher Aktivitäten innerhalb einer Kostenstelle aufgetreten sind. Es handelt sich bei diesen Kosten, die vom jeweiligen Kostenstellenleiter zu verantworten sind, um die so genannten echten bzw. unwirtschaftlichkeitsbedingten Kostenabweichungen bzw. Verbrauchsabweichungen (Glaser, 1992: 476).

3.2.2 Leistungsrechnung

Hinter dem Leistungsbegriff verbirgt sich sowohl ein mengenmäßiger als auch ein wertmäßiger Definitionsansatz. Der Mengenbegriff beschreibt dabei die Leistung als Kombination der Produktionsfaktoren in einer Unternehmung und damit den Prozess einer Anstrengung, wogegen der Wertbegriff das Ergebnis der Leistung bzw. den Erlös darstellt (Zapp, 2006a: 19 ff.; Zapp/Torbecke, 2005: 48 ff.). Die Leistung im Krankenhaus besteht primär in der Verbesserung des Gesundheitszustandes der Patienten. Diese Primärleistung ist jedoch nicht quantitativ messbar und eignet sich daher nicht als Zurechnungsobjekt für Kosten und Preise. Die Leistung im Krankenhaus wird daher mit der Zahl der sogenannten Sekundärleistungen als Ergebnis der Betriebsmittelkombination gemessen (Schmidt-Rettig/Westphely, 1992: 1181). Dazu zählen die pflegerischen, diagnostischen und therapeutischen Leistungen sowie die Versorgungsleistungen und die Verweildauer. Mit dem zweistufigen Leistungsprozess hat Eichhorn 1975 bereits darauf verwiesen.[10] Abbildung 3-3 zeigt die Beziehungen zwischen Leistungen und Erlösen im Kran-

10 Vgl. dazu auch die Ausführungen in Kapitel 3.1.3: Aufgaben und Anforderungen der Kosten-, Leistungs-, Erlös- und Ergebnisrechnung.

kenhaus, wenn die Erlöse entsprechend den Ausführungen als ein sämtliche leistungserstellungsbedingte Wertzuwächse umfassender Gegenbegriff der Kosten verwandt werden und der Leistungsbegriff für die mengenmäßige Ausbringung einer Periode steht. Insbesondere im Krankenhaus, bei dem das Sachziel neben dem Formalziel eine hohe Bedeutung hat, ist zur Dokumentation der Erfüllung des Sachziels das Aufzeichnen von Art und Umfang des Outputs ebenso wichtig, wie das Registrieren der vereinnahmten leistungswirtschaftlichen Entgelte zum Belegen der Erfüllung des Formalziels.

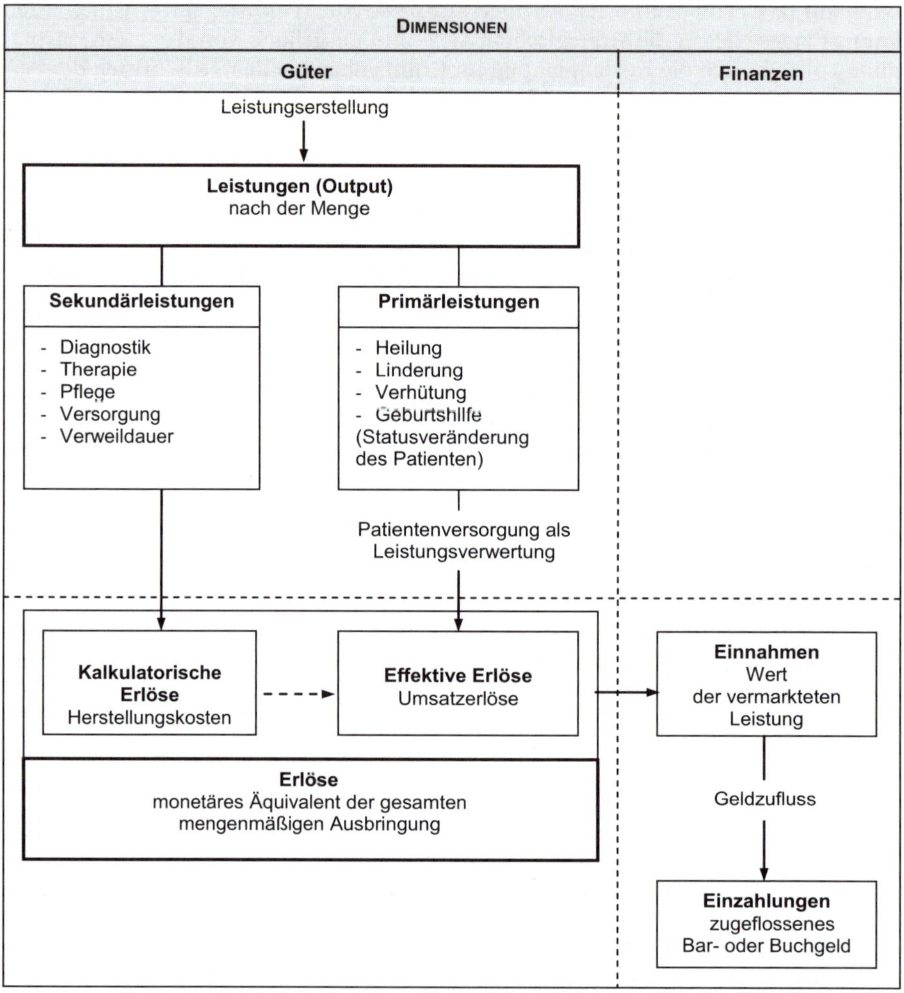

Abb. 3-3 Beziehungen zwischen Leistungen und Erlösen im Krankenhaus (Quelle: Zapp, W. (2006a): Kosten-, Leistungs-, Erlös- und Ergebnisrechnung (KLEE-Rechnung). In: Schmidt-Rettig, B., Arnold, A. (Hrsg.): Krankenhaus und ambulante Versorgung. Loseblatt-Sammlung. 3. Aufl., 33. Ergänzung. Bd. II. Kulmbach: Baumann-Fachverlage., S. 86)

Die Leistungsrechnung beinhaltet die Ermittlung der hervorgebrachten und die Prognose zukünftiger Leistungen und stellt somit, analog zur Kostenrechnung, eine Ist- und Planrechnung dar. Die Bedeutung der Leistungsrechnung liegt folglich in der Ergänzung der Kostenrechnung. Damit die Kostenverantwortlichen eindeutige Aussagen treffen können, muss die Betrachtung der Leistungen mit der Kostenperspektive übereinstimmen und vergleichbar sein. Bei immer komplexer werdenden Abläufen ist die Deckungsgleichheit von Kosten und Leistungen jedoch oft nur kostenträgerorientiert möglich. Gerade bei interdisziplinär belegten Stationen müssen die unterschiedlichen Krankheitsbilder als Leistungen auch den Kosten entsprechen. Eine Alternative zur krankheitsbildbezogenen Leistungsdefinition ist die Definition nach Prozesstiefen wie zum Beispiel bei Low-Care-Stationen, die nach der Pflegeintensität der Patienten strukturiert werden.
Parallel zur Kostenartenrechnung gliedert die Leistungsartenrechnung die Leistungen nach verschiedenen Arten (Kosiol, 1979: 322). In den Krankenhäusern unterscheidet man beispielsweise die Leistungsarten ärztliche Leistungen, Pflegeleistungen, Leistungen der Unterkunft und Verpflegung und Zusatzleistungen. Diese stellen nur Leistungskomplexe dar, die aus verschiedenen Einzeltätigkeiten bestehen und eine detailliertere Untergliederung erfordern. Wie bei der Kostenstellenrechnung können die Leistungen innerhalb der Leistungsstellenrechnung auch nach funktionalen oder räumlichen Gesichtspunkten zugeordnet werden, zum Beispiel das Labor als Leistungsstelle für die Patienten. Die Leistungsstellenrechnung ist eine notwendige Voraussetzung, um Leistungen innerbetrieblich verrechnen zu können. Sie misst die Leistungsmengen pro Leistungsstelle, welche mit den Kosten der Leistungsstelle bewertet werden (Verrechnungspreis). Dadurch wird die Leistung zu einer Bezugsgröße, durch die eine innerbetriebliche Leistungs- und Kostenverrechnung ermöglicht wird. Für die Beurteilung der Wirtschaftlichkeit sollten Leistungen auch den Kosten- und Leistungsstellen zugeordnet werden. Wenn neben den Kosteninformationen auch die erbrachten Leistungen pro Kostenstelle aufgeführt werden, lässt sich die Wirtschaftlichkeit der Leistungserbringung der jeweiligen Kostenstelle beurteilen (Hentze/Kehres, 2008: 78 ff.). Die Leistungsträgerrechnung als Äquivalent der Kostenträgerrechnung beantwortet die Frage, wofür die Leistungen entstanden sind. Mit Inkrafttreten der DRGs hat die leistungsbezogene Kostenträgerrechnung an Bedeutung gewonnen. Es werden Informationen darüber benötigt, welche Leistungen der Patient erhalten hat (Hentze/Kehres, 2008: 79).
Durch die Leistungsrechnung im Krankenhaus erhält das Leistungsgeschehen die Transparenz, die es hinsichtlich des nicht direkt oder unmittelbar monetär quantifizierbaren Outputs der Krankenhausleistung benötigt.

3.2.3 Erlös- und Ergebnisrechnung

An die Leistungsrechnung schließt sich die Erlös- und Ergebnisrechnung an. Die Erlösrechnung erfasst und strukturiert alle durch die Erstellung und Verwertung von Leistungen zufließenden Werte (Liessmann, 1997: 193; vgl. auch Zapp, 2005: 50 ff.; grundsätzlich auch Zapp/Torbecke, 2005: 35 ff.). Sie untergliedert sich analog zur Kosten- und Leistungsrechnung in Erlösarten-, Erlösstellen- und Erlösträgerrechnung (Schweitzer/Küpper, 2008: 93 ff.) sowie außerdem in die Erlösquellenrechnung (Männel, 1992b: 632 f.). Diese hält fest, von welchen absatzwirtschaftlichen

Tab. 3-1 Erlösarten im Krankenhaus
(in Anlehnung an Schweitzer/Küpper, 2008: 99)

Merkmalsart	Ausprägung	Beispiel
Ausbringungsgüter	Produkt	DRG-Erlös
	Sachmittel, Anlagen	Apothekenartikel, Rückstellungszinsen
	Arbeit	Konsiliarleistung
	Information	Softwareentwicklung, Beratungsleistung
	Nominal	Zins-, Dividendenerlöse
	Vermietung	Mieteinnahmen für die Mitnutzung medizinischer Geräte eines anderen Krankenhauses oder ambulant tätiger Ärzte
Bezugsgröße	Stück	DRG-Erlöse, Erlöse für ambulante Leistungen
	Periode	Sämtliche Erlöse für einen bestimmten Zeitraum
Wertansatz	pagatorisch	DRG-Erlös
	kalkulatorisch	Zinsen am Eigenkapital
Zurechenbarkeit	einzeln	DRG-Erlös, Erlöse aus Zusatzentgelten
	gemein	Integrierte Versorgung
Veränderlichkeit	variabel	DRG-Erlös, Erlöse aus Zusatzentgelten
	fix	Pauschale Fördermittel
Erlösbereich	Bereich A, Bereich B	Innere Medizin oder konservative Kliniken
Erlösträger	Produkt A, Produkt B	DRG A, DRG B

Potentialen eines Krankenhauses Erlöse zufließen. Die Erlösquellenrechnung steht neben der Erlösträgerrechnung jedoch im Gegensatz zur Kosten- und Leistungsrechnung am Anfang der Erlösrechnung. Im Rahmen der Erlösträgerrechnung werden die zufließenden Erlöse zum Beispiel aus DRGs den Kalkulationsobjekten zugeordnet, für die sich diese direkt als Einzelerlöse erfassen lassen. Die sich anschließende Erlösstellenrechnung zeigt auf, welchen Kliniken die erzielten Erlöse zuzuordnen sind (Männel, 1992b: 632f.). Ergänzend ist die Darstellung der Erlösstellenrechnung in eine außer- und innerbetriebliche Rechnung möglich. Außer-

betriebliche Erlösstellen werden gebildet, um zunächst die Erlöse auf die Erlösquellen oder die Erlösträger zuzurechnen und sie dann zu planen und zu kontrollieren. Wie auch bei den Kostenstellen, sind die Erlösstellen hierbei ein einheitlicher Verantwortungsbereich mit homogenen Absatzbedingungen (z. B. Klinik für Chirurgie). Im Rahmen der innerbetrieblichen Rechnung ermöglicht die Erlösstellenrechnung schließlich die Analyse von Teilbereichen des Krankenhauses (Weber, 2004: 114; Zapp, 2007b: 297). Die Erlösartenrechnung betont spezifische Merkmale zur Unterscheidung der Erlösarten. Wie Tabelle 3-1 verdeutlicht, entstehen die Erlösarten dabei durch ihre Betrachtungsweise, indem die Merkmale Güterentstehung, Sachzielbezogenheit und Bewertung zur Konkretisierung hinzugezogen werden (Schweitzer/Küpper, 2008: 97f.; Zapp, 2006a: 22).
Im Rahmen der Ergebnisrechnung wird das Ergebnis der Aktivitäten des Krankenhauses ermittelt. Stellt die Gewinn- und Verlustrechnung als externe Ergebnisrechnung die Aufwendungen und Erträge des Krankenhauses gegenüber, ermittelt die interne Betriebsergebnisrechnung durch die Gegenüberstellung von Erlösen und Kosten den unmittelbar aus der Leistungserstellung resultierenden Erfolg des Krankenhauses (Helm, 1992: 671; Zapp/Torbecke, 2005: 53). Realisiert werden kann diese Zusammenführung von Kosten- und Erlösrechnung durch unterschiedliche Vorgehensweisen wie zum Beispiel die Vollkosten- und Nettoergebnisrechnung oder die Teilkosten- und Bruttoergebnisrechnung (Deckungsbeitragsrechnung), wobei nur letztere ergänzt um Plandaten dem entscheidungsorientierten Anspruch einer Ergebnisrechnung gerecht werden kann.

3.3 Rechensysteme und Unterscheidungskriterien der Kosten-, Leistungs-, Erlös- und Ergebnisrechnung

In Abhängigkeit der jeweiligen Rechnungsziele sind Festlegungen bezüglich der Ausgestaltungsform der KLEE-Rechnung zu treffen. Diese Systeme sollten auf einem in sich schlüssigen, theoretisch abgesicherten Kostenrechnungskonzept basieren, das möglichst weitgehend zugleich den spezifischen Belangen der Praxis gerecht werden muss und demzufolge auch von seinem Anwendungsbereich geprägt wird (Hummel/Männel, 1986: 393; Zapp, 2006a: 23).
Differenziert werden können die gebräuchlichsten Systeme einer Kosten- und Ergebnisrechnung nach dem Zeitbezug der Rechengrößen in Form der Ist- und Plankostenrechnungssysteme und nach der Art bzw. dem Ausmaß der Kostenverrechnung als Vollkosten- oder Teilkostenrechnungssysteme. Die Kombination der Kriterien Zeitbezug und Ausmaß der Kostenverrechnung mit ihren möglichen Ausprägungsformen führt dann zu der in Tabelle 3-2 dargestellten Einteilung.
Terminologisch werden sie in der gängigen Literatur als Kostenrechnungssysteme bezeichnet, was jedoch nur unzureichend ihren Inhalt charakterisiert. Sie erfassen und verrechnen nicht nur Kosten, sondern auch Leistungen. Weiterhin werden Kosten und Erlöse zur Erfolgsermittlung einander gegenübergestellt, sodass alle Rechnungssystemvarianten dem Grunde nach Systeme der Kosten-, Leistungs- Erlös- und Ergebnisrechnung sind.

Tab. 3-2 Systeme einer Kosten-, Leistungs-, Erlös- und Ergebnisrechnung (in Anlehnung an Hummel/Männel, 1986: 44)

Zeit / Ausmaß	Vergangenheitsorientierung Istkostenrechnung*	Zukunftsorientierung Plankostenrechnung
Vollkostenrechnung	Istkostenrechnung auf Vollkostenbasis (z. B. Prozesskostenrechnung)	Plankostenrechnung auf Vollkostenbasis (z. B. flexible Plankostenrechnung)
Teilkostenrechnung	Istkostenrechnung auf Teilkostenbasis (z. B. Deckungsbeitragsrechnung)	Plankostenrechnung auf Teilkostenbasis (z. B. Grenzplankostenrechnung)

* Die Normalkostenrechnung als weiteres vergangenheitsorientiertes Rechnungssystem wird im Krankenhaus nicht eingesetzt.

3.3.1 Unterscheidung nach Umfang: Vollkosten- versus Teilkostenrechnung

Charakteristisch für die Vollkostenrechnung ist, dass sie sämtliche Kostenarten vollständig auf die einzelnen Kostenträger weiterwälzt, und zwar zum Teil direkt als Einzelkosten, zum Teil indirekt als zugeschlüsselte Gemeinkosten (vgl. hierzu ausführlich Zapp, 2006a: 23 ff.; zusammengefasst in Zapp, 2007b: 299 ff.). Die Weiterwälzung der Kostenarten ist sehr aufwändig. Sie geht von der Kostenartenrechnung aus und führt über die Kostenstellenrechnung zur Kostenträgerrechnung hin. Als Ergebnis dieses Abrechnungsmodus werden für jede Produktart (z. B. DRG) und darüber hinaus für jedes einzelne Produkt (z. B. Fall) Vollkosten ausgewiesen. Stellt man den Vollkosten Nettoerlöse gegenüber, erhält man ein Nettoergebnis, was auch den in der Fachsprache häufig verwendeten Ausdruck der Vollkosten- und Nettoergebnisrechnung erklärt. Demgegenüber steht die Bruttoergebnisrechnung, bei der den Erlösen Teilkosten gegenübergestellt werden (Hummel/Männel, 1986: 407 f.). Im Rahmen dieser Teilkostenrechnung werden nur bestimmte Teile der gesamten Kosten auf die Kalkulationsobjekte weiter verrechnet. Irrtümlicherweise wird hier oft vermutet, dass nur ein Teil der Kosten beachtet wird. In beiden Systemen werden jedoch sämtliche Kosten erfasst. Nur die Weiterverrechnung gestaltet sich unterschiedlich. So werden in Teilkostensystemen nur einzelne Teile weiterverrechnet; die restlichen Kosten werden zunächst nicht weiterverrechnet, sondern durch eine andere Systematik berücksichtigt.[11] Folgende Beispiele aus dem Krankenhaus verdeutlichen den Sachverhalt:

- Ambulante und stationäre Untersuchungen finden auf dem gleichem Untersuchungsgerät statt.
- Die Nachtschwester ist für eine Station zuständig.
- Die Pflegedienstleitung ist für das gesamte Haus zuständig.

11 Vgl. dazu die Ausführungen in Kapitel 6.4.2.1: Deckungsbeitragsrechnung.

Die Kosten für das Untersuchungsgerät, für die Nachtschwester und für die Pflegedienstleistung sind nicht teilbar, sondern müssen als Block am Ende bei den Gesamtkosten berücksichtigt werden. Es liegt in diesem Fall eine Teilkostenrechnung vor, weil diese Kosten nicht weiterverrechnet werden können.
Fraglich ist nun, ob die kurzfristige Erfolgsrechnung als Vollkostenrechnung oder als Teilkostenrechnung durchgeführt werden soll (Eisele, 1994: 805 ff.). Für Lenkungsaspekte ist die Anwendung der Teilkostenrechnung notwendig (Zapp/Torbecke, 2004). Im Rahmen der kurzfristigen Erfolgsrechnung ist zu beachten, dass die Erfolgsbeiträge die auf der Vollkostenrechnung basieren, falsche Ergebnisse für die interne Lenkung liefern können. Dies gilt für Produktionsprogrammplanung oder für die Frage Eigen- oder Fremdbezug (Maltry/Strehlau-Schwoll, 1997: 551 f.). Zu nennen ist in diesem Zusammenhang die Verrechnung aller Kosten auf die betrieblichen Leistungen, auch der nicht verursachungsgerecht zurechenbaren Fixkosten und die schmale Bezugsbasis bei großen Gemeinkostenblöcken (Eisele, 1994: 722). Gerade die Leistungserstellung im stationären Bereich ist durch hohe Kostenträgergemeinkosten gekennzeichnet, bedingt durch die Schwierigkeit der Leistungserfassung (z. B. patientenbezogene Erfassung der Pflegeleistung). Daher ist die Anwendung einer Deckungsbeitragsrechnung sinnvoll, die auf der Trennung von fixen und variablen Kosten beziehungsweise Einzel- und Gemeinkosten basiert (Maltry/Strehlau-Schwoll, 1997: 551 f.).[12]
Da die Teilkostenrechnung in Form der Deckungsbeitragsrechnung nachfolgend noch behandelt wird, beschränken sich hier die weiteren Ausführungen auf die Vollkostenrechnung in Form der Prozesskostenrechnung.

Prozesskostenrechnung

Während das in den USA entwickelte „Activity-Based Costing" vorrangig versuchte, die Gemeinkosten der Fertigung (Produktion) zu lenken, steht für die in Deutschland eingesetzte Prozesskostenrechnung, die aus den Überlegungen des amerikanischen Konzeptes heraus entstand, das Gemeinkostenmanagement der indirekten Kostenstellen im Vordergrund (Vertrieb und Verwaltung, Beschaffung, Forschung, Qualitätssicherung usw.) (Schmidt-Rettig/Böhning, 1999: 121). Ursächlich für den Einsatz des Kostenrechnungssystems waren gestiegene Gemeinkosten und ihre nicht leistungsorientierte Zuordnung auf die Kostenträger (Zapp/Bettig, 2002: 278). Mit einem administrativen Kostenanteil in den Krankenhäusern von nur 6,5 % (Deutsche Krankenhausgesellschaft, 2006: 46), wird die Prozesskostenrechnung im Krankenhaus im Sinne des „Activity-Based Costing" vor allem auch in der Produktion, d. h. in den Medizinischen Institutionen (Kostenstellengruppe 92) eingesetzt (z. B. OP, Radiologie). Die standardisierten, sich wiederholenden Tätigkeiten eignen sich gut für eine Tätigkeitsanalyse. In den Pflegefachbereichen (Kostenstellengruppe 93–96) mit einer Vielzahl von unterschiedlichen Tätigkeiten ist dagegen eine Prozessbildung für manche Aufgaben problematisch (z. B. im ärztlichen Bereich) (Schmidt-Rettig/Böhning, 1999: 127 f.). Von der Prozesskostenrechnung abzugrenzen ist die patientenbezogene oder fallbezogene Prozesszuordnung, bei der sämtliche Prozesse dem Patienten/Fall zugeordnet werden, um im Sinne einer Kostenträgerrechnung die patientenbezogenen Kosten zu ermitteln. Dieses Vorgehen ist nicht mit dem der Prozesskostenrechnung gleich-

12 Vgl. dazu die Ausführungen in Kapitel 6.4.2.1: Deckungsbeitragsrechnung.

zusetzen, da sie nicht die Teilprozesse der Kostenstellen (z. B. Patientenaufnahme, Röntgen/Labor, OP, Station, Entlassung) kalkuliert, sondern die abteilungsübergreifenden Hauptprozesse. Ferner werden bei der patientenbezogenen Prozesszuordnung Einzel- und Gemeinkosten berücksichtigt. Bei der Prozesskostenrechnung dagegen werden die Einzelkosten direkt auf den Kostenträger verrechnet und nicht über Prozesskostensätze (Schmidt-Rettig/Böhning, 1999: 131).

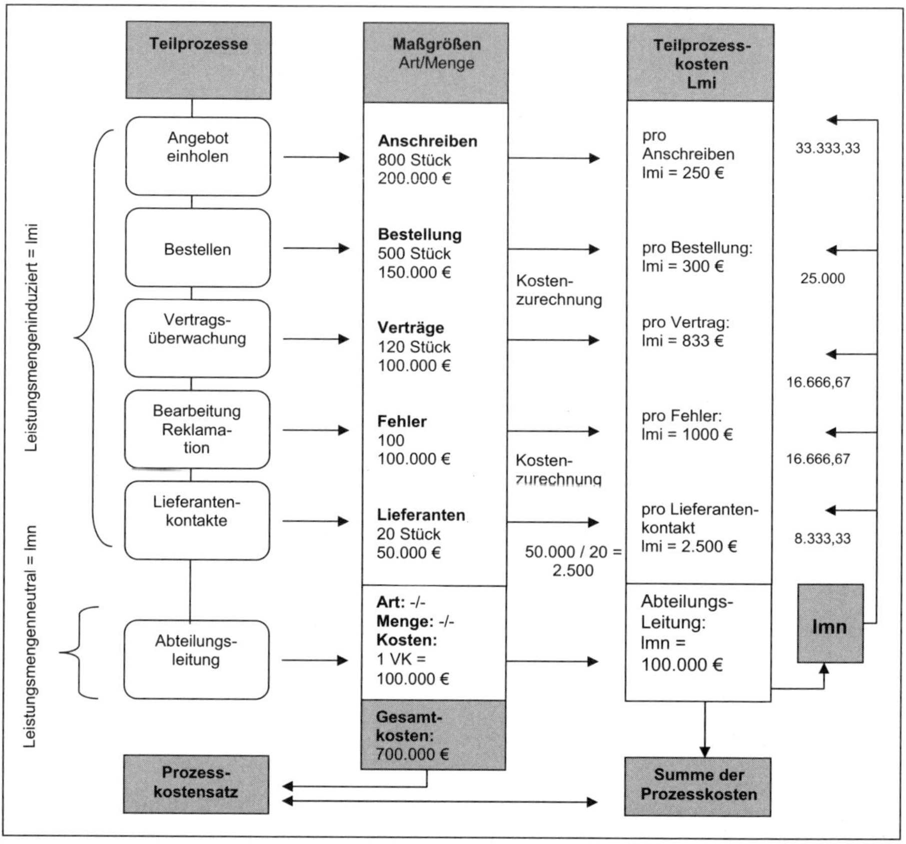

Abb. 3-4 Bildung der Prozesskostensätze durch Zuordnung zu den Teilprozessen (in Anlehnung an Zapp/Bettig, 2002: 283)

Voraussetzung für den Aufbau einer Prozesskostenrechnung ist die Prozessanalyse, bei der die betreffenden Prozesse zu identifizieren, auszuwählen, abzugrenzen und darzustellen sind. Verbunden damit ist auch die Analyse der Schnittstellen, die der Entschlüsselung und Gestaltung komplexer Systemstrukturen dient.[13] Nach der Erfassung des Iststandes folgt die Prozesswürdigung als Grundlage für die Lö-

13 Vgl. dazu Kapitel 4.4: Zusammenführung der Daten zu einer Prozessgestaltung.

sungsmöglichkeiten, die in den Entwurf einer Sollkonzeption einfließen (Zapp/Dorenkamp, 2002: 68). Im Anschluss daran sind durch eine Tätigkeitsanalyse und die Bildung von Teilprozessen Maßgrößen (Kostentreiber) abzuleiten. Die Maßgrößen können leistungsmengenneutral (lmn) sein. Die Kosten fallen dann unabhängig von der Häufigkeit der Tätigkeiten an (z. B. Leitungsaufgaben). Bei leistungsmengeninduzierten (lmi) Maßgrößen hängen die anfallenden Kosten von dieser Leistungsmaßgröße ab (z. B. Anzahl der Laborproben, Anzahl der Bestellungen). Im nächsten Schritt müssen zum Aufbau einer Prozesskostenrechnung die Kosten den einzelnen Kostenstellen (Abb. 3-4), Tätigkeiten oder Teilprozessen zugeordnet werden, um abschließend Kostensätze abzuleiten. Diese ergeben sich, indem die Prozessteilkosten durch die Prozessmenge dividiert werden und daraus der Prozesskostensatz gebildet wird (Zapp, 2007a: 245; Zapp/Bettig, 2002: 275 ff.).

3.3.2 Unterscheidung nach Zeit: Istkosten- versus Plankostenrechnung

Die Rechnungssysteme, bei denen die Kosten nach dem zeitlichen Bezug verteilt werden, können als ex post- oder als ex ante-Rechnung aufgefasst werden. Unterschieden werden hier die

- Istkostenrechnung und
- Plankostenrechnung.

Die Istkostenrechnung ist ein Rechensystem, das als Nachrechnung durchgeführt wird. Hier werden die Tatbestände des vollzogenen Leistungsprozesses eines abgelaufenen Zeitraums abgebildet. Sie erfasst die effektiv angefallenen Kosten (Istkosten) und verrechnet sie weiter. In reiner Form kann die Istkostenrechnung in einer Unternehmung nicht zum Einsatz kommen, da sie zum Beispiel aufgrund fehlender Vergleichskosten keine laufende Kostenkontrolle ermöglicht. Ferner differenziert sie nicht zwischen fixen und variablen Kosten, sodass der Beschäftigungseinfluss mittelfristiger Maßnahmen nicht transparent gemacht werden kann (Kilger, 1987: 54 ff.).
Abzugrenzen von der Istkostenrechnung ist die Normalkostenrechnung, bei der die schwankenden Istkosten durch Durchschnittswerte der Vergangenheit ersetzt werden. Den Bezugsgrößen werden hier Kosten zugerechnet, die bei normalen Verhältnissen entstehen oder entstehen würden. Dabei können die inzwischen eingetretenen oder prognostizierten Veränderungen der Kosteneinflussfaktoren wie beispielsweise Lohn- und Gehaltserhöhungen berücksichtigt werden (Kilger, 1987: 56 f.). Die Normalkostenrechnung spielt im Krankenhaus keine besondere Rolle.
Die Plankostenrechnung ist ein Rechensystem, das im Vornherein als Planung durchgeführt wird. Hier werden geplante, prognostizierte oder hinreichend vermutete Zustände abgebildet, die sich auf zukünftige wirtschaftliche Gegebenheiten beziehen. Plankostenrechnungen unterscheiden sich generell aufgrund der Planabsicht in zwei Ausgestaltungsmöglichkeiten (Schweitzer/Küpper, 2008: 244 ff.; Zapp, 2006a: 25 ff.):

- Prognosekostenrechnung
- Standardkostenrechnung

Werden die erwarteten Kosten und Erlöse abgebildet und errechnet, liegt eine Prognosekostenrechnung vor. Die Prognosekostenrechnung wird in der Regel für die Unternehmungsleitung relevant. Hier geht es darum, ob die Planvorstellungen realisiert werden und ob das prognostizierte Ergebnis erreicht werden kann.
Werden die wirtschaftlichen Kosten abgebildet und errechnet, liegt eine Standardkostenrechnung vor. Die Standardkostenrechnung wird notwendig, um bei einer Abweichungsanalyse Handlungskonzepte einsetzen zu können. Steigen die Kosten überproportional, bei gleicher Ausgangslage, dann sind Plan-Ist-/Soll-Vergleiche durchzuführen. Daraufhin können Abweichungsanalysen mit Handlungskonzeptionen entwickelt werden. (Zapp, 2006a: 23 ff.)
Nach der Anpassungsfähigkeit der Kostenvorgaben an Veränderungen der jeweils relevanten Kosteneinflussgrößen lassen sich Plankostenrechnungen weiterhin in

- starre Plankostenrechnung und
- flexible Plankostenrechnungen

unterteilen. Beide Varianten greifen in der Regel nur den Beschäftigungsgrad als einzige Kosteneinflussgröße auf (Hummel/Männel, 1986: 47). Unabhängig davon, ob sich wesentliche Plandaten ändern, werden bei der starren Plankostenrechnung die Plankosten für eine bestimmte Planbeschäftigung der Planperiode konstant gehalten. Die Planung der über Kostenstellen abgerechneten Kosten erfolgt in fünf Stufen (Kilger/Pampel/Vikas, 2002: 48; Zapp, 2006a: 26 f.):

- Festlegung der kostenverursachenden Maßgrößen (Bezugsgrößen)
- Festlegung der voraussichtlichen, durchschnittlichen Planbeschäftigung
- Planung des mengenmäßigen Verbrauchs an Produktionsfaktoren in Abhängigkeit der Planbezugsgröße durch Verbrauchsanalysen, technische Berechnungen und Schätzungen
- Bewertung der geplanten Verbrauchsmengen und Arbeitszeiten mit geplanten Festpreisen und Lohnsätzen als Grundlage für die Berechnung des Planverrechnungssatzes je Kostenstelle
- Erstellung von Plankalkulationen für alle Unternehmungserzeugnisse

Der Vorteil der starren Plankostenrechnung besteht darin, dass sie durch die Planung sämtlicher Kostenarten die notwendigen Voraussetzungen für die Durchführung laufender Kostenkontrollen und die mittelfristigen Aufgaben der Kostenrechnung ermöglicht. Ihre Aussagefähigkeit wird jedoch durch die Nichtberücksichtigung der Abhängigkeit der Kosten vom Beschäftigungsgrad stark beeinträchtigt.
Diesen Nachteil verhindert die flexible Plankostenrechnung dadurch, dass sie die Plankosten in fixe und variable Bestandteile spaltet. Die Plankosten können so in Form von Sollkosten für die jeweilige Istbeschäftigung bestimmt werden. Es werden den Kostenstellen keine festen Beträge mehr vorgegeben, sondern Kostenfunktionen, die angeben, wie sich Kosten einer Kostenstelle in Abhängigkeit von der Beschäftigung verhalten sollen. Das Hauptziel der flexiblen Plankostenrechnung besteht in der Intensivierung der Wirtschaftlichkeitskontrolle. Dazu werden folgende Abweichungen voneinander unterschieden:
Verbrauchsabweichung als Differenz von Ist- zu Sollkosten, die den mengenmäßigen Mehr- oder Minderverbrauch an Kostengüter zum Ausdruck bringen soll (Hummel/Männel, 1983: 185). Sollkosten geben die Kosten bei Istbeschäftigung

wieder und errechnen sich dadurch, dass zu den fixen Kosten die variablen Kosten bei Istbeschäftigung dazugerechnet werden. Die variablen Kosten bei Istbeschäftigung errechnen sich durch Division der variablen Kosten durch die Planbeschäftigung, multipliziert mit der Istbeschäftigung. Die Verbrauchsabweichungen müssen, damit sie durch die verantwortlichen Bereiche beeinflusst werden können, periodisch (monatlich und kumuliert) sowie nach Kostenartengruppen (Personalkosten, Materialkosten usw.) ausgewiesen werden (Zapp, 2007a: 249).
Die Beschäftigungsabweichung stellt die Differenz zwischen Sollkosten und verrechneten Plankosten dar. Letztere errechnen sich, indem die gesamten Plankosten durch die Planbeschäftigung dividiert und mit der Istbeschäftigung multipliziert werden. Die Beschäftigungsabweichung wird als Maß für die Nutzung der fixen Kosten der Unternehmung angesehen und soll aufzeigen, in welchem Umfang die Änderung der Beschäftigung gegenüber der ursprünglich geplanten Beschäftigung an der gesamten Abweichung der Istkosten von den Plankosten beteiligt ist (Hummel/Männel, 1983: 172).
Die Preisabweichung wird meistens durch Planpreise ausgeschaltet, weil die Preise oft nicht durch die zuständigen Kostenstellenverantwortlichen zu vertreten sind (Zapp, 2007a: 250).
Die flexible Plankostenrechnung kann auch auf Teilkosten basieren. Man spricht dann von einer Grenzplankostenrechnung, innerhalb derer dann keine Beschäftigungsabweichungen ausgewiesen werden (Hummel/Männel, 1983: 177).

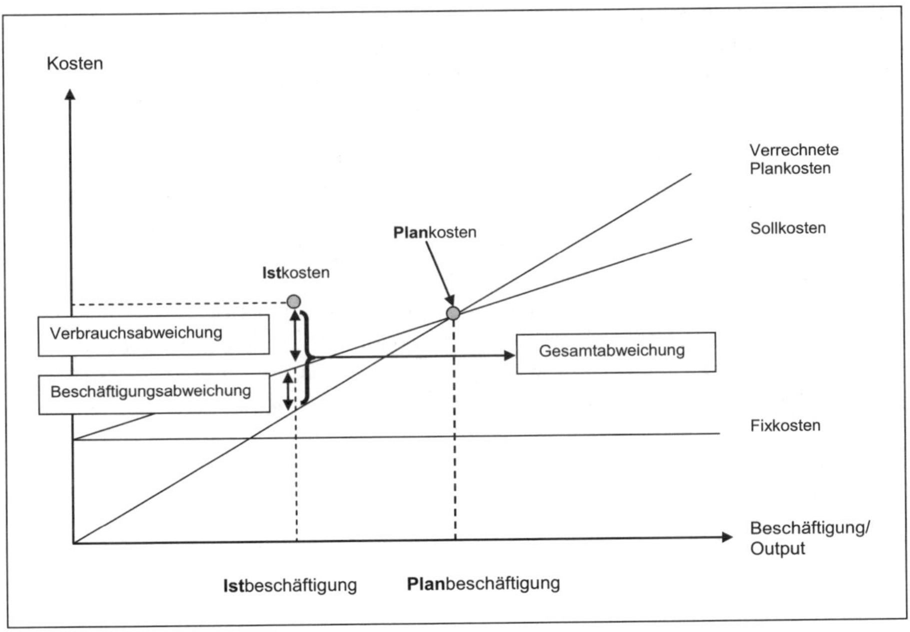

Abb. 3-5 Soll- und Plankostenkurve in einer flexiblen Plankostenrechnung (Quelle: Zapp, W. (2007a): Controlling als wesentliches Managementinstrument. In: Haubrock, M., Schär, W. (Hrsg.): Betriebswirtschaft und Management im Krankenhaus. 4., vollst. überarb. u. erw. Aufl. Bern: Huber, S. 249)

3.4 Rechnungszielorientierung: Datenorientierte versus verhaltensorientierte Rechnung

Bisher sind verschiedene Rechnungsziele dargestellt worden:

- Die Abbildung, Ermittlung und Dokumentation
  von Kosten, Leistungen, Erlösen und Ergebnissen ist notwendig, um realisierte Kosten und Erlöse zu ermitteln. Realisierte Kosten deuten auf eine Istkostenrechnung hin. Aber auch Plankostenrechnungen verfolgen das Ziel, die Größen abzubilden.
- Prognose, Vorgabe und Kontrolle
  sind planungsorientierte Systeme, die sehr datenorientiert sind. Die Konzepte basieren auf der Verteilung der vollen Kosten, die auf die Kostenträger heruntergebrochen werden. Hier spielt die Auflösung in variable und fixe oder in Einzel- und Gemeinkosten eine wesentliche Rolle. Planungsorientierte Systeme stellen aber auch die Teilkostenrechnung in den Vordergrund, um Entscheidungen für die Unternehmungsleitung oder das Management aufzubereiten. Diese informationsorientierte Aufbereitung reicht aber für eine Lenkung allein nicht aus, weil der sach-rationale Aspekt in den Vordergrund gestellt wird.

Deshalb ist es darüber hinaus das Ziel, verhaltenslenkende Systeme zu generieren. Sie sind in der Regel ermittlungsorientiert aufgebaut, um die Eigeninitiative der (leitenden) Mitarbeiter zu erreichen und den Motivationsaspekt hervorzuheben (Schweitzer/Küpper, 2008: 79). Neben diesem auf die Einzelperson abgestellte Motivation ist auch das Team als Wir-Gefühl bei der Lenkung im Fokus zu behalten und die Kohäsionsfunktion zu beachten (Bleicher/Meyer, 1976: 67 ff.; Zapp, 2007b: 301 f.).
Hier rücken dann neben den harten zahlenorientierten Daten weiche Daten in den Blickpunkt. Die Beschreibung von weichen Daten sind aus dem Denken um Prozesse (Kosiol, 1979; Gaitanides, 1994), Prozessmanagement (Gaitanides, 1994; Haist/Fromm, 1991; Striening, 1998), Prozessanalyse (Greulich, 1997), Prozessgestaltung (Zapp, 2002) und Prozesscontrolling (Schönherr, 2006) heraus abgeleitet. Sie sind in besonderer Weise für ein Controlling zu berücksichtigen und in entsprechende verwertbare Daten zu transferieren, um darauf aufbauend Controllingaktivitäten starten zu können. Diese weichen Daten werden durch Prozesse, Qualität, Zeit und Patientenanforderungen umschrieben (Zapp/Dorenkamp, 2002).

4 Prozessgestaltung als Orientierungsrahmen: Darstellung der weichen Daten

4.1 Prozesse

Mit der folgenden Definition von Prozess werden die unterschiedlichen Aspekte des Begriffs zusammengefasst. Ein Prozess bezeichnet eine strukturierte Folge von Verrichtungen. „Diese Verrichtungen stehen in ziel- und sinnorientierter Beziehung zueinander und sind zur Aufgabenerfüllung angelegt mit definierten Ein- und Ausgangsgrößen und monetärem oder nicht monetärem Mehrwert unter Beachtung zeitlicher Gegebenheiten“ (Zapp/Dorenkamp, 2002: 26). Ein Prozess hat immer mindestens einen Lieferanten und mindestens einen Kunden. Eine Unternehmung lässt sich somit als ein komplexes System von Prozessen mit einem Geflecht von Kunden-Lieferanten-Beziehungen darstellen (Haist/Fromm, 1991: 94). Schnittstellen entstehen, wenn durch Arbeitsteilung der Prozess unterbrochen wird und ein Leistungsaustausch zwischen Lieferant und Kunde stattfindet. Zur weiteren Unterscheidung werden Kern-, Support- und Managementprozesse differenziert (Zapp, 2008a: 253 f.).[1]

Die Kernprozesse[2] sind direkt aus der Unternehmungsstrategie abzuleiten und werden in Abhängigkeit vom externen Kundennutzen gebildet. Die Auswahl der Kernprozesse hat folglich einen Einfluss auf die Wettbewerbsfähigkeit der Unternehmung. Kernprozesse reichen von den Schnittstellen der Lieferanten bis hin zu den Schnittstellen der Kunden, sind funktions- und abteilungsübergreifend angesiedelt und setzen sich aus einer unterschiedlichen Anzahl von inhaltlich zusammenhängenden Hauptprozessen[3] in der ersten Ebene und Teilprozessen in der darauf folgenden Ebene zusammen.

Die Kernleistung eines Krankenhauses besteht aus der Zustandsveränderung des Patienten mit dem Ziel der Gesundheitsverbesserung bzw. mit einer Verbesserung des Wohlbefindens. Hieraus ergeben sich als Kernprozess die medizinisch-pflegerischen und therapeutischen Leistungen sowie die Leistungen von anderen beteiligten Berufsgruppen.

Weiterhin gibt es in einer Unternehmung Prozesse, die ausschließlich von unternehmungsinternen Kunden nachgefragt werden bzw. die die Kernprozesse unterstüt-

---

1 Vgl. dazu auch Schönherr, 2006: 96. Er differenziert Führungsprozesse, Leistungsprozesse und Unterstützungsprozesse.

2 In der Literatur werden synonym auch die Begriffe Geschäftsprozesse und Schlüsselprozesse verwendet (Vahs, 2005: 217).

3 Ein Hauptprozess setzt sich aus verschiedenen Teilprozessen zusammen, welche die Erfüllung von festgelegten Arbeitsaufgaben zum Ziel haben. Zum Beispiel ist hier der Verwaltungsprozess für den Patienten als Hauptprozess in die Teilprozesse Patientenaufnahme, -betreuung und -entlassung zu zerlegen (Zapp/Dorenkamp, 2002: 32).

zen und für deren reibungslosen Ablauf sorgen. Diese Prozesse, die sogenannten Supportprozesse, sollten von den Kernprozessen getrennt betrachtet werden, da sie keinen unmittelbaren Nutzen für die externen Kunden stiften und somit nicht direkt zum strategischen Wettbewerbsvorteil beitragen (Osterloh/Frost, 2006: 38 f.). Supportprozesse sind prinzipiell zum Outsourcing geeignet oder zur Ausgestaltung als eigenes Profitcenter oder Costcenter.

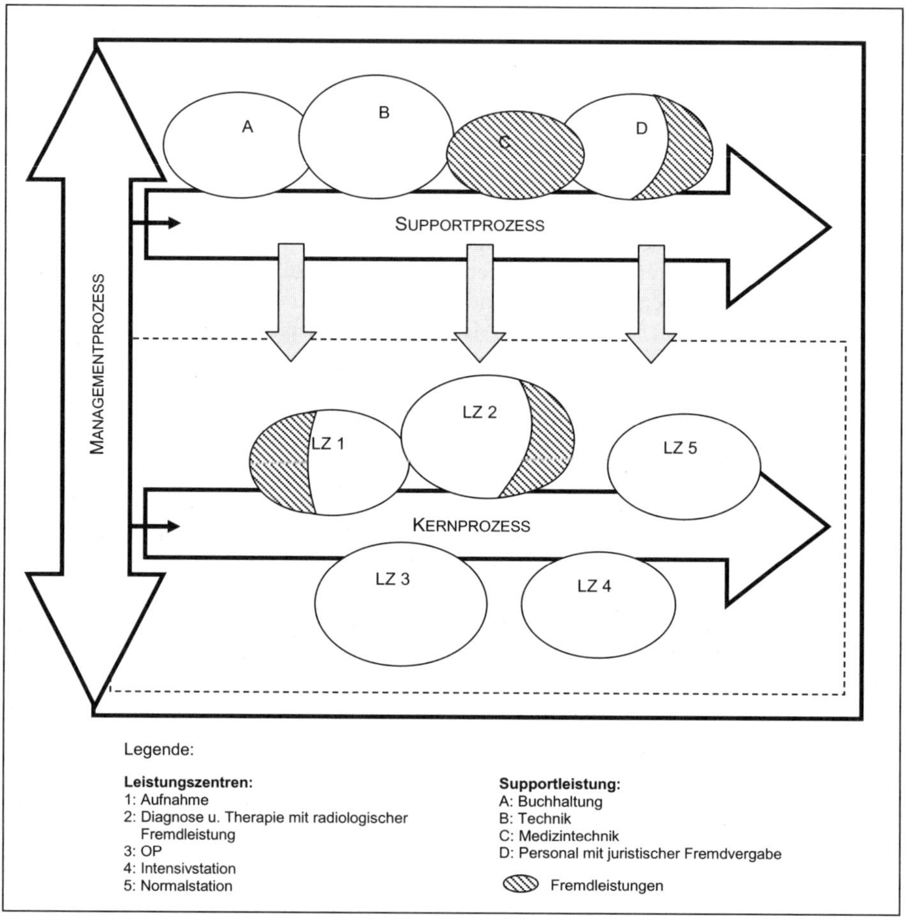

Abb. 4-1 Kern-, Support- und Managementprozesse (in Anlehnung an Zapp, 2008a: 275)

Im Gesundheitsbereich ist die Einteilung von Kern- und Supportprozessen nicht ganz einfach und immer wieder zu hinterfragen, weil die Gesundung des Patienten im Vordergrund steht und der Support anderweitig erstellt werden kann (Zapp/Dorenkamp, 2002: 31). Deshalb wird auch als weiterer Prozesstyp der Managementprozess benannt. Während Kernprozesse auf krankenhausspezifische Prozes-

se abstellen, unterstützen die Supportprozesse diese Tätigkeiten. Managementprozesse gestalten und lenken beide vorgenannten Prozesstypen und schaffen damit eine Integrationsleistung. Auch der Kernprozess muss auf seine unternehmungsspezifische Bedeutung hin untersucht werden (Zapp, 2008a: 253 f.).
Die Vielzahl an vorkommenden Prozessen im Krankenhaus bedarf einer personellen, sachlichen und zeitlichen Koordination und Verbesserung. Eine entscheidende organisatorische Weiterentwicklung, die ihren Beitrag hierzu leistet, ist das Prozessmanagement. Dieses wird verstanden als zielorientiertes Gestalten und Lenken von Prozessen in soziotechnischen Unternehmungen mit personen- und sachbezogener Komponente zur Optimierung der unternehmerischen Wertschöpfungskette (Zapp/Dorenkamp, 2002: 34).

4.2 Qualität

Die Literatur weist zum Qualitätsbegriff eine Vielzahl an Definitionen aus. Die ursprüngliche Bedeutung beschränkte sich auf die Beschaffenheit eines Objektes (Zapp/Dorenkamp, 2002: 41). Mittlerweile hat sich jedoch weitestgehend die Erkenntnis durchgesetzt, dass Qualität die Gesamtheit der Funktionen von Produkten bzw. Dienstleistungen umschreibt, die sich auf die Eignungserfüllung von festgelegten Anforderungen beziehen. Tendenziell lässt sich anhand der Literatur feststellen, dass als Maßstab für heutige Qualität nicht mehr nur der Verwendungszweck eines Produktes oder einer Dienstleistung relevant ist, sondern auch der Kunde mit seinen Bedürfnissen herangezogen werden muss. „Es geht integral um die Gesamtheit aller Eigenschaften und Merkmale des Produktes oder der Dienstleistungen, der Information, des Kundendienstes und der Interaktion zwischen dem herstellenden Betrieb und dem Kunden“ (Eichhorn, 1997). Zur Bestimmung von Qualität sind in der Regel mehrere Eigenschaften heranzuziehen (Eichhorn, 1997: 18; Haubrock, 2007: 181), daher ist die Beschaffenheit der Dienstleistung oder des Produktes nur durch die Gesamtheit von Eigenschaften und Merkmalen und nicht nur durch eine einzige messbare Größe bestimmbar. Donabedian (1980) hat hierzu die Begriffe der Strukturqualität[4], Prozessqualität[5] und Ergebnisqualität[6] geprägt. Als Maßstab zur

4 Die Strukturqualität wird durch verhältnismäßig dauerhafte Merkmale der Leistungsanbieter wie personelle, sachliche und finanzielle Ressourcen bestimmt (Donabedian, 1980: 81): „The concept of structure includes the human, physical and financial resources that are needed to provide medical care.“ Unberücksichtigt bleibt hier die Leistungsfähigkeit, also die Möglichkeit zur Leistungserbringung. Diese ist im Begriff „Potentialqualität“ prägnanter dargestellt als in dem Begriff „Strukturqualität“ von Donabedian.

5 Donabedian definiert Prozessqualität als normatives Verhalten, das durch den Stand der medizinischen Forschung sowie die gesellschaftlichen Werte und Normen bestimmt wird (Donabedian, 1980: 80): „The definition of quality as normative behavior is congenial to the health professions, established as it is by tradition, and almost hallowed by usage.“

6 Die Ergebnisqualität beinhaltet die Einschätzung des Leistungsergebnisses im Hinblick auf den Gesundheitszustand des Patienten (Donabedian, 1980: 82): „In this book I shall use ‚outcome to mean a change in a patients current and future health satus that can be attributed to antecedent health care.“

Qualitätsbestimmung wird die Erfüllung von objektiven Erfordernissen herangezogen, wie sie in Einrichtungen des Gesundheitswesens beispielsweise durch gesetzliche Rahmenbedingungen oder Standardisierungen gefordert wird (objektiver Qualitätsbegriff), ebenso wie die subjektiven Anforderungen der Kunden bzw. der Patienten auf der Basis eines individuellen Urteils (subjektiver Qualitätsbegriff).
Vor diesem Hintergrund stellt Eichhorn (1997) mit der Interaktionsqualität eine weitere Qualitätsdimension in den Fokus der Betrachtungen. Da der Patient direkt am Dienstleistungsprozess beteiligt ist, rückt die Interaktion zwischen dem Dienstleister (z. B. Arzt, Pflegekraft) und dem Patienten in den Mittelpunkt des Leistungsgeschehens. Im Gegensatz zum Industriebetrieb – wo der Produktionsprozess durch die Systemmerkmale der Produktivfaktoren lenkbar ist – sind bei einer Dienstleistungsunternehmung durch die Beteiligung des Menschen nicht vorhersehbare Einflüsse während der Interaktion möglich (Eichhorn, 1997: 23). Daraus ableitend lässt sich Interaktionsqualität als die wahrgenommene Qualität seitens des Patienten definieren. Die Definition der Qualität erhält durch die Betrachtung dieser Dimension individuelle, patientenorientierte Aspekte.
Da Krankenhäuser auf die Anforderungen der Gesellschaft und der Öffentlichkeit Rücksicht nehmen müssen, fordert Eichhorn (1997) außerdem, die Qualität der Leistungserbringung aus gesellschaftlicher Sicht zu betrachten. Dabei geht es um die Sicherheit von Leben und Gesundheit, den Schutz der Umwelt und des Eigentums sowie die Schonung der Ressourcen (Eichhorn, 1997: 26).
Qualität im Sinne des Prozessmanagements ist definiert worden als Abweichung von festgelegten Outputnormen und lässt sich demnach anhand von Fehlerraten ausdrücken, wobei ein Fehler die enttäuschte Erwartung des Kunden bedeutet oder die Nicht-Einhaltung technischer Normen. Folglich lässt sich Prozessverbesserung hinsichtlich Qualität als Verringerung von Fehlern verstehen (Scholz/Vrohlings, 1994a: 104). Qualität als Prozessparameter bemisst sich an der Konformität des Output eines Prozesses zu definierten Vorgaben externer oder interner Kunden bzw. nachgelagerter Prozesse oder Subprozesse. Qualität misst den Konformitätsgrad in Prozent. Im Vordergrund der Qualitätsmessung stehen:

- Reduzierung der Fehlerkorrekturkosten und in Verbindung damit eine geringere Arbeitsbelastung
- Behebung prozessualer Schwachstellen
- Höhere Patienten- bzw. Kundenzufriedenheit

Der Schwerpunkt der Qualitätsmessung ist die Erfassung der Outputqualität, die durch Leistungsnachweise vom Prozessverantwortlichen verifiziert wird (Scholz/Vrohlings, 1994b: 74). Aus der Sicht der Prozessverbesserung sind auftretende Fehler nach dem Zeitpunkt und nach der Ursache des Auftretens zu unterscheiden. Entdeckt der Kunde zuerst die mangelnde Qualität des Produktes, wirkt sich das nicht nur negativ auf seine Zufriedenheit aus, sondern auch auf das Image der Unternehmung (Scholz/Vrohlings, 1994a: 104).
Die gesetzliche Vorgabe (s. § 137 SGB V) zur Qualitätssicherung zeigt, dass die Leistungserbringung im Krankenhaus eine interdisziplinäre, interprofessionelle, sektoren- und branchenübergreifende und hierarchieunabhängige Maßnahme ist. Für den beginnenden Wettbewerb um Patienten werden die Krankenhausqualität und die Zufriedenheit der Patienten im Sinne des Verbraucherschutzes die wichtigsten Faktoren für den Unternehmungserfolg bzw. Misserfolg darstellen.

Dabei ist zu unterscheiden, ob die Ergebnisqualität auf den Output oder das Outcome zielt. Bei Outputbetrachtungen wird die technokratische Expertensichtweise eingenommen. Es geht darum, Beinahe-Fehler, tatsächliche Fehler und Probleme zu analysieren. Bei der Outcome-Sichtweise steht die Zufriedenheit des Patienten mit dem Krankenhausaufenthalt im Vordergrund. Dabei liegen subjektive Einschätzungen zugrunde.
In diesem Zusammenhang entstand auf Initiative des Verbandes der Angestellten-Krankenkassen/Arbeiter-Ersatzkassen-Verband (VDAK/AEV) und der Bundesärztekammer (BÄK) in Zusammenarbeit mit der Deutschen Krankenhausgesellschaft (DKG) das Qualitätsprojekt KTQ®. Vorausgegangen war der Auftrag des Gesetzgebers an die Selbstverwaltung, innerhalb von drei Jahren ein auf freiwilliger Basis zustande kommendes Qualitätssicherungsverfahren zu entwickeln. KTQ® steht für Kooperation, Transparenz und Qualität im Krankenhaus. Das KTQ®-Verfahren ist ein Verfahren zur Beurteilung der Struktur-, Prozess- und Ergebnisqualität. Das Konzept leistet einen wichtigen Beitrag zu Wertorientierung im Krankenhaus, möglicherweise auch bei einer Übertragung auf andere Einrichtungen im Gesundheitswesen. Die Zielsetzung der KTQ® ist auf drei Kernelemente ausgerichtet und unterstützt so den Prozess der Qualitätsverbesserung, der Kundenorientierung und Zusammenarbeit:

- Anstoß zur Verbesserung von Qualität, Prozessen und Ergebnissen der Patientenversorgung im Krankenhaus
- Erhöhung der Transparenz nach innen und außen hinsichtlich der Leistungsfähigkeit eines Hauses Externen gegenüber
- Förderung der Kooperation zwischen Patienten, Leistungserbringern und Leistungsanbietern

Zur Stärkung des Qualitätsprofils konfessioneller Krankenhäuser hat die proCum Cert GmbH das KTQ®-Verfahren um Themen erweitert, die kirchliche Krankenhäuser in besonderem Maße prägen.
Als Kernelemente des KTQ®-Konzeptes sind die strukturierte Selbstbewertung des Krankenhauses, Fremdbewertung und Zertifizierung mit Vergabe eines zeitlich befristeten Zertifikates zu nennen (KTQ-Manual, 2006).
Als weitere externe Qualitätssicherungsaktivität, die zentral organisiert ist (Görres, 1999: 67), hat sich in der Krankenhauspraxis das DIN ISO-Zertifizierungsverfahren mit der Normenreihe DIN EN ISO 9000 ff. etabliert. In der Norm sind Aspekte, die zum Aufbau eines Qualitätsmanagementsystems erforderlich sind, zusammengestellt und detailliert definiert. Wie auch beim KTQ®-Konzept schließt die Einrichtung eines Qualitätssystems nach DIN EN ISO in der Regel mit einer Zertifizierung ab. Autorisierte Prüfer vergeben nach einem sogenannten Audit den Prüfstempel (Kahla-Witzsch, 2005). Eine zunehmende Bedeutung gewinnt in deutschen Krankenhäusern das europäische EFQM-Modell (European Foundation for Quality Management) und das amerikanische Zertifizierungsverfahren der Joint Comission International Accredition (JCIA).
Im Gegensatz zu den vorgenannten externen Qualitätskonzepten, sind erfahrungsgemäß betriebsinterne Qualitätssicherungsprogramme wie zum Beispiel das Total Quality Management (TQM) wirksamer (Eichhorn, 1997: 76). Das TQM darf dabei nicht als Ablösung des in seiner bisherigen Form bestehenden Qualitätsmanagements verstanden werden, sondern als Konzept zur Gestaltung des Qualitäts-

managements (Eichhorn, 1997: 80). Es „geht von den Qualitätsanforderungen der Kunden aus, stellt die verstärkte Mitwirkung der Mitarbeiter durch Befähigung und das Prinzip der kontinuierlichen Verbesserungen in den Vordergrund, integriert aber auch alle Aspekte der traditionellen Qualitätsplanung und Qualitätssicherung“ (Eichhorn, 1997: 76).

4.3 Zeit

Neben der Qualität von Prozessen ist die Durchlaufzeit eines Prozesses von maßgeblicher Bedeutung im Hinblick auf den Kundennutzen und den Wettbewerb. Im Rahmen des Optimierungsprozesses wird der Faktor Zeit als Leistungskriterium betrachtet. Durch eine erhöhte Prozessdauer resultieren immer erhöhte Kosten und oft geringere Kundenzufriedenheit, es sei denn, der Zeitfaktor ist qualitätsfördernd (Whisky – ten years old). Das Messen der Durchlaufzeit ist aus diesen Gründen ein wichtiges Kriterium. Die Durchlaufzeit enthält die komplette Zeitspanne von der Eingangsschnittstelle bis zur Ausgangsschnittstelle eines Prozesses oder einzelner Teilprozesse (Zapp/Dorenkamp, 2002: 39f.). Sie setzt sich wie folgt zusammen: (Vahs, 2005: 184):

- Durchführungszeit (Ausführungszeit und Rüstzeit):
  Die Durchführungszeit ist die Zeit, die für die Erstellung des Produktes oder der Dienstleistung notwendig ist, allerdings gehören auch Zeiten für Tätigkeiten, welche keine Wertschöpfung erzielen, z. B. Prüftätigkeiten, dazu.
- Transferzeit:
  Die Transferzeit spiegelt die Zeit der Übermittlung eines Prozessergebnisses vom Lieferanten zum Kunden wider, wie z. B. der Transport von Waren, die Übermittlungszeiten für Befunde vom Labor zur Station.
- Liegezeit:
  Die Liegezeit beinhaltet die Zeiten in denen ein Vorgang unbearbeitet in einem Prozess verweilt. Sie kann als nicht wertschöpfende Tätigkeit durch eine umfassende Abstimmung der einzelnen Tätigkeiten verringert werden.

Gleichzeitig können Schnittstellenprobleme durch die Zusammenfassung von Teilprozessen deutlich reduziert werden. Das Gleiche gilt für die Rüstzeit, die ein Bestandteil der Durchführungszeit ist. Ziel ist es, die gesamte Durchlaufzeit zu minimieren, wobei der Schwerpunkt einer Prozessverbesserung in einer Verminderung der Liegezeiten und der Identifikation und Eliminierung von unproduktiven Zeiten liegt (Scholz/Vrohlings, 1994a: 105). Zeit und Kosten stehen in einem direkten Zusammenhang, da sich die entscheidungsrelevanten Kosten aus der monetären Bewertung der Zeitgrößen ergeben (Schmidt, 1997: 8). Die Kosten eines Prozesses setzen sich aus den Kosten für die Durchführung der einzelnen Aktivitäten zusammen. Hierzu gehören neben den Ausführungs- und Transportkosten auch die Rüst- und Lagerkosten sowie die Kosten für die Koordination der Abläufe und schließlich die Fehlerkosten (Vahs, 2005: 187).
Zielsetzung der Prozesskostenmessung ist das Ermitteln kostenintensiver und unwirtschaftlicher Abläufe. Eine Senkung der Kosten kann durch Eliminierung nicht

wertschöpfender Tätigkeiten, kürzere Durchlaufzeiten und erhöhte Prozessqualität erreicht werden.

4.4 Zusammenführung der Daten zu einer Prozessgestaltung

Die bisherigen Ausführungen werden zusammengeführt durch eine Prozessanalyse, die Teil der Prozessgestaltung ist. Die „Prozessgestaltung besteht aus der Analyse und dem Zusammenfügen der Teilprozesse zu einem Ganzen zur besseren Strukturierung (zeitliche Ordnung, Koordinierung, Integration) des Prozesszusammenhangs bei laufender Optimierung von Teilprozessen im Hinblick auf die Ziele Zeit, Kosten, Qualität und Patientenzufriedenheit" (Zapp/Dorenkamp, 2002: 65). Abbildung 4-2 zeigt die Vorgehensweise der Prozessgestaltung:

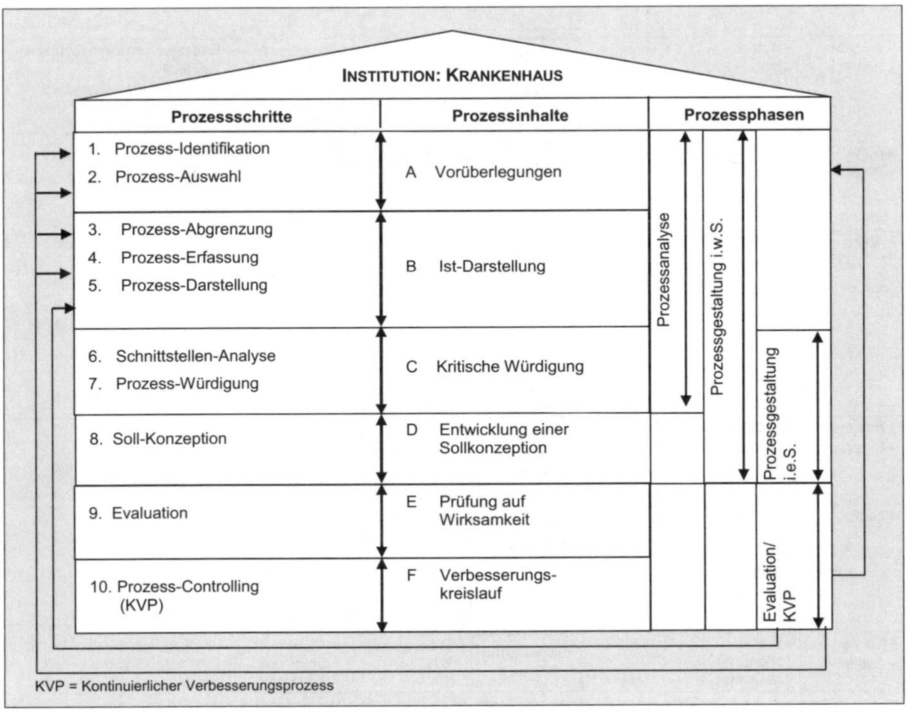

Abb. 4-2 Ablauf der Prozessgestaltung (in Anlehnung an Zapp/Dorenkamp, 2002: 69)

Den Ausgangspunkt bildet die Prozessidentifikation, d. h. das Erkennen der ablaufenden Prozesse. Zur Darstellung als Prozessmodell eignen sich zunächst die charakterisierenden Prozesse ausgehend vom jeweiligen Unternehmungszweck. So ist die wesentliche Aufgabe eines Krankenhauses das Bereitstellen und das Erbringen der medizinischen und pflegerischen Leistung, unter Berücksichtigung des mindestens gesetzlichen und selbst gewählten Anspruchsniveaus. Daraus ergibt sich, dass der Behandlungsprozess, unter Beachtung der Patientenorientierung, einen Kernprozess darstellt, der z. B. nach unterschiedlichen Krankheitsbildern differenziert werden kann. Die Prozessauswahl beinhaltet das problemorientierte Herauslösen von Prozessen, da nur die wesentlichen Prozesse bzw. Teilprozesse genauer untersucht werden sollen. Von Bedeutung sind hierbei generell das Nutzenpotential für die Prozessanalyse und die eventuell folgenden Gestaltungsschritte. Weiterhin sind die Patienten- bzw. Kundensichtweisen zu beachten, die Rationalisierungsreserven zu erkennen und die Erfolgschancen sowie die Machbarkeit des Projektes einzuschätzen.

Woher	Input	Medium	Tätigkeiten	Output	Wohin	Bemerkungen Problembenennung
	• Gemeldeter Patient	• Person	**Auslösen des Ereignis**			
• Ambulanz • Arzt/Pflege	• Aufnahmeplan	• Telefon	**Station/ Zimmer zuweisen**	• Neuaufnahmen auf Aufnahmeplan zugewiesen	• Aufnahme- und Dienstzimmer	- Entlassungen nicht rechtzeitig bekannt - kein Entlassungsstandard
• Bettenzentrale	• Neuer aktueller Aufnahmeplan	• Plan • Anruf • Mail	**Zimmer vorbereiten**	• Zimmer und Bett vorbereitet		- Betten nicht vorbereitet - Betten- und Nachtschrankmangel
• Aufnahme	• Patient auf Station	• Persönlich	**Patient begrüßen**	• Pflege informiert	• Patient im Lichthof	- Patient meldet sich nicht immer - Patient wartet im falschen Bereich - kein Geschirr für Tee/Kaffee - weite Wege - lange Wartezeit - keine Lektüre/Musik/Fernsehen
• Patient • Begleitung	• Vollständige Unterlagen ?	• Persönlich	**Unterlagen entgegennehmen**	• Sortierte Unterlagen	• Akte • Patient	- Laboraufkleber nicht vorhanden - unvollständige Unterlagen - Kein Standard
• Lager	• Sortierte Unterlagen • Befundmappe • Formulare (Standard)	• Papier	**Patientenakte anlegen**	• Angelegte Patientenakte	• Aufnahmezimmer	- Aushilfen kennen sich nicht aus
• Küche • Patient	• Verpflegungsassistent	• Persönlich	**Verpflegung sichern**	• Essenskarten ausfüllen	• Küche informieren über Laptop	- Verpflegungsassistent hat frei - Essen muss selber geholt werden
• Bettenzentrale	• Freies, bezogenes Bett • Nachtschrank	• Material	**Zimmer zeigen**	• Patient im Zimmer/Bett		- Patient unzufrieden über Mitpatienten - zu viele Anlaufstellen für den Patienten
			Ende			

Abb. 4-3 Teilschritt: Station – Patientenaufnahme
(in Anlehnung an Zapp/Dorenkamp, 2002: 128; GSG Consulting GmbH, Herne)

Beispielsweise bietet sich der Teilprozess „pflegerische Versorgung von Patienten“ an, da mit Blick auf eine patientenorientierte Prozessgestaltung möglichst patientennahe Abläufe optimal gelenkt werden sollten. Im nächsten Schritt erfolgt die Abgrenzung der Prozesse voneinander. Dabei werden die Grenzen der Betrachtung für die Prozessanalyse fixiert, indem Beginn und Ende des Prozesses bzw. Teilprozesses – unabhängig von Abteilungsgrenzen – benannt und so Überschneidungen vermieden werden. Um einen Prozess analysieren zu können, müssen die Komplexität und die Dynamik des Prozesses reduziert werden, dadurch ist er übersichtlicher und strukturierter. Daher ist es notwendig, ihn immer wieder in seine Teilprozesse zu zerlegen, bis eine weitere Zerlegung nicht mehr sinnvoll oder möglich ist. So entsteht eine hierarchische Gliederung des Prozesses, in dem sich die Hierarchieebenen durch den Grad der Detaillierung unterscheiden. Hierzu lässt sich Abbildung 4-3 als Ausgangsmodell der Erfassung und Darstellung von Analysen, die in einem Krankenhaus durchgeführt wurden, ableiten (Zapp/Dorenkamp, 2002: 110 ff.).
Nachdem die Analyse abgeschlossen ist, sind die Probleme mit den möglichen Ursachen und den denkbaren Verbesserungsvorschlägen aufzuzeigen. Die Erarbeitung von Problemlösungen sollte in einem Team erfolgen (s. Abb. 4-4).

	Problemsituation	Mögliche Ursachenanalyse	Problemlösungsalternativen
A	Vielzahl von Patienten und deren Anfragen stören den Terminplan	- Einbestellpraxis nicht standardisiert und nicht kommuniziert - Kein Vorfilter zur Vermeidung von Engpässen - Keine personellen Ressourcen	- Standardisierung einführen - Weniger Patienten einbestellen - Feste Terminvorgabe (Nachuntersuchung) - Ablaufplan festlegen
B	Patient kennt das Procedere nicht und ist nicht über sämtliche therapeutische Möglichkeiten informiert	- Informationen fehlen (Ärzte)	Informationen (Rundschreiben) an einweisende Ärzte mit der Bitte um: - Ausführliche Information - Ausgewählte Voruntersuchungen und Vorabinformationen in der Praxis
C	Ärztliches Personal fehlt in Untersuchungseinrichtungen	- Arzt nicht erreichbar - Kein Zeitfenster	- Zeitfenster für Untersuchungen - Mobiltelefon
D	Bett ist bei Patientenaufnahme nicht vorhanden	- Nicht genügend Personal zur - Bettenaufbereitung	- Zeitfenster einrichten für Aufbereitung der Betten - Personal bereitstellen in Stoßzeiten
E	Lange Wartezeiten für Patienten	- Zu viele Patient gleichzeitig einbestellt - Keine Zeitfenster	- Zeitfenster einrichten - Personalbereitstellung in Stoßzeiten - Wartezeit für Patienten angenehm gestalten (Zeitschriften, Kaffee etc.)

Abb. 4-4 Problemlösungen beim Patientendurchlauf (in Anlehnung an Zapp/Dorenkamp, 2002: 130)

Eine interdisziplinäre Arbeitsgruppe kann die unterschiedlichen Berufsgruppen in dem Team bündeln, sodass Absprachen, Schnittstellen und Probleme direkt vor Ort angesprochen, diskutiert und zu einer teamorientierten Lösung zusammengeführt werden kann. Dabei steht natürlich neben den Mitarbeitern der Kunde bzw. Patient im Mittelpunkt der Überlegungen.
Mit der Prozessdarstellung wird die Voraussetzung für spätere Gestaltungsmaßnahmen geschaffen. Die Darstellung soll eine wertfreie Ordnung jener wichtigen Informationen gewährleisten, aus denen eine klare Prozessbeschreibung und Definition der Schnittstellen hervorgeht. Die wesentliche Aufgabe einer Darstellung der

Prozessabläufe ist die Schaffung von Transparenz, um allen Prozessbeteiligten ein einheitliches Verständnis über Inhalte und Ziele der Prozesse zu vermitteln. Mit der Prozessanalyse verbunden ist die Schnittstellenanalyse, die der Entschlüsselung und Gestaltung komplexer Systemstrukturen dient. Hier wird die Abfolge und das Ineinandergreifen der einzelnen Teilprozesse des gesamten Prozesses nachvollzogen. Dabei richtet sich die Aufmerksamkeit auf Brüche im zeitlichen Ablauf, auf Mängel der inhaltlichen Abstimmung sowie auf Kommunikationsdefizite zwischen den Teilbereichen. Hierzu gibt Abbildung 4-5 einen Überblick:

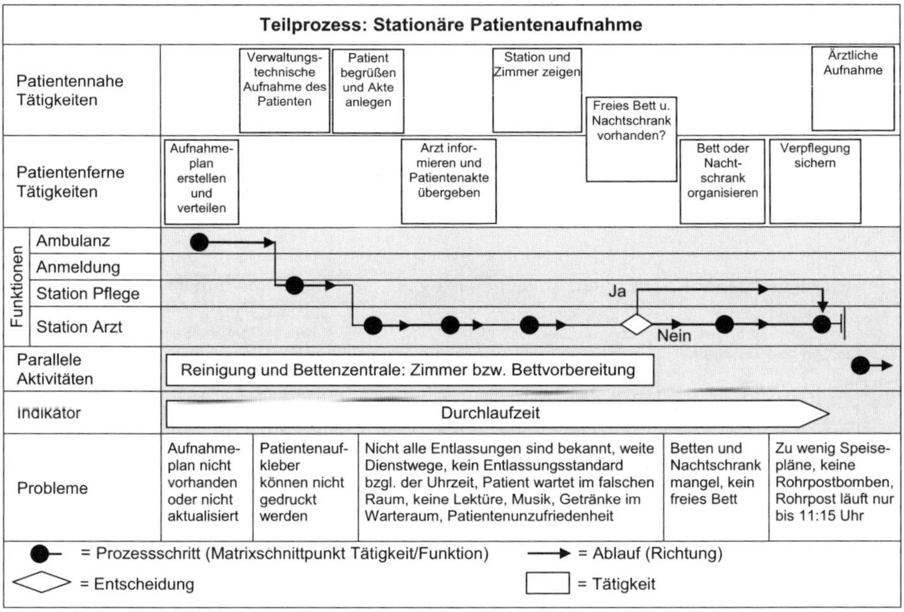

Abb. 4-5 Prozessgestaltung des Teilprozesses Stationäre Patientenaufnahme (Quelle: Zapp, W. (2008a): Prozessorganisation. In: Schmidt-Rettig, B., Eichhorn, S. (Hrsg.): Krankenhaus-Managementlehre. Stuttgart: Kohlhammer, S. 260)

Nach der Erfassung des Ist-Standes folgt die Prozesswürdigung durch die Wertung des Ist-Standes. In diesem Zusammenhang werden die Leistungen und die Strukturmerkmale beurteilt sowie eine Ursachenanalyse von Problemen, Stärken bzw. Schwächen vorgenommen. So können einerseits unter statischen Gesichtspunkten – basierend auf der Prozessdarstellung – fehlerhafte und unzweckmäßige Strukturen und Abläufe betrachtet werden; andererseits können dynamische Aspekte hinsichtlich der Erfolgsfaktoren berücksichtigt und bewertet werden. Die Prozesswürdigung bildet die Basis für die Lösungsmöglichkeiten, die in die Sollkonzeption einfließen. Sie bringt die angestrebten, durch die Prozessgestaltung induzierten Verbesserungen zum Ausdruck. Nach der Umsetzung erfolgt die Evaluierung. Damit beginnt im Rahmen der Prozesslenkung der kontinuierliche Verbesserungsprozess.
Im Prozessmanagement stellt die Prozessgestaltung Rahmenbedingungen dar, die an das Management weitergegeben werden, um von dort aus die Prozesse zu len-

ken. Die Prozessgestaltung selbst ist somit ein Orientierungsmaßstab. Die Prozesslenkung setzt die Prozessgestaltung um und stellt ein Instrument des Managements dar. Gleichzeitig werden die Prozesse einem Kontinuierlichen Verbesserungsprozess (KVP) unterworfen. Inwieweit sich das Controlling hieran beteiligt, ist eine wesentliche Frage der Controllingdefinition in dem jeweiligen Krankenhaus. Die Vorgehensweise des Kontinuierlichen Veränderungsprozesses ist dabei nur als ein Controllingverfahren zu betrachten.

4.5 Patienten und Kunden

Bei der Erbringung von Dienstleistungen im Gesundheitsbereich ist die Abgrenzung von Kunden und Patienten zu beachten. Bei der Leistungserstellung im Krankenhaus, die sich an den Bedürfnissen der Kunden orientiert, ist grundsätzlich zwischen internen und externen Kunden zu unterscheiden. Unter der ersten Gruppe versteht man Funktionsbereiche bzw. Mitarbeiter in der Institution, die im Rahmen eines Prozesses von den Leistungen anderer abhängig sind und daher als deren Kunden bezeichnet werden. So sind beispielsweise Mitarbeiter einer bettenführenden Station interne Kunden der medizinischen Diagnostik (Labor, Röntgen). Zur zweiten Gruppe der externen Kunden gehören Patienten, einweisende Ärzte und andere mit dem Krankenhaus in Beziehung stehende Institutionen. Der Patient ist nicht nur der wichtigste Kunde eines Krankenhauses, was den Prozess Patientenbehandlung als Kernprozess rechtfertigt, sondern er ist noch mehr als ein Kunde. Seine Bedürfnisse sind der Dreh- und Angelpunkt in allen Bereichen und Aktivitäten. Der Patient ist die wichtigste Person im Krankenhaus, er gibt den dort arbeitenden Berufsgruppen Sinn und Zweck ihres Berufsalltags. Weiter spielen bei diesen Dienstleistungen die Beziehungen zwischen Patient und Arzt/Pflege und anderen Berufsgruppen eine wichtige Rolle.

Die so vorgenommene Darstellung des Kundenbegriffs ist als Oberbegriff für Mitarbeiter (interne Kunden) und Patienten (externe Kunden) zu verstehen. Kennzeichen eines Kunden sind ihre Konsumentensouveränität, ihre Wahl-, Kritik- und Ausdrucksfähigkeit (Raspe, 1999: 9). Hieran jedoch mangelt es dem Patienten im Gesundheitsbereich. Der Patient – und auch seine Angehörigen – sind in besonderer Weise existenziell betroffen, auch wenn nicht jeder Krankenhausaufenthalt über Leben und Tod entscheidet. Damit ist der Patient eher verunsichert, rat- und machtlos. Er ist in besonderer Weise abhängig von Fachkräften, Ärzten, Pflege-/Funktionspersonal. Darüber hinaus ist die Krankenkasse zwischen Patient und Krankenhaus geschaltet. Auch unter diesem Aspekt kann der Patient nicht wie z. B. bei einem Autokauf den geringsten Preis ermitteln und danach eine Auswahl treffen (Wenner, 1999: 30).

Es bietet sich deshalb an, den spezifischen Begriff „Patient“ beizubehalten. Der Kundenbegriff ist zu verwenden, wenn die Betrachtungen schwerpunktmäßig auf wirtschaftliche Beziehungen gelegt werden. Der Kundenbegriff ist ein spezifischer „ökonomischer“ Begriff und kann in dieser Weise Denk- und Argumentationsansätze stark eingrenzen. Es ist wichtig darauf hinzuweisen, dass im Controlling auf den Patienten – nicht den Kunden – fokussiert wird. Begriffe wie Versicherter oder Klienten werden auch für spezifische Beziehungen genutzt, sodass Abbildung 4-6 die Begrifflichkeiten zuordnet (Kranich, 1999: 113):

Perspektive	Benennung	Mensch
Sozio-kulturell	• Bürger • Verbraucher	Die Betrachtung der Person aus unterschiedlichen Perspektiven 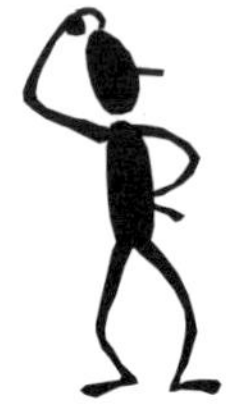
Politisch-rechtlich	• Mandant • Beklagter • Kläger • Versicherter	
Dienstleistung	• Hotel ➔ Gast • Stationäre Altenhilfe ➔ Bewohner • Ergotherapie ➔ Klient • Krankenhaus ➔ Patient	
Ökonomisch	• Kunde	

Abb. 4-6 Abgrenzung von Kunde und Patient (in Anlehnung an Zapp/Dorenkamp, 2002: 24)

Zur Erreichung von Patienten- und Kundenzufriedenheit muss das Prozessergebnis den Erwartungen und Wünschen des Patienten/Kunden entsprechen (Outcome). Je mehr die tatsächlichen Prozessergebnisse mit der Outputspezifikation übereinstimmen, desto höher ist die Patienten- und Kundenzufriedenheit, d. h. der Lieferant muss die definierte Outputform hinsichtlich Qualität, Zeit und Kosten erfüllen. Die Nichterfüllung der Outputnorm führt zu unzufriedenen Patienten/Kunden, eine ganzheitliche Optimierung der Prozessparameter Qualität, Zeit und Kosten führt jedoch zur Erhöhung der Patienten- und Kundenzufriedenheit (Scholz/Vrohlings, 1994b: 87).
Die Patienten- und Kundenbedürfnisse, Erwartungen, Wünsche sowie der Zufriedenheitsgrad mit der Prozessleistung kann durch schriftliche oder mündliche Befragungen ermittelt werden. Hierfür stehen u. a. folgende Alternativen zur Auswahl (Scholz/Vrohlings, 1994b: 87):

- Befragungen mit Hilfe standardisierter Fragebögen
- Direkte Patienten- und Kundengespräche
- Nachfrageaktionen unmittelbar nach Leistungserbringung
- Arbeitskreise mit Patienten-/Kundengruppen
- Patienten-/Kundenbeschwerden.

Aus diesen Alternativen sind die Patienten-/Kundenbeschwerden neben den Umfragen die wichtigsten externen Indikatoren bezüglich der Prozessperformance. Beschwerden stellen die deutlichste Form der Kritik an der Outputnorm eines Prozesses dar. Durch ein schnelles Bearbeiten des Feedbacks bezüglich bestimmter prozessualer Schwachstellen resultiert die Chance, einen unzufriedenen zu einem zufriedenen Patienten oder Kunden zu verändern. Daneben ist die Expertenmeinung wichtig. Sind die medizinisch-pflegerischen sowie ökonomischen und politisch-rechtlichen Standards eingehalten? Ein allein auf Kundenorientierung abgestellter Qualitätsbegriff verfehlt die Qualität insgesamt.

5 Management als Entwicklungsrahmen: Gestaltung der harten und weichen Daten

5.1 Managementverständnis

Management im Krankenhaus lässt sich aus einer institutionalen und funktionalen Perspektive beschreiben. Aus institutionaler Sicht umfasst Management alle Instanzen einer Unternehmung, die aufgrund von organisatorischen Regelungen die Befugnis besitzen, anderen Personen Weisungen zu erteilen. Management beschäftigt sich hier vorwiegend mit den Problemkreisen „Unternehmungsstruktur“ und „hierarchischer Aufbau“, betrachtet damit das Krankenhaus weitgehend statisch. Die funktionelle Sichtweise stellt dagegen die Unternehmungsprozesse und die Ablauforganisation in den Vordergrund des Managementinteresses und orientiert sich primär an dynamischen Kategorien (Zapp/Dorenkamp, 2002: 32 ff.). Insbesondere in Deutschland wird Management als Funktion weiter unterteilt in sachbezogene Aufgaben (Planung, Kontrolle, Organisation) und personenbezogene Aufgaben (Menschenführung) (Hopfenbeck, 1998: 327) (Abb. 5-1).

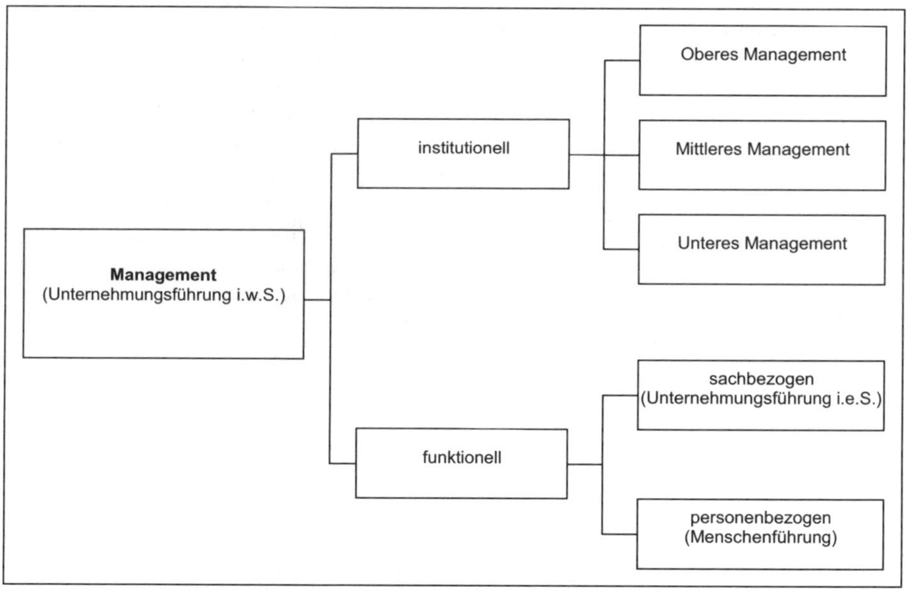

Abb. 5-1 Objektbereich des Management
(in Anlehnung an Hopfenbeck, 1998: 452; Staehle, 1999: 89 f.)

Eine integrierende Definition von Management, der auch wir uns anschließen, liefert Bleicher, indem er neben den Funktionen auch den Zweck aufgreift: „Management ist Gestaltung, Lenkung und Entwicklung eines produktiven, sozialen Systems mit dem Zweck, das System lebensfähig zu erhalten" (Bleicher, 2004: 35). Die Definition hebt vor allem den funktionalen Managementaspekt hervor: Die Unternehmung wird als produktives (sachbezogener Aspekt), soziales (personenbezogener Aspekt) System bezeichnet, in dem die Unternehmungsfunktionen so gestaltet, gelenkt und weiterentwickelt werden, dass eine langfristige Überlebensfähigkeit erreicht werden kann. Auch Krankenhäuser können als äußerst komplexe, offene, soziale oder sozio-technische Systeme[1] interpretiert werden, die durch spezifische Beziehungen mit der Umwelt verbunden sind (Ulrich, 1970: 107 f.). Der institutionale Managementaspekt wird von Bleicher ebenfalls berücksichtigt: die einzelnen Mitarbeiter des produktiven, sozialen Systems, die Träger der Lenkungs-, Gestaltungs- und Entwicklungsaufgaben sind, müssen in Strukturen eingebunden bzw. in eine hierarchische Ordnung überführt werden (Grünig, 1996: 15 f.).

Im Vordergrund dieser integrierenden Managementsichtweise steht die strukturierte Analyse der komplexen Probleme des Managements durch den Wechsel vom bisherigen linear, kausal-analytischen zu einem auf das Ganze gerichteten, synthetisch-vernetzten Denken. Durch diese Ganzheitlichkeit der Betrachtung sowie die Integration vielfältiger Einflüsse in einem Netzwerk von Beziehungen ergibt sich ein Denkmuster für den Umgang mit Systemen (Bleicher, 2004: 77). Mit dem Normativen, Strategischen und Operativen Management sind drei Dimensionen zu unterscheiden, die auf der Suche nach neuen Denkansätzen hilfreich sind und die es ermöglichen, differenzierte Lösungen für die gewachsenen Managementherausforderungen zu erarbeiten. Die konzeptionellen Vorgaben des Normativen und Strategischen Managements sind wegweisend für das Operative Management. Sie besitzen eher eine Gestaltungsfunktion, während die operative Dimension lenkend in die Unternehmungsentwicklung eingreift. Die drei Dimensionen, die nicht unabhängig voneinander zu betrachten sind, sondern sich im Sinne einer integrierenden Managementbetrachtung gegenseitig durchdringen, orientieren sich an der Managementphilosophie der Unternehmung (Bleicher, 2004: 79 ff.). Sie erfasst grundlegende Einstellungen, Überzeugungen und Werterhaltungen des Managements (Ulrich/Fluri, 1992: 53) und wird über die Wahl von Aktivitäten, Strukturen und Verhalten vermittelt (Bleicher, 2004: 79). Normen werden zu Programmen konkretisiert, die in Vorgaben für Aktivitäten verwandelt werden. Die Managementstrukturen finden sich in Organisations-, Managements- und Dispositionssystemen. Sowohl die Aktivitäten als auch die Strukturen dienen der Beeinflussung menschlichen Verhaltens (vgl. Abb. 5-2) (Bleicher, 2004: 87).

1 Die allgemeine Systemtheorie geht von Wechselwirkungen zwischen System und Umwelt aus. Sie beeinflussen sich beide gegenseitig. Zum einen bestimmt die Umwelt die Entwicklung des Systems, zum anderen wirkt das System gestaltend auf die Umwelt ein (Bertalanffy, 1951).

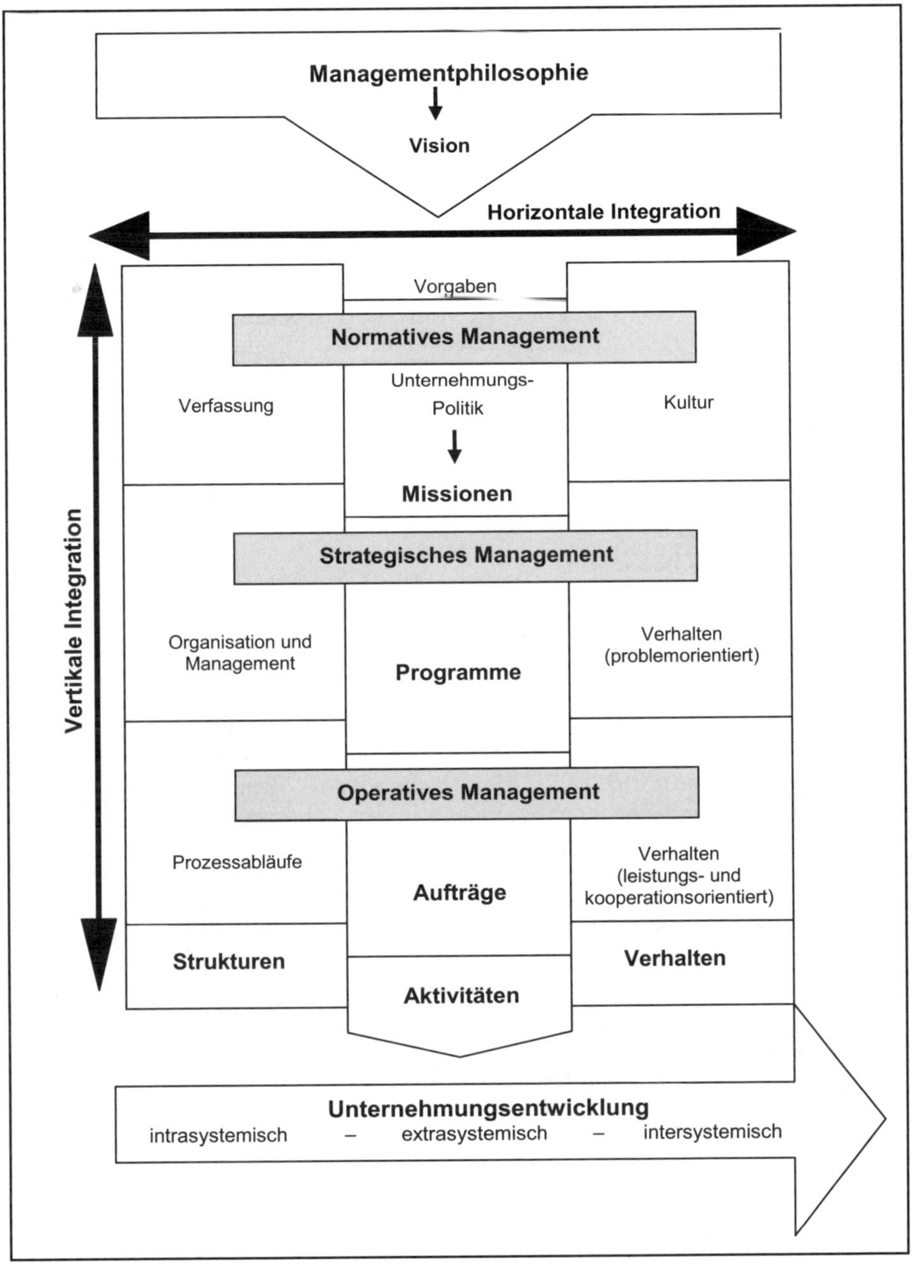

Abb. 5-2 Integriertes Management
(in Anlehnung an Bleicher, 2004: 83, 88)

Da auch im Krankenhaus die Einsicht gewachsen ist, dass die Wahrnehmungsmöglichkeiten von Komplexität und Veränderung an eine Grenze gestoßen sind und das Krankenhaus durch die auf es zukommenden Situationen überfordert würde, empfiehlt Eichhorn in seinem Konzept eines integrierenden Krankenhausmanagements die systemorientierte Denkweise auch für Krankenhäuser: „Die immer komplexer werdende Problemlandschaft kann nicht mehr wie bisher durch analytisches Denken allein erfolgreich gelöst werden. Es muss vielmehr ergänzt werden durch eine ganzheitliche integrierende Betrachtung. Notwendig wird ein umfassendes systematisches Denken, das ein gedankliches Wechselspiel zwischen Teil und Ganzheit, das Einordnen von Teilerkenntnissen in Gesamtkonzepte sowie ein wechselseitiges Denken auf unterschiedlichen Abstraktionsebenen erlaubt" (Eichhorn, 2008: 115). Die Begriffe „Denken", „Gestalten" und „Lenken" sind als wesentliche Bausteine für eine handlungsorientierte Konzeption anzusehen (Zapp, 2002b: 431 ff.).

5.2 Management von Kosten, Leistungen und Erlösen

5.2.1 Kostenmanagement

Kostenmanagement umfasst die aktive und zielorientierte Gestaltung und Lenkung von Kosten mit Blick auf die Optimierung der Kosten-Nutzen-Verhältnisse in einer Unternehmung (Hardt, 1998: 7). Um Unwirtschaftlichkeiten und Gestaltungsspielräume zu einem frühen Zeitpunkt und in den richtigen Bereichen antizipativ aufzuzeigen, zielt Kostenmanagement auf die Beeinflussung von Kostenstruktur und Kostenverhalten sowie auf die Senkung des Kostenniveaus ab (Dellmann/Franz, 1994: 17). Ziel des Kostenstruktur-Managements ist die vorteilhafte Gestaltung der Kostenstrukturen, die sich aus unterschiedlichen Kostenblöcken, -kategorien bzw. -arten zusammensetzen. Wesentliche Ansatzpunkte zur Optimierung der Kostenstrukturen können sein (Hardt, 1998: 11):

- Primärkostenstruktur
- Verhältnis von Primär- und Sekundärkosten
- Relation von Einzel- und Gemeinkosten
- Gemeinkostenstruktur
- Verhältnis der fixen und variablen Kosten
- Produktlebensspezifische Kostenstruktur

Das Management des Kostenverhaltens soll durch die Realisierung von Degressions- und Progressionseffekten das Verhalten von Kosten vorteilhaft gestalten. Im ersten Fall lassen sich beispielsweise Fixkostendegressionen durch ein wirkungsvolles Kapazitätsauslastungsmanagement erreichen, in dem Leerzeiten minimiert, Betriebszeiten ausgedehnt und Arbeitszeiten flexibilisiert werden. Die bei einem Kapazitätsüberhang notwendige Fixkostenreduktion (z. B. Entlassung, Verkauf, Vermietung) ist ebenfalls ein Ansatzpunkt des Kostenmanagements. Im zweiten

Fall muss das Kostenmanagement frühzeitig steigende Stückkosten bei zunehmender Ausbringung (Kostenprogression) erkennen und entgegenwirkende Maßnahmen einleiten (Männel, 1995: 32).
Mit dem Ziel der Reduzierung der angefallenen Kosten sollen schließlich im Rahmen des Kostenniveau-Managements entweder die Gesamtkosten oder die Kosten bestimmter Leistungsfelder beeinflusst werden. Ansatzpunkt hierfür ist zum einen die Menge der Produktionsfaktoren (z. B. Abbau nicht notwendiger Funktionen) und zum anderen der Wert der Produktionsfaktoren (z. B. Entscheidung zwischen Eigenfertigung und Fremdbezug).
Im Gegensatz zur reaktiv und primär dokumentarisch ausgerichteten Kostenrechnung sind Kostenmanagemententscheidungen zukunftsorientiert (Horváth/Reichmann, 2003: 414). Um die Kosten zielgerichtet lenken zu können, wird das Kostenmanagement bereits in frühen Phasen der Produktauswahl und -entwicklung tätig. Kostenrechnung und Kostenmanagement stehen jedoch in wechselseitigen Beziehungen zueinander (Franz, 1992: 1492). Einerseits greift das Kostenmanagement auf die rechnerische Abbildung der Ausgangsgrößen zurück. Andererseits ist eine zielorientierte Gestaltung der Kostenrechnung nur durch Impulse des Kostenmanagements möglich (Horváth/Reichmann, 2003: 414).
Kostenmanagement als eine Aufgabe der Unternehmungsführung ist ein permanenter Prozess und umfasst alle Aktivitäten der Unternehmung (Horváth/Reichmann, 2003: 414). Je nach Ziel- oder Planungsebene unterscheidet das Kostenmanagement operative und strategische Kostenlenkungsaktivitäten. Von einem operativen Kostenmanagement spricht man, wenn die Maßnahmen der Kostenbeeinflussung sich im Rahmen gegebener Kapazitäten bewegen (Hardt, 1998: 7). Vor dem Hintergrund des heutigen Übergewichts der fixen Gemeinkosten in der Kostenstruktur (Kremin-Buch, 2004: 7) hat sich das strategische Kostenmanagement herausgebildet. Es ist geprägt durch variable Strukturen und Kapazitäten (Hardt, 1998: 7) und damit ausgerichtet auf die langfristige Gestaltung und Lenkung von Kosten. Daraus ergeben sich für das Kostenmanagement unterschiedliche Aufgaben. Zu den operativen Aufgaben zählen (Dellmann/Franz, 1994: 17):

- Auswertung, Planung und Vorgabe von Kostenimplikationen operativer Entscheidungen
- Rechnungswesenorientierte Darstellung und Auswertung von Kosten
- Feststellung, Analyse und Veränderung eigener Kostenpositionen im internen Soll/Ist-Vergleich
- Feststellung, Analyse und Lenkung der Kostendynamik im Zeitvergleich

Folgende Aufgaben sind strategisch orientiert (Dellmann/Franz, 1994: 17):

- Auswertung, Planung und Vorgabe von Kostenimplikationen strategischer Entscheidungen
- Abschätzung und Analyse von Einflussgrößen auf die strategische Kostenposition
- Handlungsorientierte Ermittlung und Darstellung von Kosten
- Konkurrenzbezogene Analyse, Planung und Vorgabe von Kosten in der Wertschöpfungskette
- Analyse, Planung und Vorgabe der Gesamtheit der Lebenszykluskosten

Entsprechend der Zielsetzung des Kostenmanagements, die Kosten-/Nutzen-Verhältnisse in der Unternehmung zu optimieren, kann Kostenmanagement auch bedeuten, Kosten zu erhöhen. Voraussetzung dafür ist eine Kompensation dieser Kostenerhöhungen durch überproportionale Leistungen (Hardt, 1998: 7). Folglich ist Kostenmanagement immer auch mit einem Leistungsmanagement verbunden (Pampel, 1996). Oberstes Ziel des Kostenmanagements im Krankenhaus ist die Analyse des Leistungserstellungsprozesses hinsichtlich seiner Kostenbestandteile und die Eliminierung von Unwirtschaftlichkeiten in diesem Prozess (Pampel, 1996: 224). Entsprechend dem allgemeinen betriebswirtschaftlichen Kostenmanagement ermittelt das Kostenmanagement im Krankenhaus somit

- die Kostentransparenz der Leistungserstellung,
- die Kosteneinflussfaktoren und
- die Auswirkungen der Kosteneinflussfaktoren auf die kurzfristige und langfristige Kostenstruktur des Krankenhauses,

um im Anschluss daran Handlungsalternativen zur Kostenreduktion zu erarbeiten (Maltry/Strehlau-Schwoll, 1997: 533). Tabelle 5-1 zeigt, welche Maßnahmen in einem Krankenhaus notwendig sind, um die Teilziele des Kostenmanagements zu erreichen.

Tab. 5-1 Teilziele des Kostenmanagements im Krankenhaus (in Anlehnung an Maltry/Strehlau-Schwoll, 1997: 553)

Teilziele	Umsetzung
Ermittlung der Kostentransparenz der Leistungserstellung	Durchführung einer • Kostenarten-, Kostenstellen- und Kostenträgerrechnung • Deckungsbeitragsrechnung • Prozesskostenrechnung
Ermittlung der Kosteneinflussgrößen auf den Leistungserstellungsprozess	Analyse der • strategischen Kosteneinflussfaktoren (z. B. Krankenhausgrößen Angebotspolitik, Wertschöpfungskette) • operativen Einflussfaktoren (z. B. Ressourcenbeschaffung und -einsatz → Menge/Preis)
Ermittlung der Auswirkungen auf die kurzfristige und langfristige Struktur des Krankenhauses	Implementierung einer strategischen Leistungsprogrammplanung
Erarbeitung von Handlungsalternativen zur Kostenreduktion	Aufzeigen von Möglichkeiten zur Kostenreduktion und Anpassung der Krankenhausorganisation → eindeutige Identifikation von Kompetenzen und Zuständigkeiten bzgl. des Kostenmanagements

Aufgabe des operativen Krankenhaus-Kostenmanagements ist die Senkung der Erstellungskosten je Leistung und Periode durch geeignete Maßnahmen innerhalb bestehender Strukturen und bestehender Leistungsprogramme. Nach Maltry und Strehlau-Schwoll sollte die Umsetzung des operativen Kostenmanagements in drei Stufen durchgeführt werden (Maltry/Strehlau-Schwoll, 1997: 558 ff.):

- Analyse der Ressourcenwerte (Ressourcenpreismanagement)
- Analyse der Ressourcenmengen (Ressourcenmengenmanagement)
- Analyse des Leistungserstellungsprozesses (Leistungsprozessmanagement)

Das Ressourcenpreismanagement analysiert sämtliche Kostenarten und innerbetrieblichen Leistungen des Krankenhauses hinsichtlich des Beschaffungspreises. Der mengenmäßige Einsatz der Ressourcen wird im Rahmen des Ressourcenmengenmanagements untersucht und die Analyse des Leistungserstellungsprozesses sollte als abschließender Schritt vorgenommen werden. Die in Tabelle 5-2 dargestellten, beispielhaften Maßnahmen lassen sich im Rahmen des Ressourcenpreismanagements für das operative Kostenmanagement ableiten.

Tab. 5-2 Operatives Kostenmanagement (in Anlehnung an Maltry/Strehlau-Schwoll, 1997: 559)

Analyseobjekt	Maßnahmen
Personalkosten	• Änderungskündigungen bei Dienstverträgen • Fehlzeitenmanagement • Anpassung der Qualifikationsstruktur • befristete Verträge • Outsourcing
Medizinischer Bedarf	• Reduktion der Anzahl der Artikel • Reduktion der Anzahl der Lieferanten • Senkung der Lagerkosten durch „Just-in-time"-Lieferungen • Einkaufskooperationen • Internationalisierung
Leistungsprozesskosten	• Flexibilisierung der Kosten durch Outsourcing • Einflussnahme auf die „Kostentreiber" durch Analyse der Notwendigkeit des Einsatzes der einzelnen Kostentreiber • Einflussnahme auf die Struktur der Leistungserstellung • Fremdvergabe von Teilleistungen • Verlagerung von Leistungen in angrenzende Versorgungsbereiche

Um die Verschwendung von Ressourcen wie Leerzeiten zu vermeiden, sind häufig Reorganisationsmaßnahmen z. B. im OP, bei der Diagnostik und Therapie oder in der Patientenaufnahme notwendig (Maltry/Strehlau-Schwoll, 1997: 560).
Beim Leistungsprozessmanagement geht es darum, die Prozesskosten der verschiedenen Teilprozesse z. B. durch die Flexibilisierung der Kosten mittels Outsourcing oder die Beeinflussung der „Kostentreiber" und der Struktur der Leistungserstellung zu reduzieren. (Maltry/Strehlau-Schwoll, 1997: 561).
Die operative Kostenlenkung erfolgt in der Regel aufgrund eines Internen Budgets, das sich durch die geplanten Kosten in Verbindung mit den geplanten Leistungen

ergibt. Um das Prinzip der Lenkung direkt am Ort der Leistungserstellung zu gewährleisten, muss das Budget auf Abteilungsebene übertragen werden, auf der eine eindeutige Zuweisung der Kostenverantwortlichkeit bestehen muss. Im Krankenhaus ergeben sich in einzelnen Bereichen allerdings Schwierigkeiten. Der ärztliche Dienst wird durch die ihm zukommende Kompetenz der Anordnung von Maßnahmen der unterschiedlichsten Art, derjenige, der über Kosten entscheidet und damit auch Verursacher von Kosten, die auf andere Bereiche Einfluss nehmen können. So führen z. B. ärztliche Entscheidungen über Massagen, Inhalationen, usw. zu einer Leistungserbringung in der Physikalischen Therapie. Gleichzeitige ist die Leitung der Physiotherapie budgetverantwortlich. Hier müssten geeignete Lösungen, wie etwa eine gemeinsame Kostenverantwortlichkeit auf der jeweiligen Abteilungsebene gefunden werden (z. B. durch einen centerorientierten Ansatz). Da sich die Kosten aus dem Produkt von Menge und Preis ergeben, kann dem Kostenstellenverantwortlichen zunächst nur der mengenmäßige Verbrauch angerechnet werden. Den Preis kann er im Allgemeinen nicht beeinflussen. Die Kostenveränderungen, die sich aufgrund des Preises ergeben fallen dann z. B. in den Verantwortungsbereich der Apotheke, des Einkaufs oder der Personalabteilung. Eine umfassende Kostenverantwortung ist nur in Verbindung mit vorher festgelegten Planpreisen möglich (Strehlau-Schwoll, 1995a: 211; Schmidt-Rettig, 1995a: 286 ff.).
Das strategische Krankenhaus-Kostenmanagement unterstützt bei der strategischen Planung der Unternehmungsführung, indem es ausgehend von den Erkenntnissen außer- und innerbetrieblicher Entwicklungen (Demographie, Epidemiologie, Technik, Gesetze) Maßnahmen aufzeigt, bestehende und zukünftige Kostenstrukturen zu optimieren. Untersuchungsgegenstände des strategischen Kostenmanagements sind die zukünftigen Leistungsprogramme und Leistungsstrukturen sowie die Leistungserstellungsprozesse. Durch die Analyse soll eine frühzeitige Flexibilisierung der Kosten ermöglicht werden oder gar ein Kostenabbau, insofern unter Beachtung des Lebenszyklusmodells die Beendigung eines Produktes bzw. Leistungsprogramms sinnvoller erscheint. Ferner kann das strategische Kostenmanagement durch das Aufzeigen von Kostenstrukturentwicklungen der Personal- und Sachkosten zum strategischen Planungsprozess eines Krankenhauses beitragen. Dabei sind verschiedene Einflussfaktoren wie beispielsweise die Ausbildungssituation, die tarifliche Entwicklung oder die Entwicklung auf dem Beschaffungsmarkt und insbesondere auch die Entwicklung der Krankenhausfinanzierung zu berücksichtigen (Maltry/Strehlau-Schwoll, 1997: 561 f.).

5.2.2 Leistungsmanagement

Entsprechend den Ausführungen zur Definition des Leistungsbegriffs im Krankenhaus, nach dem der Behandlungsprozess des Patienten und der damit verbundene Leistungserstellungsprozess als Kernleistung im Krankenhaus anzusehen ist, kann Leistungsmanagement als komplexes Zusammenspiel der Lenkungsdimensionen Planung, Umsetzung und Kontrolle der Patientenbehandlung beschrieben werden. Das Leistungsmanagement im Krankenhaus unterliegt externen und internen Einflüssen und hat Schnittstellen zum Qualitätsmanagement, denn Struktur, Ablauf und Kosten des Qualitätssystems orientieren sich am prozessualen Ablauf des zweistufig strukturierten Krankenhausleistungsgeschehens (Eichhorn, 1997: 44).

Leistungsmanagement ist nicht nur eng mit dem Kostenmanagement verknüpft, sondern legt erst die Grundlage für ein erfolgreiches Kostenmanagement (Vetter, 2005: 2 ff.). Ein Beispiel aus der Pflege kann den Zusammenhang verdeutlichen: Im Bereich der Pflege ist ein Wechsel von der Funktions- und Verrichtungsorientierung hin zu einer patientenorientierten Arbeitsweise und Organisationsform der Pflege zu beobachten (Moers/Schiemann, 2008: 320 ff.). Um dieses Konzept der Bezugspflege umsetzen und damit eine fachgerechte, therapeutisch wirksame Pflege gewährleisten zu können, muss ein Krankenhaus die Qualität und Quantität des Pflegepersonals erhöhen. Obwohl hiermit höhere Kosten verbunden sind, werden diese vermutlich geringer sein als jene Kosten, die aufgrund von Schäden durch Pflegepersonalmangel zu einer schlechteren Ergebnisqualität führen (Moers/Schiemann, 2008: 322).

Das Leistungsmanagement kann dabei auf Ebene der Primärleistung und auf Ebene der Sekundärleistung ansetzen. Bei den primären Leistungen liegt der Lenkungsschwerpunkt in der Regel vor Beginn der Krankenhausbehandlung. (Ausnahmen sind z. B. Notfälle oder Nebendiagnosen) durch die Festlegung des Leistungsspektrums (Fachabteilungsstruktur, Leistungsstruktur). Als Management- bzw. Controlling-Instrumente können hier Früherkennungssysteme, Stärken-Schwächen- und Portfolio-Analysen bei der strategischen Leistungsplanung unterstützen. Kurzfristige Lenkungsmöglichkeiten bei einer positiven Abweichung der Patientenplanzahl bestehen zum Beispiel darin, elektive Eingriffe neu zu terminieren oder in Kooperation mit anderen Krankenhäusern zu treten (Strehlau-Schwoll, 1995a: 210 f.).

Bei den sekundären Leistungen können Art, Struktur, Qualität und Umfang der medizinischen und pflegerischen Leistungen durch den Verantwortlichen (z. B. Chefarzt) der Klinik beeinflusst werden. Mittelfristig bestimmt der Chefarzt im Rahmen der strategischen Vorgaben durch die Wahl der diagnostischen und therapeutischen Methoden bzw. die Pflege durch die Wahl des Pflegekonzeptes (z. B. Bezugspflegesystem) das Leistungsangebot der Klinik, womit – wie bei jeder Leistungsentscheidung – immer Kosten beeinflusst werden.[2] Eine mögliche Leistungslenkung besteht nun z. B. darin, bisher eingesetzte diagnostische und therapeutische Verfahren durch andere zu ersetzen (z. B. „offen chirurgisch“ oder „minimal invasiv“) oder seitens der Pflege bestimmte Abläufe zu verändern. Unterstützung geben dabei Prozessanalysen, Benchmarking oder medizinische Leitlinien und Pflegestandards. Eine operative Leistungslenkung auf Klinikebene ist schließlich z. B. durch ein verändertes Anordnungsverhalten der einzelnen Leistungen für einen Patienten gekennzeichnet (Strehlau-Schwoll, 1995a: 210 f.). Um hier die richtigen Entscheidungen zu treffen, muss das Controlling entsprechende Leistungsdaten z. B. mittels KLEE-Rechnung, Deckungsbeitragsrechnung, Qualitätsmanagement oder Berichtswesen zur Verfügung stellen.

Insbesondere vor dem Hintergrund des DRG-Systems, das Transparenz und damit Vergleichbarkeit für die Leistung am Patienten schafft, müssen Krankenhäuser ihren „Produktionsprozess“ überdenken, d. h., es müssen Arbeitsabläufe innerhalb einzelner Leistungsstellen und zwischen einzelnen Leistungsstellen auf ihre Effizienz überprüft werden, um ggf. Rationalisierungspotentiale aufzudecken (Schmidt-Rettig, 1995b: 143). Die Transparenz und der ökonomische Druck werden zu einer Leistungskonzentration im stationären Bereich führen (Rüschmann/Rüsch-

2 Vgl. dazu die Ausführungen in Kapitel 5.2.1: Kostenmanagement.

mann/Roth, 2004: 124 ff.). Drastische Kapazitätsanpassungen als Folge der rasch sinkenden Krankenhausverweildauern werden Krankenhäuser dazu zwingen, ihr Leistungsprogramm anzupassen. Sie werden sich mittel- und langfristig entscheiden müssen, welche Behandlungsschwerpunkte sie innerhalb des Versorgungsauftrages und der ambulanten, nicht vollstationären und stationären Versorgungskette übernehmen wollen und ggf. in welchen Kooperationen sie diese Leistungen erbringen wollen. Hiermit verbunden sind auch Überlegungen, welche Leistungen sie in Zukunft nicht mehr erbringen wollen und können und von welchen Desinvestitionsstrategien dies gegebenenfalls begleitet werden muss. Zudem liegt der wesentliche Verhandlungsschwerpunkt im Rahmen der Budgetverhandlungen mit den Krankenkassen beim Leistungsspektrum des Krankenhauses, was die Erstellung von differenzierten Leistungsanalysen und -prognosen erfordert. Um den Anreizen des Preissystems und der leistungsbezogenen Abrechnungseinheiten entgegenzuwirken, Einzelleistungen innerhalb eines Behandlungsprozesses zurückzunehmen und damit die Qualität der Patientenversorgung nicht zu gefährden, müssen parallel dazu qualitätssichernde Maßnahmen implementiert werden (Schmidt-Rettig, 1995b: 143). Die Bedeutung von Behandlungspfaden steigt.[3] Durch sie wird eine Lenkung der Leistung pro Fall und der Leistungsreihenfolge nach Qualität und Ablauf möglich (Vetter, 2005: 2 ff.). In diesem Zusammenhang hat auch das Fallmanagement bzw. Case Management eine zentrale Bedeutung. Mit diesem methodischen Ansatz kann es gelingen, die Aufgaben und Abläufe aller in der Patientenversorgung tätigen Professionen mit dem Ziel zu koordinieren, die Leistungserbringung möglichst effizient und effektiv zu gestalten (Roppelt et al., 2004: 586). Aber auch weitere Einflussfaktoren sind bei der Leistungsplanung und -entwicklung des Leistungsportfolios eines Krankenhauses zu beachten:

- Katalog der ambulanten Operationen und stationsersetzenden Maßnahmen
- Mindestmengenregelungen
- Neue Vorgaben für die Prüfung von Fehlbelegungen (AEP)
- Medizinische Fortschritte und daraus resultierende Änderungen von Behandlungsstrategien
- Veränderung der staatlichen Krankenhausplanung: weg von einer Bettenplanung und hin zu einer leistungsorientierten Planung
- Neue Behandlungsformen wie Integrierte Versorgung, Medizinische Versorgungszentren und Disease-Management-Programme
- Direkte Vereinbarungen zwischen den Krankenkassen

Ein Leistungsmanagement kann nur erfolgreich sein, wenn es auf die Ansprüche des Patienten ausgerichtet ist. Daher sollte sich Leistungsmanagement immer mit der Ergebnisqualität der Patientenbehandlung auseinandersetzen. Durch die Qualitätsmessung[4] und das Erreichen von bestimmten Behandlungsergebnissen als Bestandteil des Leistungsmanagement lässt sich der Kreis von Planung, Umsetzung und Kontrolle der Behandlungsleistungen schließen (Vetter, 2005: 2 ff.).

---

3 Vgl. dazu auch die Ausführungen in Kapitel 3.1.3: Aufgaben und Anforderungen der Kosten-, Leistungs-, Erlös- und Ergebnisrechnung sowie die Ausführungen in Kapitel 6.4.2.8: Clinical Pathways.

4 Vgl. dazu die Ausführungen in Kapitel 6.4.2.6: Kennzahlen.

5.2.3 Erlös- und Ergebnismanagement

Allgemein kann man Erlöse als Werterückfluss aus dem Verkauf von Waren und Dienstleistungen bezeichnen (Zapp, 2004c: 93 f.; Zapp/Torbecke, 2005: 50 f.). Obwohl die Erlöslenkung somit kontinuierlich erfolgen muss, gewinnt sie immer dann an Bedeutung, wenn es zu negativen Abweichungen gegenüber dem geplanten Budget kommt (Horváth, 1993: 209 f.). In diesen Fällen stehen dann Maßnahmen wie Sortimentserweitungen bzw. -reduzierungen oder auch die Preisgestaltung zur Diskussion. Diese drei Möglichkeiten können, wegen des Versorgungsauftrages und der Festpreise der DRGs im Krankenhaus nur teilweise zur Anwendung kommen. Im Rahmen des Krankenhausentgeltgesetzes ist eine detaillierte Planung der einzelnen Entgeltformen nach Art und Anzahl erforderlich, sowie darauf aufbauend eine möglichst exakte Einhaltung der Planmengen. Bei der Nichteinhaltung der Planmengen sind Erstattungen seitens der Krankenkassen aber auch Rückzahlungen an die Krankenkassen durch die Krankenhäuser möglich. Die mit dieser flexiblen Budgetierung verbundenen Mehr- und Mindererlösausgleiche[5] müssen im Rahmen des Erlösmanagements mit Blick auf ein optimales Ergebnis durch die Analyse des Leistungsspektrums (Fallstruktur), der Verweildauer (in Tagen und nach Anteil der Fälle) und die Versorgungskette (interne und externe Verlegungen, Wiederaufnahmen) gelenkt werden. Wichtig ist hierbei, dass zur Vermeidung unberechtigter Erlössteigerungen im Erlösausgleichsverfahren zwischen leistungs- und kodierbedingten Mehrerlösen (Up- und Right-Coding) unterschieden wird. Der Beweis, dass Mehrerlöse nicht aufgrund von Up- oder Right-Coding-Effekten entstanden sind, muss vom Krankenhaus geführt werden. Insofern das nicht gelingt, müssen diese Erlöse zu 100 % zurückerstattet werden. Anhaltspunkt ist hierzu der Case-Mix-Index: Es wird pauschal unterstellt, dass ein im Vergleich zur Vereinbarung höherer CMI zunächst kodierbedingt ist (Tuschen/Braun/Rau, 2005: 955). Folglich hat die Qualität der klinischen Dokumentation für das Erlösmanagement im Krankenhaus eine große Bedeutung (Roeder et al., 2002: 14 ff.), da Diagnosen oder Prozeduren, die nicht oder nicht richtig dokumentiert sind, auch nicht zur Ermittlung der Bewertungsrelationen eines Falles oder zum Case-Mix eines Krankenhauses herangezogen werden können. Aufgabe des Erlösmanagements ist es, Effekte, die vom Krankenhaus nicht beeinflusst werden können, transparent zu machen, sodass zwischen einem CMI-Anstieg infolge einer veränderten Kodierung und einem CMI-Anstieg infolge einer veränderten Leistungsstruktur unterschieden werden kann. Mit einem „differenzierten Erlösbericht" (Bohn/Heiser, 2004) und der sog. „Nebendiagnosen-Effizienz" (Nüßle, 2004) werden in der Literatur dafür erste Ansätze dargestellt.

Als weiteres Problem der Mehr- und Mindererlöslenkung ergibt sich daraus, dass ein Teil der Menge der primären Leistungen und damit Erlöse dem Krankenhaus von außen, z. B. in Form von Notfällen, vorgegeben werden. Steigen die Erlöse dadurch über das vereinbarte Budget, ist ein Ausgleich nur durch die Reduzierung

5 Ziel dieser Ausgleichsregelung ist es, den Krankenhäusern einerseits bei Überschreiten des vereinbarten Budgets nur die Mittel zu belassen, die bei Mehrleistungen zur Deckung der zusätzlich entstandenen Kosten benötigt werden. Andererseits sollen bei Unterschreiten des vereinbarten Budgets die weiterhin bestehenden Fixkosten des Krankenhauses durch Mindererlösausgleiche gedeckt werden (Tuschen/Trefz, 2004: 87 ff.).

der elektiven, primären Leistungen möglich. Das kann zur Folge haben, dass ökonomische Überlegungen in den Vordergrund treten und der Patientenversorgung auch unter Berücksichtigung des Versorgungsauftrages eine geringere Bedeutung zukommt.

Eine zunehmende Brisanz bekommt die Diskussion um die interne Zuordnung von Mehr- und Mindererlösen, wenn den Kliniken als Profit-Center Ergebnisverantwortung unterstellt wird. Eine Erlöslenkung im Rahmen des Krankenhausfinanzierungsrechts ist grundsätzlich krankenhausbezogen vorgesehen, der Minder- und Mehrerlösausgleich muss jedoch auch im Rahmen einer klinikbezogenen Lenkung zum Beispiel im Rahmen einer Deckungsbeitragsrechnung machbar sein (Schmidt-Rettig/Oswald/Henrichs, 2006: 10 ff.).[6]

Auch die Entscheidung, ob und wenn wie oder wem die Erlöse (z. B. DRG-Erlöse) bei einer interdisziplinären Behandlung zuzuordnen sind, obliegt dem Erlösmanagement. Hinsichtlich erzielter Erlöse und den gegenüberstehenden, an verschiedenen Stellen verursachten Kosten, bedarf es aus betriebswirtschaftlichen Lenkungsgründen einer „gerechten" Verteilung (Bracht, 2002: 13). Neben der klar strukturierten und vorgegebenen Verteilungswirkungen der „externen Erlössituation" – bezüglich der Erlösverteilung zwischen verschiedenen Leistungserbringern z. B. im Rahmen der Verlegung – eröffnen sich den Krankenhäusern intern neue Verteilungsprobleme. Eine Alternative zum Erlössplitting zum Beispiel nach den Verteilungskriterien Verweildauer in Kombination mit dem durchschnittlichen Aufwand der Fachabteilungen für die Behandlung (= CMI) (Bracht, 2002) ist die fachabteilungsbezogene Erlöszuordnung in voller Höhe. Dabei ist es jedoch unumgänglich, nicht nur die üblichen Kosten der medizinischen Sekundärleister im Rahmen einer innerbetrieblichen Leistungsverrechnung zuzuordnen, sondern auch die Kosten der an der Leistungserstellung beteiligten Kliniken (Zapp/Winkler/Kempf, 2004: 185 f.; Schmidt-Rettig/Oswald/Henrichs, 2006: 10 ff.).[7]

6 Vgl. dazu die Ausführungen in Kapitel 6.4.2.1: Deckungsbeitragsrechnung.
7 Vgl. dazu die Ausführungen in Kapitel 6.4.2.1: Deckungsbeitragsrechnung.

6 Controlling als Lenkungsrahmen: Harmonisation von harten und weichen Daten

6.1 Wissenschaftstheoretische Grundlagen zum Controlling

Der Controllingbegriff wird vielfältig verwendet und kann je nach Ausgestaltung fast chamäleonartige Formen annehmen (vgl. grundlegend Zapp, 2004b: 29 ff. und die dort angegebene Literatur). Er wird in der neueren Managementliteratur häufig verwendet, ohne dass sich jedoch eine einheitliche Definition oder Begriffsbestimmung herausgebildet hat (Ebert, 1996: 16). Zwei Entwicklungen zum Controllingbegriff können nebeneinander aufgezeigt werden (Zapp, 2007a: 229):

- *To control* als beherrschen, lenken, unter Kontrolle haben, im Griff haben, führen, leiten
- *To check* als überprüfen, kontrollieren, überwachen, beaufsichtigen

Im deutschen Sprachgebrauch wird in der Regel mit „Controlling" die Funktion und mit „Controller" der Funktionsträger bezeichnet. Da Controlling in seiner ursprünglichen Bedeutung jedoch Managementaufgabe ist (Unternehmungslenkung), ist mit Controlling eigentlich „Controllership" gemeint. Dieser Begriff hat sich jedoch nicht durchsetzen können. Controllership ist die im anglo-amerikanischen Sprachraum verwendete Bezeichnung für die institutionelle Ausprägung, also den organisatorisch abgegrenzten Aufgabenbereich des Controlling, der vom Controller wahrgenommen wird (Weber, 2004: 1 ff.).
Die Bedeutung des Controllings in einer Unternehmung hängt im Wesentlichen davon ab, welcher theoretische Controlling-Ansatz zugrunde gelegt wird, da sich daraus die Definition, Ziele, Funktionen, und Aufgaben des Controllings ableiten lassen (Zapp, 2008b: 469). In der Controllingforschung haben sich eine Vielzahl von Controllingtheorien herausgebildet,[1] die bisher im Wesentlichen auf zwei „klassischen" Säulen ruhen (Scherm/Pietsch, 2004: 10): Zum einen die Informationsökonomik[2], die auf ökonomischen Theorien basiert und derzeit als diejenige

1 Es gibt nicht die eine Controllingtheorie. Die theoretische Fundierung des Controllings basiert vor allem darauf, empirische Phänomene unter Rückbezug auf Aussagen bereits etablierter und umfassender Theorien zu erklären (Scherm/Pietsch, 2003: 54).

2 Die Informationsökonomik ist durch eine formal-analytische Vorgehensweise gekennzeichnet. Dazu greift sie auf bestimmte modelltheoretische Grundlagen zurück, die sie bei der Untersuchung unterschiedlicher Erkenntnisgegenstände in den Wirtschaftswissenschaften anwendet. Sie basiert in der Controllingforschung auf vier zentralen theoretischen Säulen: dem Bernoulli-Prinzip, dem Informationswertkonzept, der Prinzipal-Agenten-Theorie, der Theorie nicht-kooperativer Spiele (Pietsch, 2004: 150).

Richtung zur theoretischen Fundierung des Controlling angesehen wird, die am umfangreichsten vorangetrieben wird (Pietsch, 2004: 145), zum anderen theoretische Analysen von Controllingphänomen, die verhaltenswissenschaftliche Erkenntnisse einbeziehen.
Zusätzlich zu diesen „klassischen" Ansätzen entstehen jüngst neue Forschungsarbeiten zur Controllingtheorie, die großteils soziologisch bzw. sozialphilosophisch inspiriert sind.
Soziologische Ansätze betrachten das Phänomen Controlling z. B. aus strukturationstheoretischer (Becker, 2004a) und neo-institutionalistischer Sicht (Elsik, 2004) oder aus dem Blickwinkel der Theorie autopoietischer Sozialsysteme (Scherm/Pietsch, 2004: 10): Strukturationstheoretiker[3] sind daran interessiert, wie Controllingsysteme von den organisationalen Akteuren angewandt werden und welche Wirkungen von dieser Anwendung ausgehen. Der Fokus liegt damit auf der Praxis des Controllings. Der Ansatz ermöglicht ein vertieftes Verständnis der vom Controllerverein (vgl. Internationaler Controller Verein (ICV), www.controllerverein.de) vertretenen Auffassung, dass Controlling im Dialog zwischen Manager und Controller stattfindet: „In der Interaktion zwischen organisationalen Akteuren entsteht Controlling in der Praxis, indem die Akteure auf Controllingsysteme Bezug nehmen, sie als Interpretationsschemata, Normen und Machtmittel ins Spiel bringen, und in diesem Zuge organisationale Strukturen reflektiv reproduzieren" (Becker, 2004a: 773 f.). Der Neoinstitutionalismus gilt als einer der führenden gegenwärtigen Organisationstheorien, die zunehmend auch in Deutschland Beachtung finden (Walgenbach, 2002: 157). Die zentrale Erkenntnis bzw. Empfehlung in Bezug auf Controlling lautet, dass in zentralisierten Organisationen mit stabiler Umwelt und einfacher Technologie „enge" Kontroll- und Lenkungssysteme Anwendung finden (sollen), während in dezentralen Organisationen mit dynamischen und komplexen Aufgaben „lose" Kontrolle und Lenkung betrieben werden (sollen) (Baxter/Chua, 2003; Walgenbach, 2002). Vertreter der Theorie autopoietischer Sozialsysteme diskutieren, wie zentrale Annahmen und Konzepte des Controllings aus der organisationstheoretischen Perspektive der Systemtheorie rund um die Konzeption nach Niklas Luhmann rekonstruiert und interpretiert werden können. Autopoiesis bedeutet, dass Organisationen Elemente erzeugen, d. h. Kommunikationen/Handlungen/Entscheidungen, aus denen sie bestehen. Im Mittelpunkt der Betrachtungen stehen drei Sinndimensionen: die Sach-, Sozial- und Zeitdimensionen, die Ereignissen erst eine Bedeutung verleihen (Mayrhofer/Meyer/Majer, 2004: 778 ff.).
Sozialphilosophisch inspirierte theoretische Überlegungen versuchen Controlling aus Sicht der Bildtheorie/Ästhetik (Kappler, 2004) sowie der Postmoderne (Scheytt, 2004) oder der Ethik (Weibler/Lucht, 2004) zu analysieren: Die Bildwissenschaft und die Fototheorie wird hier als Anregung genutzt, um mit ersten noch sehr tastenden Schritten auf der Spur einer Controllingtheorie voran zu kommen. Es geht im Kern um die Frage: „Wie kommt der konkrete Rahmen zustande, den im konkreten Fall Controlling mit seiner jeweils konkreten oder abstrakten Sichtweise setzt, und was will dieser Rahmen?" (Kappler, 2004: 607). Im Rahmen der post-

3 Die Strukturationstheorie nach Giddens (1984) versucht das Verhältnis zwischen Individuum und Gesellschaft oder anders formuliert: zwischen den Teilen und dem Ganzen, oder zwischen Handlung und Struktur zu erklären. Der Leitbegriff der „Dualität der Struktur" besagt, dass zwischen Handeln und der Struktur Wechselwirkungen bestehen.

modernen Ansätze soll das Potential dargestellt werden, welches das sogenannte postmoderne Denken für eine Controlling-Konzeption bereithält. Wesentliche Beiträge, die eine postmoderne Interpretation von Controlling zu leisten vermag, sind „die Visibilität (Sichtbarkeit) durch den Einsatz von Controlling, ihre Folgen für das Individuum, das ihr ausgesetzt ist, und die Kritik solcher Praktiken vor dem Hintergrund einer Problematisierung der Konfigurationen von Macht“ (Scheytt, 2004: 825). Bei der ethischen Perspektive geht es darum, unternehmensverbindliche Entscheidungen mit moralischer Qualität herbeizuführen. Für die in der Controllingforschung bislang getrennt operierenden Gedankenwelten von Controlling und Ethik wird z. B. von Weibler/Lucht versucht, einen konzeptionellen Hintergrund auf der Basis eines reflexionsorientierten Controllings zu schaffen. Dem Controller sollen dadurch konkrete Orientierungshilfen für (s)ein ethikbewusstes Controlling an die Hand gegeben werden (Weibler/Lucht, 2004: 887).
Im Gegensatz zu den klassischen Theorien stehen bei diesen Ansätzen zunehmend ein „Erklären“ und „Verstehen“ der Controllingpraktiken in den jeweils relevanten individuellen und sozialen Kontexten im Vordergrund und nicht unbedingt die Steigerung der Effektivität und Effizienz des Controlling sowie der Unternehmungen (Scheytt, 2004: 927). Grundlegende Gemeinsamkeiten der vielfältigen Ansätze – jedoch in unterschiedlichen Ausprägungen – sind drei zentrale Aspekte: Koordination, Informationsversorgung und Reflexion/Kontrolle (Scheytt, 2004: 931 ff.), auf die im weiteren Verlauf auch noch Bezug genommen wird. Die theoretischen Konstrukte geben die Leitlinien vor, in denen Controlling geschieht und abläuft. Die Theorien von Controlling müssen anwendungsorientiert vorangetrieben werden. Das geschieht durch Controlling-Konzeptionen, die ein systematisches Konstrukt schaffen, um so über Teilaussagen zu einem begründeten Modell zu gelangen. Auch hier können generell klassische und neue Ansätze voneinander unterschieden werden (vgl. Abb 6-1).

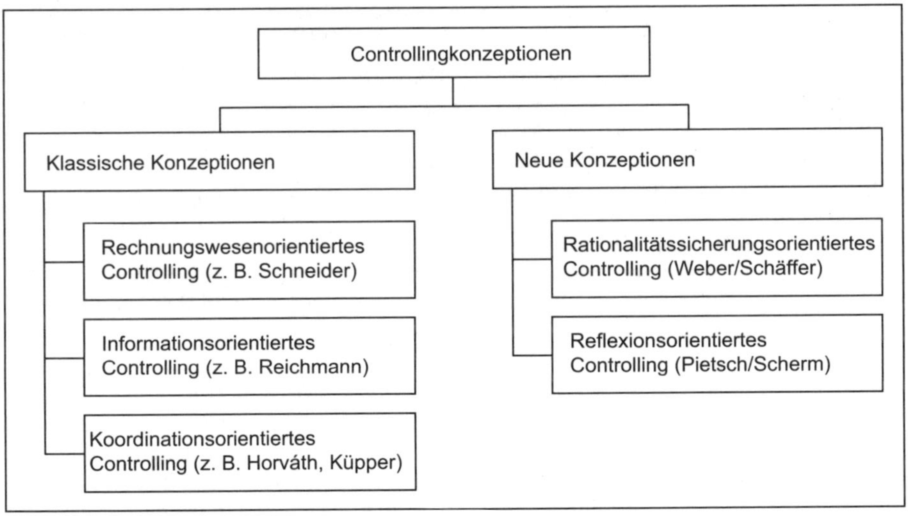

Abb. 6-1 Controllingkonzeptionen
(Quelle: Scherm, E., Pietsch, G. (Hrsg.): Controlling – Theorien und Konzeptionen. München: Vahlen 2004, S. 34)

Gemeinsam ist den klassischen Controlling-Konzeptionen, dass Controlling ein Teil des Führungssystems ist und als Kernfunktion die Abstimmung ausgewählter Führungssysteme – Planungs- und Kontroll- sowie Informationsversorgungssystem (Horváth, 2006) – oder des Führungsgesamtsystems – zusätzlich Organisations- und das Personalführungssystem (Küpper, 2005) – im Vordergrund steht. Daneben sind zum Beispiel mit der Servicefunktion, der Entscheidungsfunktion oder der Beratungsfunktion weitere Controlling-Funktionen relevant. Nicht einig sind sich die verschiedenen Controlling-Vertreter darüber, ob das Ergebnis-, Gewinn- oder Gesamtzielsystem einer Unternehmung zu koordinieren ist. Den Controlling-Aufgaben werden übereinstimmend die Planung, Umsetzung, Kontrolle und Informationsversorgung zugeordnet, die sich sowohl auf die strategische als auch auf die operative Ebene beziehen. Wichtig ist auch die Klärung, welche Stellung und Kompetenzen der Controller in der Unternehmungsorganisation hat sowie das Ausmaß und die Verteilung der Controllingaufgaben.

Leitbild für Controller in Unternehmen des Gesundheitswesens
Controlling ist eine originäre Führungsaufgabe zur Sicherung der Unternehmensziele. Angesichts der steigenden Aufgabenvielfalt arbeitsteiliger Systeme wird zunehmend an institutionell verankerte Controller delegiert.
Controlling begleitet und berät das Management zur zielorientierten Planung und Steuerung, damit die Unternehmensziele gesichert werden.
Controlling bezieht sich auf den gesamten Leistungsprozess und auf alle Managementebenen.
Controlling wird unterstützt durch kooperative Führung.
Daraus ergeben sich folgende Gestaltungsfelder für Controller:
• Koordination von Aufgabenträgern zur Erreichung von Unternehmenszielen
• Transparenz (z. B. hinsichtlich Strategien, Personal, Finanzen, Prozessen und Ergebnissen) durch die Gestaltung eines Berichtswesens mit den entscheidungsrelevanten Daten und Informationen
• Einrichtung und Pflege zukunftsorientierter Controllingsysteme
• Moderation der am Controllingprozess Beteiligten und vertrauensvolle Kommunikation berufsgruppen-, hierarchieebenen- und bereichsübergreifend
• Dienstleistungsfunktion in einem System ständigen Lernens.
Vom Wissenschaftlichen Beirat des DVKC e.V. am 17. April 2002 einstimmig verabschiedet.

Abb. 6-2 Controller-Leitbild
(Quelle: Deutscher Verein für Krankenhaus Controlling e.V. (DVKC) [http://www.dvkc.de/index.php?show=dvkc_leit]. © *2008 DVKC e.V.*)

Diese funktionale, instrumentale und institutionale Ausgestaltung des Controllings, die sich aus den formulierten Controlling-Zielen ergibt (Schweitzer/Friedl, 1992: 142), resultiert in einem Controllingsystem, d. h. einem realen Teilbereich der Unternehmung. Das Controllingsystem wird durch eine Vielzahl von Einflussgrößen wie z. B. die Unternehmungsgröße, die Umwelt, die Unternehmungsstruktur, den Führungsstil und das Managementmodell bestimmt. Folglich kann eine Controlling-Konzeption nur sehr allgemeine Aussagen zu den Controllingaufgaben, -instrumenten sowie der Controllingorganisation machen (Friedl, 2003: 5) und muss daher für die Krankenhauspraxis in Abhängigkeit der Rahmenbedingungen des jeweiligen Krankenhauses konkretisiert werden. Als Orientierungshilfe kann hier die Erstellung eines Controller-Leitbildes dienen (Abb. 6-2), das Kernaussagen über den Einsatz des Controllers in der Krankenhausunternehmung enthält, Hauptziele und Rahmenbedingungen des Controllings aufzeigt und definiert, wie sich Controlling versteht (Zapp, 2007a: 227 f.; Zapp, 2008b: 468 f.).

6.2 Zielorientierte Ausgestaltung des Controllings

6.2.1 Controllingperspektiven

Die Bestimmung der Anforderungen, die ein Controllingsystem in Einrichtungen des Gesundheitswesens leisten soll, kann aus verschiedenen Perspektiven heraus erfolgen. Erst im Anschluss daran ergibt sich die Controlling-Definition und es kann festgelegt werden, welche Ziele, Funktionen, und Aufgaben das Controlling erfüllen soll. Eng damit verbunden ist auch die Frage, wie die Anforderungen an die Mitarbeiter, die im Controlling arbeiten, zu formulieren sind und wie die Controller in den Krankenhausbetrieb eingebunden werden. Als Instrument zur Analyse und Gestaltung des Controllings im Krankenhaus ist die Anwendung des Systemansatzes[4] zielführend. Er fördert durch die Bereitstellung eines formal-logischen Gedankenrahmens das Erkennen von Vernetzungen zwischen den Elementen bzw. Subsystemen und führt weg von inadäquaten, isolierten Betrachtungen – und zwar nicht nur bezogen auf die interne Struktur der Unternehmungen (intrasystemischer Bereich), sondern auch hinsichtlich ihrer ökonomischen, politisch-gesetzlichen, soziokulturellen und technologischen Umgebung (extrasystemischer Bereich) (Bleicher/Meyer, 1976: 18; Zapp, 2004c: 103). Methodisch wird dazu mittels Systemanalyse die Unternehmung gedanklich in seine einzelnen Komponenten zerlegt. Gegenstand der Analyse sind (Bleicher, 1972: 177 ff.):

- Zwecke (Funktionen, die das System in seiner Umwelt ausüben soll)
- Elemente (Ziele, Aufgaben, Personen und Sachmittel)
- Beziehungen (Verteilungs- und Arbeitsbeziehungen)
- Verhalten (Varietät, Komplexität, Stabilität, Lernfähigkeit, Flexibilität, Transparenz usw.)

An die Systemanalyse schließt sich die Systemsynthese oder -gestaltung (Bleicher/Meyer, 1976: 21). Ausgehend von den Zielen des Krankenhauses beinhaltet diese

4 Der Systemansatz wird in verschiedensten wissenschaftlichen Disziplinen angewandt und will neben den hier relevanten sozialen Phänomenen auch physikalische, biologische und psychische Phänomene erklären. In der Betriebswirtschaft wird der Ansatz im Bereich der Management-Theorie mit dem St.-Galler-Management-Konzept (Bleicher, 2004) und im Bereich der Organisationstheorie (Bleicher, 1972) zur Lösung nicht mehr analytisch erfassbarer Probleme herangezogen.

die Herstellung von Beziehungen zwischen den Systemelementen (Bleicher, 1972: 180). Sie mündet in der Systemimplementierung (Bleicher/Meyer, 1976: 26).[5]
Da der Systemansatz jedoch vielfach keine inhaltlichen Spezifizierungen liefert, sind Erweiterungen durch die Berücksichtigung von Kontextfaktoren notwendig. Zum einen müssen jene Einflussfaktoren analysiert werden, die in einer konkreten Situation auf das System wirken (situativer Ansatz[6]). Im Mittelpunkt stehen dabei die Fragen, nach welchem Ziel organisiert werden muss, welche Mittel dabei zur Verfügung stehen und unter welchen Bedingungen dies zu geschehen hat. Diese Aussagen basieren auf der Erkenntnis der situativen Organisationsforschung, wonach es keine universell effiziente Organisationsstruktur gibt, sondern diese in Abhängigkeit der Rahmenbedingungen der Unternehmung gestaltet werden muss (Hill/Fehlbaum/Ulrich, 1976: 144 ff.). Zum anderen muss das Krankenhaus als System von Prozessen gesehen werden (Prozessansatz), weil sich ein gewünschtes Ergebnis effizienter erreichen lässt, wenn Tätigkeiten und dazugehörige Ressourcen als Prozess[7] gelenkt werden. Für das Controlling bedeutet dies, dass es selbst prozessorientiert sein muss und seine Aufgaben auf Prozesse und nicht auf Funktionen ausrichten muss (funktionaler Ansatz) (Horváth, 2006: 91 ff.). Ein Ansatzpunkt dazu besteht darin, die aus funktionaler Sicht betrachteten Lenkungshandlungen (Planung, Umsetzung, Kontrolle) zu konkretisieren, indem sämtliche unternehmerischen Abläufe als Ergebnis von Entscheidungen aufzufassen sind. Bei diesem entscheidungsorientierten Ansatz[8] wird nicht allein die Entscheidung im Sinne eines zeitpunktbezogenen Willensaktes betrachtet, sondern der gesamte Prozess, der der eigentlichen Entscheidung zeitlich vor- und nachgelagert ist. Die Kombination der eindimensionalen, prozessualen Zergliederung der Führungstätigkeiten mit den mehrdimensionalen systemtheoretischen Analystechniken ist dann als Orientierungshilfe zur Problembewältigung geeignet (Schmidt, 1995: 42 f.).

6.2.1.1 Harmonisation

In einer von Komplexität, Dynamik und Kontingenz geprägten Umwelt, in der Krankenhäuser agieren müssen, ist die Abstimmung zwischen Unternehmung und Umwelt eine wesentliche Aufgabe. Systeme sind komplex, wenn sie in einer gege-

5 Vgl. dazu auch die Ausführungen in Kapitel 6.3.1: Harmonisationsfunktion.

6 Der Begriff „situativer Ansatz" wurde ursprünglich von Staehle in den deutschen Sprachraum eingeführt (Staehle, 1973). Im angloamerikanischen Sprachraum spricht man von einem „situational approach" bzw. „contigency approach", woraus sich die Bezeichnung „Kontingenzansatz" entwickelt. Die Begriffe werden weitgehend synonym gebraucht (Kieser/Kubicek, 1992; Hill/Fehlbaum/Ulrich, 1976; Staehle, 1999; Reichmann/Lachnit, 1977).

7 Ein Prozess ist die strukturierte Folge von Verrichtungen. Diese Verrichtungen stehen in Ziel- und sinnorientierter Beziehung zueinander und sind nur zur Aufgabenerfüllung angelegt mit definierten Ein- und Ausgangsgrößen und monetärem oder nicht monetärem Mehrwert unter Beachtung zeitlicher Gegebenheiten (Zapp/Dorenkamp, 2002: 26, vgl. dazu auch die Ausführungen in Kapitel 4.1: Prozesse).

8 Entscheidungstheoretische Betrachtungsweisen stellen keinen Gegensatz zum Systemansatz dar, sondern sind vielmehr in ihm enthalten (Ulrich, 2001: 35). Bezogen auf den Lenkungsprozess greift die Entscheidungstheorie eine bestimmte Phase im Lenkungsprozess, nämlich das gedankliche Auswählen einer bestimmten Verhaltensweise aus dem Verhaltensfeld, heraus und macht sie zum Gegenstand der Untersuchungen (Ulrich, 2001: 68).

benen Zeitspanne eine große Anzahl von verschiedenen Zuständen annehmen können, was deren geistige Erfassung und Beherrschung durch den Menschen erschwert (Bleicher, 2004: 3). Der Komplexitätsgrad eines Systems ist abhängig von der Dynamik (Veränderungsintensität) des Systems als prozessuale Komplexitätsdimension und der Varietät der Systemzustände (Anzahl, Verschiedenartigkeit, Verknüpfung) als strukturelle Komplexitätsdimension (Grünig, 1996: 21). Die Abstimmung umfasst zum einen die Bereiche zwischen Umwelt und Unternehmung, d. h., dass der außerhalb der Unternehmung liegende extrasystemische Bereich von Seiten der Unternehmung nach innen abgestimmt sein muss. Zum anderen müssen die innerbetrieblichen Systembereiche der Unternehmung aufeinander abgestimmt werden, was gerade aufgrund der arbeitsteiligen Prozesse mit Schwierigkeiten verbunden ist (Arzt, Pflege, Verwaltung, innerhalb der Pflege kann zwischen Stations- oder Wohnbereichsleitung bis zur Aushilfe unterschieden werden). Ausgangspunkt für die Abstimmungsprozesse ist die (gedankliche) Zergliederung des Gesamt-Systems Krankenhaus in Subsysteme (vgl. Zapp, 2004c: 96 ff. und die dort angegebene Literatur). Dabei können das Wertesystem, Organisationssystem, Personalführungssystem, Planungs- und Kontrollsystem sowie das Informationssystem als wesentlich angesehen werden. Das Zielsystem wird nicht als selbstständiges Teilsystem betrachtet. Es findet sich in den Subsystemen wie zum Beispiel im Planungs- und Kontrollsystem wieder, da eine Planung immer eine Zielsetzung voraussetzt. Ziele sind auch im Wertesystem oder anderen Subsystemen zu finden. Das Ausführungs-System stellt das System unterhalb des Führungssystems dar. Hier werden die Dienstleistungen und Produkte der Unternehmung erstellt (Zapp, 2004c: 95 ff.). Terminologisch haben sich für diese Abstimmungsprozesse in der Literatur mit der Integration (Khandwalla 1975 und weitere Studien von Lawrence und Lorsch 1967; Bower 1970; vgl. hierzu Horváth, 2006: 8), der Harmonisation (Bleicher, 1979) und der Koordination (Horváth, 2006: 111) verschiedene Begriffe etabliert. Der lateinische Begriff „coordinare“ wird als „das Abstimmen verschiedener Dinge aufeinander“ übersetzt (Straub, 1997: 73). Entgegen dem in der Literatur vielfach vertretenden Koordinationsbegriff (z. B. bei Horváth, 2006; Küpper 2005), wird in dieser Arbeit der Begriff der „Harmonisation“ als wesentliche Funktion für das Controlling angesehen, weil mit der Harmonisation der intersystemische Aspekt verstärkt wird. Harmonisation wird hier als Obergriff verstanden, der die „Abstimmung zielorientierter, arbeitsteiliger Systeme“ meint (Bleicher/Meyer, 1976: 48). Die Harmonisation inter- und intrasystemischer Systeme erfolgt durch Koordination, die als Abstimmung verstanden wird oder zu Strukturen führt (Integration). Dabei stehen Koordination als Abstimmung und Integration als Überführung in Struktur nebeneinander. Ziel ist es, eine Strukturierung – bezogen auf die jeweilige Situation – vorzunehmen. Erstrebenswert ist es auch bei ad-hoc-Entscheidungen, in Notfallsituationen und ähnlichem in die Struktur integrierbare Verfahren entwickeln und entfalten zu können (Zapp, 2004c: 98).

Es geht also nicht nur um die innerbetrieblichen Abstimmungsprozesse, vielmehr sollen diese intrasystemischen Abstimmungen dazu führen, den Austausch mit dem Umsystem zu verstärken, abzustimmen und zu strukturieren. Gerade in der Gesundheitsbranche ist die Umwelt nicht zu vernachlässigen, weil extern verhandelte Budgets in die Unternehmungsabläufe direkt eingreifen. Während in der Stationären Altenhilfe Budgetverhandlungen über die Höhe der Pflegesätze verfügen, spielt im Krankenhaus auch im G-DRG-Zeitalter die Integration externer Daten für die Abstimmungsprozesse eine wesentliche Rolle. Die Harmonisation zwischen

Innen und Außen ist deshalb als wesentlich zu beachten. Dies kehrt der Harmonisationsbegriff besser heraus als der Koordinationsbegriff. Zudem ist die Harmonisation weiter zu fassen als die Koordination. Als Oberbegriff umschließt die Harmonisation neben der Koordination auch die Integration. Die Abstimmung ist soweit durchzuführen, dass die Teilsysteme aufeinander abgestimmt sind und die Harmonie erreicht ist. Mit Controlling soll über die Abstimmung hinaus Zustimmung und ein Ineinandergreifen erreicht werden. Das Interne Budget muss nicht nur eingehalten werden, es muss auch mit den externen Systemen harmonisiert werden. Es ist Richtschnur für die Mitarbeiter der Unternehmung Krankenhaus.

6.2.1.2 Lenkung

Aufbauend auf den intra- und extrasystemischen Abstimmungsprozess sind Entscheidungen vorzubereiten, um die Unternehmung zielgerichtet zu lenken. Ulrich versteht unter „Lenken", eine Unternehmung bzw. ein System so zu führen, „dass es einen jeweils gewünschten Zustand annimmt". Dabei beschränkt sich der Ausdruck „Zustand" nicht nur auf die Statik einer Unternehmung, sondern umfasst auch dessen Dynamik, so dass der Soll-Zustand in der Erreichung bestimmter Ergebnisse, der Abwicklung bestimmter Prozesse oder der Erzeugung bestimmter Verhaltensweisen bestehen kann (Ulrich, 2001: 113). Die Unternehmungslenkung bzw. -führung spielt sich somit auf sach-rationaler Ebene in Form von Lokomotion und auf sozio-emotionaler Ebene in Form von Kohäsion sowie Motivation ab (Bleicher/Meyer, 1976: 39 ff.).[9] Kybernetisch[10] betrachtet, sind dafür mit der Regelung und Steuerung (Unterguggenberger, 1974: 38) zwei Arten von Lenkungsmechanismen bedeutsam. Sie ermöglichen es den (Sub-)Systemen auf von Außen wirkende Störgrößen zu reagieren (Zapp, 2004c: 103 ff.).
Die Regelung lässt sich grob durch die Phasen des Soll-Ist-Vergleiches, der Abweichungsanalyse und der Korrektur skizzieren. Mit der damit verbundenen Rückkopplung („Feedback") wird ein sogenannter Regelkreis geschlossen. Sie bildet seit Beginn der Diskussion um Begriff und Funktion das charakteristische Merkmal des Controllings. Controlling in diesem Sinne beinhaltet das aktive Eingreifen in unbefriedigt verlaufende Prozesse (Schmidt, 1995: 22). Bleicher (1981) definiert

---

9 Damit eine arbeitsteilige Leistungserstellung in einer Unternehmung erfolgreich vollzogen werden kann, ist das Vorhandensein sowohl von Lokomotion (= Zielerreichung) als auch von Motivation (= individuelle Anreizbildung) und Kohäsion (= Gruppenbindung) notwendig (Bleicher/Meyer, 1976).

10 Die Wissenschaft der Kybernetik wird auf den Amerikaner Norbert Wiener 1963 zurückgeführt. Der griechische Begriff „kybernetiké" kann dem der „Steuermannskunst" gleichgesetzt werden. Er wurde schon vom Philosoph Plato (427 bis 347 v. Chr.) im Zusammenhang mit der Lenkung von Schiffen verwandt (Unterguggenberger, 1974: 38). Im Rahmen der Systemtheorie befasst die Kybernetik sich vor allem mit dem Steuermann in Systemen, die sich zielgerichtet bewegen können, oder sachlich ausgedrückt „mit Lenkungsvorgängen, welche dem System unter wechselnden Bedingungen ein zielgerichtetes Verhalten zu verleihen vermögen" (Ulrich, 2001: 243 f.). Für die Lenkung des sozialen Systems Unternehmung hat sich die Biokybernetik durchgesetzt, die das regelkreisorientierte Gedankengut auf lebende Systeme und damit auch auf die Unternehmung als „lebende Organisation" überträgt.

Regelung dadurch, dass zwar ein Sollwert von außen vorgegeben wird, innerhalb des Systems allerdings die Freiheit der Auswahl des zur Zielerreichung am besten geeigneten Verhaltens besteht.
Die Regelung im kybernetischen Sinn soll anhand der Patientenaufnahme dargestellt werden. Ausgehend von der Planung, dass ein Mitarbeiter in einer Stunde zwei Patienten aufnehmen kann, ist die Patientenaufnahme mit einer Person besetzt. Stehen nun sechs Patienten vor der Aufnahme, ist eine Wartezeit von drei Stunden zu erwarten. Um das zu vermeiden, wird nun ein weiterer Mitarbeiter gebeten, die Patientenaufnahme mit zu gestalten, sodass nun eine Wartezeit für den letzten Patienten von eineinhalb Stunden zu verzeichnen ist. Die Patientenaufnahme ändert, nachdem sie den hohen Andrang vor der Aufnahme festgestellt hat, ihr Aufnahmeverhalten. Diese nachträgliche Änderung wird als Regelung bezeichnet (Abb. 6-3).

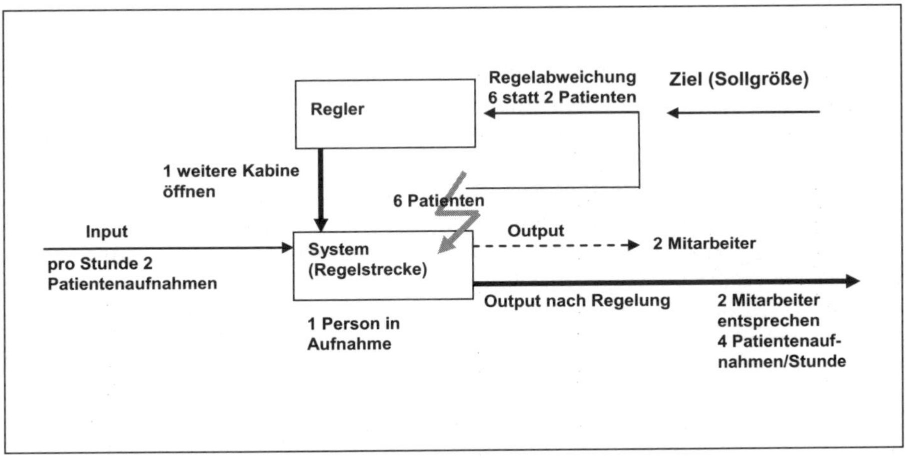

Abb. 6-3 Regelung
(in Anlehnung an Zapp, 2004c: 106)

Da eine frühzeitige Korrektur von Abweichungen unter veränderten Wettbewerbsverhältnissen und bei zunehmend dynamischen Umweltveränderungen für eine, die langfristige Existenz des Unternehmung sichernde Führung allein jedoch nicht ausreicht, muss der Schwerpunkt des Controllings auch im Krankenhaus auf Aktivitäten liegen, die mit dem Grundprinzip der Steuerung beschrieben werden können. Bei der Steuerung werden relevante Störgrößen bereits vor dem Eintritt ihrer Wirkungen geortet und im Entscheidungsprozess antizipiert und adaptiert (Schmidt, 1995: 7). Steuerung (Abb. 6-4) liegt somit vor, wenn ein Ziel (Sollwert) von außen gesetzt wird und entsprechend die Richtung und Art des Verhaltens und somit der Weg zur Zielerreichung von außen vorgegeben werden (Flechtner, 1966: 44). Aufgrund der Erfahrung – so soll in der Beispielüberlegung bedacht werden – ist bekannt, dass nur am Montagvormittag eine hohe Patientenaufnahme zu verzeichnen ist. Dann wird aufgrund der Steuerung bereits im Vorfeld – bevor es zu einem Andrang vor der Patientenaufnahme kommt – eine weitere Person für die Aufnahme bereitstehen. Am Wochenende wird die Aufnahme von der Pflege übernommen.

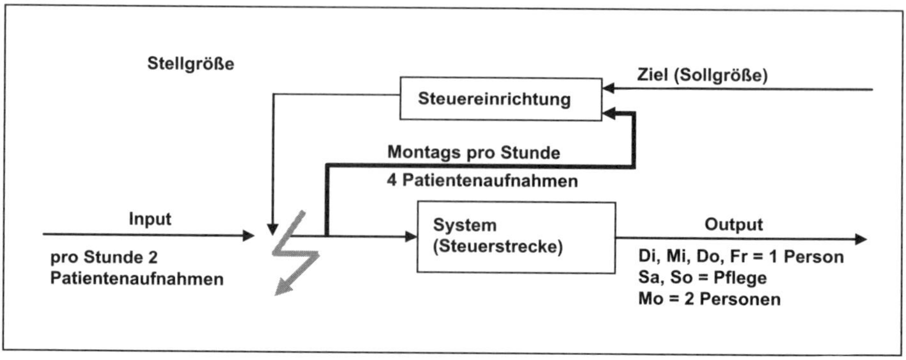

Abb. 6-4 Steuerung
(in Anlehnung an Zapp, 2004c: 106)

Wird das Ziel dagegen nicht von außen gesetzt, sondern vom System über Adaptionsmechanismen selbst bestimmt, handelt es sich um Anpassung als eine weitere spezifische Art der Lenkung. In unserem Beispiel bedeutet das, dass die Patientenaufnahme die Termine selbst anpasst. Bei Störungen muss die Abteilung reagieren. Bei diesem Prozess wird ein Gleichgewicht mit der Umwelt in ihrer komplexen und dynamischen Form angestrebt. Das System entwickelt hier selbst einen Sollwert und legt diesen der künftigen Regelung zugrunde. Lernprozesse spielen dabei eine wesentliche Rolle, um über Verbesserungslernen eine Anpassung des Systems an Störungen sicherstellen zu können.

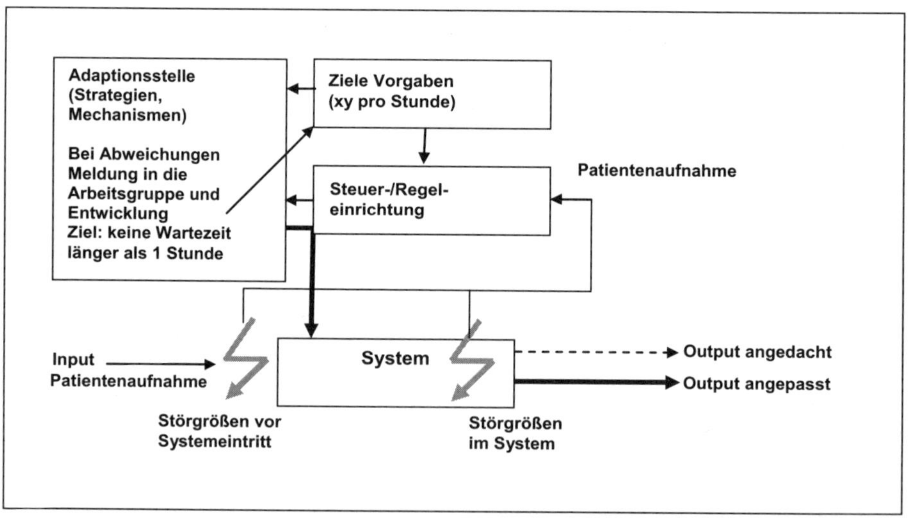

Abb. 6-5 Anpassung
(in Anlehnung an Zapp, 2004c: 107)

Der Vorgang des Lenkens kann nicht nur die Aufgabe des institutionalisierten Controllings sein. Vielmehr sollte dieses die einzelnen Krankenhausbereiche dahingehend motivieren, dass diese durch ein detailliertes und zeitnahes Berichtswesen in die Lage versetzt werden, sich größtenteils selbst zu lenken. Hierbei könnte man sich der Führungsprinzipien des Management by Objectives (Lenkung durch kooperative Planung und Vorgabe von Zielen) und des Management by Exception (spezifische Kontrolle, d. h. Auswertung nur von spezifischen Abweichungen zwischen Zielen und Zielerreichungen) bedienen. Beim Führungsprinzip „Führen durch Zielvereinbarung" werden mit den Mitarbeitern Planziele – zum Beispiel Deckungsbeitragsziele – in einem Verhandlungsprozess diskutiert und festgelegt. Wichtig ist hierbei, dass diese Teilziele mit der Unternehmungsgesamtzielsetzung harmonieren. Wie das jeweilig vereinbarte Ziel erreicht wird, bleibt dem Verantwortlichen (z. B. Chefarzt) des jeweiligen Bereichs überlassen. Unterstützung könnte hier ein im Voraus entwickelter Maßnahmenkatalog bieten, auf den der Verantwortliche bei Bedarf zurückgreifen kann (Schmidt-Rettig, 1995a: 294). Dem Mitarbeiter werden so Entscheidungsspielräume gegeben und es wird ein höherer Identifikationsgrad geschaffen. Im Rahmen der „Führung nach dem Ausnahmeprinzip" greift die Krankenhausführung in den Aufgabenbereich der einzelnen verantwortlichen Mitarbeiter nur bei Zielabweichungen außerhalb der vorher vereinbarten Toleranzgrenzen und in besonderen Situationen ein. So werden zum Beispiel bezogen auf die Deckungsbeitragsrechnung positive oder negative Deckungsbeitragsabweichungen von Planzahlen von dem Verantwortlichen und der übergeordneten Führungskraft analysiert und Lösungen erarbeitet (Hahn, 1994: 163).

6.2.1.3 Ergebnis

Die Lenkung kann auf unterschiedliche Ergebnisse (Kosten, Qualität u. ä.) ausgerichtet sein. Gesundheitsunternehmungen können in vielerlei Hinsicht gesteuert, geleitet oder gelenkt werden. Die Blickrichtung ist dabei unterschiedlich. Während einige Autoren die Ergebnisebene an der Wirtschaftlichkeit messen (Horváth, 2006: 145; in Anlehnung an Dellmann/Pedell, 1994: 2; vgl. auch Zapp/Dorenkamp, 2002: 1–11), versuchen andere Autoren die Einordnung im Sinne eines Ansatzes für Maßnahmen zu strukturieren (Bramsemann, 1993). Beiden Ansätzen ist gemeinsam, dass sie versuchen, die Hebelwirkung von Controlling herauszubilden unter dem Aspekt, was im Mittelpunkt der optimaler wirkungsvoller Aktivitäten stehen muss, die vom Controlling ausgehen.
Die Betrachtung aus der Sicht der Wirtschaftlichkeit (Ökonomie) untersucht, ob und inwieweit eine Tätigkeit sich am Wirtschaftlichkeitsprinzip orientiert (Zapp, 2004c: 108; vgl. grundlegend auch Zapp/Bettig/Dorenkamp, 2006: 5 ff. und die dort zitierte Literatur). Dies geschieht unabhängig vom jeweiligen Wirtschaftssystem und kann auch bei unterschiedlichen Zielen der Unternehmungen eingesetzt werden (Profit- und Non-profit-Unternehmungen) (Steinmüller, 1999: 585). Dieses ökonomische Wirtschaftlichkeits-Prinzip aus den Wirtschaftswissenschaften ist als Minimal- und als Maximalprinzip beschreibbar.[11] Beide Varianten zielen

11 Das Minimalprinzip verlangt, dass mit einem möglichst geringen Einsatz von Produktionsfaktoren, (Arbeitsleistungen, Betriebsmittel und Werkstoffe) ein gegebener Güterertrag (betriebliche Leistung) zu erwirtschaften ist. Das Maximalprinzip fordert, dass der größtmögliche Gütertrag mit einem bestimmten Aufwand an Produktionsfaktoren zu erzielen ist (Schierenbeck, 2000: 3).

auf eine optimale Zweck-Mittel-Relation ab und sind als bewertete Beziehung zwischen Mitteleinsatz und Handlungsergebnis (Aufwand und Ertrag) zu sehen. Die Bewertung der Wirtschaftlichkeit erfolgt durch Kennzahlen, wie z. B. Produktivität oder Rentabilität. Diese Kennzahlen, die sich auf betrieblich relevante Tatbestände beziehen und sie in verdichteter Form darstellen, ermöglichen die Überprüfung von Leistungsprozessen (Olfert, 1999: 44). Wirtschaftlichkeit wird als mehrdimensionales Beurteilungskriterium für Dispositionen und Prozesse zur Schaffung von Wertschöpfung jeglicher Art verstanden (Dellmann, 1994: 1). Die Ergebniszielorientierung ist nach Dellmann und Pedell eine spezifische Ausprägung des allgemeinen Wirtschaftlichkeitsprinzips, das mehrere Facetten aufweist (Dellmann/Pedell, 1994: 2). Es existieren neben dem allgemeinen Rationalprinzip die finanz- und güterwirtschaftliche Sicht sowie verschiedene Handlungsebenen und kritische Erfolgsmerkmale wie Qualität, Zeit und Flexibilität. Um festzustellen, inwiefern unternehmerisches Handeln rational ist, d. h. in welchem Ausmaß sich ein Wirtschaftssubjekt an dem Wirtschaftlichkeitsprinzip orientiert, kann die Wirtschaftlichkeitsanalyse herangezogen werden. Die verschiedenen Ausprägungsformen bestimmen das Controlling-Instrument.

Während die Ergebnisebene in der Variante der Wirtschaftlichkeit vor allem die ökonomische Ausgestaltung und Analyse in den Vordergrund der Betrachtung rückt, geht die Ergebnisebene in der Variante der Maßnahmen von einer weiten Auffassung der Ergebniserzielung aus. Sicherlich ist das jährliche Betriebsergebnis in marktwirtschaftlich orientierten Systemen als das oberste Ziel zu verstehen, was empirische Untersuchungen auch belegen (Horváth, 2006: 145 ff.). Bei der Verfolgung dieses Ziels können aber unterschiedliche Maßnahmen in den Vordergrund treten (Kosteneinsparung versus Qualitätsverbesserung mit Preiserhöhung) oder die Verfolgung dieses Ziels aus unterschiedlichen Instrumenten abgeleitet werden. Der maßnahmenorientierte Ansatz ist also weiter gewählt und verfolgt dennoch die gleiche Zielrichtung; nämlich ein optimales Ergebnis. Ohne ein positives, wertorientiertes Ergebnis kann es keine Existenzsicherung der Unternehmung geben, es sei denn sie wird subventioniert. Dabei steht die ökonomische Ergebnissicherung als oberstes Ziel fest und verdrängt die Existenzsicherung, die oft als oberstes Ziel angesehen wird, an eine spätere Zielposition. Luhmann (1976) umschreibt dieses Ziel als Bestandsformel (Luhmann, 1976: 32 ff.; vgl. auch Zapp, 2004c: 109 in Bezug auf das Krankenhaus) und stellt die Problemlösungsformel der Bestandsformel gegenüber und als wichtiges Element heraus. „Das Überleben des Systems Unternehmung im Zeitablauf reduziert sich damit auf die Erhaltung eines Problemlösungspotentials bei Wandel der ökonomischen, humanen und technischen Potentiale und der zwischen ihnen bestehenden und gestaltenden Beziehungen" (Bleicher/Meyer, 1976: 15).

Der Verkauf eines Krankenhauses ist somit unproblematisch, wenn die Problemlösung auch in der neuen Unternehmung erreicht wird. Inwieweit also das karitative, diakonische oder soziale Engagement mit der gleichen Problemlösung erreicht wird, wenn eine Einrichtung von einem kirchlichen auf den privaten oder politischen Träger wechselt ist, ist eine Frage, die über die ökonomische Beurteilung hinaus betrachtet und für den jeweiligen Träger beantwortet werden sollte.

Die Unterscheidungskriterien nach Maßnahmen sind wichtig, um das richtige (effektive) Instrumentarium in der jeweiligen Situation herauszufinden und einzusetzen. Die Maßnahmen können einerseits ein- oder mehrdimensional (Bramsemann, 1993: 54; Haiber, 1997) und andererseits nach ökonomischen und systemischen

Kriterien unterschieden werden. Es lassen sich dann unterschiedliche Instrumente ableiten (z. B. Kostenmanagementstrategien, Qualitätsaspekte, Bewertung des Outcome usw.). Ziel aller Aktivitäten bleibt es, ein positives Ergebnis für die Unternehmung zu erreichen.

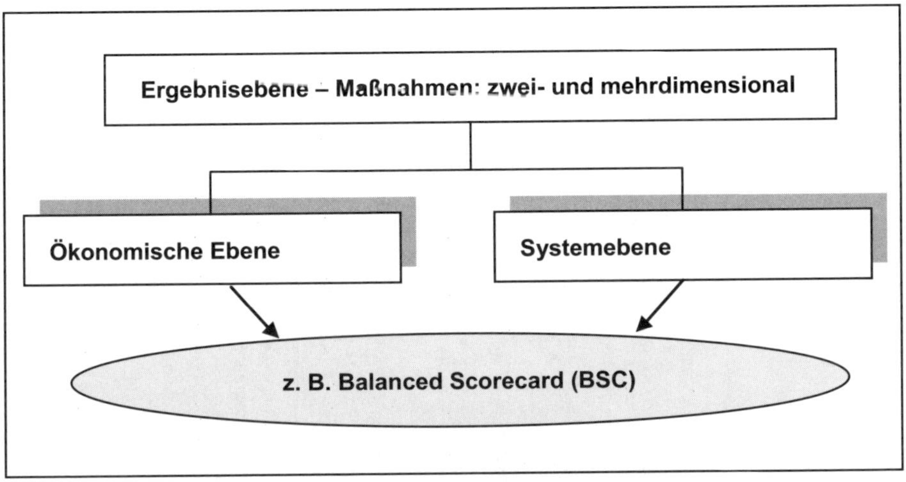

Abb. 6-6 Zwei- und mehrdimensionale Ergebnisebene (Quelle: Zapp, W. (2004c): Perspektiven von Controlling-Systemen. In: Zapp, W. (Hrsg.): Controlling in der Pflege. Bern: Huber, S. 109)

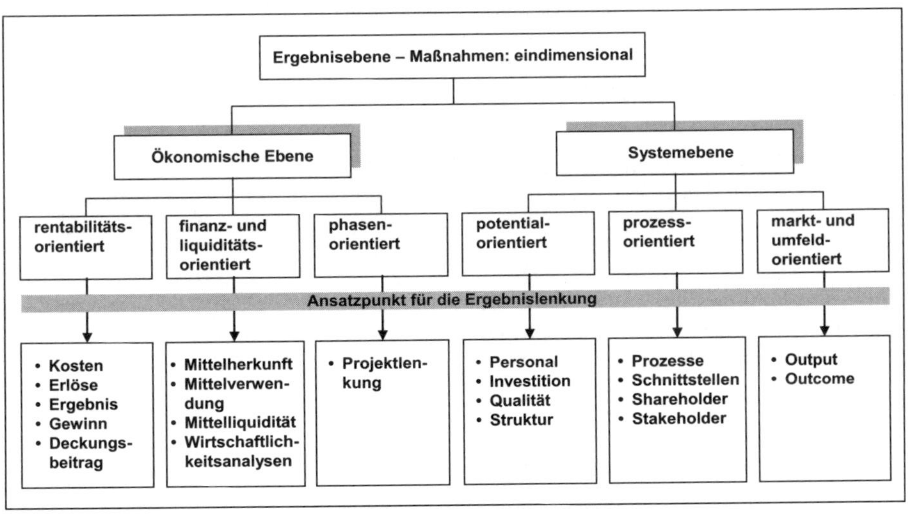

Abb. 6-7 Eindimensionale Ergebnisebene und Ansatzpunkte für die Ergebnislenkung (Quelle: Zapp, W. (2004c): Perspektiven von Controlling-Systemen. In: Zapp, W. (Hrsg.): Controlling in der Pflege. Bern: Huber, S. 110)

6.2.1.4 Zeit und Bedeutung

Controllingprozesse lassen sich auch auf verschiedene Zielebenen beziehen, die unterschiedliche Methoden und Techniken verlangen. Die Bereitstellung eines wirtschaftlichen Instrumentariums kann sowohl operativ (bis zu einem Jahr), taktisch (zwei bis fünf Jahre) als auch strategisch (ab drei bis fünf Jahre) angelegt sein. Die Methoden können unternehmungsbedeutend oder nicht wesentlich sein.
Für die einzelnen Controlling-Perspektiven können nun die verschiedenen Schwerpunkte und Unterteilungen dargestellt werden, die je nach Problemstellung zu kombinieren sind (Abb. 6-8).

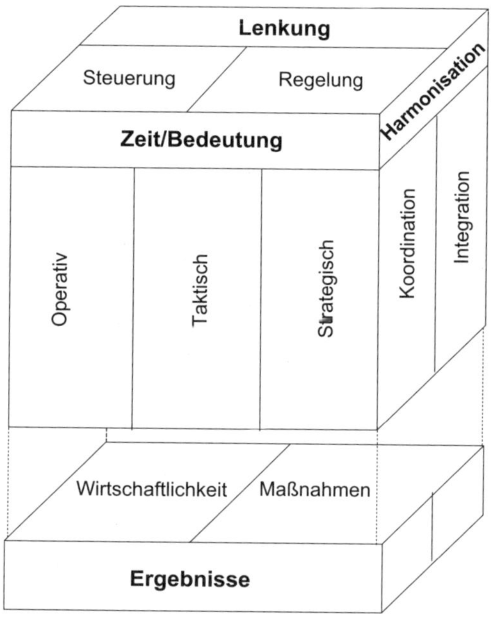

Abb. 6-8 Schwerpunkte und Unterteilungen von Controlling (Quelle: Zapp, W. (2004c): Perspektiven von Controlling-Systemen. In: Zapp, W. (Hrsg.): Controlling in der Pflege. Bern: Huber, S. 110)

Ein Controllingsystem müsste nun diese aufgezeigten und ausformulierten Perspektiven als Anforderungen enthalten und aufzeigen, wie diese Daten in den Unternehmungsalltag involviert werden.

6.2.2 Controllingdefinition und Controllingziel

Aufbauend auf diesen Perspektiven kann Controlling nun definiert werden als die ergebnisorientierte Harmonisation von Informations- sowie Planungs- und Kontrollsystem, die funktional im Führungssystem als Unterstützung verankert ist.

Auch die hier in die Definition nicht direkt einbezogenen Perspektiven, die das Controlling spezifisch beschreiben, sind implizit in den einzelnen Definitionsdimensionen enthalten (vgl. hierzu grundlegend und die dort herausgearbeitete Argumentation Zapp, 2004c: 109; Zapp, 2007a: 233; Zapp, 2008b: 427).
Ergebnisorientierung heißt, dass durch die Beachtung von Wirtschaftlichkeit die Effizienz und Effektivität der (Aus-)Führung erhöht werden sollen. Durch Maßnahmen sollen die Schwerpunkte zur Erreichung eines optimalen Ergebnisses gesetzt werden. Dabei spielen numerische Daten eine wesentliche Rolle: Über Leistungen, Kosten und Erlöse werden die Ergebnisse bestimmt. Die Harmonisation bezieht sich auf die Abstimmung zielorientierter, arbeitsteiliger sozialer Systeme, unter Beachtung intra- und intersystemischer Beziehungen. Die unterschiedlichen Abläufe, Prozesse, Management- und Ausführungsentscheidungen werden im Rahmen von Aktivitäten zielorientiert koordiniert und – wenn möglich – in die Unternehmung integriert. Dabei beschränkt sich Controlling mit der Harmonisation des Informations- sowie Planungs- und Kontrollsystems auf wesentliche Subsysteme des Führungssystems (Planung und Kontrolle, Personal, Organisation, Information) unter dem besonderen Aspekt der Ergebnisorientierung. Dem Führungssystem ist das Wertesystem vorgelagert und das Ausführungssystem nachgelagert. Mit dem Begriff „funktional" wird zum Ausdruck gebracht, dass die Beziehungen zwischen Unternehmung und Umsystem einerseits und die Beziehungen innerhalb der Unternehmung durch unterschiedliche austauschbare Strategien erreicht werden können. Eine eindeutige Ursache-Wirkungs-Kette wird nicht vorausgesetzt. Funktionale Äquivalente sind somit denkbar (viele Wege führen nach Rom; Rom ist eine Stadt unter vielen). Durch die Weiterleitung von Informationen (von der Sammlung bis zur Darstellung), Beratung, Service, Kreativität und Innovation wird das Controlling seiner Unterstützungsfunktion gerecht. Die institutionale Komponente, die die organisatorische Einbindung von Controlling als Stab, Zentralstelle oder Projektbereich in zentraler oder dezentraler Form beinhaltet, wird schließlich durch den Verankerungsbegriff deutlich.
Das wesentliche Ziel, das mit der Einführung eines Controllings verfolgt wird, besteht nun darin, einen Beitrag zur Sicherstellung und Verbesserung der Krankenhauszielerreichung unter wechselnden Bedingungen zu leisten. Zwei Zielrichtungen oder Teilziele lassen sich daraus ableiten: Zum einen soll die ökonomische Ergebnissicherung durch die Sicherstellung eines rationalen Entscheidungsfindungsprozesses sichergestellt werden, d. h. es gilt den Planungs- und Kontrollprozess optimal zu gestalten (Sicherstellung des Rationalverhaltens und reflexiven (Nach-)Denkens). Zum anderen soll das Controlling die Krankenhausführung bei der Bewältigung der gestiegenen qualitativen und quantitativen Anforderungen entlasten und unterstützen (Führungsentlastungs- und -unterstützungsziel).

6.2.3 Controllinganforderungen

Im Zusammenhang mit der Gestaltung, Weiterentwicklung und Implementierung von Controllingsystemen[12] fallen in der Praxis immer wieder Problembereiche auf,

12 Konzeptionen sind theoriegeleitete Konstrukte, die eine Geschlossenheit aufweisen; Systeme stellen die konkrete Beschreibung realer Sachverhalte dar (Reichmann, 1997: 5; Zapp, 2004: 33 f.).

die zu Umsetzungsproblemen führen. Diese negativen Restriktionen sind daher bereits im Vorfeld als positive Anforderungen zu formulieren, um sie in einem Umstrukturierungsprozess berücksichtigen zu können. Die immer wiederkehrenden Einschränkungen und Risiken, auf die Controllingsysteme stoßen, sollen in diesem Abschnitt transformiert werden in positive Anforderungen, Chancen und Faktoren, die bei der Einführung von Controlling zu beachten sind. Betrachtet werden Faktoren

- der KLEE-Rechnung,
- im Organisationssystem,
- im Personalsystem,
- im Wertesystem und
- im Umfeldsystem.

Faktoren der KLEE-Rechnung

Die KLEE-Rechnung ist ein wesentlicher Baustein für ein Controlling-Instrument. Die Rechnungen wirken in das Personal-, Organisations- und Wertesystem ein und werden gleichzeitig auch davon beeinflusst. Die Unternehmungsumwelt wirkt ebenfalls auf das System ein. Tabelle 6-1 führt beispielhaft für die einzelnen KLEE-Bereiche anschubwirkende Faktoren mit einer vorwärtsgerichteten Motivations- und Anreizwirkung auf (Zapp, 2004c: 112).

Tab. 6-1 Controlling-Anforderungen: Kosten-, Leistungs-, Erlös- und Ergebnisrechnung (in Anlehnung an Zapp, 2004c: 113)

Faktoren der Kosten-, Leistungs-, Erlös- und Ergebnisrechnung	
Kostenrechnung	• Entwicklung zu einer Kostenträgerrechnung • Integration von Kosten und Leistungen in das Controlling-System
Leistungs-rechnung	• Leistungserfassung (quantifiziert, vor Ort, nachvollziehbar, Abgrenzung von pflegesatzfähigen Leistungen)
Erlösrechnung	• Entwicklung einer Erlösrechnung und Erlössteuerung
Ergebnis-rechnung	• Aufbau spezifischer Rechnungssysteme (Deckungsbeitragsrechnung, Gemeinkostenwertanalyse usw.)

Faktoren im Organisationssystem

Im Organisationssystem ist zu gewährleisten, dass ein eigenständiger Controllingbereich besteht, der nicht Aufgaben einer allgemeinen Assistenz, Kostenrechnung oder die Erstellung bestimmter Unterlagen umfasst. Das Controlling muss in die Lage versetzt werden, als eigenständige Abteilung oder Stelle (Servicezentrum) auf ein gängiges Kostenrechnungssystem zurückgreifen zu können. Damit wird gleichzeitig sichergestellt, dass das ausgeprägte Säulenprinzip im Krankenhaus aufgebrochen wird. Denn das Controlling umfasst sämtliche Aktivitäten und wird nicht in – den einzelnen Säulen zuzuordnende – Berufsgruppen zersplittert (Medizincontrolling, Betriebswirtschaftliches Controlling, Pflegecontrolling). Das Controlling muss selbstständig innerhalb des Führungssystems agieren ohne ständige Rückschleifen. Sonst steigt die Gefahr, dass die Mitglieder ihre Eigeninteressen wahrnehmen und es darauf anlegen, Entscheidungen in den Aufsichtsrat zu verlegen (Kamineffekt) (Zapp, 2004c: 112 f.).

Tab. 6-2 Controlling-Anforderungen: Faktoren im Organisationssystem (in Anlehnung an Zapp, 2004c: 113)

Faktoren im Organisationssystem
• Selbstständiger, eigenständiger Controlling-Bereich als Servicezentrum • Integration der Kostenrechnung • Einheitlicher Controlling-Bereich: Aufbrechung des Säulenprinzips • Entscheidungsorientiertes Controlling: Aufbrechung des Konsensprinzips

Faktoren im Personalsystem

Im Personalsystem ist sicherzustellen, dass die Controlling-Stellen befriedigend von der Quantität unter Beachtung eines entsprechenden Qualifikationsniveaus besetzt werden. Schulungen sind dafür wesentlich, insbesondere auch um das Wissen der Controller an andere nicht ökonomisch geschulte Fachleute (Pflegekräfte, Ärzte, Techniker usw.) weitergeben zu können. Zudem müssen die Controller auf die Berücksichtigung ökonomischen Handelns vorbereitet werden. Darüber hinaus ist aus verhaltenswissenschaftlicher Perspektive ein Anreizsystem aufzubauen, zu implementieren und zu pflegen. Für diese Prozesse sind vor allem kommunikativ geschulte Controller gesucht, die als Moderatoren Controllingziele kommunikativ durchsetzten (Zapp, 2004c: 113 f.).

Tab. 6-3 Controlling-Anforderungen: Faktoren im Personalsystem (in Anlehnung an Zapp, 2004c: 113)

Faktoren im Personalsystem
• Fachadäquates Personal • Anreizsysteme • Beachtung der verhaltenswissenschaftlichen Komponente

Faktoren des Wertesystems

Gesundheitseinrichtungen verfügen über ein spezifisches Wertesystem, bei dem das sozial und gesundheitsspezifisch verankerte Handeln oberste Priorität hat. Wenn auch das tatsächliche Handeln dem nicht immer entsprechen mag, so wirkt Engagement für eine soziale Sache immer wieder in Entscheidungen mit.[13] Dies ist

13 Autoren aus der soziologisch-ökonomischen Forschungsrichtung sprechen vom „sozialen Kapital“ einer Unternehmung (Coleman, 1988; Matiaske, 1999).

nicht verwerflich, sondern als große gesellschaftliche Chance zu nutzen. Problematisch ist nun, dass diese Werthaltung als Gegensatz zu ökonomischen Aspekten gesehen wird. Daher ist für die Berufung von Personen eine hohe Professionalität zu fordern, die mit einer starken Orientierung an sozial und ökonomisch verankerte Ethik verwoben sein muss, auch und gerade bei Führungspositionen und bei Mandaten in Aufsichtsgremien (Zapp, 2004c: 114). Einen konzeptionellen Versuch, die bislang getrennt operierenden Gedankenwelten Controlling und Ethik zu verbinden, haben Weibler und Lucht unternommen (Weibler/Lucht, 2004: 871 ff.). Controlling allein kann jedoch die Diskussion um ethische Grundfragen nicht beantworten. Controlling kann zurzeit nur in den bestehenden Problemfeldern Vorschläge für ein ökonomisches Handeln vor dem Hintergrund ethischer Verantwortung skizzieren und Handlungsempfehlungen aussprechen. Unter Beachtung begrenzter ökonomischer Ressourcen ist deshalb auch die Auswahlmöglichkeit begrenzt (Zapp, 2004c: 114).

Tab. 6-4 Controlling-Anforderungen: Faktoren des Wertesystems (in Anlehnung an Zapp, 2004c: 113)

Faktoren des Wertesystems
• Besetzung mit Persönlichkeiten • Soziales Handeln in ökonomischer Verantwortung

Faktoren des Umfeldsystems

Die sich ständig ändernde Umwelt ist vom Controllingsystem flexibel zu bewältigen. Insbesondere die politischen und rechtlichen Rahmenbedingungen verändern sich für Krankenhäuser häufig. Anpassungsmöglichkeiten müssen berücksichtigt werden. Die Lenkungsfunktion muss rechtsunabhängig gestaltet werden. Sie muss so angelegt werden, dass sie in ihrer ökonomischen Perspektive zur Stabilität innerer Verfahren und Abläufe beiträgt und damit Verunsicherung abbaut.

Tab. 6-5 Controlling-Anforderungen: Faktoren des Umfeldsystems (in Anlehnung an Zapp, 2004c: 113)

Faktoren des Umfeldsystems
• Beachtung politisch-rechtlicher Rahmendaten durch Flexibilität • Beachtung ökonomischer Rahmendaten durch Stabilität

6.3 Funktionale Ausgestaltung des Controllings

6.3.1 Harmonisationsfunktion

Ausgehend von der Schnittstellenproblematik, die sich aufgrund der Arbeitsteilung in den Krankenhäusern ergibt, und der Notwendigkeit, die knappen Ressourcen nach einer einheitlichen Rangordnung auf die Teilbereiche des Planungsprozesses zu verteilen (Schmidt, 1995: 82 ff.), resultieren Harmonisationserfordernisse. Diese können durch

- auf Bedarfe reagierende Handlungen (Koordination) und
- vorausschauende Handlungen (Integration)

erfüllt werden. Eine derartige Unterscheidung von Koordinationsformen findet sich in der betriebswirtschaftlichen Literatur unter Verwendung unterschiedlichster Begriffspaare (vgl. Tab. 6-6).

Tab. 6-6 Harmonisation – Koordination
(Quelle: Zapp 2004c: 99)

Begriff	Harmonisation		Koordination		Koordination	
Inhalt	Integration Prä-situativ	Koordination Ad-hoc	System-bildend	System-koppelnd	Voraus-Koordination	Feedback-Koordination
Vertreter	Knut Bleicher		Peter Horvàth		Alfred Kieser/ Herbert Kubicek	

Im Rahmen der Integration wird schrittweise ein potentieller Koordinationsbedarf aufgedeckt. Über „ein praesituatives Gestalten wird eine weitgehende gegenseitige Abstimmung einzelner Systembestandteile" ermöglicht (Bleicher, 1979, 47). Die Integration ist dann erreicht, wenn die Anforderungen

- Vorhersehbarkeit,
- Wiederholung und
- Arbeitsteilung

erfüllt sind.

Am Beispiel der Überlegung eines Krankenhauses, an einer Integrierten Versorgung teilzunehmen, kann diese Form der Harmonisation verdeutlicht werden: Bevor ein Integrations-Vertrag mit den Krankenkassen abgeschlossen wird, sollte unter Berücksichtigung der Kapazitäten des Krankenhauses die Produktion der notwendigen Mengen (z. B. TEP) unter den beteiligten Organisationseinheiten (Chirurgie, OP) abgestimmt werden. Bei ausgelasteten Kapazitäten müssen außerdem Ände-

rungen im Produktionsablauf geplant werden, ggf. kurzfristig Investitionen in Form von medizinisch-technischen Geräten getätigt oder Überstunden mit den Ärzten und Pflegekräften vereinbart werden.
Die Tätigkeit der Koordination im Rahmen der Harmonisationsfunktion umfasst den Abstimmungsbedarf während der Realisationsphase – sogenannte ad-hoc Abstimmungen (Bleicher/Meyer, 1976: 50). Von einer ad-hoc-Abstimmung spricht man zum Beispiel, wenn

- unvorhersehbare Ereignisse eingetreten sind oder gerade eintreten (Rücklauf der Bewohner oder Patienten),
- der Zeitdruck für eine Anpassungsmaßnahme drängt (Liquiditätsprobleme),
- eine Entscheidung kurzfristig erfolgen muss, ohne vorherige lange planerische Abstimmung (Fristlose Kündigung) und
- eine Ungewissheitsreduktion vorgenommen werden muss, um Sicherheit bei den Mitarbeitern wieder zu erreichen (Informationspolitik für ein Ereignis).

Abgedeckt werden kann der bestehende Koordinationsbedarf

- durch persönliche Weisungen von Vorgesetzten,
- durch Selbstabstimmung der Beteiligten,
- durch Programme oder
- durch die Erarbeitung eines Planes.

Die persönliche Weisung durch Vorgesetzte ist in ein mehr oder weniger ausgeprägtes Hierarchiemodell eingebettet. Eine Leitungsstelle ist für die Koordinationsaufgaben zuständig, so dass abzustimmende Sachverhalte solange nach „oben" entlang der Hierarchie geleitet werden, bis eine Entscheidung getroffen oder eine entsprechende Leitungsstelle erreicht ist (Kieser/Kubicek, 1992: 85 f.; Schulte-Zurhausen, 1999: 210; Zapp/Dorenkamp, 2002: 57). Die Selbstabstimmung erfolgt zwischen gleichberechtigten Organisationseinheiten auf der Grundlage von Vertrauen, Offenheit und Transparenz (Kieser/Kubicek, 1992: 87; Schulte-Zurhausen, 1999: 211 ff). Die Koordinationsinstrumente der persönlichen Variante sind durch ein Feedback gekennzeichnet, bei dem erst nach dem Eintritt von Ereignissen koordiniert oder sich abgestimmt wird. Darüber hinaus kann auch eine Koordination im Vorhinein als Vorauskoordination erfolgen (Kieser/Kubicek, 1992: 79). Dieses Koordinationsinstrument erfolgt auf persönlicher Ebene und stellt auf Verhaltensbeeinflussung durch persönliche Führung ab, indem im Vorhinein durchgeführte Absprachen und abgestimmte Aktivitäten stattfinden, die je nach konkreter Situation umgesetzt werden (Tab. 6-7).
Die unpersönlichen Koordinationsinstrumente unterteilen sich in Pläne und Programme. Planung wird als die „Vorwegnahme künftiger Ereignisse verstanden" (Hahn/Hungenberg, 2001). Bei den Plänen werden deshalb Ziele der Lösung von Aufgaben vorgegeben und als Vorauskoordination strukturiert, so dass die Koordination in vorherbestimmten Prozessen und Ereignissen abläuft (Kieser/Kubicek, 1992: 852 f; Zapp/Dorenkamp, 2002: 59).
Die Programme werden durch Ziele für den Lösungsprozess determiniert. Sie werden geregelt über Lernprozesse beziehungsweise Verfahrensrichtlinien oder Handbücher (Kieser/Kubicek, 1992: 90) und führen zu einer „Standardisierung der Aufgabenerfüllung" (Kieser/Kubicek, 1992: 92).

Tab. 6-7 Instrumentelle Koordination
(Quelle: Zapp 2004c: 98)

Typen	**Instrumentelle Koordination**			
	Persönliche Kommunikation		**Verfahrensorientierte Kommunikation**	
Differenzierung	Persönliche Abstimmung	Selbstabstimmung in der Gruppe	Programmorientiertes Vorgehen	Planorientiertes Vorgehen
Orientierungsvorgaben	Orientierung am persönlichen Gespräch	Orientierung an direkter Abstimmung	Prozessorientierung	Zielorientierung

Um ad-hoc-Entscheidungen unter Zeitdruck verhindern zu können, müssen also praesituativ Planungsentscheidungen bereits lange vor der eigentlichen Entscheidung anlaufen. So kann flexibel und ohne Zeitdruck auf auslösende Ereignisse im Vorfeld bereits antizipativ reagiert werden. Die Zeit zur Reaktion wird durch den Planungsbeginn nach vorne verlegt, um genügend Abstimmungszeit und Reaktionszeit zu gewinnen und die Mitglieder des Systems auf ein geordnetes Verhalten abzustimmen. Neben der Organisation ist die Planung eine weitere Möglichkeit, Koordination praesituativ und integrativ in das Unternehmungsgeschehen einzubinden (Bleicher/Meyer, 1976: 48).
Ebenso wie die Lenkung gehört die Harmonisation zu den Führungsfunktionen. Die Funktionstiefe des Trägers der Harmonisationsfunktion hängt davon ab, ob der Funktionsträger selbst im Sinne einer originären Führungsaufgabe tätig wird (materielle Gestaltungs- und Abstimmungshandlungen) oder ob der Harmonisator den Rahmen für die Harmonsationsprozesse vorgibt, diese Prozesse initiiert und beratend begleitet (formelle Gestaltungs- und Abstimmungshandlungen). Erstere Aktivitäten erfolgen dezentral bei den verschiedenen Entscheidungsträgern. Letztere Gestaltungs- und Abstimmungshandlungen, die eine straffe Zentralisation erfordern, können an das Controlling delegiert werden. Somit bezieht sich die Harmonisationsfunktion des Controllings grundsätzlich auf die formellen Gestaltungs- und Abstimmungshandlungen im Rahmen des Steuerungs- und Regelungsprozesses (Schmidt, 1995: 90) nach unserem Verständnis jedoch begrenzt auf das Planungs- und Kontrollsystem und das Informationssystem, weil

- Planung und Kontrolle wesentlich für ein Führungssystem sind,
- die Informationen eine wichtige Zielausrichtung haben und
- beide Subsysteme aufeinander angewiesen sind und die ökonomische Ausrichtung und das Ergebnis wesentlich mitbestimmen.

Diese Harmonisation der oben genannten Subsysteme wirkt jedoch auf die anderen Subsysteme (Personal-, Organisations- und Wertesystem) ein;[14] sie unterliegen

14 Um ergebnisorientiert berichten zu können, benötigt das Controlling Personaldaten, -zahlen, -kosten usw.

aber nicht dem Aufgabengebiet der Harmonisation im Controlling. Die Autoren, die die Koordination sämtlicher Teilsysteme verfolgen (Küpper, 2005; Weber, 2004), verstehen Controlling als Unternehmungsführung und setzen damit quasi beide einander gleich. Damit wird ein alter Begriff durch einen neuen ersetzt. Die Entwicklung von Qualitätsstandards kann nicht Aufgabe des Controllings sein. Diese Aufgabe fällt in den Bereich des Qualitätsmanagements oder in die Aufgabe der Assistenz der Geschäftsführung. Würden diese Aufgaben im Controlling gebündelt, würden die Aufgaben ins „Unermessliche" steigen und das Spezifische des Controlling würde verkümmern (Zapp, 2004c: 97 ff.).

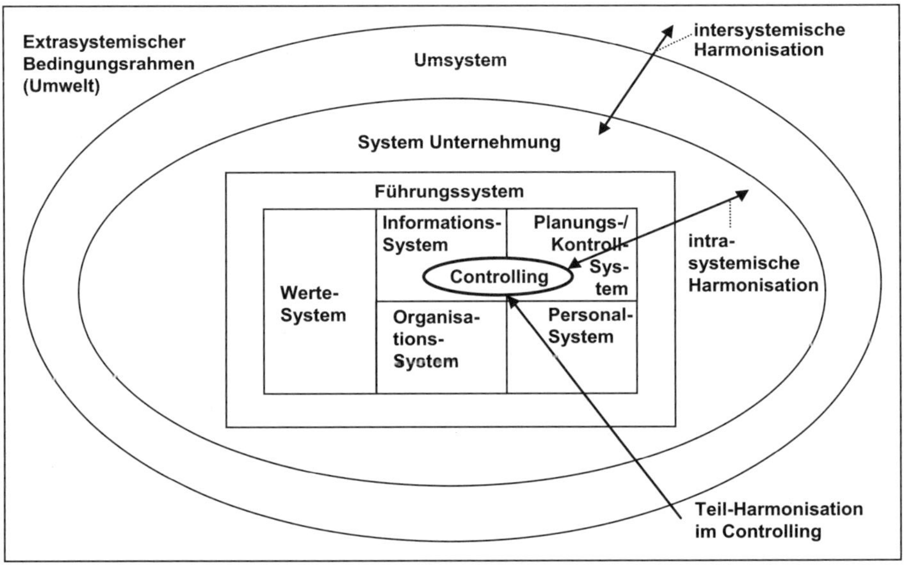

Abb. 6-9 Teilharmonisation als Ausgangspunkt für das Controlling (Quelle: Zapp, W. (2004c): Perspektiven von Controlling-Systemen. In: Zapp, W. (Hrsg.): Controlling in der Pflege. Bern: Huber, S. 97)

Unter einem handlungsbezogenen Aspekt lassen sich für das Controlling im Rahmen der Harmonisationsfunktion mit der Integration und Koordination folgende Aufgaben ableiten:

- Gestaltung
  - eines Planungs- und Kontrollsystems und
  - eines Informationssystems.
- Laufende Abstimmung
  - der Planungs- und Kontrollprozesse und
  - der Informationsprozesse.

Verhaltenswissenschaftliche Aspekte spielen dabei eine sehr große Rolle, denn die Gestaltungs- und Abstimmungsaufgaben beinhalten die Herbeiführung eines möglichst weitreichenden Konsenses zwischen den beteiligten Personen und deren bereichsbezogenen Interessen und Ressourcenbedarf. Konflikte zwischen den Beteiligten sind da vorprogrammiert. Der Controller muss hier als neutrale Person vermitteln und moderieren (Schmidt, 1995: 92). Daher werden von einem Controller auch wichtige persönliche Eigenschaften, wie zum Beispiel Kooperationsfähigkeit, Teamfähigkeit, Durchsetzungsvermögen, Führungsfähigkeit, Loyalität usw. erwartet (Peelmöller, 1992: 77).

6.3.1.1 Gestaltung des Planungs- und Kontrollsystems und Informationssystems (Integrationsfunktion)

Der Systemgestaltungsprozess kann analytisch in folgende Phasen zerlegt werden, die in der Realität mehrfach durchlaufen werden und zwischen denen Interdependenzen bestehen (Bleicher, 1979: 160 ff.):[15]

- Systemanalyse
- Systemgestaltung
- Systemimplementation

Systemanalyse

Die Systemanalyse wird in der Literatur oft rudimentär als Einleitung oder als Vorgehensweise verstanden. Die Erarbeitung dieses ersten Abschnitts ist aber wesentlich für das weitere Vorgehen und soll hier ausführlich in seinen einzelnen Schritten abgehandelt werden. Den einzelnen Untersuchungsfeldern können Funktionen zugeordnet werden.

Beobachtungsfunktion

a) Zunächst geht es um die Wahrnehmung von Problemsituationen im intra- und extrasystemischen Unternehmungsbereich. Ohne die Fähigkeit, Probleme wahrzunehmen, fehlt eine konstruktiv-kritische Haltung gegenüber Tätigkeiten und Zuständen in und außerhalb der Unternehmung. Deshalb sind Anpassungsfelder zu beobachten.
b) Diese Anpassungsfelder, Tätigkeiten und Zustände sind über Indikatoren zu berücksichtigen. Diese Indikatoren sollen die relevanten Veränderungen beurteilen und gegenwärtige Zustände auf ihr zukünftiges Veränderungspotential hin abbilden.
c) Zeichnen sich Entwicklungen, Veränderungen oder kritische Tatbestände ab, so sind diese zu untersuchen. Dafür ist aber eine Unterstützung für die Untersuchung der Problemsituation notwendig. Diese Unterstützung ist nicht nur personell, zeitlich, räumlich und finanziell zu sehen, sondern soll weiter und breiter aufgestellt sein. Um eine Entscheidung für eine Untersuchung eines Trends zu erhalten, sind die Entscheider und Verantwortlichen von der Sinnhaftigkeit des Vorgehens zu überzeugen.

15 Vgl. dazu auch die Ausführungen in Kapitel 6.2.1: Controllingperspektiven.

Formulierungsfunktion

a) Die Formulierung der Problemstellung auf der Grundlage der vorgefundenen Problemsituation und die Beschreibung der Ziele und Aufgaben stehen hier im Vordergrund. Da in der Regel eine relativ unspezifische Problemsituation vorgefunden wird, ist auf eine differenzierte Beschreibung und Darstellung zu achten, „da eine undeutliche, ungenaue Problemsetzung zu einem tastenden und unsicheren Verhalten führt“ (Dewey, 1951: 99).
b) Eine Bearbeitung einer Problemstellung umfasst viele Faktoren, die aber auch als Restriktionen zu beachten sind; so können personelle Engpässe oder finanzielle Grenzen die Erarbeitung stark behindern. Deshalb ist eine Bewertung solcher Bremsfaktoren zu eruieren und zu beachten.
c) Letztendlich sind Projektaufträge zu beschreiben und eine Planung der Vorgehensweise vorzunehmen mit den dafür notwendigen personellen, inhaltlichen, nominalen, räumlichen und zeitlichen Ressourcen.

Auftragsentscheidung

Für die Untersuchung ist eine Entscheidung notwendig, die den Prozess in Gang setzt. Ist der Planungsprozess generell verabschiedet, so muss die entsprechende Projektgruppe den Startbeginn festlegen.

Ermittlungsfunktion

Der Ist-Zustand ist zu eruieren, zu beschreiben und darzustellen. Während weiter oben die allgemeine Situation beobachtet wurde, ist nun im konkreten auf die Problemsituation einzugehen und verschiedene Lösungsmöglichkeiten zu konzipieren. Damit wird der Übergang auf die Systemgestaltung vorgenommen.

Systemgestaltung

Die Systemanalyse ist abgeschlossen, nun stehen gestalterische Elemente im Vordergrund.

Bestimmung von Alternativen

Die Konzeptionalisierung unterschiedlicher Modelle erfolgt in aufeinander abgestimmten Vorgehensweisen (Büchel, 1969: 378; Schmidt, 1975: 27; Bleicher, 1979: 174). In Grobstudien werden die Inhalte nicht sehr differenziert behandelt, in Feinstudien sind differenzierte Aussagen vorzufinden.

Ermittlung von Konsequenzen

Hier ist zu klären, welche Wirkungen von den alternativen Konzeptionen ausgehen und welche Anforderungen die formulierten Alternativen aufweisen müssen, um umgesetzt zu werden. Die jeweiligen Alternativen werden dargestellt, beschrieben und bewertet.

Finalentscheidung

Die Entscheidung beendet diesen Prozess-Abschnitt. Hier ist genau zu formulieren und festzulegen, wie diese Finalenscheidung aussieht (Hahn, 1967). Dabei könnte sich die Smart-Regel (Seiwert, 2002: 117 ff.) als hilfreich erweisen:

S – spezifisch
M – messbar
A – aktionsorientiert
R – realistisch
T – termingerecht

Systemimplementation

Ingangsetzung

Mit der Entscheidung muss nicht unbedingt die Durchsetzung erfolgt sein. Das ist nur dann der Fall, wenn das Entscheidungsgremium auch gleichzeitig für die Durchsetzung zuständig ist – das ist dann der Fall, wenn die Krankenhausleitung entscheidet. Ist eine Projektgruppe vorgelagert, erfolgt nach der Finalentscheidung die Durchsetzung. Hier sind personelle und sachliche Ressourcen bereitzustellen und auf sozio-emotionale Anreize und Risiken zu achten.

Realisation

Bei der Realisation ist insbesondere auf Partizipation und Information zu achten: eine Umsetzung ohne Einbezug der Betroffenen ist nicht sinnvoll. Die zeitliche Komponente spielt insoweit eine wichtige Rolle, weil die Umsetzung entweder sukzessive oder simultan erfolgen kann.

Sicherung

Eine vergleichende Gegenüberstellung von Plan und Ist ist vorzunehmen (Abb. 6-10). Um die Sicherung der Ergebnisse zu erhalten, sind folgende Ausgangsdaten (Plan) und die Zielerreichung (Ist) kritisch zu hinterfragen:

a) Erfassung der Problemsituation
b) Erfassung der Zielsetzung
c) Vorgehensweise und Ergebnisse
d) Beurteilung der Verantwortungsübernahme.

Der Systemgestaltungsprozess schafft den formalen Rahmen für Planung und Kontrolle, ersetzt jedoch nicht die Ideen eines kreativen Managers. Um die Planungsinhalte, -prozesse und -strukturen eines Planungssystems offenzulegen, sind Überlegungen darüber anzustellen (Horváth, 2006: 180),

- wer in dem Krankenhaus (Planungsträger)
- für wen (Planungsadressat)
- welche Pläne (Planungsinhalt)
- über welchen Zeitraum (Planungshorizont)

- mit welchen Methoden und Instrumenten und
- mit welchem Informationsbedarf

aufstellen soll. Erst wenn die Planungsaufgaben differenziert worden sind (Reihenfolge, Planfertigungsstellungstermine, Prämissen, Tiefe und Struktur, allgemeine Planungsgrundsätze, Planungstechniken (Schmidt, 1995: 94)) ist der Integrationsbedarf ersichtlich und es können Planungsrichtlinien – oftmals in Form eines Controlling-Handbuchs – erstellt werden. Das unabhängig von einer konkret zu planenden Periode bezeichnete Regelwerk kann graphische Darstellungen des Planungsablaufs oder Muster der zu verwendenden Planungsformulare und Berechnungsbeispiele enthalten (Horváth, 2006: 229).

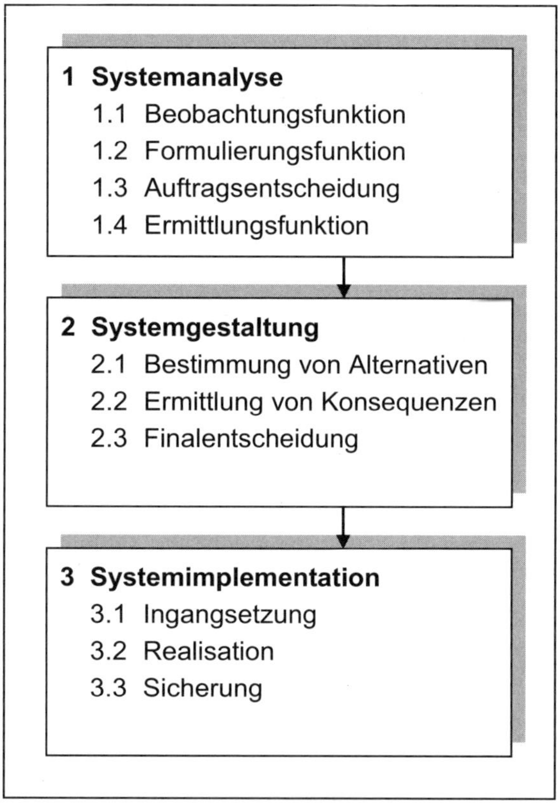

Abb. 6-10 Systemanalyse, -gestaltung und -implementation

In Abbildung 6-11 wird in Anlehnung an Hahn (Hahn, 1994: 98) und die Vorgaben des Verbands der Krankenhausdirektoren Deutschlands e.V. (VKD) (Herrler, 1993: 21 ff.) bezüglich von Inhalten der Entscheidungsebenen der Versuch unternommen, ein Planungssystem, bezogen auf die im Krankenhaus vorliegenden Gegebenheiten, darzustellen.

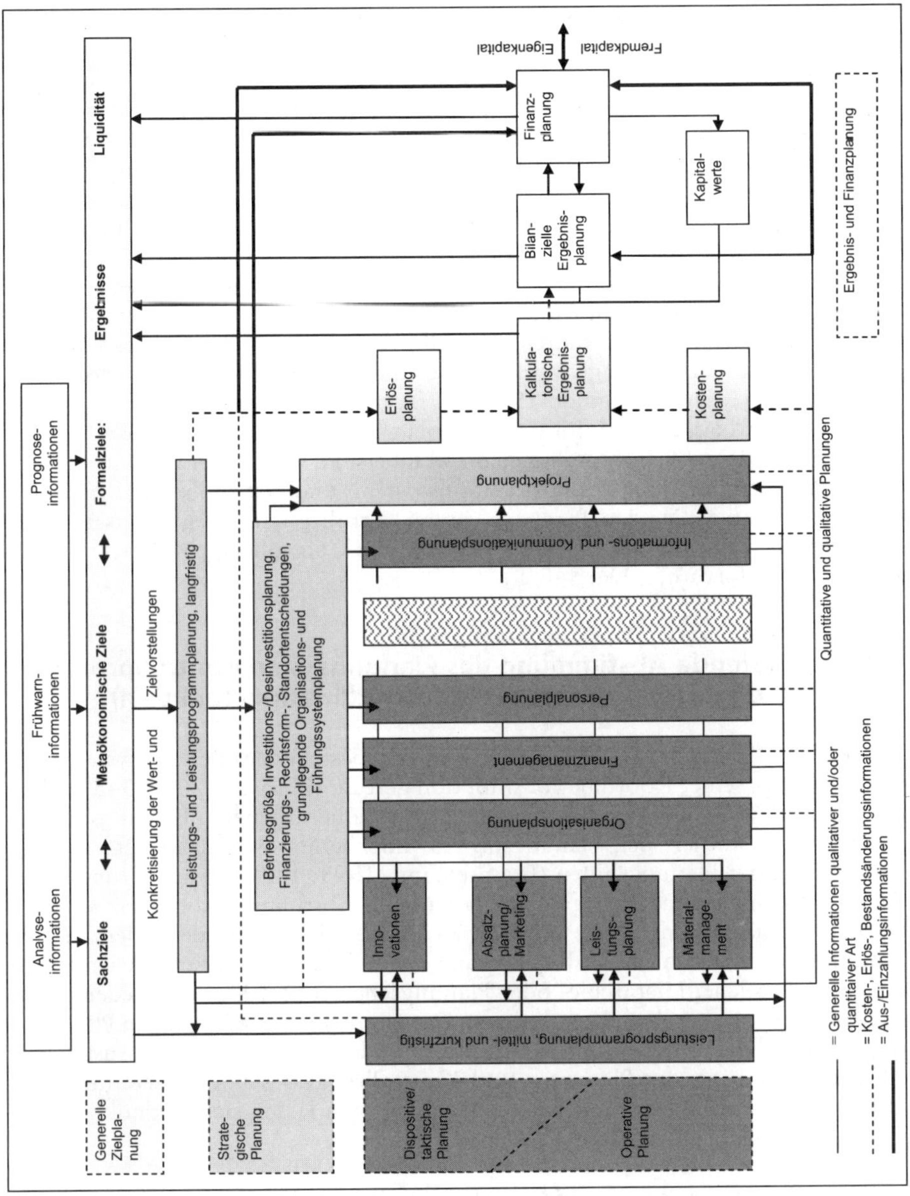

Abb. 6-11 Planungssystem im Krankenhaus
(in Anlehnung an Hahn, 1994: 98; Herrler, 1993: 21 ff.)

Da Planung und Kontrolle nicht unabhängig voneinander betrachtet werden können, erstreckt sich die Gestaltung auch auf das Kontrollsystem. Analog zu den Elementen des Planungssystems ist vor Beginn des Kontrollprozesses zu klären und dann im Controlling-Handbuch festzuhalten, wer welche Pläne mit welchen Ver-

fahren kontrolliert und welche Abweichungen an wen weiterzugeben sind. Der Controller muss darauf hinwirken, dass Rechnungssysteme wie beispielsweise die Deckungsbeitragsrechnung einheitlich strukturiert sind, d. h., dass Deckungsbeiträge in den verschiedenen Abteilungen auf die gleiche Art und Weise ermittelt werden. Im Zusammenhang mit der Gestaltung des Kontrollsystems ist auch wichtig, dass der Controller die Kontrollrechnung so strukturiert, dass die Entscheidungsträger erkennen können, welche positiven oder negativen Abweichungen durch eigene Entscheidungen verursacht wurden und welche nicht verantwortbar sind. Damit einher geht dann auch die motivierende Wirkung der Planung und Kontrolle. Genauso wie der Controller beim Planungsprozess nicht selber plant, wäre es eigentlich auch nicht Aufgabe des Controllers, Soll-Ist-Vergleiche und Abweichungsanalysen durchzuführen. Er sollte lediglich Hilfe zur Selbstkontrolle leisten.[16] Traditionell bedingt werden diese (materiellen) Tätigkeiten jedoch dem Controller zugewiesen (Schmidt, 1995: 95 ff.).
Neben der Erarbeitung des Informationsinputs für Planung und Kontrolle, also der Frage, „was" denn für Informationen notwendig sind, um planen zu können, muss das Controlling innerhalb des Informationssystems und systemübergreifend durch eine Abstimmung mit dem Planungs- und Kontrollsystem Integrationsaufgaben übernehmen. Zum Beispiel ist es die Aufgabe des Controllers, ein Berichtssystem zu gestalten (Horváth, 2006: 348 ff.).[17]

6.3.1.2 Laufende Abstimmung des Planungs- und Kontrollprozesses und Informationsprozesses (Koordinationsfunktion)

Insofern der Controller einzelne Berichte für ein bestehendes Berichtssystem erarbeitet, wird er seiner Koordinationsfunktion gerecht (Horváth, 2006: 348 ff). Ferner gibt der Controller den Planungsträgern seinen erarbeiteten Planungsrahmen an die Hand, initiiert den Planungsprozess und berät sowie unterstützt bei der Anwendung der Planungshilfen (Bramsemann, 1993: 142). Da aus Gründen der Wirtschaftlichkeit nicht der gesamte potentielle Abstimmungsbedarf im voraus gelenkt werden kann, muss der Controller die vielen Interdependenzen und Schnittstellen, die sich bei der Realisierung der Teilpläne der verschiedenen Unternehmungsbereiche, Hierarchie- oder Planungsebenen und für verschiedene Zeithorizonte hinweg ergeben, koordinieren. Der Controller ist aktiv in den Planungsprozess involviert, in dem er die konkrete und jede Periode neue anstehende Ablauforganisation des Planungs- und Kontrollprozesses koordiniert (Schmidt, 1995: 97 f.). Für die einzelnen Koordinationsebenen lassen sich (gedanklich) folgende Controlling-Aktivitäten ableiten:

- Koordination der Planung für verschiedene Unternehmungsbereiche (Schmidt, 1995: 99 f.).
  - Simultanplanung: Gleichzeitige Berücksichtigung sämtlicher zu planender Teilbereiche und deren Interdependenzen durch eine zentrale Planungsin-

16 Vgl. dazu auch die Ausführungen in Kapitel 6.3: Funktionale Ausgestaltung des Controllings.
17 Vgl. dazu auch die Ausführungen in Kapitel 6.4.3.4: Berichtswesen.

stanz mit dem Ergebnis eines Gesamtplans, daher nur in kleinen Unternehmungen anwendbar
  - Sukzessivplanung: Schrittweise Berücksichtigung sämtlicher zu planenden Teilbereiche durch die Abstimmung der aufeinanderfolgenden Planungen einzelner Teilbereiche mit Blick auf ein Optimum
- Koordination der Planung für verschiedene Hierarchie- und Planungsebenen
  - Top-down-Planung: Ausgehend vom Oberziel werden Unterziele definiert.
  - Bottom-up-Planung: Ausgehend von den konkretisierten Plänen der untersten Planungsebene wird der Gesamtplan erstellt.
    Gegenstromverfahren: Es wird ein Rahmenplan für das Krankenhaus erstellt und in Teilpläne zerlegt (Top-Down-Vorlauf). Die Teilpläne werden auf den unteren Ebenen hinsichtlich ihrer Realisierbarkeit überprüft und entsprechend korrigiert. Anschließend erfolgen ein Rücklauf der korrigierten Pläne sowie die Zusammenfassung zum übergeordneten Rahmenplan (Bottom-Up-Rücklauf).
- Koordination der Planung für verschiedene Zeithorizonte
  - starre Planung: Festlegung zum gegenwärtigen Zeitpunkt von konkreten zukünftigen Handlungsfolgen; geringer Koordinationsbedarf
  - flexible oder rollierende Planung: Berücksichtigung von aktuellen Prognosen und Erwartungen bei der Planung

Der Koordinationsaufwand des Controllers ist somit sehr unterschiedlich und hängt von der jeweiligen Ausgestaltung des Planungs- und Kontrollsystems ab.
Aus systemtheoretischer Sicht kann hier auch von einer Primär-, Sekundär- und Tertiärharmonisation gesprochen werden. Bei der Primärharmonisation wird aus dem Führungssystem heraus das Ausführungssystem gelenkt (Horváth, 2006: 19; Weber, 2004: 300; Zapp, 2004c: 101). Wird die Harmonisation als bloße Abstimmung verstanden, sprechen wir von Primär-Koordination, wird die Koordination als Struktur in das Unternehmungsgeschehen integriert, würden wir von Primärintegration sprechen. Dabei können Schwerpunkte innerhalb des Ausführungssystems gesetzt werden – bezogen auf Stationen, Abteilungen, Klinikbereiche, Gesamthaus; regionale Aspekte; Patienten- und Kundenaspekte usw. Harmonisationsbedarf gibt es auch im Führungssystem, in dem die Subsysteme aufeinander bezogen werden. Dies wäre die Sekundärharmonisation (Weber, 2004: 297ff.). Die Sekundärharmonisation, die sich auf das Controlling bezieht, umfasst die Koordination von Informations- sowie Planungs- und Kontrollsystem. Wird eine integrative Struktur geschaffen, liegt Sekundärintegration vor. Die Zusammenfassung weiterer Harmonisationstätigkeiten, die sich auf die Führungs-Subsysteme beziehen (Werte, Organisation, Personal) und nicht unmittelbar auf die ergebnisorientierte Harmonisation fokussiert, sollte dann anders institutionalisiert werden. Hier bietet sich eine Stabs- oder Zentralstelle Unternehmungsführung an. Als weitere Koordination ist die Tertiärharmonisation zu benennen, die die Abstimmung innerhalb des Controllingsystems vollzieht (Weber, 2004: 300; vgl. auch Abb. 6-12). Koordination und Integration sind dabei als zwei Seiten der Medaille Harmonisation anzusehen.
Diese systemorientierte Dreiteilung findet ihren Niederschlag in der Aufbereitung der Daten für das Berichtswesen. Je höher die Harmonisationsstufe ist (Primär, Sekundär, Tertiär), desto aggregierter werden die Daten sein. Je mehr Mitarbeiter durch die Analyse erreicht werden sollen, um daraus Veränderungen ableiten und einleiten zu können, desto differenzierter muss die Datenlage sein.

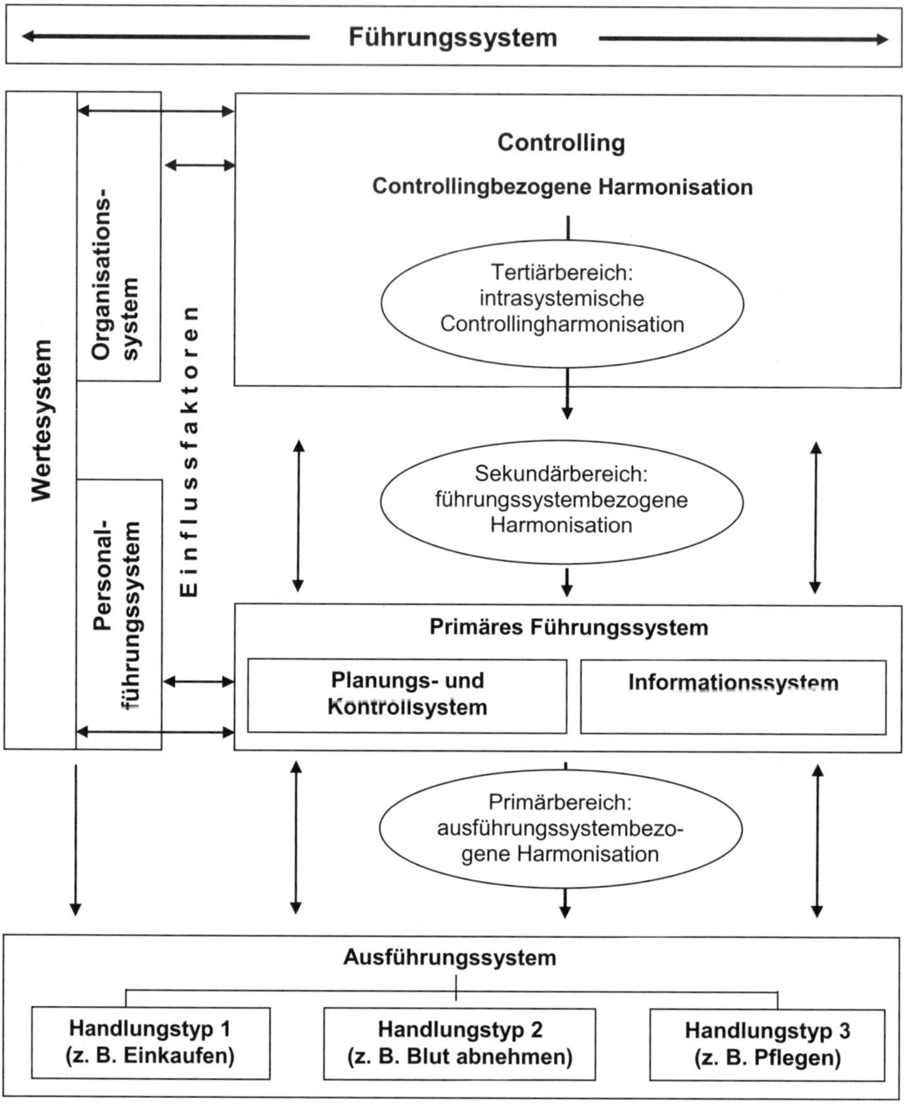

Abb. 6-12 Einordnung von Controlling in das System
(Quelle: Zapp, W. (2004c): Perspektiven von Controlling-Systemen.
In: Zapp, W. (Hrsg.): Controlling in der Pflege. Bern: Huber, S. 101)

Dabei ist weiter zu beachten, dass die Daten für unterschiedliche Berufsgruppen aufbereitet werden. Für die sekundäre und tertiäre Harmonisation darf ökonomischer Sachverstand vorausgesetzt werden – dennoch ist darauf zu achten, dass die fachorientierte Sachlage und die ergebnisorientierten Daten problem- und adressatenadäquat dargestellt werden. Dabei sind im Krankenhaus nicht nur drei Berufsgruppen zu beachten (Medizin, Pflege, Verwaltung), sondern darüber hinaus eine Vielzahl heterogener Berufsfelder und Tätigkeitsgruppen. Es ist zu beachten, dass hochspezialisierte Mitarbeiter einbezogen werden müssen wie z. B. Techniker und Medizin-Techniker, Physio- und Ergotherapeuten, Logopäden usw.

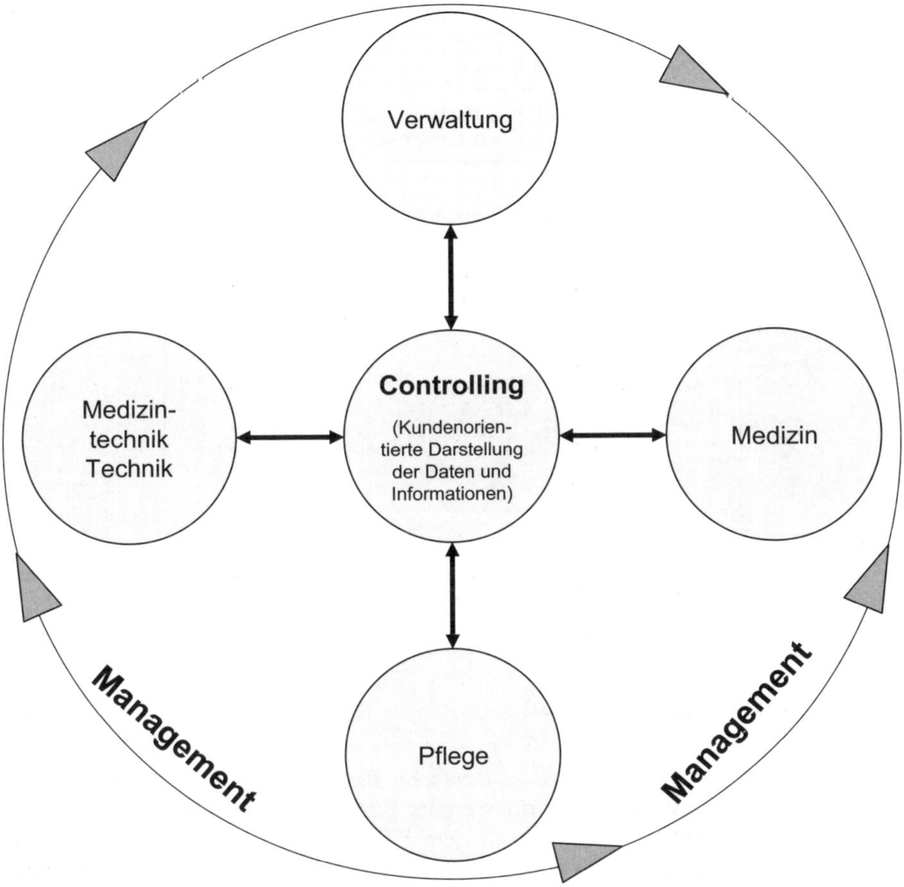

Abb. 6-13 Intrasystemischer Bereich
(Quelle: Zapp, W. (2004c): Perspektiven von Controlling-Systemen. In: Zapp, W. (Hrsg.): Controlling in der Pflege. Bern: Huber, S. 102)

In vertikaler, hierarchischer oder konfiguraler Hinsicht lassen sich die unterschiedlichen Ebenen des betriebswirtschaftlichen Geschehens benennen: Die Geschäftsführung, die Abteilung, und die Station. Die Daten sind nach unterschiedlichen Ebenen zu aggregieren oder differenziert aufzubereiten, um je nach Konfigurationsebene entsprechende Entscheidungen vorbereiten und umsetzen zu können (Müller-Belligroth, 1997: 15).

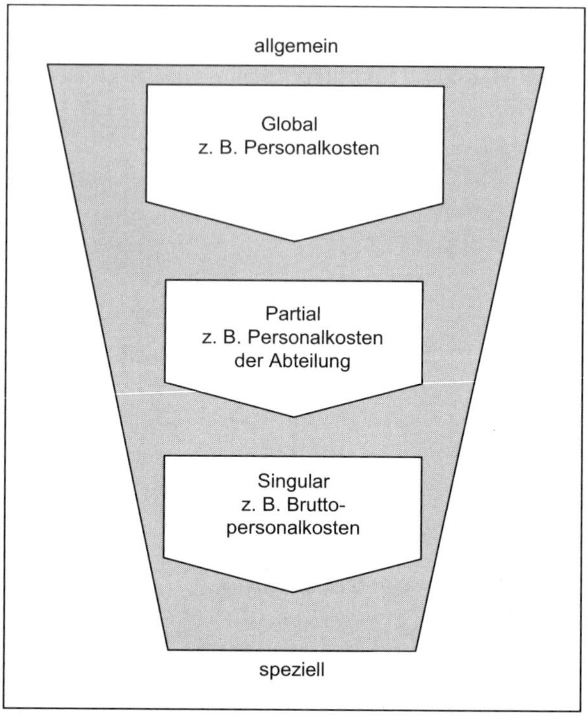

Abb. 6-14 Differenzierte Aufbereitung der Daten
(Quelle: Zapp, W. (2004c): Perspektiven von Controlling-Systemen. In: Zapp, W. (Hrsg.): Controlling in der Pflege. Bern: Huber, S. 102)

6.3.2 Lenkungsfunktion

Steuerung und Regelung sind zwei unterschiedliche Lenkungsmechanismen, die durch Führungshandlungen bewirkt werden. Somit ist Controlling im Sinne von Steuerung und Regelung sehr eng mit dem Führungsprozess (Entscheidungsprozess) verbunden. Es liegt daher nahe, zur Beschreibung der Lenkungsmechanismen, auf die den Führungsprozess[18] kennzeichnenden Handlungen der Planung, Steuerung und Kontrolle zurückzugreifen. Die Untersuchung der Lenkungsfunktion anhand des Entscheidungsprozesses ist auch deswegen besonders geeignet, da diese Sichtweise der Führungsaufgaben vom Grundsatz her auf allen Entscheidungsebenen und -bereichen innerhalb einer Unternehmung und auf alle Unternehmungstypen zutrifft (Schmidt, 1995: 46.) Das Phasenmodell kann somit als Orientierungshilfe herangezogen werden. Nach Hahn stellt es sich wie in Abbildung 6-15 dar.

18 Systemtheoretisch ist der Führungsprozess ein Prozess, der die Unternehmung in einen relativ stabilen (Gleichgewichts-)Zustand überführt und der versucht, diesen bei Störungen wiederherzustellen. Die Funktionen der Unternehmungsführung beziehen sich somit im Kern auf das Steuern und Regeln von betrieblichen Prozessen (Schmidt, 1995: 46).

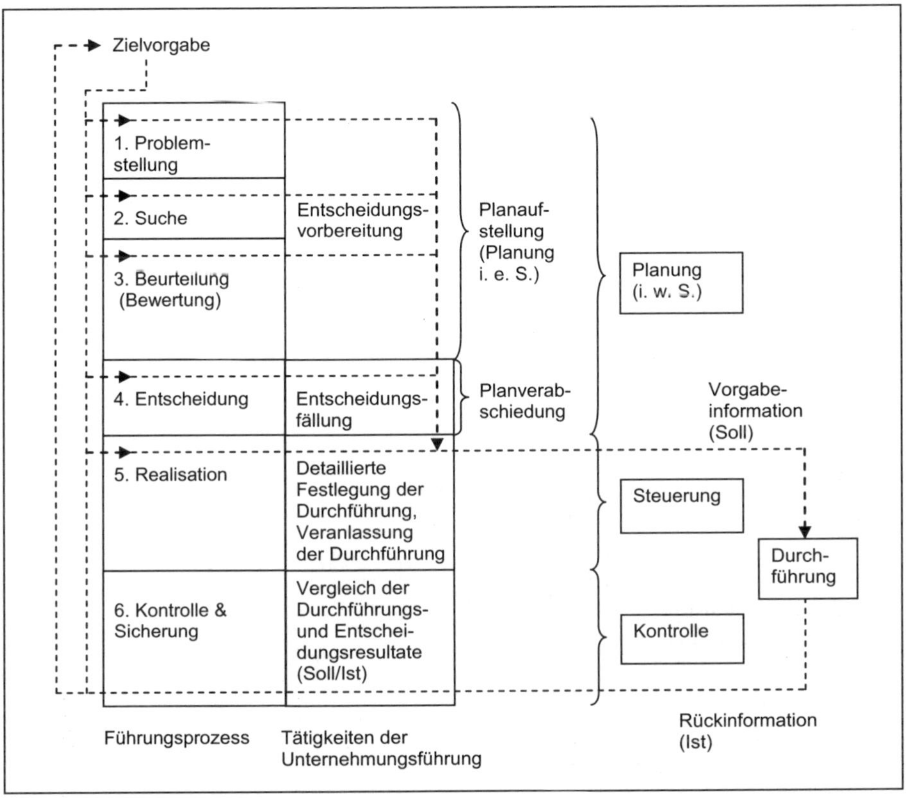

Abb. 6-15 Führungsprozess
(Quelle: Hahn, D.: PuK: Planung und Kontrolle, Planungs- und Kontrollsysteme, Planungs- und Kontrollrechnung. 4. Aufl, S. 41 © *1994 Gabler Verlag GmbH*)

Dabei umfasst Controlling im Sinne von Steuerung eher die Handlungen der Planung, Entscheidung und Durchsetzung. Die der Regelungsfunktion des Controlling zugeordneten Handlungen lassen sich in die Kontrolle sowie die Einleitung von Gegenmaßnahmen zur Korrektur von Abweichungen differenzieren (Schmidt, 1995: 79).

Planung, die eine gedankliche Vorwegnahme künftigen Geschehens beinhaltet, bildet dabei auf der Basis systematischer Entscheidungsvorbereitung die Grundlage zur Realisierung der betrieblichen Zielsetzungen. Durch Planaufstellung und Planverabschiedung gelingt es, Ziele und die zu ihrer Erreichung notwendigen Maßnahmen festzulegen. Realisiert wird die Planung durch Steuerung und Durchführung, wobei im Rahmen der Steuerung die detaillierte Festlegung und die Veranlassung der Durchführung des Entscheidungsergebnisses erfolgen. Die abschließende Kontrolle ist eine notwendige Ergänzung zur Planung und sie vergleicht die auf der Grundlage der dokumentierten Durchführung entstandenen Ist-Größen mit den Soll-Größen (Hahn/Hungenberg, 2001). Wird der Steuerungsbegriff wie hier in Verbindung zur Planung verwandt, ist darunter die Durchsetzung der Planung zu verstehen (Abb. 6-16). Dieses (weitverbreitete) Steuerungsverständnis weist der Steuerungsfunktion einer *bestimmten Handlungsebene* innerhalb der Unternehmungsorganisation zu (Schmidt, 1995: 21). Der kybernetische Steuerungsbegriff hingegen *beinhaltet* die Planung im Sinne einer systematischen Ermittlung der anzustrebenden Steuergrößen und deren Vorgaben für die Steuereinheiten (Küpper, 1990: 833). Die Entscheidungsträger haben hiernach auf *jeder Handlungsebene* Anteil am Steuerungsprozess (Schmidt, 1995: 21).

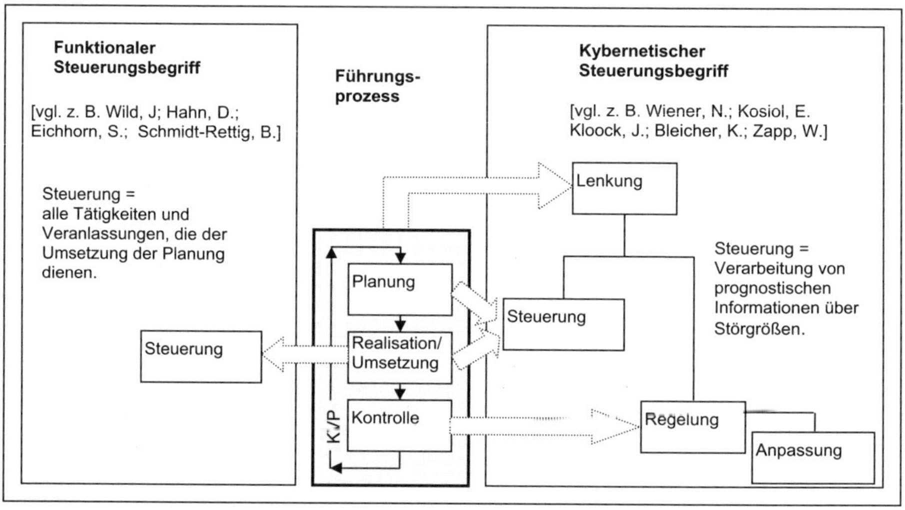

Abb. 6-16 Steuerungsbegriff

Im Rahmen der kybernetischen Steuerungsfunktion hat das Controlling bezogen auf die Handlungen der Planung, Entscheidung und Durchsetzung drei wesentliche Aufgaben zu erfüllen (Schmidt, 1995: 54 ff.):

1. Bestimmung hierarchiebezogener Ziele im Sinne einer Festlegung von Steuergrößen (Planung)
   - Mitarbeit bei der Leitbild-Festlegung (Informations- und Berichtspflicht gegenüber den Entscheidungsinstanzen)
   - Dokumentation, Umsetzung und Realisierung der Leitbilder
   - Entwicklung eines strategischen Planungssystems unter Berücksichtigung des Leitbildes
   - Bereitstellung von Methoden und Verfahren für das Management, die qualitative und quantitative Aussagen zu lassen
   - Schnittstellenlenkung zwischen Führungssystem und Ausführungssystem durch die Präziszierung der vereinbarten Ziele (Formulierung von Leistungs- und Kostenzielen)
   - Bestimmung und Planung von operationellen Einzelzielen sowie Organisation und Abstimmung des Zielbestimmungs- und Planungsprozesses
   - Zieldokumentation nach Zielinhalt, Zielrichtung, Zielausmaß, Zieltermin und Nebenbedingungen

2. Prognostizierung der Auswirkungen potentieller Störgrößen und deren Adaption und Antizipation (Entscheidung)
   - Schaffung und Verbesserung der Adaptionsfähigkeit, d. h. Berücksichtigung von bereits eingetretenen Umweltveränderungen und Prognose der Auswirkungen auf das Krankenhaus (Lage- und Wirkungsprognosen)
   - Steigerung der Adaptionsfähigkeit eines Krankenhauses, d. h. frühzeitiges Erkennen von relevanten Ereignissen und Änderungen der Umwelt vor ihrem Eintritt (Prämissenkontrollen, Frühwarnung)

3. Zergliederung der gesamtkrankenhausbezogenen Steuergröße in für organisatorische Teilbereiche operationale Vorgaben, d. h. Entscheidungsdurchsetzung und -umsetzung mittels Budgetierung
   - Quantitative Abbildung der Einsatzmengen und Leistungsbeziehungen der einzelnen Krankenhausbereiche oder -prozesse
   - Durchführung und Koordination der jahresbezogenen Feinplanung mit Blick auf die gesamtunternehmungsbezogenen Ziele

Im Rahmen der Regelungsfunktion besteht das klassische Handlungsfeld des Controllings in der Kontrolle sowie Einleitung von Gegenmaßnahmen zur Korrektur von Abweichungen.
Bei der Kontrolle steht jedoch nicht die Überwachung eines Kontrollvorgangs im Vordergrund. Der Schwerpunkt controllingorientierter Kontrollen besteht vor allem in der Gewinnung von Regelungsinformationen und in der Erarbeitung von Gegenmaßnahmen. Eine vorherige Planung ist daher die unabdingbare Voraussetzung des Controllings. Der statische Moment des Soll-Ist-Vergleichs wird in einen dynamischen „control"-Prozess aufgelöst, sodass zusätzlich zum reinen Soll-Ist-Vergleich und der Abweichungsanalyse auch die Beurteilung der Abweichungsrelevanz, die Erarbeitung von Korrekturempfehlungen und die Korrektur selbst vom Controlling wahrgenommen werden (Schmidt, 1995: 72). Hier steht die Fremdkontrolle im Vordergrund, die in ihrer sachorientierten Ausrichtung die Neutralität der Kontrolle gewährleisten soll. Es geht somit nicht allein darum, ein Ergebnis zu ermitteln, sondern zweckgerichtet zu lenken, womit ein Regelkreis entsteht. Die controllingorientierten Ergebniskontrollen, die unter Mitwirkung der Kontrollierten erfolgen, zielen nicht auf eine Rechtfertigung erzielter oder nicht erzielter Ergebnisse ab, sondern sollen einerseits auf das Verhalten der Mitarbeiter Einfluss nehmen und sie für weitere Aufgaben motivieren sowie andererseits strategische, taktische und operative Maßnahmen bzw. Pläne beeinflussen (Schmidt, 1995: 76). Im Vordergrund dieses ergebnisorientierten Controllingverständnisses steht die Selbstkontrolle des Mitarbeiters, die gleichzeitig das Ausmaß der Fremdkontrolle durch den Controller reduziert und ihn dadurch entlastet. Seine Aufgabe verlagert sich von der Kontrolldurchführung zur Anleitung des Mitarbeiters zur Selbstkontrolle (Schmidt, 1995: 77). Hinzuweisen sind auf die kritischen Perspektiven zur Selbstkontrolle: Sowohl die Ausführungen zur kognitiven Dissonanz (Festinger, 1957) als auch die Hinweise der Organisationssoziologie (Weick, 1958: 128) sind nicht zu vernachlässigen. Selbstkontrolle kann auch zu einer positiven Überbewertung der eigenen Person führen (vgl. den Hinweis Weicks auf die Problematik der Selbstkontrolle bezogen auf Alkoholiker).
Auch bei der Abweichungsanalyse ist zwischen der Sachebene und der sozialen Ebene zu differenzieren. Aufgabe des Controllers ist es, durch seine Argumentations-

und Kooperationsfähigkeit, die Mitarbeiter davon zu überzeugen, dass Abweichungen nicht verwerflich, sondern systembedingt sind. Im Sinne des Regelkreises als lernendes System erhöhen dann gemeinsam durchgeführte Abweichungsanalysen zwischen Mitarbeiter und Controller den Lerneffekt (Fremdkontrolle bzgl. Fremdcontrolling). Die sich anschließende Einleitung von Korrekturmaßnahmen kann als eigenständiger Entscheidungsprozess betrachtet werden. Alternative Korrekturmaßnahmen werden generiert und bewertet und es wird eine zieladäquate Alternative ausgewählt (Schmidt, 1995: 80).

6.3.3 Informationsfunktion

Ausgehend vom zuvor definierten Controllingziel der Führungsunterstützung und -entlastung leitet sich die Informationsfunktion des Controllings als Serviceinstanz ab (Schmidt, 1995: 111). Sie bezieht sich auf die Informationsversorgung des Managements mit strategischen, taktischen und operativen Informationen, d. h. mit jenen Informationen, die die Entscheidungsträger speziell zur Lösung ihrer Lenkungsaufgaben benötigen.[19] Im Rahmen der Lenkung sind Informationen über potentielle Störungen zusammen mit der Sollgröße als Eingangsgröße bedeutsam. Regelung wird durch Informationen über Abweichungen vom gewünschten Kurs und deren Ursache als Grundlage für Korrekturmaßnahmen möglich (Schmidt, 1995: 24). Dabei sind nicht nur einzelne Informationen relevant, sondern es werden auch bestimmte Modelle und Methoden von den Führungskräften nachgefragt (z. B. Investitionsrechnung, Kennzahlensysteme) (Horváth, 2006: 347 f.).
Aus verrichtungsorientierter Sicht sind die ergebniszielorientierten Führungsinformationen vom Controlling entsprechend den Phasen des Informationsversorgungsprozesses (Horváth, 2006: 361 f.)

- zu ermitteln,
- zu beschaffen und aufzubereiten,
- zu speichern und zu erfassen und
- an die Führungskräfte abzugeben.

Die Breite der Informationspalette verdeutlicht Tabelle 6-8.

Ermittlung des Informationsbedarfs

Der Bedarf an Informationen wird vom Planungs- und Kontrollprozess ausgelöst. Ferner sind Informationen aber auch Auslöser von Planungs- und Kontrollprozessen, da sie auf Chancen hinweisen und vor Risiken warnen. Zu ihnen gehören alle Informationen, die das Planungs- und Kontrollproblem beschreiben und Lösungsvorschläge unterbreiten. Um zu gewährleisten, dass die Informationen, die von den Führungskräften nachgefragt werden, auch angeboten werden, muss der Informationsbedarf durch relevante Merkmale wie zum Beispiel Art, Menge, Verdichtungsgrad, Aktualität, Darstellungsform, Termindringlichkeit, Qualität usw. näher beschrieben werden (Horváth, 2006: 364 f.). Im Anschluss an die Analyse

19 Von den Führungsinformationen sind Ausführungsinformationen zu unterscheiden.

Tab. 6-8 Beispiele für ergebnisorientierte Führungsinformationen im Krankenhaus (in Anlehnung an Horváth, 2006: 353)

		Krankenhausintern		Krankenhausextern	
		Vergangenheit	Zukunft	Vergangenheit	Zukunft
Wertzielorientiert	Quantitativ	Ist-Kosten	Budgetvorgaben	Rendite der Konkurrenzkrankenhäuser	Zielkosten
Wertzielorientiert	Qualitativ	Verhaltensaspekte d. Kostenabweichung	Unternehmungsgrundsätze	Kreditwürdigkeit	Presseaussagen über Umsatz/Gewinnerwartung
Sachzielorientiert	Quantitativ	Ist-Mengen	geplante Produktivität	erreichte Martkanteile	geschätzte Martkanteile
Sachzielorientiert	Qualitativ	Leistungsanalyse	strategische Ziele	eingeholte Patientenaussagen	Technolgievorhersagen

des Informationsbedarfs ist der Bedarf mit Blick auf die Entscheidungen im Rahmen des Lenkungsprozesses zu bewerten. Zu berücksichtigen ist, dass jede Phase unterschiedliche Arten von Informationen benötigt (Abb. 6-17).
Wesentlich beeinflusst wird der Informationsbedarf der Führungskräfte durch Umweltveränderungen, wodurch dann auch bereits vorhandene Informationen überflüssig werden können. Im Krankenhaus bedingen insbesondere rechtliche Vorschriften und Änderungen den Informationsbedarf wie beispielsweise neue Gesetze, Verordnungen und Vereinbarungen, die im Zusammenhang mit dem DRG-Vergütungssystem vereinbart oder erlassen wurden (Krankenhausentgeltgesetz, 1. Fallpauschalenänderungsgesetz, 2. Fallpauschalenänderungsgesetz, Fallpauschalenverordnung usw.). Für das Controlling sind aber auch noch weitere Informationsprobleme der Krankenhausführung relevant (Abb. 6-18).

Beschaffung und Aufbereitung der Informationen

Zur Informationsbeschaffung bedient sich der Controller einer Vielzahl von Informationsquellen, wobei das betriebliche Rechnungswesen und insbesondere die KLEE-Rechnung als wichtigstes Teilgebiet eine besondere Stellung einnimmt.[20] Durch ihre faktischen Informationen über das Periodenergebnis von Leistungs-

20 Die historisch gewachsene, enge Verbindung zwischen Controlling und Rechnungswesen und die große Bedeutung des Rechnungswesens als Informationsquelle des Controlling führen in Teilen der Wissenschaft und der Praxis dazu, das Controlling und Rechnungswesen gleichzusetzen (Schmidt, 1995: 148). Dieser Auffassung wird hier nicht gefolgt: Controlling unterscheidet sich wesentlich vom Rechnungswesen; das Rechnungswesen ist u. a. die Basis für das Controlling.

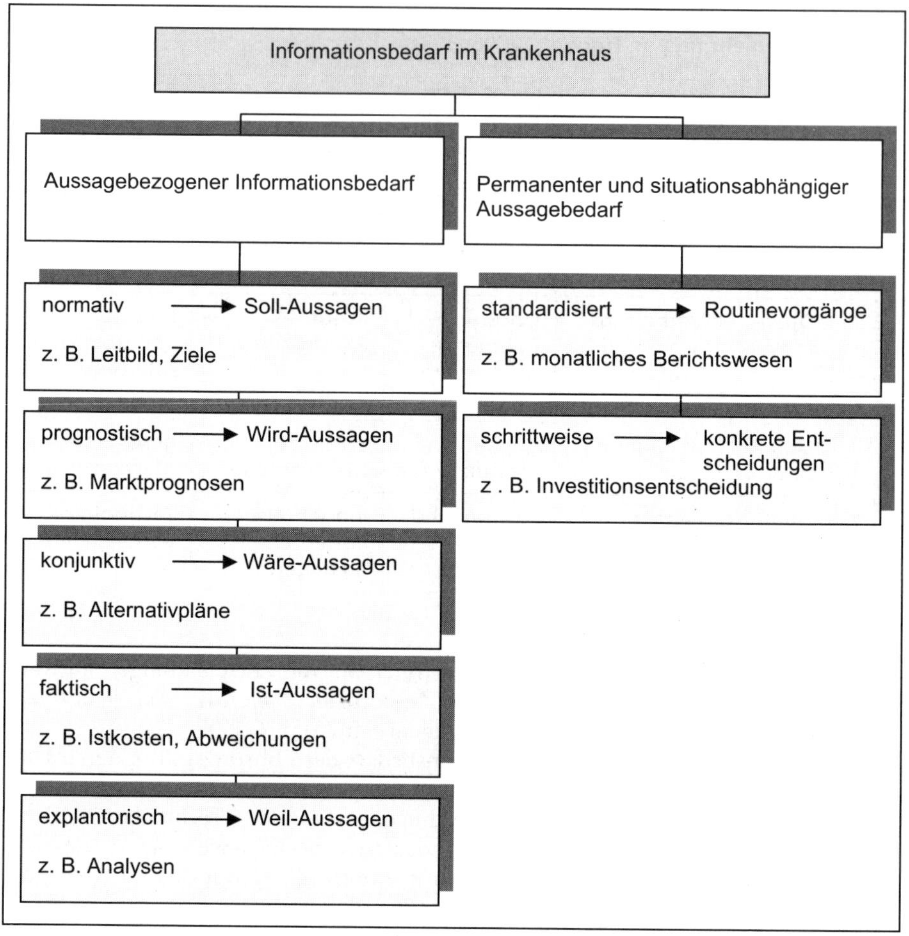

Abb. 6-17 Informationsbedarf im Krankenhaus (in Anlehnung an Schmidt, 1995: 121 ff.)

und Kostenstellen, Fallgruppen, Projekte usw. bildet sie die fundamentale Grundlage für die Informationsfunktion des Controlling (Hahn, 1992: 159). Allerdings ist diese ausschließliche Bereitstellung von quantitativen Informationen über Wirkungen von Maßnahmen unzureichend. Es sind auch Informationen über funktionale Wirkungen erforderlich, um die Daten des Rechnungswesens besser beurteilen und in Entscheidungen einbinden zu können. So sollen taktisch und strategisch orientierte Informationen über die Stärken und Schwächen sowie die Chancen und Risiken für das Krankenhaus erarbeitet werden.
Die quantitativen Informationen der KLEE-Rechnung sind somit um qualitative Informationen aus anderen internen und externen Quellen zu ergänzen (Schmidt, 1995: 124). Diese sind in entsprechende verwertbare Daten zu transferieren, um darauf aufbauend Controllingaktivitäten starten zu können. Umschrieben werden können diese weichen Daten durch Prozesse, Qualität, Zeit und Patientenanforde-

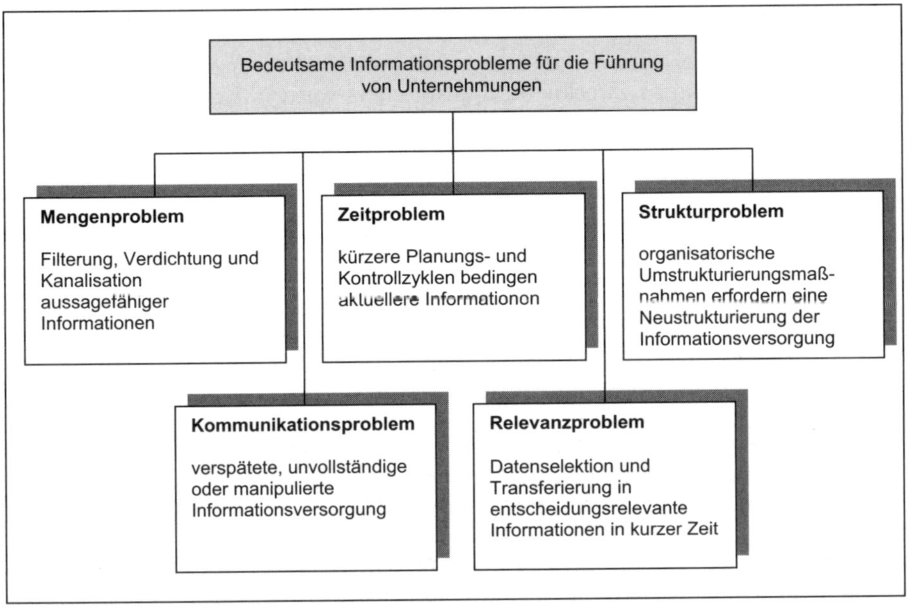

Abb. 6-18 Informationsprobleme für die Krankenhausführung (in Anlehnung an Horváth, 2006: 352; Schmidt, 1995: 111 ff.)

rungen (Zapp/Dorenkamp, 2002).[21] Die Informationsfunktion des Controlling geht damit klar über eine entscheidungsorientierte KLEE-Rechnung hinaus (Männel, 1981: 458). Mintzberg hat 1994 die Problematik der harten Informationen im Zusammenhang mit der Entwicklung von Strategien diskutiert und kommt zu folgenden Ergebnissen (Mintzberg/Ahlstrand/Lampel, 1999: 87 f.).

Die Reichweite der harten Informationen ist beschränkt: Es mangelt den harten Informationen an Reichhaltigkeit und Vielfalt. Sie lassen wichtige nicht-ökonomische und nicht-quantitative Faktoren außer Acht (z. B. der Ausdruck auf dem Gesicht eines Patienten oder die Stimmung im Krankenhaus). Eine Vielzahl von harten Informationen ist so verdichtet, dass sie in der Strategieerstellung nicht mehr effektiv eingesetzt werden können. Problematisch dabei ist, dass dabei viel verloren gehen kann, oft sogar die Quintessenz der Informationen selbst. Da es eine Zeit dauert, bis Informationen „hart" werden, kommen viele harte Informationen für die Strategieentwicklung zu spät. Es dauert, bis Trends, Ereignisse und Leistungen in Form von „Fakten" vorliegen oder gar verdichtet als Bericht zur Verfügung stehen. Entgegen ihrem Ruf sind viele der harten Informationen unzuverlässig, da im Zuge des Quantifizierungsprozesses immer etwas verloren geht. Weiche Informationen bergen dagegen ein geringeres Risiko, unverlässlich zu sein, obwohl auch sie spekulativ oder verzerrt sein können.

21 Vgl. dazu die Ausführungen in Kapitel 4: Prozessgestaltung als Orientierungsrahmen: Darstellung der weichen Daten.

Informationserfassung und -speicherung

Die beschafften Informationen müssen nun möglichst differenziert erfasst und mit Hilfe von Datenbanken zweckneutral gespeichert werden, damit sie für spätere Auswertungen zur Verfügung stehen (Schmidt, 1995: 130).
Im Krankenhaus wird hierzu auf das KIS-System (Krankenhausinformationssystem) zurückgegriffen.

Informationsabgabe

Die Übermittlung der Informationen an den Bedarfsträger erfolgt durch ein geeignetes Berichtssystem. Geeignet ist das Berichtssystem dann, wenn es an die Struktur des Planungs- und Kontrollsystems angepasst ist. Drei Aspekte sollte ein Berichtssystem berücksichtigen (Horváth, 2006: 609):

- zeitliche Frequenz (wöchentliche, monatliche, jährliche Berichte)
- Phasen im Managementprozess (Planungs- und Kontrollberichte)
- Organisationsebenen (Bericht für unteres, mittleres und oberes Management)

Ein Berichtssystem umfasst einen Mix von Berichtsarten, die sich in Bezug auf ihre Erscheinungsweise und ihre auslösenden Ereignisse grundsätzlich in Standardberichte, Abweichungsberichte und Bedarfsberichte unterteilen lassen. Aufgabe des Controllers ist es, „anforderungsgerecht gestaltete Berichte vorzulegen und für die ständige Verbesserung des gesamten Berichtssystems zu sorgen“ (Bramsemann, 1993: 94). Dafür muss geklärt werden, wer welche Informationen in welcher Verdichtungsstufe benötigt und welche Darstellungsform dafür gut geeignet ist.[22]

6.4 Instrumentale Ausgestaltung des Controllings

6.4.1 Systematisierung der Controlling-Instrumente

Zur Aufgabenerfüllung bedient sich das Controlling einer Vielzahl von Instrumenten, die je nach Zielsetzung und Aufgabe des jeweiligen Entscheidungsträgers ausgewählt werden. Die KLEE-Rechnung stellt bei diesen Instrumenten einen wesentlichen Baustein mit Blick auf die Generierung quantitativer Informationen dar. Kategorisiert werden die Werkzeuge in der Literatur oft sehr unterschiedlich. Vor dem Hintergrund der zuvor dargestellten Controlling-Definition orientiert sich die Gliederung der Controlling-Instrumente an der Einteilung der Führungssysteme (Planungs- und Kontrollsystem, Informationssystem) und der Zuordnung des Controllings zu diesen Führungssystemen. Planungs- und kontrollorientierte Instrumente zielen auf möglichst klar umrissene, nachvollziehbare Daten ab, die am Anfang und Ende von Handlungen verglichen werden können. Im Mittelpunkt der

22 Vgl. dazu auch die Ausführungen in Kapitel 6.4.3.4: Berichtswesen.

informationsorientierten Instrumente steht die Ist-Darstellung als Orientierungsgröße. Handlungen folgen noch nicht gleich daraus. Dazu müssten die Informationen in Planungsaktivitäten überführt werden. Da viele Controlling-Instrumente sowohl Planungs- und Kontroll- als auch Informationsversorgungsaspekte in sich vereinen und das Einsatzziel über ihre Rolle entscheidet, ist eine eindeutige Zuordnung zu einer der beiden Gruppen nicht immer möglich (Horváth, 2006: 362; Schweitzer/Friedl, 1992: 158). Beispielsweise kann im Rahmen einer Stärken-Schwächen-Analyse sowohl die Erarbeitung von Informationsgrundlagen als auch die Festlegung von Planungsalternativen das Ziel sein. Ebenso dient die Deckungsbeitragsrechnung vorrangig der Planung und Kontrolle von Leistungen, Kosten und Erlösen, liefert jedoch zugleich Informationen für die Entscheidungsträger und fungiert damit als informationsorientiertes Controlling-Instrument.
Wenn hier also die Instrumente des Controllings aus der Sicht ihrer Anwendung auf Planung und Kontrolle sowie Information ausgerichtet sind, so sind darin implizit auch andere Strukturierungen integriert. Nach dem Prozessansatz können folgende Elemente benannt werden, die querschnittsorientiert in den dargestellten Instrumenten enthalten sind:

- Zeit
- Qualität
- Kosten
- Kunden

Im folgenden Abschnitt wurden Controlling-Instrumente ausgewählt, die zur Planung und Kontrolle eingesetzt werden können und handlungsorientierte Informationen bereitstellen. Es ist verständlich, dass nicht sämtliche vorzufindenden Instrumente hier abgebildet werden können. Im Vordergrund der Analyse stehen Instrumente, die in besonderer Weise auf die Situationsgegebenheiten im Krankenhaus zielen:

- Diskutiert und zunehmend implementiert wird in Krankenhäusern die *Deckungsbeitragsrechnung*. Sie beantwortet die Frage, welche Krankenhausleistungen wirtschaftlich erbracht werden und welchen Anteil diesen Leistungen an der finanziellen Sicherung des Krankenhauses haben. Die Deckungsbeitragsrechnung bildet den Ausgangspunkt unserer instrumentellen Controllingbetrachtung im Krankenhaus.
- Da die Fixkosten im personalintensiven Krankenhaus eine wesentliche Rolle spielen, werden im Anschluss daran die Gestaltungsmöglichkeiten eines *Fixkostenmanagement* skizziert.
- Aber auch im Gemeinkostenbereich der Krankenhäuser bestehen Optimierungsmöglichkeiten. Mit dem *Gemeinkostenmanagement* in Form der Gemeinkostenwertanalyse werden daher Ansatzpunkte zur Gemeinkostenlenkung dargestellt.
- Die *Budgetierung* in ihrer traditionellen Form ist ein altbewährtes Instrument im Krankenhaus. Zu diskutieren sind jedoch auch alternative Budgetierungsformen, wie zum Beispiel Better Budgeting, Beyond Budgeting oder Advanced Budgeting.
- Das strategische Planungsinstrument des *Target Costing* ist für das Krankenhausmanagement deshalb wesentlich, weil sich die Kosten am Preis als Datum zu orientieren haben. Am Beispiel einer DRG werden die Übertragungsmöglichkeiten des ursprünglich für die Industrie entwickelten Konzepts aufgezeigt.

- *Benchmarking* als Orientierungsgröße und die prozessorientierten *Clinical Pathways* sind ebenfalls Instrumente, die zur Verwirklichung einer möglichst kostengünstigen Form der Leistungserbringung bei gleichzeitig hoher medizinischer Qualität der Behandlung beitragen.
- *Frühwarnsysteme* erfassen, verarbeiten und kommunizieren Informationen über die krankenhausinterne- und externe Entwicklung. Sie werden insbesondere im Rahmen des Risikomanagements auch in Krankenhäusern vermehrt diskutiert.
- Die *Stärken-Schwächen-Analyse* und der *Portfolio-Ansatz* sind die am meisten verwandten und bekannten Instrumente des Strategischen Managements. Aus den Ergebnissen lässt sich der erforderliche Handlungsbedarf im Hinblick auf die Unternehmungsziele für das Krankenhausmanagement ableiten.
- Ein funktionierendes *Berichtswesen* stellt schließlich den Entscheidern in den Krankenhäusern sämtliche lenkungsrelevanten Informationen zur Verfügung. Es beschafft, speichert, verarbeitet und übermittelt die relevanten Informationen über die heterogenen und komplexen Leistungsabläufe im Krankenhaus.

Die Darstellung erfolgt für jedes Controlling-Instrument in der gleichen Weise. Zunächst wird der theoretische Rahmen der jeweiligen Instrumente dargestellt. Daraufhin wird die spezifische Anwendbarkeit des Controlling-Instruments auf das Krankenhaus untersucht. Die kritische Würdigung schließt die Darstellung in Form einer Bewertung ab.

Tab. 6-9 Überblick über die dargestellten Controlling-Instrumente

Planungs- und kontrollorientierte Controlling-Instrumente	Informationsorientierte Controlling-Instrumente
• Deckungsbeitragsrechnung • Fixkostenmanagement • Gemeinkostenmanagement • Target Costing • Budgetierung • Benchmarking • Clinical Pathways	• Frühwarnsysteme • SWOT-Analyse • Portfolio-Analyse • Berichtswesen

6.4.2 Planungs- und kontrollorientierte Controlling-Instrumente

6.4.2.1 Deckungsbeitragsrechnung

Theoretische Grundlagen der Deckungsbeitragsrechnung

Die Deckungsbeitragsrechnung beantwortet wichtige Fragestellungen in Bezug auf die Lenkung einer Unternehmung (Kilger/Pampel/Vikas, 2002: 581):

- Worauf soll sich die Unternehmung bezogen auf seine Produkte/Leistungen absatzpolitisch konzentrieren?

- Ab welchen Stückzahlen erreicht die Unternehmung die Gewinnschwelle (Break-Even-Point) und wo liegt die Preisuntergrenze?
- Bei welchen Produkten/Leistungen bestehen Unwirtschaftlichkeiten? Sollten diese weiter erbracht werden?
- Ist es günstiger, das Produkt/die Leistung selbst zu erstellen oder sollte man es von einem Zulieferer beziehen?

Sie umfasst verschiedene Anwendungsformen, die nachfolgend beschrieben werden. Welche Lenkungsmöglichkeiten sich für Krankenhäuser durch den Einsatz einer Deckungsbeitragsrechnung ergeben, zeigen im weiteren Verlauf die Ergebnisse eines Forschungsprojektes der Fachhochschule Osnabrück, das in Kooperation mit drei Krankenhäusern sowie einer Unternehmungsberatung erarbeitet wurde. Gefördert wurde das Forschungsvorhaben durch die Arbeitsgruppe Innovative Projekte (AGIP) beim Ministerium für Wissenschaft und Kultur Niedersachsen. Durch die zur Bereitstellung von Forschungsgeldern über einen Zeitraum von zwei Jahren von 2003–2005 konnte das anwendungsorientierte Forschungsprojekt „Implementierung einer Deckungsbeitragsrechnung und Ableitung eines entscheidungsorientierten Kosten- und Leistungsmanagements im Rahmen des DRG-Systems“ finanziert und durchgeführt werden (vgl. zur theoretischen Darstellung auch Zapp, 2006a: 30 ff. und die dort angegebene Literatur).

Einstufige Deckungsbeitragsrechnung

Hauptgründe für die Entstehung der einstufigen Deckungsbeitragsrechnung waren Bestrebungen, die Kostenrechnung zu einer Entscheidungsrechnung auszubauen, zu der die Vollkostenrechnung nicht in der Lage war. Im Vordergrund der Betrachtung stehen die variablen Kosten oder Grenzkosten eines Kalkulationsobjektes. Von den Erlösen des Kalkulationsobjektes (Preis) werden die variablen Kosten abgezogen. Das Ergebnis ist der Deckungsbeitrag. Er informiert über die Fähigkeit des Objektes, die fixen Kosten zu decken. Die Summe aller Deckungsbeiträge ergibt den Gesamtdeckungsbeitrag (Witt, 1991: 41) (Abb. 6-19).

Umsatzerlöse je Stück (Preis) · Menge – variable Stückkosten · Menge = Gesamtdeckungsbeitrag

$$p \cdot x - kv \cdot x = db \cdot x$$

Abb. 6-19 Grundformel des Direct Costing

Für ein positives Betriebsergebnis muss der Gesamtdeckungsbeitrag sämtliche Fixkosten decken. Der Begriff „einstufige Deckungsbeitragsrechnung“ besagt, dass die Fixkosten en bloc betrachtet werden und das Verfahren nur auf einer Stufe stattfindet. Im Amerikanischen hat sich dafür die Bezeichnung Direct Costing durchgesetzt (Kilger/Pampel/Vikas, 2002: 67).

Mehrstufige Deckungsbeitragsrechnung

Bei der mehrstufigen Deckungsbeitragsrechnung wird der Fixkostenblock des Direct Costing differenziert betrachtet. Zurückzuführen ist das Verfahren auf Aghte

und Mellerowicz. Während Aghte schon 1959 von einer „verursachungsgemäßen“ Zurechnung von Fixkostenbeiträgen spricht, fordert Mellerowicz eine Aufspaltung des Fixkostenblocks in mehrere Fixkostenschichten (Agthe, 1959; Mellerowicz, 1963; Kilger/Pampel/Vikas, 2002: 87). Ziel der stufenweisen Fixkostenrechnung ist die Erhöhung des Informationsgehaltes über die Art und Struktur der fixen Kosten (Riedel, 1996: 151). Verrechnet werden die direkten Erzeugniskosten auf die Leistungseinheiten. Dies erfolgt durch die differenzierte Aufspaltung des Fixkostenblocks[23] auf die Erzeugnisse, Gruppen von Erzeugnissen, Kostenstellen und Kostenbereiche. Ausschlaggebend ist dabei immer eine mögliche Verrechnung ohne Kostenschlüsselung (Däumler/Grabe, 2002: 149). Der Fixkostenrest beschreibt den Teil der fixen Kosten, der sich nicht direkt zuordnen lässt. Hierbei handelt es sich um unternehmungsbezogene Fixkosten. Sie sind von allen Erzeugnisgruppen zu tragen. Der Überschuss vom Umsatz über den Einsatz von Kosten ist der Deckungsbeitrag (Haberstock, 1982: 160).
Die Vorteile der mehrstufigen Deckungsbeitragsrechnung beziehen sich in erster Linie auf die Aufteilung der Fixkosten und die dadurch entstehende Transparenz. Die Betrachtung kann je nach Notwendigkeit unterschiedlich gestaltet werden. Die Tiefe der Schichtungen ist beliebig zu variieren und verfeinern (Witt, 1991: 51). Die Kalkulationsobjekte in der Deckungsbeitragsrechnung können ebenso frei gewählt werden (Produkte, Kundengruppen u. ä.). Die Aufteilung der Fixkosten ermöglicht eine Sicht, inwieweit bestimmte Fixkosten gedeckt sind. Der Beitrag einzelner Produkte und Bereiche am Gesamterfolg ist daher viel genauer zu ermitteln als durch das Direct Costing. Eine gestufte Erfolgskontrolle kann durchgeführt werden, da mittels der Fixkostenschichten erkannt werden kann, inwieweit bestimmte Fixkosten von Fällen, Fallgruppen, Fachabteilungen oder des Krankenhauses gedeckt sind. Je höher der Anteil der fixen Kosten ist, der sich auf die Fälle oder Fallgruppen direkt zurechnen lässt, desto genauer wird die Aussage und desto sinnvoller wird die Rechnung mit stufenweisen Fixkosten. Die mehrstufige Deckungsbeitragsrechnung eignet sich ferner insbesondere zur Lenkung von Geschäftsbereichen, die centerorientiert organisiert sind. Dem Center können über die Deckungsbeitragsrechnung jegliche von ihm verursachten Kosten zugerechnet und Zieldeckungsbeiträge vorgegeben werden (Kilger/Pampel/Vikas, 2002).
Zu beachten ist bei der Erstellung der Rechnung allerdings, dass für die Ermittlung der Fixkostenschichten viele Daten erforderlich sind. Des Weiteren sollte der Grundsatz der Wirtschaftlichkeit beachtet werden, d. h. der Erfassungsaufwand sollte in einem angemessenen Verhältnis zum Informationsgewinn stehen (Coenenberg/Fischer/Günther, 2003: 243).

Deckungsbeitragsrechnung mit relativen Einzelkosten

Die Deckungsbeitragsrechnung mit relativen Einzelkosten ist ein von Riebel entwickeltes Verfahren der kurzfristigen Erfolgsrechnung (Kilger/Pampel/Vikas, 2002). Der zielführende Gedanke der „relativen Einzelkostenrechnung“ ist, jegliche Kosten als Einzelkosten zu betrachten. Entscheidend ist dabei, dass sie auf das richtige

23 Die Differenzierung bzw. Einteilung des Fixkostenblocks/der Fixkostengruppen hängt unter anderem von der Betriebsgröße ab und birgt je nach Gestaltung unterschiedliche Lenkungspotentiale (Däumler/Grabe, 2002: 153).

Objekt bezogen betrachtet werden. In den üblichen Kostenrechnungssystemen werden die Kosten nach ihrem Bezug zum Kostenträger gewertet. In Riebels System können Kostenstellen, Maschinen, Räume, Abteilungen etc. als Bezugsobjekte gesehen werden. „Somit lassen sich alle Kosten und Erlöse mindestens einem Bezugsobjekt als Einzelkosten zurechnen – im Extremfalle nur der Unternehmung und der Totalperiode als Ganzes“ (Riebel, 1990: 520). Folglich gibt es daher – sofern die Aufgliederung tief genug ist – nur noch Einzelkosten, die einem Objekt direkt und unmittelbar angelastet werden können. Alle Kosten und Erlöse sind bei der relativen Einzelkostenrechnung an den Stellen zu erfassen und auszuweisen, an denen sie gerade noch als Einzelkosten beziehungsweise als Einzelerlöse dargestellt werden können. Auf eine Aufschlüsselung der Gemeinkosten und damit auf eine Weiterverrechnung auf Kostenstellen und Kostenträger nach den Kriterien der Vollkostenrechnung wird bewusst verzichtet. Zum Beispiel sind die Personalkosten einer Hüftoperation nicht von der Entscheidung, die Operation durchzuführen, abhängig und somit keine Einzelkosten der Operation, sondern Gemeinkosten der Operation. Sie sind jedoch Einzelkosten bezogen auf die Leistungsstelle OP, denn die Entstehung der Personalkosten hängt allein von der Entscheidung ab, den OP-Bereich zu führen. Der Kostenbezug im Riebelschen System wird immer über die Entscheidungsfrage gelöst, da Entscheidungen letztlich immer die Quellen von Kosten, Erlösen und Erfolg sind (Identitätsprinzip) (Riebel, 1990: 285).

Für die Durchführung der „Rechnung mit relativen Einzelkosten“ hat Riebel die Kostenarten-, Kostenstellen- und Kostenträgerrechnung zu einer Grundrechnung kombiniert. In der Grundrechnung werden möglichst viele Kostenarten direkt erfasst. Kostenstellen und Kostenträger werden um weitere Bezugsgrößen (z. B. einzelne Maschinen, Räume etc.) erweitert (Riebel, 1990: 536). Eine Hierarchie von Bezuggrößen wird aufgebaut, in der jede Kostenart an einer Stelle in der Unternehmung als Einzelkosten direkt zuzuordnen ist. Vom betrachteten Objekt werden dann die Einzelkosten subtrahiert. Übrig bleibt ein Betrag, um die nicht zugerechneten Gemeinkosten, die Einzelkosten der nächst höheren Hierarchieebene, zu decken. Ähnlich wie bei der stufenweisen Deckungsbeitragsrechnung ist eine Hierarchie über die einzelne DRG, Abteilung und Klinik bis hin zur Gesamtunternehmung aufgebaut. Bei der mehrstufigen Deckungsbeitragsrechnung werden nur die Fixkosten in den Stufen nach DB I betrachtet. Im Riebel'schen Konzept werden jeder Ebene „relative Einzelkosten“ zugeordnet.

Der Vorteil der „Rechnung mit relativen Einzelkosten“ ist das Umgehen jeder Schlüsselungs- oder Umlagenproblematik (Vikas, 1996: 9). Die Zuordnung der Kosten auf die Ebene, in der sie entstehen, ermöglicht eine gezielte Lenkung der Kosten. Werden einem Kostenstellenverantwortlichen, z. B. dem Chefarzt, die Peronalkosten des Labors zugerechnet, würde seine Kostenstelle mit Kosten belastet, die er nicht lenken kann. Das Problem tritt bei der „Rechnung mit relativen Einzelkosten“ nicht auf. Die Kosten verbleiben im Labor (Strehlau-Schwoll, 1993: 214 ff.). Dennoch findet die „Einzelkostenrechnung“ in der Praxis selten Anwendung, weil sie praktisch nicht umsetzbar ist. Schon die Grundrechnung stellt hohe Anforderungen an die Datenverfügbarkeit (Witt, 1991: 35). Von Unternehmungspraktikern wird häufig der Einwand gebracht, dass manche Produkte kaum noch Einzelkosten aufweisen. Auch Kilger ist der Meinung, dass sich „nahezu alle von Riebel angestrebten Ziele der Kostenrechnung … mit Hilfe einer konsequent ausgestalteten kostenstellen- kostenträgerorientierten Grenzplankostenrechnung besser erfüllen lassen“ (Kilger/Vikas, 1993: 86).

Abteilung z.B. Unfallchirurgie						
			Fallpauschalen		Zusatzentgelte	
Beeinflussbarkeit	Bezugsgröße		DRG A	DRG B	Z 1	Z2
		Erlöse				
		Leistungskosten				
		Einzelkosten				
sofort	Fall	Medizinischer Bedarf				
sofort	Leistung	Röntgeneinzelkosten				
		DB I				
sofort	Fall	DRG-Einzelkosten				
sofort	Zusatzentgelt	Zusatzentgelt-Einzelkosten				
		DB II				
		Bereitschaftskosten				
mittelfristig	Station	Einzelkosten der stationären Versorgung				
		DB III				
mittelfristig	Abteilung	Einzelkosten der Abteilung				
		DB IV				
langfristig	Klinik	Klinikeinzelkosten				
		DB V				

Abb. 6-20 Deckungsbeitragsrechnung mit relativen Einzelkosten (Quelle: Strehlau-Schwoll, H. (1999): Bedeutung von internen Verrechnungspreisen in Profitcentern – Unterschiedliche Verfahren und ihre Wirkungsweisen. In: Eichhorn, S. (Hrsg.): Profitcenter und Prozessorientierung: Optimierung von Budget, Arbeitsprozessen und Qualität. Stuttgart: Kohlhammer, S. 313)

Grenzplankostenrechnung

Die Grenzplankostenrechnung ist eine flexible Plankostenrechnung basierend auf Teilkosten mit dem Ziel, die kurzfristigen Planungs- und Entscheidungsprozesse einer Unternehmung mit relevanten Kosteninformationen zu versorgen. Im Gegensatz zur flexiblen Plankostenrechnung berücksichtigt die Grenzplankostenrechnung für die Verrechnungssätze der innerbetrieblichen Leistungsverrechnung in der Kostenstellenrechnung sowie die Kalkulationssätze der Endkostenstellen in der Kostenträgerrechnung lediglich die Grenzkosten.[24] Folglich gehen in die Kalkulationen nur proportionale Kosten ein. Die Fixkosten verbleiben zunächst auf den entsprechenden Kostenstellen und werden monatlich in die kurzfristige Erfolgsrechnung ausgebucht (Kilger, 1976: 67 f.). Ein großer Vorteil der Grenzplankostenrechnung besteht in der Aufspaltung der ermittelten Verbrauchsabweichung in verschiedenste Einflussgrößen. Durch die Möglichkeit solch tief gehender Analysen, stellt die Grenzplankostenrechnung Informationen für die Entscheidungsfindung bereit. Die Prognose von Kosten und Erlösen spielt hier eine zentrale Rolle (Schweitzer/Küpper, 2008: 371). Welche konkrete Aussagefähigkeit solche Kosteninformationen haben, hängt jedoch davon ab, ob die Grenzplankostenrechnung als Teilkostenrechnung in ihrem Aufbau den einfachen Prinzipien des Direct Costing folgt oder ob sie mit mehrstufigen Deckungsbeiträgen gestaltet ist (Hummel/

24 Grenzkosten werden definiert als diejenigen Kosten, die zusätzlich entstehen (entfallen), wenn die Ausbringungsmenge um eine Einheit erhöht (vermindert) wird. Sie werden als erste Ableitung der Gesamtkosten bestimmt (Coenenberg/Fischer/Günther, 2003: 97).

Männel, 1983: 139f.). Weiterhin hängt der Informationsgehalt einer Grenzplankostenrechnung davon ab, ob sie kostenstellen- oder kostenträgerorientiert ausgestaltet ist. Wie auch bei den zuvor dargestellten Systemen der Teilkostenrechnung besteht der Zweck einer Deckungsbeitragsrechnung nicht allein darin, Informationen für die Unternehmungsleitung zur Planung bereitzustellen, sondern auch die mittlere und untere Unternehmungsebene zu lenken und zu kontrollieren (Schweitzer/Küpper, 2008: 371). Schweitzer und Küpper betonen zudem den Verhaltenslenkungszweck der Grenzplankostenrechnung, indem den Mitarbeitern geplante Kosten als Verhaltensnormen oder Standards vorgegeben werden, an dem die mengenmäßige Wirtschaftlichkeit (Technizität) der Planrealisation bzw. das Mitarbeiterverhalten gemessen wird. Voraussetzung dafür ist, dass die Plankosten jene Kosten umfassen, deren Höhe von den Entscheidungen und dem Handeln dieser Instanzen abhängig ist. Demnach sind externe Einflüsse auf die Kostenhöhe weitgehend auszuschalten, was dadurch gelingt, dass der geplante und tatsächliche Güterverbrauch mit Festpreisen bewertet wird. Dadurch werden Plan- und Istverbrauchsmengen über einen längeren Zeitraum hinweg vergleichbar gemacht (Schweitzer/Küpper, 2008: 622f.). Die flexible teilkostenbasierte Grenzplankostenrechnung ist somit eine Ergebniskontrollrechnung, die sich insbesondere zur Kostenstellenlenkung eignet, da hier technische Zusammenhänge ein großes Gewicht besitzen und individuelle Verhaltenseigenschaften dagegen oft zurücktreten. Weil die Standardkostenrechnung jedoch nicht explizit die das menschliche Verhalten bestimmenden Einflussgrößen und Zusammenhänge berücksichtigt, bezweifeln Kritiker die motivierende Wirkung von Vorgaben, die sich zumeist ohne Berücksichtigung der Eigenschaften und des Anspruchsniveaus der Mitarbeiter in der Regel an den kostengünstigsten Werten orientierten (Schweitzer/Küpper, 2008: 657). Dieser Nachteil kann durch den Einsatz eines Motivations- und Anreizsystems beseitigt werden. Aufgabe der Kostenrechnung ist die isomorphe Abbildung der Realität. Wenn es gelingt, dies umzusetzen, dann wird in der Kombination über diese realgenauen Daten ein Anreizsystem zu implementieren sein.

Anwendung der Deckungsbeitragsrechnung im Krankenhaus

Die Anwendung der Deckungsbeitragsrechnung als Lenkungsinstrument erfordert in vielerlei Hinsicht eine Anpassung, um dem Einsatz in einer stationären Einrichtung zu genügen. Daraus ergibt sich zwangsläufig auch die Notwendigkeit einer modifizierten Konzeption, die folgende Anforderungen im Krankenhaus erfüllen sollte.

Anforderungen an eine Deckungsbeitragsrechnung im Krankenhaus

Mit Hilfe der Deckungsbeitragsrechnung soll klar ersichtlich werden, welche Kosten kurzfristig und welche mittel- bis langfristig beeinflusst werden können. Sie soll entscheidungsrelevante Kosteninformationen zur Verfügung stellen und keine „Datenfriedhöfe" produzieren, um einerseits das Kostenbewusstsein von Ärzten und Pflegekräften zu beeinflussen und andererseits über die Kostendaten Ansätze zur Lenkung hin zu einer patientengerechten und kostendeckenden Leistungsstruktur abzuleiten.

Je nach Lenkungsziel ist die Deckungsbeitragsrechnung kostenstellen- bzw. kostenträgerorientiert auszugestalten. Soll der Deckungsbeitrag als Ziel und damit als

Lenkungsgröße für die Krankenhausführung verwandt werden, ist bei der Bezugsgrößenwahl zunächst nicht der einzelne Fall die entscheidende Größe, sondern die Kliniken des Krankenhauses. Sodann kann die Betriebsführung mit Hilfe der gesamtzielorientierten, vereinbarten Deckungsbeiträge das Krankenhaus zentral über dezentral geführte Kliniken lenken (vgl. auch Schmidt-Rettig, 2003: 2ff.). Insofern es weiter gelingt, diese kostenstellenbezogene Deckungsbeitragsrechnung zu einer fallbezogenen Deckungsbeitragsrechnung auszubauen, ist zusätzlich zum zentralen Lenkungsansatz, der eine effektive Leistungs-, Kosten- und Erlöslenkung „vor Ort" ermöglicht, eine weitere Erhöhung der Transparenz der Leistungen, Kosten und Erlöse geschaffen. Ersichtlich wird die entsprechende Wertschöpfung des einzelnen Falles zum Klinikergebnis. Diese Kenntnis ist wichtig, da der Ausgleich von negativen Ergebnissen pro Fall durch Fälle mit positiven Beiträgen erfolgen muss. Für den Fallbezug ist eine Kostenträgerrechnung unabdingbar, um alle anfallenden Aufwendungen verursachungsgerecht zuordnen und somit die fallbezogene Deckungsbeitragsrechnung verwirklichen zu können. Damit die Krankenhausleitung und der verantwortliche Chefarzt der jeweiligen Klinik realisierbare Zieldeckungsbeiträge mit Blick auf die Erreichung des Gesamtziels vereinbaren können und ferner eine spätere Überprüfung des Zielerreichungsgrades möglich ist, muss die Deckungsbeitragsrechnung als Plankostenrechnung konzipiert werden, was eine entsprechend gestaltete Ist-Rechnung mit einschließt (Schweitzer/Küpper, 2008: 371). Voraussetzung dafür ist eine hinreichend angepasste KLEE-Rechnung, aus der die notwendigen Daten abgeleitet werden können. Dabei müssen zunächst vorhandene Verzerrungen, die durch Datenübertragungen aus der Finanzbuchhaltung in die Kostenrechnung entstehen, behoben werden. Dies erfordert eine zunächst arbeitsaufwendige stärkere Differenzierung von unzulässig verdichteten Kostenarten, wie zum Beispiel OP- und Anästhesiebedarf sowie Laborbedarf. Da hier verschiedene Bezugsgrößen die Kosten verändern können, darf die Differenzierung mit Blick auf die Kostenlenkung nicht zu grob sein. Gleiches gilt für die Kostenstellen. Auch hier reicht in der Regel die Mindestkostenstellenbildung nach der Krankenhaus-Buchführungsverordnung nicht aus.[25] Es muss stärker nach Verantwortungsbereichen differenziert werden, da dies zwangsläufig mit einer differenzierteren Leistungserfassung und weiter mit einer genaueren Kostenanalyse der Kostenstelle und damit möglichen Kostenlenkung verbunden ist (Strehlau-Schwoll, 1995b: 304ff.; Zapp, 2004c: 88). Gleichzeitig muss sichergestellt werden, dass im Rahmen der Leistungsrechnung alle Leistungen in den Bereichen mit gleicher Qualität erfasst und periodengerecht zugeordnet werden (Kuntz, 2002: 35). Im Rahmen einer fallbezogenen Deckungsbeitragsrechnung bedarf es dabei einer besonders konzentrierten Leistungserfassung, damit ein größtmöglicher Fallbezug hergestellt werden kann (Zapp/Winkler/Kempf, 2004: 186). Auch die Bewertung des Ressourceneinsatzes muss – von den Standards der Finanzbuchhaltung abweichend – festgelegt werden, da die in der Regel in der Finanzbuchhaltung mit Durchschnittswerten und Ist-Kosten bewerteten, verbrauchten Produktionsfaktoren aufgrund unerwünschter Preisschwankungen (Schmidt, 2001: 51) für eine Deckungsbeitragsrechnung nicht sachgerecht wären. Die Implementierung einer Deckungsbeitragsrechnung mit Lenkungsfunktion erfordert die Einführung von innerbetrieblichen Planverrechnungspreisen, die auf Vollkosten- oder Teilkostenbasis in der

25 Vgl. dazu auch die Ausführungen in Kapitel 3.2.1 Kostenrechnung.

Regel auf der Basis von Vergangenheitswerten kalkuliert werden können. Eine weitere Möglichkeit der Verrechnungspreisbildung besteht darin, sich an Marktpreisen zu orientieren (vorhandene Standardkataloge wie DKG-NT, GOÄ, EBM sowie regelmäßige Informationen bezüglich der am Markt üblichen Handhabung der Gebührenordnung, z. B. für Laboruntersuchungen). Aufgrund der unterschiedlichen Bedingungen, zu denen die verschiedenen Wettbewerber ihre Leistungen erstellen, werden diese Preise jedoch nicht unbedingt die Ist-Kosten der Leistungsstellen des Krankenhauses decken. Als weiterer marktorientierter Ansatz haben sich in anderen Branchen Verhandlungspreise herausgebildet. Übertragen auf das Krankenhaus hieße dies, dass zwischen den anbietenden Bereichen und den anfordernden Kliniken die Preise ausgehandelt werden. Da jedoch in der Regel für die Nachfrager eine Verpflichtung besteht, die internen Leistungen abzunehmen, würden die Verhandlungen mit ungleichen Kompetenzen geführt werden. Genauso verhält es sich, wenn keine Verpflichtung seitens der Nachfrager besteht, da dann die Leistungsanbieter mit Blick auf ihre Existenz ihre Preise unterhalb der Kostendeckung anbieten würden (Strehlau-Schwoll, 1999: 75 ff.). Abbildung 6-21 stellt mögliche Verrechnungspreismethoden im Überblick dar.

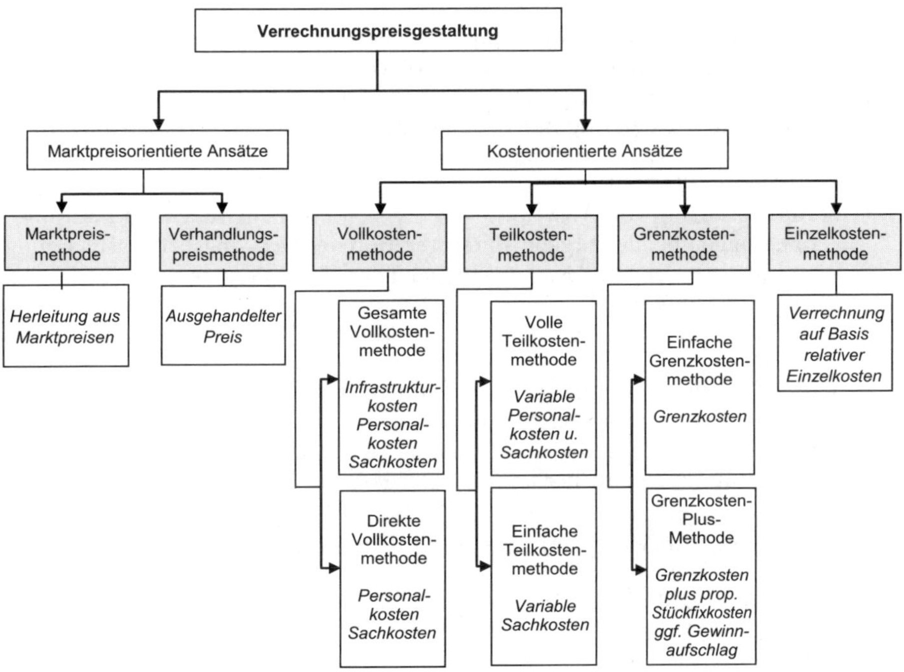

Abb. 6-21 Methoden der Verrechnungspreisgestaltung (in Anlehnung an Zapp, 2006a: S. 78)

Streim (1975) bevorzugt nicht den Verrechnungspreis als Koordinationsinstrument dezentral getroffener Produktions- und Transferentscheidungen im Rahmen eines Center-Modells, sondern den Budgetansatz. Er verweist darauf, dass Ver-

rechnungspreise nur ihre Erfolgsermittlungs- und Lenkungsfunktion erfüllen können, wenn ein vollkommen externer Markt für das Transfergut besteht, d. h., wenn ein einheitlicher Marktpreis existiert (Streim, 1975: 23 ff.).
Um die Deckungsbeitragsrechnung schließlich routinemäßig durchführen und eine entsprechende Übersichtlichkeit gewährleisten zu können, bedarf es einer EDV-Unterstützung. Diese muss sich problemlos in das bisher bestehende Softwaresystem einbinden lassen und auf alle Kostendaten der Gesamtunternehmung zugreifen können, um eine zeitnahe, handhabbare, aussagefähige Darstellung zu ermöglichen.

Probleme bei der Realisierung der Deckungsbeitragsrechnung

Bezogen auf die Erlöse, Leistungen und Kosten sind bei der Realisierung einer Deckungsbeitragsrechnung im Krankenhaus folgende Problematiken zu beachten:

1. Erlösseitige Effekte und die damit nicht zu unterschätzenden Gefahren der Planungsunsicherheit und der Aussagekraft der Deckungsbeitragsrechnung:
   - Unsichere Erlöse aufgrund des noch nicht vollends ausgestalteten G-DRG-System
   - Behandlung von Mehr- und Mindererlösausgleichen in einer Klinikdeckungsbeitragsrechnung[26]
   - Erlöszuordnung der interdisziplinär durchgeführten Leistungen
2. Leistungsbezogene Effekte, die ohne frühzeitige Gegenlenkungsmaßnahmen zu massiven Einbrüchen der teil-/stationären Erlöse führen können und die angesichts der hohen, kurzfristig nur bedingt zu beeinflussenden Fixkosten in Krankenhausbetrieben kaum zu kompensieren sind (Zapp/Winkler/Kempf, 2004: 191; Conrad, 2004: 47 f.).
   - Berücksichtigung von Auswirkungen der sich noch ausweitenden Leistungsverlagerungen bei der Ergebnisinterpretation der Deckungsbeitragsrechnung
   - Konsequenzen der Mindestmengenregelungen für das Ergebnis der Deckungsbeitragsrechnung
3. Kostenbezogene Effekte, die zu einem verfälschten Deckungsbeitragsergebnis führen können
   - Wirtschaftliche Kostenspaltung in variable und fixe Kosten im Sinne einer bestmöglichen Kostenbeeinflussung
   - Darstellung nicht abgerechneter Fälle im Monatsbezug
   - Berücksichtigung von Überliegern in der Deckungsbeitragsrechnung

Vorstellung eines Deckungsbeitragsmodells im Krankenhaus

Mit Blick auf die vorangegangenen Ausführungen wurden durch die Kooperationspartner des Forschungsprojektes als Basis für das Deckungsbeitragsmodell folgende Prämissen festgelegt:

1. Differenzierte Betrachtung des Fixkostenblocks (mehrstufige Fixkostendeckungsrechnung) und dadurch Kenntnis, bis zu welcher Bezugsgröße ein Fall, eine DRG oder eine Klinik positive Deckungsbeiträge erwirtschaftet sowie guter Einblick in die Erfolgsentstehung und -struktur des Krankenhauses.

26 Siehe auch weiter unten.

2. Implementation der Deckungsbeitragsrechnung in das monatliche Berichtwesen und dadurch monatliche Kontroll- und Eingriffsmöglichkeiten durch die Verantwortlichen.
3. Be- und Verrechnung von Planpreisen auf Vollkostenbasis für interne Leistungen, da eine unterjährige Deckungsbeitragsrechnung keine Verrechnung zu Istpreisen zulässt.
4. Differenzierung der leistungsbezogenen Personalkosten von solchen, die durch die Aufrechterhaltung der Betriebsbereitschaft entstehen, nur, wenn der hohe Aufwand die Wirkung dieses Ergebnisses rechtfertigt.

Das Modell der Klinikdeckungsbeitragsrechnung und das im Anschluss daran beschriebene fallbezogene Deckungsbeitragsmodell (Stückdeckungsbeitragsrechnung) ist als Bestandteil eines Unternehmungs-Deckungsbeitrags-Systems konzipiert, das sich in die Deckungsbeitragsrechnungen der Sparte „Krankenhaus" sowie einzelne „Nebenbetriebe" gliedert. Weiterhin wird das Krankenhaus in medizinische Kliniken und Funktionsabteilungen, „Institute", unterteilt, die auf der Grundlage des centerorientierten Ansatzes eigens für ihr Budget verantwortlich sind. Die Fixkosten werden in dem Konzept nur dort dargestellt, wo sie real auftreten. Zum Beispiel stellen Röntgenleistungen für die Klinik variable Kosten dar, die sich jedoch für die Röntgenabteilung aus Sachkosten- und Personalkosten (Direkte Vollkostenmethode) zusammensetzen. Vom Variabilisieren der Fixkosten kann jedoch nicht gesprochen werden, da beide Seiten betrachtet werden. Bei dieser Verrechnungspreisgestaltung ist zu berücksichtigen, dass die Klinik, für die die anfallenden Kosten der Institute als variable Kosten in die Deckungsbeitragsrechnung einfließen, ihr Deckungsbeitragsergebnis nur durch ein verändertes Anforderungsverhalten der Sekundärleistungen (z. B. Art und Anzahl der angeforderten Laboruntersuchungen) beeinflussen kann. Die Preislenkung obliegt den Instituten. Zu beachten ist, dass sich eine unwirtschaftliche Leistungserstellung der Institute im Preis niederschlägt und dann von den Kliniken zu verantworten ist. Soll der Klinikdeckungsbeitrag als Zielgröße zwischen Klinikleitung und Krankenhausleitung vereinbart werden, mit dem die dezentral geführten Kliniken zentral gelenkt werden, ist fraglich, ob sich eine Klinikleitung auf dieses Risiko einlässt. Als Alternative können die vollkostenbasierten Preise durch Teilkosten- oder Grenzkostenpreise ersetzt werden. Problematisch hierbei ist jedoch, dass aufgrund des sehr geringen Sachkostenanteils und dem damit verbundenen höheren Deckungsbeitrag der falsche Eindruck entstehen könnte, die angeforderte Leistung sei sehr kostengünstig. Ein erhöhtes Anforderungsverhalten bei allen Leistungsnachfragern wäre die Folge, was wiederum eine Verrechnungspreissenkung bewirken würde – letztendlich aber, wenn man das gesamte Krankenhaus betrachtet, zu einer Kostenerhöhung führt, da aufgrund der „guten Auftragslage" in den Instituten weiteres Personal eingestellt werden muss. Diese Fehllenkung kann mit Hilfe der Verrechnungspreismethode „Grenzkosten-Plus" vermieden werden. Dabei werden die Preise der Leistungserbringer zwar ebenfalls mit Grenzkosten gebildet, die anteiligen Fixkosten der Leistungserbringer fließen jedoch mit Blick auf eine höhere Kostentransparenz nicht erst im Fixkostenblock des Krankenhauses ein, sondern werden schon frühstmöglich auf Klinikebene zugeordnet (Plus) (Hoppe/Schmidt-Rettig/Weygoldt, 1999: 64 f.). Um aber auch hier dem Effekt der ausschließlichen Betrachtung von Grenzkosten entgegenzuwirken, der zu der Annahme sehr preiswerter Leistungen verleitet und somit eine Steigerung angeforderter Mengen forciert,

sollte das Mengengerüst „auf hohem Niveau eingefroren“ werden (Hoppe/Schmidt-Rettig/Weygoldt, 1999: 64). Ermittelte Plan-Daten werden dabei ohne Berücksichtigung der tatsächlichen Inanspruchnahme auf die Ist-Daten übertragen. Es finden somit keine Abweichungen von den Plandaten statt. Abweichende Ist-Daten müssten in den neuen Plandaten für die nächste Periode berücksichtigt werden. Verbunden mit diesem – zur Verhaltenslenkung förderlichen – Konzept sind jedoch buchungstechnische Mängel, da keine Entlastung der leistungserbringenden Kostenstellen erfolgen kann. Die unterschiedlichen Verfahren scheinen hohe Anforderungen an die Mitarbeiter zu stellen und zeitlich hohe Ressourcen zu binden. Hier wäre der Ansatz empirischer Modelle zu fordern, um Wirkungsanalysen durchführen zu können.
Die Verrechnung nach Grenzkosten-plus oder nach Punkten ist eine Frage der Einstellung. Es wird deutlich, dass neben der Verrechnungstechnik auch die Entscheidung der verantwortlichen Manager und Controller eine wesentliche – zu beachtende Größe – darstellen. Grundsätzlich ist die Einstufung der Kosten in „variabel“ und „fix“ abhängig von dem Bereich, in dem sie auftreten. Beispielsweise stellen Kosten des Verwaltungsbedarfs (Porto, Büromaterial) auf Klinikebene variable Kosten dar, auf Unternehmungsebene werden sie hingegen als Fixkosten eingestuft, da sie hier nicht leistungsabhängig gesehen werden können.
Wie sich die Deckungsbeitragsrechnung auf Klinikebene in das Gesamtsystem der Unternehmung einordnet, zeigt die Abbildung 6-22. Die Zahlengenerierung und -implementation der Projekthäuser in das Modell erfolgte für den markierten Bereich.
Die unterste Ebene in der Hierarchie der Zurechnungsobjekte bildet zumeist die kleinste Einheit in der Unternehmung. In der Regel ist das der einzelne Kostenträger – ein Objekt, für das ein Erlös erwirtschaftet wird. Auf dieses Objekt bezieht sich die erste Stufe der mehrstufigen Deckungsbeitragsrechnung. Im Krankenhaus ist die kleinste zu betrachtende Einheit der einzelne Behandlungsfall. Weil jeder Patient und damit jeder Behandlungsfall individuell ist, erfolgt eine durchschnittliche Betrachtung der Fälle. Im stationären Bereich gelingt dies hauptsächlich mit den DRGs, die kostenhomogene Fallgruppen abbilden. Die Vergütung der DRGs ist ebenfalls an den durchschnittlichen Kosten pro Fall ausgerichtet, so dass diese Betrachtung durchschnittlicher Fallkosten vorteilhaft ist. Als Bezugsgrößen kommen auf Klinikebene

- Erlöse,
- fallvariable Kosten,
- klinikvariable Kosten und
- klinikfixe Kosten

in Betracht. Fallfixe Kosten existieren nicht, da alle fallabhängigen Kosten als variabel gelten. In dieser Hierarchiebetrachtung entfällt die Bezugsgröße „Station“ aufgrund der interdisziplinären Belegung der Pflegebereiche, was allerdings nicht bedeutet, dass grundsätzlich alle Stationen Patienten jeder Klinik aufnehmen. Es wird weiterhin Stationen geben, auf denen vorwiegend Patienten einer Klinik behandelt werden. Weil jedoch alle Bestellungen und Anforderungen zukünftig für die einzelne Klinik erfolgen und durch den Chefarzt zu vertreten sind, ist das Erfassen auf dieser Ebene überflüssig (Zapp/Winkler/Kempf, 2004: 182 ff.). Das erarbeitete Konzept im Rahmen dieses Projektes zeigt Abbildung 6-23.

Unternehmung	Unternehmung											
	Krankenhaus 1						Nebenbetrieb 2			Nebenbetrieb 3		
Betrieb	Krankenhaus 1											
	medizinischer Bereich									sonst. Erlösbereich		
Klinik	Klinik A - Z						Fremdleistungen	Institut 1	Institut 2	Wohnheim	Cafeteria	Sonstige Erlöse
Erlösbereich	Erlöse KHEntG-Bereich			Sonstige Erlöse								
	DRG 1	DRG 2	DRG 3	Psych. Leistungen	Vor- und nachstat.	Wahlleistungen						
Erlöse												
fallvariable Kosten												
Deckungsbeitrag I												
klinikvariable Kosten												
Deckungsbeitrag II												
klinikfixe Kosten												
Deckungsbeitrag III												
KH-Fixkosten												
Deckungsbeitrag IV												
Unternehmensfixkosten												
Gesamtergebnis												

Abb. 6-22 Einordnung der Klinikdeckungsbeitragsrechnung in das Gesamtsystem (in Anlehnung an Zapp/Winkler/Kempf, 2004: 187)

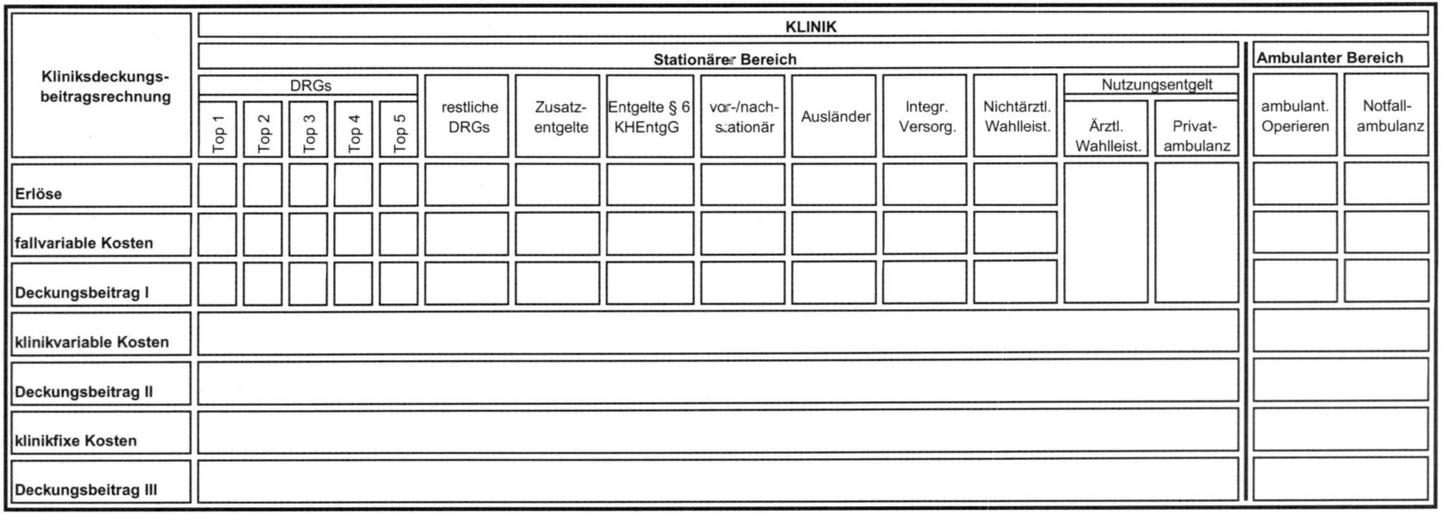

Abb. 6-23 Modell einer Klinikdeckungsbeitragsrechnung

An oberster Stelle stehen die Erlöse. Alle Erlöse, die das Krankenhaus für die Klinik vereinnahmt, werden in dem Konzept berücksichtigt. In Anbetracht der steigenden Bedeutung der ambulanten Krankenhausleistungen (z. B. ambulantes Operieren) ist eine differenzierte Betrachtung des stationären und ambulanten Bereiches in der Deckungsbeitragsrechnung notwendig. Analog kann es für Krankenhäuser bei entsprechend hoher ökonomischer Bedeutung auch sinnvoll sein, den Bereich der integrierten Versorgung und den der Versorgung von Patienten aus dem Ausland auszugliedern oder zusätzlich kostenträgerbezogen darzustellen.
DRG-Erlöse incl. Zusatzentgelte, Erlöse für vor-/und nachstationäre Leistungen und krankenhausindividuelle Entgelte nach § 6 KHEntgG ergeben sich für den stationären Bereich der Klinik. Die einzelnen Behandlungsfälle werden innerhalb ihrer Erlösart zusammengefasst betrachtet. Auf Einzelfälle wird nicht in der Klinikdeckungsbeitragsrechnung eingegangen, sondern sie werden in einer Stückdeckungsbeitragsrechnung betrachtet. Die häufigsten DRG- Erlöse werden als einzelne DRGs dargestellt, während die restlichen als Sammelposition dargestellt werden. Erlöse aus nichtärztlichen Wahlleistungen werden ebenfalls der Klinik zugeordnet. Ihnen stehen beispielsweise Telefonkosten gegenüber. Ferner erhält die Klinik Nutzungsentgelte für ärztliche Wahlleistungen und für die Privatambulanz. Zu beachten ist, dass das Entgelt für die Privatambulanz kein Erlös des ambulanten Bereichs darstellt. Für den ambulanten Bereich ergeben sich Erlöse aus der Institutsambulanz für ambulantes Operieren nach § 155 b SGB V und für Notfälle. Grundsätzlich werden zunächst variable und nachfolgend fixe Kosten berücksichtigt. Diese Vorgehensweise verdeutlicht das abnehmende Lenkungspotential der Klinik.
Im ersten Schritt werden jedem Kalkulationsobjekt die variablen Kosten zugeordnet. Die variablen Kosten unterteilen sich in primäre und sekundäre variable Kosten. Es handelt sich um patientenbezogen erfasste Einzelkosten und um die auf Behandlungsfälle verrechneten Leistungen interner Leistungserbringer. Durch den Abzug der variablen Kosten ergibt sich der Deckungsbeitrag I (DB I). Zu erwähnen sind an dieser Stelle die Pflegekosten des Tagdienstes, die hier den fallvariablen Kosten mittels LEP-Verfahren (Leistungserfassung in der Pflege) oder über korrigierte PPR-Minuten zugeordnet werden und somit von der Pflegedienstleitung zu verantworten sind. Alternative Zuordnungsmöglichkeiten zu den klinikvariablen oder klinikfixen Kosten bestehen.
Im zweiten Schritt werden vom Deckungsbeitrag I die variablen Kosten des stationären bzw. ambulanten Bereichs abgezogen. Die Kosten umfassen unechte Gemeinkosten, d. h. Kosten, die durchaus von der Leistungsmenge abhängig sind, eine Erfassung der Kosten auf den Einzelfall aus Gründen der Unwirtschaftlichkeit jedoch unterlassen wird. Gleichzeitig wird eine willkürliche Schlüsselung der Kosten vermieden. Als variable Kosten der Klinik ergeben sich unechte Gemeinkosten für den stationären und ambulanten Bereich. Durch Abzug der klinikvariablen Kosten ergibt sich der Deckungsbeitrag II (DB II).
In einem letzten Schritt werden die Fixkosten der Klinik vom Deckungsbeitrag II subtrahiert. Sie beinhalten hauptsächlich die Personalkosten des ärztlichen Dienstes und des medizinisch-technischen Dienstes sowie Instandhaltungskosten[27] und

27 Hier könnte auch die Zuordnung nach abgerechneten Stunden zu den nachfragenden Kostenstellen erfolgen (in diesem Fall würde dieser Kostenblock eine Stufe höher zugeordnet werden).

Kosten für wiederbeschaffte Gebrauchsgüter. Die Zuordnung der Kosten zu den definierten Bezugsgrößen, die Grundlage für die Datenerhebung war, zeigt die Tabelle 6-10 im Überblick.

Tab. 6-10 Kostenzuordnung

Fallvariable Kosten	
Primärkosten	Arzneimittel
	Implantate
	Medizinischer Bedarf
Sekundärkosten	fallbezogene Institutleistungen (z. B. Labor, Röntgen)
	fallbezogene Klinikleistungen (z. B. Intensivstation)
	fallbezogene Leistungen der Töchter (z. B. Dialyse)
	fallbezogene Leistungen externer Unternehmung (z. B. Beköstigung, Wäscherei)
	fallbezogene Pflegeleistungen (PPR)
Klinikvariable Kosten	
Primärkosten	restl. Arzneimittel
	sonst. Medizinischer Bedarf
	Verwaltungsbedarf (z. B. Büromaterialien, Vordrucke, Porto)
	Wirtschaftsbedarf (z. B. Reinigungs- und Desinfektionsmittel)
Sekundärkosten	klinikbezogene Institutleistungen
	klinikbezogene Leistungen externer Unternehmung
Klinikfixe Kosten	
Primärkosten	Personalkosten ärztlicher Dienst
	Personalkosten medizinisch-technischer Dienst (z. B. Sekretärin)
	Personalkosten Funktionsdienst (z. B. Hebammen)
	Bereitschaftsdienst
	Nachtwachen
	Fortbildungskosten
	wiederbeschaffte Gebrauchsgüter
	Instandhaltung, Instandsetzung

Neben dieser Darstellungsform der Deckungsbeitragsrechnung, bei der die Erlöse und fallvariablen Kosten differenziert dargestellt werden, bietet sich aufbauend, entsprechend dem zuvor ausgewählten Deckungsbeitragstyp, eine Darstellungsform an, mit der ein Plan-Ist-Vergleich möglich ist. Abbildung 6-24 zeigt dieses Modell. Eine noch höhere Aussagekraft erhält die Deckungsbeitragsrechnung, wenn man sie um eine Hochrechnung ergänzt.

Kliniksdeckungsbeitragsrechnung											
		Monat 6						Monat 6			
		Ist	Plan	Abweichung				Ist	Plan	Abweichung	
		06/2004	06/2004	absolut	relativ			06/2004	06/2004	absolut	relativ
Klinikerlöse											
A I	**Erlöse für stationäre Krankenhausleistungen**					**A II**	**Erlöse für ambulante Krankenhausleistungen**				
1	**DRG-Fallpauschalen**					1	**Ambulantes Operieren § 115 SGB V**				
1a	Zuschläge (Langlieger)					2	**Notfallbehandlung**				
1b	Abschläge					3	**Sonstige Erlöse**				
2	**Zusatzentgelte**										
3	**Entgelte nach § 6 KHEntgG**										
4	**Vor- und nachstationäre Behandlung**										
4a	Vorstationäre Behandlung										
4b	Nachstationäre Behandlung										
5	**Wahlleistungen**										
5a	Nichtärztliche Wahlleistungen										
5b	Ärztliche Wahlleistungen (Nutzungsentgelt)										
6	**Privatambulanz (Nutzungsentgelt)**										
7	**Ausländische Patienten**										
8	**Sonstige Erlöse (z.B. IV)**										
	Summe stationäre Klinikerlöse						**Summe ambulante Klinikerlöse**				
Kosten I											
B I	**Stationäre fallvariable Kosten**					**B II**	**Ambulante fallvariable Kosten**				
1	**Primärkosten**					1	**Primärkosten**				
1a	Arzneimittel					1a	Arzneimittel				
1b	Implantate					1b	Implantate				
1c	Sonstiger med. Bedarf					1c	Sonstiger med. Bedarf				
2	**Sekundärkosten**					2	**Sekundärkosten**				
2a	Institut- und Klinikleistungen					2a	Institutleistungen (z. B. Röntgen, Labor)				
2b	Leistungen der Töchter (z. B. Dialyse)										
2c	Leist. externer Unternehmen (z. B. Küche)										
2d	Pflegeleistungen										
	Summe fallvariable Kosten stat.						**Summe fallvariable Kosten amb.**				
	Deckungsbeitrag I stationär						**Deckungsbeitrag I ambulant**				

Kliniksdeckungsbeitragsrechnung

		Monat 6						Monat 6			
		Ist	Plan	Abweichung				Ist	Plan	Abweichung	
		06/2004	06/2004	absolut	relativ			06/2004	06/2004	absolut	relativ
C I	**Klinikvariable Kosten – stationär**					**C II**	**Klinikvariable Kosten – ambulant**				
24	Bezogene Leistungen										
1	**Primärkosten**					**1**	**Primärkosten**				
1a	Arzneimittel					1a	Arzneimittel				
1b	Sonst. med. Bedarf					1b	Sonst. med. Bedarf				
1c	Wirtschafts- u. Versorgungsbedarf					1c	Wirtschafts- u. Versorgungsbedarf				
2	**Sekundärkosten**					**2**	**Sekundärkosten**				
2a	Institutsleistungen (z. B. Wäscherei)					2a	Institutsleistungen (z. B. Wäscherei)				
2b	Leist. externer Unternehmen (z.B. Reinigung)					2b	Leist. externer Unternehmen (z. B. Reinigung)				
	Summe klinikvariabe Kosten stat.						**Summe klinikvariable Kosten amb.**				
	Deckungsbeitrag II stationär						**Deckungsbeitrag II ambulant**				
D I	**Klinikfixe Kosten – stationär**					**D II**	**Klinikfixe Kosten – ambulant**				
1	**Personalkosten**					**1**	**Personalkosten**				
1a	Ärztlicher Dienst					1a	Ärztlicher Dienst				
1b	Medizinisch-techn. Dienst (z. B. Sekretärin)					1b	Medizinisch-techn. Dienst (z. B. Sekretärin)				
1c	Funktionsdienst (z. B. Hebammen)					**2**	**Fort- und Weiterbildung**				
1d	Nachtwachen					**3**	**Wiederbeschafte Gebrauchsgüter**				
1e	Rufbereitschaft					**4**	**Instandhaltung**				
2	**Fort- und Weiterbildung**										
3	**Wiederbeschaffte Gebrauchsgüter**										
4	**Instandhaltung**										
	Summe klinikfixe Kosten stat.						**Summe klinikfixe Kosten amb.**				
	Deckungsbeitrag III stationär						**Deckungsbeitrag III ambulant**				

Abb. 6-24 Klinikdeckungbeitragsrechnung – Plan-Ist-Vergleich

KLINIK																			
DRG-bezogene Deckungsbeitragsrechnung																			
					Primärkosten			Sekundärkosten											
DRG	Bezeichnung	Anzahl Fälle	Summe effektive BWR	DRG-Preis	Arzneimittel	Implantate	Sonst. Med.	Intensivstation	Dialyse	OP	Anästhesie	Kardiologie	Endoskopie	Radiologie	Labor	Sonst. Diagnostik	gesamte DRG-variable Kosten	Stück-DB	Durchschnittlicher DB
...																			

Abb. 6-25 DRG-bezogene Deckungsbeitragsrechnung

DRG-bezogene Deckungsbeitragsrechnung

Top DRG		Top 1		Abweichung		Top 2		Abweichung	
Erlöse		Ist	Plan	absolut	relativ	Ist	Plan	absolut	relativ
1 **Fallpauschale**	Fallzahl BWR Erlös								
2 **Zuschläge**	Belegungstage BWR Zuschlag								
3 **Kurzliegerabschläge**	Belegungstage BWR Abschlag								
4 **Verlegungsabschläge Aufnahme**	Belegungstage BWR Abschlag								
5 **Verlegungsabschläge Entlassung**	Belegungstage BWR Abschlag								
6 **Effektiver DRG-Erlös**	Eff. BWR								
Erlöse gesamt	Eff. Erlös								
Fallvariable Kosten **Primärkosten**	**Istk. gesamt** | **Anteil**								
4b Arzneimittel									
5b Implantate									
6b Medizinischer Bedarf									
Primärkosten gesamt									
	Anteil fallv. Kosten								
Sekundärkosten	**Istk. gesamt** | **Anteil**								
Intensivstation									
1 PK Ärztlicher Dienst									
2 PK Pflege									
3 PK MTD/FD									
4a Arzneimittel									
5a Implantate									
6a Med. SB									
OP									
1 PK Ärztlicher Dienst									
2 PK Pflege									
3 PK MTD/FD									
4a Arzneimittel									
5a Implantate									
6a Med. SB									

Um im DRG-System mit Blick auf die Optimierung des Leistungsprogramms rentable Fälle von unrentablen zu unterscheiden, ist die Kenntnis der einzelnen Stückdeckungsbeiträge wichtig. Aus diesem Grund wurde die in Abbildung 6-25 dargestellte DRG-bezogene Deckungsbeitragsrechnung für das Projekt entwickelt.
Auch sie lässt sich entsprechend der Klinikdeckungsbeitragsrechnung auf Plan-Ist-Basis und differenziert nach Zu- und Abschlägen erweitern. Die Abbildung 6-26 zeigt dazu einen Ausschnitt. Als Datenquelle wurden die kalkulierten Fallkosten der jeweiligen DRG nach InEK (Institut für das Entgeltsystem im Krankenhaus) herangezogen, die dann entsprechend der definierten Kostenzuordnungssystematik modifiziert wurden.

DRG-bezogene Deckungsbeitragsrechnung									
Top DRG		Top 1		Abweichung		Top 2		Abweichung	
Erlöse		Ist	Plan	absolut	relativ	Ist	Plan	absolut	relativ
Anästhesie									
1 PK Ärztlicher Dienst									
2 PK Pflege									
3 PK MTD/FD									
4a Arzneimittel									
5a Implantate									
6a Med. SB									
Kardiologie									
1 PK Ärztlicher Dienst									
2 PK Pflege									
3 PK MTD/FD									
4a Arzneimittel									
5a Implantate									
6a Med. SB									
Radiologie									
1 PK Ärztlicher Dienst									
2 PK Pflege									
3 PK MTD/FD									
4a Arzneimittel									
5a Implantate									
6a Med. SB									
Labor									
1 PK Ärztlicher Dienst									
2 PK Pflege									
3 PK MTD/FD									
4a Arzneimittel									
5a Implantate									
6a Med. SB									
Sekundärkosten gesamt									
	Anteil fallv. Kosten								
Fallvariable Kosten	**100%**								
Deckungsbeitrag I									

Abb. 6-26 DRG-bezogene Deckungsbeitragsrechnung – Plan-Ist-Vergleich

Bedeutung der einzelnen Deckungsbeiträge

Zu den einzelnen Deckungsbeiträgen lassen sich folgende Aussagen treffen:

Deckungsbeitrag I

Der Deckungsbeitrag I im Sinne des Direct Costing gibt an, in welcher Höhe das Bezugsobjekt zur Deckung der nicht zugeordneten Kosten beiträgt. Ein Bereich oder ein Fall muss mindestens die durch ihn verursachten variablen Kosten decken. Das bedeutet, dass der Deckungsbeitrag I mindestens „Null“ sein muss, damit das

Bezugsobjekt in seiner Existenz berechtigt ist. Verbundbeziehungen zwischen Objekten oder Imageeffekte dürfen nicht ungeachtet gelassen werden. Im Krankenhaus muss außerdem der Versorgungsauftrag beachtet werden. Bei der nachfolgenden beispielhaften Analyse des Deckungsbeitrages I wurden die Ergebnisse der Top 5 DRGs des Krankenhauses A berücksichtigt. Ethische Gedanken und Verpflichtungen des Krankenhauses bleiben bei der Analyse außer Acht. Die Tabelle 6-11 wertet den Deckungsbeitrag der DRGs zusammengefasst und für den durchschnittlichen Behandlungsfall aus.

Tab. 6-11 Darstellung Deckungsbeitrag I

DRG-bezogene Deckungsbeitragsrechnung					
				Basisfallwert:	**2.500 €**
Top **DRG** **Anteil**	**1** **A** **17 %**	**2** **B** **16 %**	**3** **C** **14 %**	**4** **D** **13 %**	**5** **E** **11 %**
Erlöse					
Pflegetage	1.500	1.300	700	600	400
Fallzahl	80	75	70	62	55
eff. Bewertungsrelationen	220,000	240,000	110,000	92,000	40,000
DRG-Erlös	**550.000 €**	**600.000 €**	**275.000 €**	**230.000 €**	**100.000 €**
Fallvariable Kosten					
Primärkosten	15.000 €	3.000 €	4.000 €	900 €	1.000 €
Sekundärkosten	340.000 €	430.000 €	190.000 €	170.000 €	50.000 €
Fallvariable Kosten gesamt	**355.000 €**	**433.000 €**	**194.000 €**	**170.900 €**	**51.000 €**
Deckungsbeitrag I	**195.000 €**	**167.000 €**	**81.000 €**	**59.100 €**	**49.000 €**
Durchschnitt/Behandlungsfall					
Durchschnittliche Verweildauer	19	17	10	10	7
Mittlere Verweildauer lt. Katalog	19	18	12	10	8
Durchschnittlicher Erlös/Fall	6.875 €	8.000 €	3.929 €	3.710 €	1.818 €
Durchschnittliche Primärkosten/Fall	188 €	40 €	57 €	15 €	18 €
Durchschnittliche Sekundärkosten/Fall	4.250 €	5.733 €	2.714 €	2.742 €	909 €
Durchschnittliche fallvariable Kosten	4.438 €	5.773 €	2.771 €	2.756 €	927 €
Durchschnittlicher Deckungsbeitrag/Fall	2.438 €	2.227 €	1.157 €	953 €	891 €

Jeder der Deckungsbeiträge I der TOP 5 DRGs ist positiv und leistet somit einen Beitrag zur Deckung der Klinik- und Krankenhausfixkosten. Die TOP 1 und die TOP 2 weisen besonders hohe Deckungsbeiträge aus. Die erste Schlussfolgerung, die sich daraus ergibt, ist eine sofortige Erhöhung der Fallzahlen dieser beiden DRGs. Jeder zusätzliche Fall erhöht den Klinikdeckungsbeitrag und auch das Periodenergebnis um € 2.438 bzw. € 2.227. Bei einer Fallzahlsteigerung muss jedoch aufgrund des Mehrerlösausgleiches von z. B. 65 % darauf geachtet werden, die Planzahlen nicht zu überschreiten. Werden die Erlöse auf die verbleibenden 35 % gekürzt (€ 2.406,25 bzw. € 2.800), überschreiten die fallvariablen Kosten (€ 4.438 bzw. € 5.773) die Erlöse und negative Deckungsbeiträge entstehen. Folglich können Fälle, die einen hohen Deckungsbeitrag erwirtschaften, nicht willkürlich in ihrer Fallzahl erhöht werden. Es bedarf einer langfristigen Steigerung der Planzahlen solcher DRGs. Die Planzahlen für die beiden DRGs liegen bei 65 für die TOP 1 und 80 für die TOP 2. Für die TOP 1 wurden somit Mehrerlöse und für die TOP 2 Mindererlöse erwirtschaftet. Der Mindererlös (z. B. 40 % des vollen Erlöses) dient allein der Fixkostendeckung. Variable Kosten fallen nicht an, weil die Fälle nicht erbracht werden.
An dieser Stelle scheint es für einige DRGs positiv, Mindererlöse zu erwirtschaften, denn der Mindererlös der Top 2 ist mit € 3.200 (40 % von € 8.000) höher als der dazugehörige Deckungsbeitrag I mit € 2.227. Dieser Gedanke muss jedoch verworfen werden, da in den sekundären variablen Kosten Fixkostenbestandteile der internen Leistungserbringer enthalten sind. Eine klinikbezogene Betrachtung allein wäre nicht richtig. Der Klinikdeckungsbeitrag würde in der betrachteten Periode durch Mindererlöseinnahmen ungerechtfertigt steigen. Die Deckungsbeitragsrechnung sollte nicht dazu verleiten, Mindererlöse zu erwirtschaften. Es muss genau überlegt werden, ob die Mindererlöse in der Deckungsbeitragsrechnung aufgenommen werden sollen. Die Mindererlösausgleiche dienen dazu, die eingeplanten Fixkosten zu decken, die dann in der Folgeperiode abgebaut werden müssen. Die TOP 3, Top 4 und Top 5 weisen positive, unter dem Durchschnitt liegende, Deckungsbeiträge aus. Liegen keine Engpässe vor, ist die Leistungserbringung dieser Fälle ohne Bedenken möglich.
Bei grenzwertigen, d. h. sehr niedrigen Deckungsbeiträgen, wie es in dieser Rechnung nicht der Fall ist, ist eine monatliche Betrachtung nicht aussagefähig. Werden einige Einzelleistungen mehr angeordnet, könnte der Deckungsbeitrag negativ werden. Folglich sollten die kritischen DRGs über mehrere Monate hinweg beobachtet werden, um festzustellen, ob sie dauerhaft einen positiven oder negativen Deckungsbeitrag erwirtschaften. Fällt der Deckungsbeitrag, über einen längeren Zeitraum betrachtet negativ aus, wäre es ökonomisch sinnvoll, diese Leistungen nicht mehr zu erbringen. Die Planzahlen müssen reduziert bzw. die DRG eliminiert werden. Alternativ müssen die Kosten der kritischen DRGs analysiert werden. Dies kann geschehen durch Vergleiche der Kosten mit denen anderer Krankenhäuser, um zu erfahren, ob dort ebenfalls geringe (oder negative) Deckungsbeiträge mit der DRG erwirtschaftet werden. Möglich ist ein solcher Vergleich mit den Daten des InEK, da hier durchschnittliche Fallkosten mittels einer standardisierten Kalkulationsmatrix zur Verfügung gestellt werden.[28]
Soll das Leistungsprogramm in Zukunft tatsächlich über die Deckungsbeitragsrechnung gestaltet werden, müssen alle DRGs einzeln betrachtet werden. Notwendig ist

28 Vgl. dazu auch die Ausführungen in Kapitel 6.4.2.7: Benchmarking.

dann auch die Analyse der TOP 20, die 80 % der Fälle abbilden. Unter ihnen werden vermutlich DRGs mit besonders hohen oder niedrigen Deckungsbeiträgen I sein, die Indikator für eine Steigerung oder Senkung der Planzahlen sind. Wenn es die Kapazitäten eines Hauses zulassen, kann das Leistungsprogramm nach der Höhe der Deckungsbeiträge gestaltet werden. Eine Spezialisierung auf die DRGs mit den höchsten Deckungsbeiträgen wäre denkbar. Andere DRGs werden im geringeren Umfang erbracht. Gegebenenfalls sind Absprachen des Leistungsspektrums mit anderen Krankenhäusern im Umkreis möglich. Als Instrument zur Planung von Engpässen ist der Einsatz der Deckungsbeitragsrechnung insbesondere im OP bedeutsam. In Bezug auf die OP-Minuten als Engpass können Entscheidungen für oder gegen eine OP-Leistung getroffen werden.

Deckungsbeitrag II
Tabelle 6-12 zeigt die Deckungsbeiträge II der Projektkliniken im Überblick. Um die Daten annähernd vergleichbar zu machen, wurden die Pflegekosten des Tagdienstes die zum Beispiel in Krankenhaus A mit € 271.796 fast 60 % der gesamten Personalkosten ausmachen in allen drei Häusern den klinikfixen Kosten zugerechnet. Zu berücksichtigen ist jedoch, dass aufgrund noch einiger fehlender Angaben (z. B. Kosten für Lebensmittel, Reinigung und Wäscherei in der DBR von Krankenhaus B, Erlösdarstellung in Krankenhaus C nach der BPflV, innerbetrieblichen Verrechnungspreise in Krankenhaus A auf Vollkostenbasis – in Krankenhaus B auf direkter Vollkostenbasis, Angaben, die die Berechnung des durchschnittlichen Deckungsbeitrages/Klinik ermöglichen) kein aussagefähiger Vergleich der Häuser möglich ist. Festhalten lässt sich lediglich, dass alle Deckungsbeiträge positiv sind. Ein negatives Ergebnis an dieser Stelle würde die Existenzberechtigung der Bereiche in Frage stellen, denn ein Bereich, der nicht in der Lage ist, die angefallenen variablen Kosten zu decken, darf in der Regel nicht geführt werden. Der Deckungsbeitrag II muss als kurzfristige Preisuntergrenze mindestens den Wert „Null“ ergeben, damit kurzfristig die variablen Kosten der Bezugsobjekte gedeckt werden. Dadurch wird dieser Deckungsbeitrag sehr aussagefähig dem Bereich gegenüber (vgl. Tab. 6-12).

Tab. 6-12 Darstellung Deckungsbeitrag II

	Krankenhaus A	Krankenhaus B	Krankenhaus C
Erlöse	2.600.000 €	2.700.000 €	4.100.000 €
Fallvariable Kosten	1.500.000 €	1.100.000 €	–
Deckungsbeitrag I	**1.100.000 €**	**1.600.000 €**	–
Klinikvariable Kosten	150.000 €	110.000 €	1.190.000 €
Deckungsbeitrag II	**950.000 €**	**1.490.000 €**	**3.910.000 €**

Deckungsbeitrag III
Der Deckungsbeitrag III als Deckungsbeitrag der einzelnen Kliniken gibt an, ob eine Klinik in der Lage ist, die allein durch sie verursachten Fixkosten zu decken (vgl. Tab. 6-13).

Tab. 6-13 Darstellung Deckungsbeitrag III

	Krankenhaus A	Krankenhaus B	Krankenhaus C
Erlöse	2.600.000 €	2.700.000 €	4.100.000 €
Fallvariable Kosten	1.500.000 €	1.100.000 €	–
Deckungsbeitrag I	**1.100.000 €**	**1.600.000 €**	–
Klinikvariable Kosten	150.000 €	110.000 €	1.190.000 €
Deckungsbeitrag II	950.000 €	1.490.000 €	3.910.000 €
Klinikfixe Kosten	480.000 €	870.000 €	1.790.000 €
Deckungsbeitrag III	**470.000 €**	**620.000 €**	**2.120.000 €**

Die Klinikdeckungsbeiträge aller untersuchten Institutionen sind positiv. Ob dies, bezogen auf die noch ausstehenden Krankenhausfixkosten, ein ausreichendes Ergebnis ist, lässt sich erst nach Ermittlung und Vergleich der Deckungsbeiträge der verbleibenden Kliniken der jeweiligen Krankenhäuser sagen. Alle Fachkliniken des Krankenhauses müssen gemeinsam die Krankenhausfixkosten decken.
Wird der Deckungsbeitrag III als Zieldeckungsbeitrag in Form einer Sollgröße zwischen Klinik- und Krankenhausleitung vereinbart, ist eine zentrale Lenkung der Unternehmung über dezentral geführte Kliniken möglich. Das heißt, dass über die Zielvereinbarungen ein zuvor definiertes monetäres Ziel, wie beispielsweise eine 8 %ige Umsatzrendite, realisiert werden kann. Voraussetzung dafür ist, dass die Zielvereinbarungen gesamtzielbezogen in Verbindung mit einem Anreizsystem vereinbart werden, das aufgrund der potentiellen Divergenzen zwischen den zentral gebildeten Unternehmungszielen und den individuellen Handlungsmotiven der dezentralen Entscheidungsträger notwendig ist. Die nachfolgende Abbildung 6-27 zeigt ausgehend von der Leistungsplanung und der sich daraus ergebenen Kosten- und Erlösplanung den Zusammenhang zwischen den einzelnen Zieldeckungsbeiträgen und dem Ziel der Umsatzrendite im Überblick. Durch die Darstellung der Controllingbereiche „Plan“ und „Ist“ soll die sich an die Teilzielplanung anschließende, notwendige Erfolgskontrolle deutlich werden. Diese Form der (Verhaltens-)Lenkung verlangt jedoch eine massive Änderung der Organisations- und Führungsstruktur dahingehend, dass Aufgaben, Verantwortungen und Kompetenzen neu verteilt werden. Dem Budgetverantwortlichen werden nicht nur die ökonomischen Grenzen verdeutlicht, innerhalb derer die Unternehmung Krankenhaus wirtschaftlich geführt werden soll, sondern es ist auch möglich, ein Krankenhaus intern betriebswirtschaftlich zu lenken. Die Krankenhausleitung delegiert Verantwortung an die betreffenden Budgetverantwortlichen und schafft somit Kostenbewusstsein und Transparenz.
Mehr- und Mindererlöse im Rahmen einer flexiblen Budgetierung (Tuschen/Trefz, 2004: 87 ff.) stellen die Einführung der Deckungsbeitragsrechnung auf Klinikebene als Lenkungsinstrument der Krankenhausführung vor ein Problem. Es bedarf nämlich der Klärung, mit welchem Anteil die Erlösausgleiche, die auf das gesamte Krankenhaus bezogen ermittelt werden, in die Deckungsbeitragsrechnung einfließen sollen, denn eine Verteilung der Mehr- oder Mindererlöse eines Krankenhauses auf die

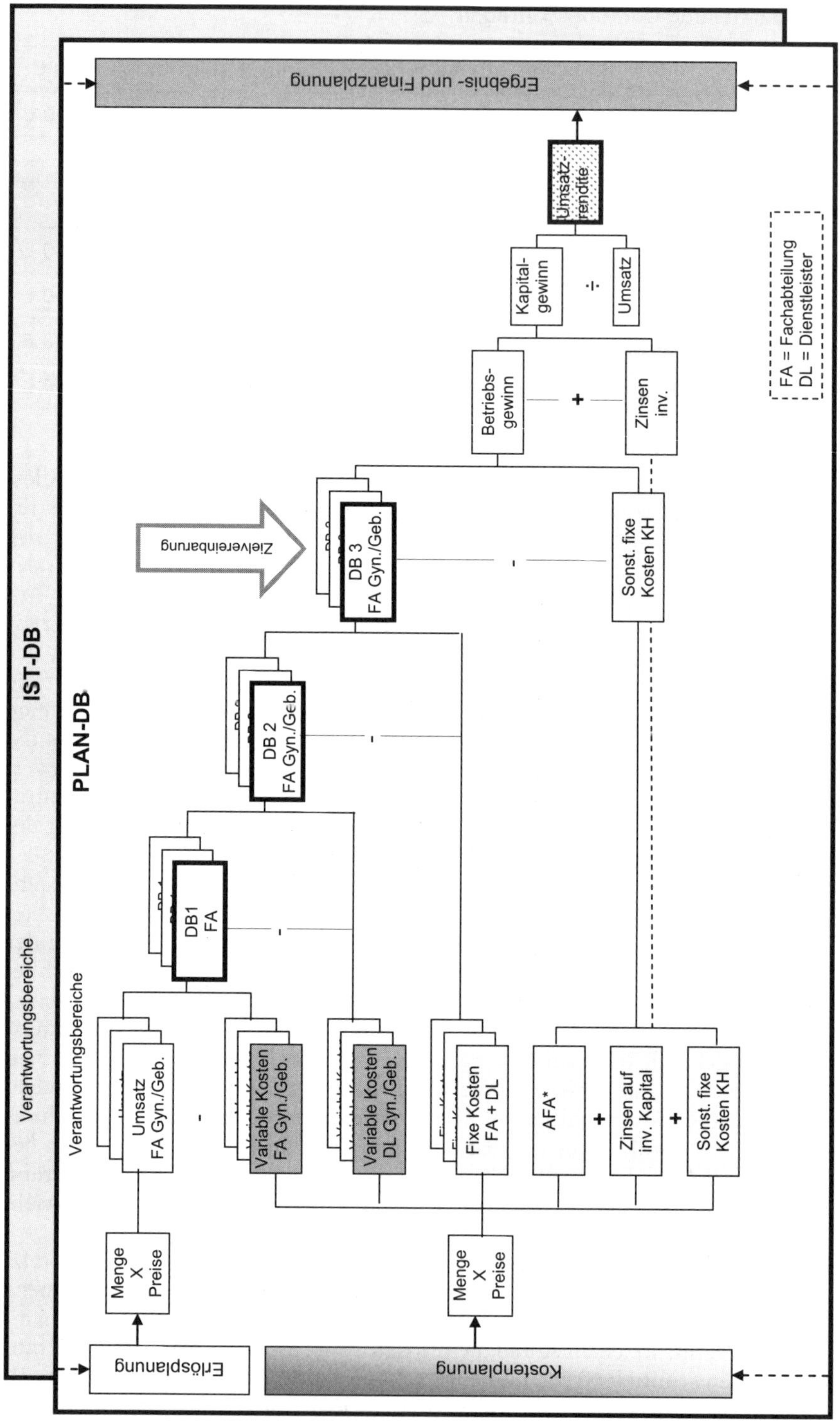

Abb. 6-27 Zieldeckungsbeiträge

Kliniken mittels Top-down-Methode und entsprechenden Schlüsseln (z. B. Fachabteilungen, Fälle) führt zu betriebswirtschaftlichen Fehllenkungen. Es wird nicht beachtet, ob die Kliniken an sich Mehr- oder Mindererlöse erzielt haben, so dass eine korrekte Erlösberücksichtigung in der fachabteilungsbezogenen Deckungsbeitragsrechnung nicht möglich ist. Beispielsweise werden bei einem krankenhausbezogenen Mehrerlös jene Kliniken erlösseitig benachteiligt, deren Ist-Fallzahl geringer ist als die Ist-Fallzahl auf Ebene des Krankenhauses, auf dessen Basis der krankenhausbezogene Ausgleichsbetrag ermittelt wird. Als Folge müssen also sowohl Kliniken, die sich im Mindererlösbereich befinden, als auch Kliniken mit Mehrerlösen unterhalb der krankenhausbezogenen Mehrerlöse einen nicht gerechtfertigten Erlösabzug hinnehmen. Die Deckungsbeiträge fallen für diese Kliniken somit entsprechend geringer aus. Einen Vorteil erlangen hingegen jene Bereiche, deren Mehrerlöse oberhalb des Krankenhausmehrerlösausgleichs liegen. Sie bleiben von der Mehrerlösabgabe verschont. Zu hohe Deckungsbeiträge sind die Folge. Bei einem krankenhausbezogenen Mindererlös verhält sich die Problematik entsprechend umgekehrt (Schmidt-Rettig/Oswald/Henrichs, 2006: 10 ff.).

Bewertung der Deckungsbeitragsrechnung

In Unternehmungen der freien Wirtschaft hat sich die Teilkostenmethode Deckungsbeitragsrechnung mit Blick auf die Zunahme des Fix- und Gemeinkostenanteils und deren ungenaue Schlüsselung durch die Vollkostenmethode schon seit Jahren durchgesetzt. Im Krankenhausbereich ist die Kostensituation nicht anders: Es fallen nur wenige direkte Kosten an, der Fixkostenanteil liegt zwischen 70 % und 80 %. Demgegenüber steht die Auffassung, dass Kosten direkt zugerechnet werden können (über Schnitt-Naht-Zeit im OP, PPR-Minuten in der Pflege usw.). Diese direkten Verrechnungen kommen aber sehr schnell an ihre Grenzen, z. B. bei der Bestimmung der ärztlichen Leistung auf der Station oder der Verrechnung von radiologischen Leistungen. Unter Beachtung des dynamischen Umfelds mit wettbewerbsähnlichen Bedingungen kann nur eine Deckungsbeitragsrechnung die notwendige Transparenz bezüglich erbrachter Leistungen und daraus resultierender Kosten ermöglichen. Von gravierender Bedeutung ist dieser „Durchblick“ im leistungsorientierten und preisbasierten DRG-System. Nach der Devise „agieren statt reagieren“ kann mit Hilfe einer Deckungsbeitragsrechnung festgestellt werden, welche Deckungsbeiträge je Kostenträger (z. B. Klinik, DRG, Fall) anfallen. Die in jeder Stufe ausgewiesenen Deckungsbeiträge zeigen deren Beitrag zur Deckung der fixen Kosten und zum Gewinn (Zapp/Winkler/Kempf, 2004: 194). Folglich können Aussagen getroffen werden zur kurzfristigen Preisuntergrenze eines Falles. Die Kenntnis der kurzfristigen Preisuntergrenze gewinnt in Zukunft mit Zunahme der Disease Management Programme[29] und der Verträge der Integrierten Versorgung[30]

29 Definition Disease Management Programme: Ein Organisationsansatz von medizinischer Versorgung, bei dem die Behandlungs- und Betreuungsprozesse von Patienten über den gesamten Verlauf einer (chronischen) Krankheit und über die Grenzen der einzelnen Leistungserbringer hinweg koordiniert und auf der Grundlage medizinischer Evidenz optimiert werden.

30 Definition Integrierte Versorgung: Zum Beispiel können sich Träger von Krankenhäusern mit Rehabilitationseinrichtungen zusammenschließen, um sektorübergreifende Konzepte zur Patientenbehandlung zu entwickeln und für solch eine integrierte Versorgung Verträge mit einer Krankenkasse abschließen.

nach § 140 SGB V immer mehr an Bedeutung. Mit Hilfe der Deckungsbeitragsrechnung kann ein optimales Leistungsprogramm zusammengestellt werden. Optimal heißt in diesem Fall ein bestmöglicher Leistungsmix aus rentablen und weniger rentablen Fällen. Es geht nicht in erster Linie darum, die „Produktion" der Fälle mit negativem Deckungsbeitrag einzustellen. Vielmehr kann durch die Planung eines Deckungsbeitrag-optimalen Leistungsmixes eine bessere Wirtschaftlichkeit geschaffen werden. Positive und negative Deckungsbeiträge sind nicht allein ausschlaggebend für eine „Für-oder-Wider-Entscheidung", sondern auch andere Aspekte spielen eine Rolle: Wie sicher ist die Erlössituation? Handelt es sich um eine „verbundene" Leistung? Ist die Leistung wichtig für das Image des Krankenhauses? Gleiches gilt für Krankenhausbereiche wie beispielsweise Kliniken: die Deckungsbeiträge lassen erkennen, wer wen subventioniert und bis zu welcher Grenze dies im Hinblick auf ein positives Gesamtergebnis tragbar und sinnvoll sein kann. Darüber hinaus kann ein differenziertes Kostenmanagement bezogen auf Fixkosten (Fixkostenmanagement) und auf beeinflussbare variable oder direkte Kosten betrieben werden. Wichtig sind in diesem Zusammenhang somit also auch die Möglichkeiten der Lenkung der Unterdeckung einer Klinik mittels Deckungsbeitragsrechnung. Nicht nur das Ziel „positiver Deckungsbeitrag in Höhe von xy" ist relevant, sondern auch die Stabilisierung oder Verringerung eines negativen Deckungsbeitrags kann Grundlage für Zielvereinbarungen sein. Ein positiver Deckungsbeitrag einer Klinik sagt nicht unbedingt etwas über deren Leistungsfähigkeit aus, da auch eine defizitäre Klinik „leistungsfähig" sein kann (Pföhler/Dänzer, 2005: 128). Die Deckungsbeitragsrechnung bildet somit auch die Basis für strategische Entscheidungen, da durch sie die jeweiligen Stärken und Schwächen einzelner Bereiche und Leistungen erkannt werden können und entsprechend frühzeitig reagiert werden kann (Röhrig/Schnee, 1995: 280). Weiterhin unterstützt die Deckungsbeitragsrechnung durch die Differenzierung der variablen und fixen Kosten „make-or-buy"-Entscheidungen und Entscheidungen zur optimalen Produktionsverfahrenswahl in den Sekundärleistungsstellen, wie z. B. die Auswahl von radiologischen Verfahren (Strehlau-Schwoll, 1995b: 303). Zudem kann über die Deckungsbeitragsrechnung eine Engpassplanung (z. B. OP-Minuten, Berechnungstage) ermöglicht werden. Je höher der Fixkostenanteil, desto ungenauer eine Vollkostenrechnung und desto vorteilhafter eine Deckungsbeitragsrechnung (Strehlau-Schwoll, 1995b: 301 ff.). Daher macht es gerade im Krankenhaus mit seinem hohen Fixkostenanteil Sinn, diese bei einer kurzfristigen Betrachtung unberücksichtigt zu lassen und sich nur die beeinflussbaren Kosten je Kostenträger anzuschauen. Hinter diesen variablen Kosten versteckt sich ein nicht unerhebliches Einsparungspotential, was unter Berücksichtigung der Qualitätssicherung als Lenkungsgrenze recht schnell aktiviert werden kann (Zapp/Winkler/Kempf, 2004: 194). Nicht zu unterschätzen ist die motivationsfördernde, psychologische Wirkung von Deckungsbeiträgen bei den verantwortlichen Mitarbeitern, wenn Ergebnisverantwortung unterstellt wird (Richter, 1997: 20). Die zu tragende Verantwortung im Rahmen eigenständiger Entscheidungen mit Relevanz für das Betriebsergebnis sowie die Aussichten auf z. B. Bonuszahlungen für zusätzliche abteilungsbezogene Investitionen sorgen in der Regel dafür, dass die geplanten Plan-Deckungsbeiträge sogar übertroffen werden (Conrad, 2004: 132). Gleiches gilt in umgekehrter Folge: bei einer Zielunterschreitung müssen entsprechende Konsequenzen z. B. in Form von Abzügen bei Investitionen oder beim Personal vom Verantwortlichen getragen werden. Folglich bedeutet Lenkung mit Hilfe von Deckungsbeiträgen nicht nur fi-

nanzwirtschaftlichen Ausgleich, sondern insbesondere auch Anstoß zur Verhaltensänderung (Pföhler/Dänzer, 2005: 128).
Die Anwendung der Deckungsbeitragsrechnung bringt weiterhin auch im externen Umfeld Vorteile für ein Krankenhaus. So können die ermittelten fallbezogenen Deckungsbeiträge als Argumentationshilfe bei individuellen Preisverhandlungen mit den Krankenkassen dienen. Ferner lässt sich präzise begründen, warum mit Blick auf die Verhandlungsoption der Krankenhäuser, individuelle Mehrerlösausgleiche gemäß § 4 Absatz 9 Satz 5 KHEntgG[31] zu vereinbaren, ein bestimmtes Entgelt für eine Leistung nicht ausreicht (Preißler, 2004: 54). Weiterhin unterstützt die Kenntnis von kritischen Deckungspunkten bzw. kritischen Mengen, die mit Hilfe einer Break-even-Analyse (Gewinnschwellenanalyse) ausgewiesen werden können, die Vereinbarung von Fallzahlen bei den Pflegesatzverhandlungen. Der Break-even-Point zeigt die Behandlungsfallmenge an, bei der die entsprechenden Erlössummen des Falles gerade noch ausreichen, die entsprechende Summe der Fallfixkosten und der Fallgruppenfixkosten und der variablen Kosten zu decken (Preuss, 1996: 198). Folglich wird also ersichtlich, ab welcher Ausbringungsmenge der Betrieb noch Überschuss erzielt bzw. schon Verlust erleidet (Wöhe, 2000: 1092). Insofern dem Krankenhaus eine Behandlungsfallzahl zugestanden wird, die unterhalb des Break-even-Points liegt, müssen die Verantwortlichen überprüfen, ob nicht eine Form der Beeinflussung gefunden werden kann, die zu einer Kostensenkung führt.
Wesentlich erscheint mit Blick auf zu erwartende massive Veränderungen bei der Investitionsfinanzierung durch eine zunehmende Eigenfinanzierungslast der Krankenhäuser und durch die Neuerungen bei der Vergabe von Krediten auf der Basis von Basel II[32], dass kostenstellenbezogene Deckungsbeiträge zu einem guten Ratingergebnis beitragen können. Ein gutes Rating – also eine positive Bewertung sämtlicher Managemententscheidungen – schafft Vertrauen in die Bonität des Krankenhauses und kann so die Verhandlungsposition der Krankenhäuser in den Kreditverhandlungen mit Banken und Sparkassen stärken. Ein gutes Ratingergebnis erfordert jedoch Transparenz von Leistungen und Kosten sowie eine zuverlässige und nachvollziehbare Planung und Kostenkontrolle, was ohne den Einsatz einer Deckungsbeitragsrechnung nicht erreicht werden kann (Schommer/Wambach/Wunderlich, 2002: 199 ff.).

---

31 „Für Fallpauschalen mit einem sehr hohen Sachkostenanteil sowie für teure Fallpauschalen mit einer schwer planbaren Leistungsmenge, insbesondere bei Transplantationen oder Langzeitbeatmung, sollen die Vertragsparteien im Voraus einen von den Sätzen 2 und 4 abweichenden Ausgleich vereinbaren" (Krankenhausentgeltgesetz (KHEntgG), 2002).

32 Basel II oder auch „Neuer Baseler Eigenkapital Akkord" ist eine Reform der Eigenkapitalhinterlegung von Banken. Im Gegensatz zum ersten Baseler Akkord, bei dem die Kreditinstitute für verausgabte Kredite – unabhängig vom jeweiligen Risiko – pauschal einen Betrag entsprechend acht Prozent der Kreditsumme als Eigenkapital hinterlegen mussten, hängt die Höhe der Hinterlegung von Eigenkapital bei Basel II von der Bonität der Kreditnehmer ab. Die Bonität wird wiederum durch die Bank selbst eingeschätzt. Das bedeutet, dass einerseits für Unternehmen mit schlechter Bonität Kredite künftig teurer werden und andererseits Unternehmen mit guter Bonität die Möglichkeit haben, bessere Kreditkonditionen auszuhandeln und sich damit einen Wettbewerbsvorteil zu erarbeiten (Schommer/Wambach/Wunderlich, 2002: 199 ff.; vgl. dazu auch Zapp 2007d).

Zusammenfassend: „Die Deckungsbeitragsrechnung gibt Krankenhäusern die Möglichkeit, ihre Planung, Erlös- und Kostensituation besser einzuschätzen und entsprechende Lenkungsmechanismen in Gang zu setzen“ (Röming, 1999: 302).
Die Grenzen der Lenkungsgröße Deckungsbeitrag werden deutlich, wenn man beachtet, dass nicht nur die Orientierung an „harten“ Fakten wegweisend ist, sondern auch „weiche“ Faktoren – sogenannte Soft-Skills – bei Unternehmungsentscheidungen eine wesentliche große Rolle spielen. „Weiche“ Faktoren sind das Ergebnis der Abwägung strategischer, unternehmungspolitischer Überlegungen wie zum Beispiel ethische Aspekte (Röhrig, 1983: 71). Ein Instrument zur Entscheidungsfindung kann hier die Nutzwertanalyse sein, da es mit ihr gelingt, alle nichtmonetären Vor- und Nachteile einheitlich über „Nutzgrößen“ innerhalb eines Messsystems darzustellen (Hensen, 2004: 42). In diesem Zusammenhang steht auch die grundsätzliche Gefahr der falschen Interpretation der Deckungsbeiträge durch den verantwortlichen Personenkreis, wobei zum Beispiel mangelnde Mitarbeiterqualifikation ursächlich sein könnte, was wiederum falsche Schlüsse bei Entscheidungen, Planungen und Kontrollen nach sich ziehen würde. Durch eine unzureichende Berücksichtigung der Betriebsverhältnisse können zudem Mängel bei der Einrichtung des Konzeptes entstehen (z. B. falsche Grundkonzeptwahl, unwirtschaftliche Vergröberung des Konzepts) (Riebel, 1990: 375 ff.). Eingeschränkt aussagefähig sind die monatlichen Deckungsbeiträge auch aufgrund von mehrwöchigen Buchungsrückständen insbesondere bei den Personalkosten und bei Sachaufwendungen, was sowohl organisatorisch, EDV-technisch oder zeitlich bedingt sein kann (Conrad, 2004: 134). Ebenso können versteckte Unwirtschaftlichkeiten in der Deckungsbeitragsrechnung, die, resultierend aus dem Einsatz von zu viel Personal oder zu hohem Materialverbrauch in den Sekundär- oder Tertiärleistungsbereichen unverändert auf die Deckungsbeiträge umgelegt werden, das Ergebnis negativ beeinflussen. Ist beispielweise eine CT-Leistung zu teuer, wirkt sich dies auf eine Vielzahl von Behandlungsprozessen aus, worauf jedoch nicht der Klinikverantwortliche Einfluss nehmen kann, sondern nur der Verantwortliche der CT-Leistung. Aufgezeigt und beseitigt werden könnten diese Mängel durch die Einzelkosten- und Deckungsbeitragsrechnung nach Riebel, die aufgrund ihrer Komplexität jedoch in der Praxis kaum Anwendung findet,[33] oder durch ein kostenstellenbezogenes und/oder kostenstellenübergreifendes Prozesscontrolling, welches die Prozesse – hier den Teilprozess CT-Untersuchung – mit Blick auf Qualität, Zeit und Kosten optimiert (Schmidt-Rettig, 2003: 5). Wenn Deckungsbeiträge im Rahmen einer centerorientierten Konzeption zum Tragen kommen, besteht ferner die Gefahr, dass sie den grundsätzlich gewollten Ressortegoismus zu sehr ausreizen, so dass das Verhältnis zwischen Gesamtinteresse des Krankenhauses und den einzelnen Profit-Center nicht mehr ausgewogen ist (Conrad, 2004: 133). Vermieden werden kann dieses jedoch durch übergreifende Koordinierungsmaßnahmen wie zum Beispiel der Rahmenplanung und Budgetvorgaben (Schmidt-Rettig, 2003: 3).

33 Kilger hat nach einer ausführlichen Analyse des genannten Ansatzes festgestellt, „... dass die von P. Riebel vorgeschlagene Einzelkosten- und Deckungsbeitragsrechnung die wissenschaftliche Diskussion über die Grenzkosten- und Deckungsbeitragsrechnung zwar bereichert hat, im Übrigen aber für die praktische Anwendung nicht in Frage kommt“ (Kilger/Vikas, 1993: 77).

6.4.2.2 Fixkostenmanagement

Theoretische Grundlagen zum Fixkostenmanagement

Fixkosten sind jene Kosten einer Unternehmung, die von der jeweils betrachteten Einflussgröße unabhängig sind, das heißt Kosten, die sich nicht automatisch mit der jeweils betrachteten Einflussgröße ändern, sondern nur durch das Treffen von Entscheidungen über die Kapazität der Unternehmung herbeizuführen sind. Fixe Kosten können jedoch auch variable Kosten sein, wenn man sie aus langfristiger, strategischer Perspektive heraus betrachtet (Horváth/Mayer, 1989: 216). Bereits Kilger hat 1976 darauf verwiesen, dass bei einem hohen Fristigkeitsgrad die proportionalen Kostenanteile zunehmen und umgekehrt. Aus Kostenlenkungsgründen macht diese Aussage jedoch nur Sinn, wenn auf die Abbaufähigkeit in Abhängigkeit des Zeitfaktors abgezielt wird, das heißt, wenn man die Veränderung der Dispositionsfähigkeit fixer Kosten im Blick hat. Allein die Möglichkeit, bestimmte Fixkosten innerhalb des Planungszeitraumes durch frühzeitige Entscheidungen der Führungskräfte abzubauen, begründet noch keine variablen Kosten. Haltbar ist auch nicht der Ansatz einiger amerikanischer Vertreter, zeitabhängige fixe Kapazitätskosten als wachstumsabhängige variable Investitionskosten umzudefinieren. Sie beachten dabei nicht die einseitige Fixkostenflexibilität: Kostenaufbau ist immer leichter als Kostenabbau (Fröhling, 1994: 20). Die Abgrenzung von fixen und variablen Kosten einerseits und Einzel- und Gemeinkosten andererseits verdeutlicht Abbildung 6-28. Einzelkosten sind danach auch immer variable Kosten und Fixkosten sind grundsätzlich Gemeinkosten. Ferner können Gemeinkosten auch variabler und Einzelkosten fixer Natur sein. Beispielsweise stellen Personalkosten für eine Hüftoperation Kostenträgereinzelkosten dar, die jedoch auf das gesamte Krankenhaus bezogen fix sind, da mit Wegfall der Operation die Personalkosten weiter bestehen.

<table>
<tr><th colspan="2">Kostenzuordnungskriterium</th><th colspan="2" rowspan="2">Varianten</th><th rowspan="2">Beispiel</th></tr>
<tr><th>Zurechenbarkeit</th><th>Beschäftigungsänderung</th></tr>
<tr><td rowspan="2">Gemeinkosten</td><td>Fixkosten</td><td>I</td><td>GK = FK</td><td>Abschreibungen</td></tr>
<tr><td rowspan="2">Variable Kosten</td><td>II</td><td>GK = VK</td><td>Nahtmaterial</td></tr>
<tr><td rowspan="2">Einzelkosten</td><td>III</td><td>EK = VK</td><td>Herzschrittmacher</td></tr>
<tr><td>Fixkosten</td><td>IV</td><td>EK = FK</td><td>Personalkosten</td></tr>
</table>

Abb. 6-28 Begriffsabgrenzung Einzel- und Gemeinkosten, fixe und variable Kosten (in Anlehnung an Coenenberg, 1997: 53; Däumler, 2003: 137)

Strategisches Fixkostenmanagement als Teilaktivität des Aufgabenfeldes Unternehmungsführung und Controlling umfasst die vorteilhafte Gestaltung und Lenkung der fixen Kosten im Hinblick auf die Unternehmungsziele. Als generelles Ziel kann dabei die Steigerung der Flexibilität der Unternehmung hervorgehoben werden. Von großer Bedeutung ist in diesem Zusammenhang der Kostenremanenzeffekt, der dadurch gekennzeichnet ist, dass bei einem Rückgang der Beschäftigung die Kosten erst mit erheblicher zeitlicher Verzögerung zurückgehen. Im Übrigen sind Abbauentscheiden der Fixkosten nötig, da die Kosten nicht automatisch zurückgehen. Grundlage für diese Entscheidungen bilden Informationen über die Abbaufähigkeitszeitpunkte, die jedoch nicht von einer Kostenrechnung geliefert werden können, die nur auf einem Fristigkeitsgrad der Kostenauflösung basiert und das Anpassungspotential nicht aufzeigt (Fröhling, 1994: 178). Hier setzt das Fixkostenmanagement als Planungsinstrument an, da der Gestaltungsspielraum fixer Kosten eher als Ergebnis einer Planung angesehen wird, denn die Unternehmungsleistung muss die Auf- und Abbaufähigkeit der Fixkosten in Abhängigkeit von den erwarteten Beschäftigungsschwankungen planen (Reichmann, 2001).
Wird Fixkostenmanagement als die Möglichkeit verstanden, die Fixkosten als zu beeinflussenden Kostenbestandteil in ihrer zeitlichen Struktur transparent zu machen und somit nur zu dokumentieren und nicht zu gestalten, kann von einer operativen Controllingaufgabe gesprochen werden (Oecking, 1994: 46 ff.). Sie ist dem informationsorientierten Kostenmanagementansatz zuzuordnen. Nicht in Frage stellt das Fixkostenmanagement die bestehende Fixkostenstruktur in Bezug auf ihre Notwendigkeit, absolute oder relative Höhe, Struktur und Transparenz. Diese Funktionalität wird durch das Gemeinkostenmanagement mit seinen verschiedenen Methoden wie beispielsweise der Gemeinkostenwertanalyse und dem Zero-Base-Budgeting erfüllt, wie sich später noch zeigen wird. Die Unterscheidung zwischen Gemeinkostenmanagement und Fixkostenmanagement verdeutlicht Abbildung 6-29.

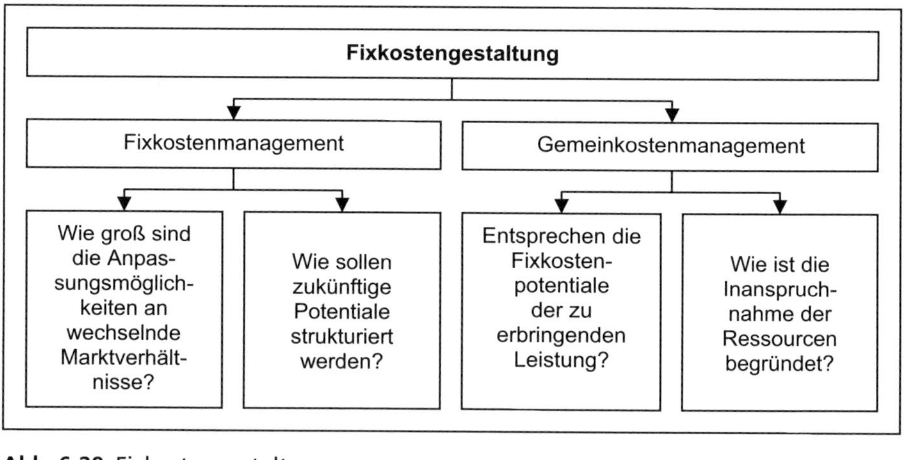

Abb. 6-29 Fixkostengestaltung
(Quelle: Oecking, G.: Strategisches und operatives Fixkostenmanagement: Möglichkeiten und Grenzen des theoretischen Konzeptes und der praktischen Umsetzung im Rahmen des Kosten- und Erfolgs-Controlling. München: Vahlen 1994, S. 53)

Fixkostenmanagement kann somit einerseits die Reaktionsmöglichkeit der Unternehmung in Bezug auf die Flexibilisierung fixer Kosten aufzeigen und andererseits Aktionsmöglichkeiten zur Steigerung der Flexibilität der Fixkostenstruktur initiieren, sodass die Anforderungen nach steigender Kostenanpassungsfähigkeit der Unternehmungen an Marktschwankungen erfüllt werden können (Oecking, 1994: 48).
Um das Fixkostenmanagement in der Praxis auch anwenden zu können, ist es notwendig, zu überprüfen, ob die damit verfolgten Ziele auch mittels der vorhandenen Controlling-Instrumente umsetzbar sind. Kerninformationsinstrument des Controllings ist die Kosten-, Leistungs-, Erlös- und Ergebnisrechnung mit ihren verschiedensten Kostenrechnungssystemen, die jedoch keine Informationen über den Handlungsspielraum einer Unternehmung hinsichtlich der Fixkostenlenkung und -gestaltung zulassen. Sie stellen der Unternehmung (lediglich) Informationen über variable, d. h. proportional auf die Beschäftigung reagierende Kosten zur Verfügung. Für die Erfüllung der Hauptaufgaben des Fixkostenmanagements

- der Transparenzschaffung über die Beeinflussbarkeit der Fixkosten,
- dem operatives Management der Potentiale und
- der mittel- bis langfristigen Fixkostenflexibilisierung

bedarf es daher im Rahmen des Controllings eines eigenständigen Analysebereichs mit einem erweiterten Instrumentarium. Diese lassen sich aus den Aufgabenstellungen – wie Abbildung 6-30 zeigt – ableiten (Oecking, 1998: 42).

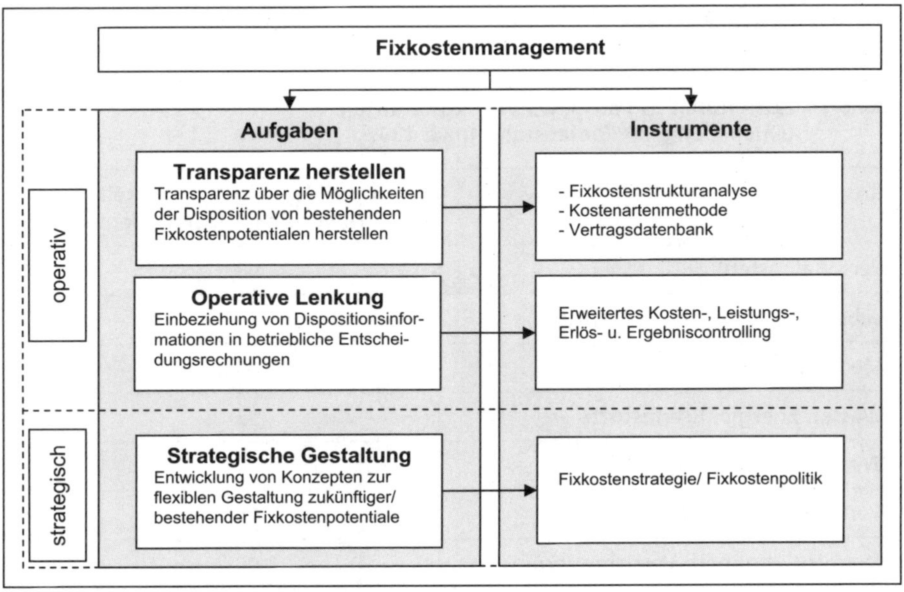

Abb. 6-30 Aufgaben und Instrumente des Fixkostenmanagements (Quelle: Oecking, G.: Strategisches und operatives Fixkostenmanagement: Möglichkeiten und Grenzen des theoretischen Konzeptes und der praktischen Umsetzung im Rahmen des Kosten- und Erfolgs-Controlling. München: Vahlen 1994, S. 53)

Zu beachten ist, dass mit Blick auf die sensiblen Unternehmungsfunktionen, wie beispielsweise die Entwicklung oder die Aufrechterhaltung von Kernkompetenzen oder die Erfüllung gesetzlich vorgeschriebener Funktionen, eine Ausrichtung des Controlling-Instrumentariums auf das unternehmungsspezifische Zielsystem von elementarer Bedeutung ist. Wenn also beispielsweise auf operativer Ebene aufgrund einer durchgeführten Deckungsbeitragsanalyse eines Produktes der Analyst zu dem Ergebnis der Programmbereinigung kommt, beim Zielabgleich jedoch festgestellt wird, dass das Oberziel des Angebots einer vollständigen Produktpalette verletzt wird, ist eine Analyseüberarbeitung mit modifizierter Handlungsempfehlung durch das Controlling notwendig.
Detailliert beschrieben werden diese Instrumente im folgenden Verlauf der Ausführungen vor dem Hintergrund der Unternehmung Krankenhaus.

Anwendung des Fixkostenmanagements im Krankenhaus

Mit einer eindeutigen Fixkostendominanz von 70–80 % zählen Krankenhäuser zu jenen Einrichtungen, für die eine Fixkostenmanagementdiskussion sinnvoll erscheint. Beispiele für fixe Kosten im Krankenhaus sind (Röhrig/Schnee, 1995: 272):

- der größte Teil der Personalkosten
- die Kosten der Energieversorgung
- Kosten für Versicherungen, Steuern und sonstigen Abgaben

Tabelle 6-14 zeigt die Höhe des fixen und variablen Anteils bei ausgewählten Kostenarten im Krankenhaus.

Tab. 6-14 Kostenspaltung ausgewählter Kostenarten (Quelle: Engelke/Riefenstahl, 1988: 334)

Kostenarten	Anteil (%) periodenfix	Anteil (%) periodenvariabel
Personalkosten	98	2
Lebensmittel (nur für Patienten)	–	100
Medizinischer Bedarf	5	95
Wasser, Energie, Brennstoffe	95	5
Wirtschaftsbedarf	80	20
Verwaltungsbedarf	95	5
Steuern, Abgaben, Versicherungen	100	–
Wirtschaftsgüter	100	–
Instandhaltung	100	–
Sonstigen Kosten	100	–

Vor dem Hintergrund der veränderten Rahmenbedingungen wird insbesondere das strategische, planungsorientierte Fixkostenmanagement[34] an Bedeutung gewinnen, denn es gilt mehr denn je, im Krankenhaussektor eine höhere Handlungsflexibilität und schnellere Reaktionsmöglichkeiten bei rückläufigen Bettenzahlen aufzuzeigen. Zuvor wird jedoch auch das operative Fixkostenmanagement dargestellt, denn es trägt durch die Einbeziehung von Informationen in verschiedenste Entscheidungsrechnungen des Krankenhauses zur kurzfristigen Unternehmungslenkung bei.
Voraussetzung für die Bildung von Fixkostenstrategien ist die Kenntnis über den derzeitigen Ist-Zustand der Flexibilität bzw. Beeinflussbarkeit fixer Kosten und die Dokumentation möglicher Entwicklungsmöglichkeiten. Hier kommt der Einsatz der Fixkostenstrukturanalyse zum Tragen. Dabei bietet es sich an, zunächst eine problemorientierte Grobstrukturierung der Fixkostenpotentiale des Krankenhauses vorzunehmen. Unter Berücksichtigung der Mitarbeiterqualifikation und der Unteilbarkeit von Ressourcen lassen sich zum Beispiel die Fixkostenpotentiale nach ihrer zeitlichen Abbaufähigkeit in den Kategorien „unter ein Jahr abbaufähig/nicht innerhalb eines Jahres abbaufähig“ analysieren. Ein mögliches Ergebnis zeigt Abbildung 6-31 auf.

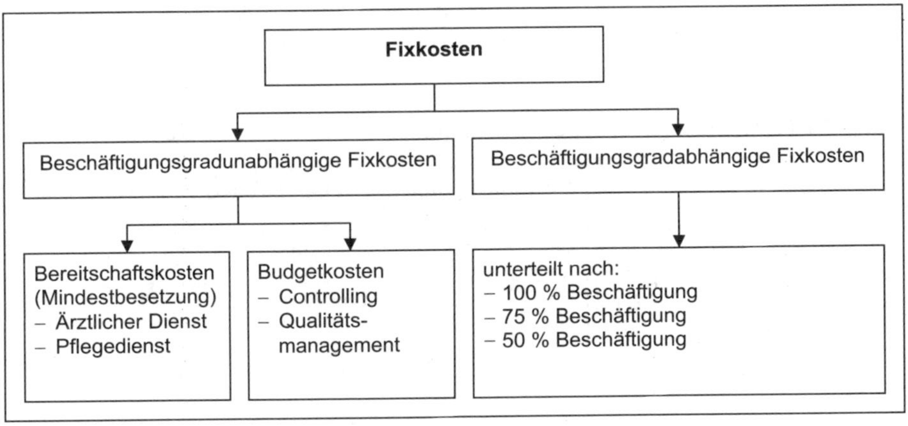

Abb. 6-31 Grobanalyse der Fixkosten im Krankenhaus (in Anlehnung an Oecking, 1994: 78)

Bereitschaftskosten für die Mindestbesetzung stellen Fixkosten dar, die weitestgehend keinen Bezug zur Auslastung des Krankenhauses haben und bei gegebener Struktur nicht beeinflussbar sind. Bei den Budgetkosten, die zwar grundsätzlich vollkommen beschäftigungsgradunabhängig sind, ist jedoch eine Beeinflussung

34 Reichmann und andere Autoren diskutierten in diesem Zusammenhang den integrierten Ansatz der Fixkosten(management)orientierten Plankostenrechnung als ein Basissystem zur operativen und strategischen Kostenlenkung. Dieser Ansatz gilt als ein erster Versuch, die Kostenlenkungsgrenzen der traditionellen Konzepte wie die Grenzplankostenrechnung und den neueren Ansatz der Prozesskostenrechnung zu umgehen (Fröhling, 1994: 251 ff.).

durch die Krankenhausleitung mittels Kapazitätsanpassung möglich (oder durch die Budgetverantwortlichen in Form von Anpassungsmaßnahmen). Es ist beispielsweise zu hinterfragen, ob der Budgetbereich Controlling mit der vorhandenen Ausstattung an Personal weiterhin tragfähig ist oder nicht. Für den Fall von beschäftigungsgradabhängigen Fixkosten bietet es sich unter Beachtung der Abbautermine an, die Leistungsprozesse des Krankenhauses dahingehend zu analysieren, welche Verringerung der Leistungsprozesse zu welchem Kostenabbau führt.
Unerlässlich ist aufgrund der unterschiedlichen Beeinflussungsmöglichkeiten und Analysemethoden zuvor die Klärung, ob es sich bei den Fixkosten um Eigentums- oder Vertragspotentiale handelt. Eigentumspotentiale sind zum Beispiel Grundstücke oder medizinische Großgeräte. Bei ihnen gibt es im Gegensatz zu den Vertragspotentialen außer dem Verkauf kaum Möglichkeiten des Fixkostenabbaus (Kapazitätsauslastung), so dass die Verkaufszeiträume und Erlöse nur geschätzt werden können. Dagegen sind Vertragspotentiale wie beispielsweise Arbeitsverträge, Miet- und Pachtverträge oder Versicherungsverträge zu bestimmten Zeitpunkten kündbar. Zu beachten ist in diesem Zusammenhang die Brisanz der Informationen insbesondere im Personalbereich mit seinen Mitbestimmungs- und Datenschutzanforderungen, der in der Dienstleistungsunternehmung Krankenhaus den wesentlichen Teil der Fixkosten ausmacht. Mittels einer (Vertrags-)Matrix z. B. je Kostenstelle (Tab. 6-15), in der sämtliche Kündigungstermine und Fristen dokumentiert werden, lässt sich der Spielraum der abbaufähigen Fixkosten der Unternehmung erkennen.

Tab. 6-15 (Vertrags-)Matrix der abbaufähigen Fixkosten für die Radiologie

Potential	Betrag in €	monatlich	quartalsweise	halbjährlich	längerfristig
CT (Leasing)	8.000	0	0	8.000	0
MRT (Leasing)	10.000	0	10.000	0	0
Röntgen (Leasing)	3.000	0	3.000	0	0
Zw.-summe	**21.000**	**0**	**13.000**	**8.000**	**0**
Mitarbeiter (1)	5.000	0	0	0	5.000
Mitarbeiter (2)	4.500	0	0	0	4.500
Zw.-summe	**9.500**	**0**	**0**	**0**	**9.000**
Summe	**30.500**	**0**	**13.000**	**8.000**	**9.500**

Die Umsetzung der detaillierten Fixkostenstrukturanalyse auf Kostenstellenebene ist aufgrund des großen Erfassungsaufwandes in der Praxis sehr komplex. Beispielsweise müssen auch die Folgekosten einer Abbauentscheidung wie z. B. Abfindungen für gekündigte Mitarbeiter in der Matrix noch berücksichtigt werden. Ferner erschweren datenschutzrechtliche Probleme und die betriebliche Mitbestimmung die Durchführung einer solchen Analyse. Alternativ bietet es sich an, auf Basis von

Schätzungen die Fixkostenpotentiale zu analysieren. Da jedoch Schätzungsfehler zu einem eingeschränkten Informationsgehalt führen, kann nur über Kosten/Nutzen-Betrachtungen abgewogen werden, welche Analysemethode für das Krankenhaus in Frage kommt. Grundsätzlich ist es aber für ein Fixkostenmanagement bzw. für sämtliche Fixkostenstrukturanalysen unabdingbar, dass bestimmte Basisdaten zur Verfügung stehen. Es bietet sich daher zum Zwecke der Fixkostenanalyse an, die Vertrags- und Eigentumspotentialinformationen mittels Datenbanken zu sammeln und abrufbar zu machen.

Eine höhere Fixkostentransparenz lässt sich durch die Aufstellung eines fixkostenmanagementorientierten Kostenartenplans gemäß der Kostenartenmethode erreichen. Im Gegensatz zur Fixkostenstrukturanalyse ist es hiermit auch möglich, die Abbaufähigkeiten der Fixkostenpotentiale durch die Plan- und Isterfassung der zeitlichen Bindungsfrist nicht nur zu planen, sondern auch zu kontrollieren. Dabei werden auf Grundlage des Kostenartenstamms des Krankenhauses alle relevanten Kostenarten entsprechend ihrer zeitlichen Strukturierung in Unterkostenarten aufgespalten (vgl. Abb. 6-32).

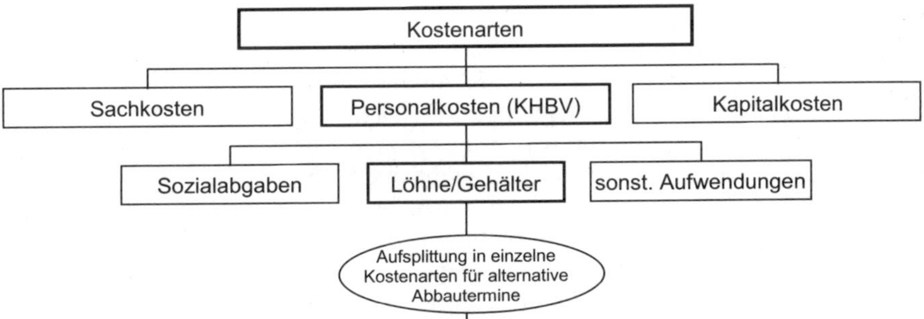

Kostenarten-Nr.	Kostenart	Abbaubarkeit
60	Ärztlicher Dienst	
▪ 6001	Grundgehalt	
o 60011		< 1 Monat
o 60012		< 1 Quartal
o 60013		< 1 Halbjahr
o 60014		< 1 Jahr
▪ 6002	Überstunden	
o 60021		< 1 Monat
o 60022		< 1 Quartal
o 60023		< 1 Halbjahr
o 60024		< 1 Jahr
▪ 6003	Bereitschaft	
o 60031		< 1 Monat
o ...		...
▪ 6004	Rufbereitschaft	
o ...		...
...		...

Abb. 6-32 Struktur eines fixkostenmanagementorientierten Kostenartenplans für Personalkosten des ärztlichen Dienstes (in Anlehnung an Oecking, 1994: 83; Kremin-Buch, 2004: 18)

Von hoher Bedeutung ist, dass die Kostenartenmethode die Integration der Fixkostenmanagementinformationen in alle weiteren Kostenrechnungsbereiche ermöglicht. Dadurch sind vielfältige Erweiterungen von Standard-Ergebnisrechnungen denkbar (Oecking, 1994: 91 ff.; Kremin-Buch, 2004: 19). Es besteht beispielsweise die Möglichkeit, eine Deckungsbeitragsrechnung um Fixkostenmanagement-Informationen zu erweitern. Entsprechend dem konzipierten DRG-basierten Deckungsbeitragsrechnungsmodell auf Klinikebene würde sich dieses wie in Abbildung 6-33 darstellen.

Schließlich muss bei der Kostenartenmethode jedoch berücksichtigt werden, dass bei der Kostenartenunterteilung ein vertretbarer Buchungsaufwand realisiert werden kann. Ferner gilt auch hier, zunächst die Vertrags- und Eigentumspotentiale abzubilden, da allein nur durch die zeitliche Bestimmung nicht erkennbar ist, welche Fixkosten abgebaut werden können und welche nicht.

Ziel des strategischen Fixkostenmanagements ist es, die zukünftige Flexibilität der Fixkosten des Krankenhauses durch die Herausarbeitung von Strategien zu erhöhen. Möglich ist diese Fixkostenpolitik durch die Gegenüberstellung der Marktgegebenheiten und der Kostenflexibilität und durch den Einsatz eines Frühwarninformationssystems. Als Grundlage für die Strategieformulierung kann ein Fixkosten-Markt-Portfolio erstellt werden, wie es Oecking entwickelt hat (vgl. Abb. 6-34).

Der ursprüngliche Portfolio-Ansatz basiert auf der Idee, einzelne Analyseobjekte nicht isoliert voneinander zu betrachten, sondern sie in ihrem Zusammenspiel zu beurteilen.[35] Bei den Analyseobjekten kann es sich dabei z. B. um Anlageoptionen (Portfolio-Ursprung), um Produkte oder um Strategische Geschäftseinheiten i. S. einer Profitcenter-Organisation handeln. Es gibt eine Reihe von Ausgestaltungsvarianten der Portfolio-Analyse, die jedoch alle nach dem gleichen Schema aufgebaut sind: Einer Umweltachse steht eine Unternehmungsachse gegenüber. Die Umweltachse repräsentiert in einer verdichteten Form die dort dominierenden Einflusskräfte und ist somit für die Unternehmung kaum zu beeinflussen. Auf der Unternehmungsachse werden in einer ebenfalls verdichteten Form die unternehmungsinternen Faktoren abgetragen. Sie können durch das Unternehmungsverhalten direkt beeinflusst werden. Aus der sich daraus ergebenden Matrix werden sodann die Analyseobjekte positioniert und Normstrategien abgeleitet. Der Vergleich der Normstrategie mit der derzeit verfolgten Strategie ermöglicht schließlich differenzierte strategische Anpassungen und Maßnahmen (Simon/Gathen, 2002: 34).

Oecking hat sein entwickeltes Fixkostenportfolio an die Marktanteil-Marktwachstums-Matrix der Boston Consulting Group angelehnt.[36] Die Marktstabilität als Maß für die Schwankung der Nachfrage, der Preise und der Konjunkturzyklen des Marktes lässt hierbei eine einfache Unterscheidung in stabile und instabile Marktverhältnisse zu. Die Fixkostenflexibilität als Maß für die Beeinflussbarkeit fixer Kosten in einem definierten Zeitspektrum differenziert in geringe und hohe Einflussmöglichkeiten. Zu berücksichtigen ist, dass die Indikatoren, die den Faktor der Markstabilität bestimmen und sowohl „hard facts“ und „soft facts“ berücksichtigen, auf jede Unternehmung individuell abgestimmt werden.

---

35 Vgl. dazu die Ausführungen in Kapitel 6.4.3.3 Portfolio-Analyse.
36 Vgl. dazu die Ausführungen in Kapitel 6.4.3.3 Portfolio-Analyse.

Kliniksdeckungs-beitragsrechnung	KLINIK															
	Stationärer Bereich														Ambulanter Bereich	
	DRGs					restliche DRGs	Zusatz-entgelte	Entgelte § 6 KHEntgG	vor-/nach-stationär	Ausländer	Integr. Versorg.	Nichtärztl. Wahlleist.	Nutzungsentgelt		ambulant. Operieren	Notfall-ambulanz
	Top 1	Top 2	Top 3	Top 4	Top 5								Ärztl. Wahlleist.	Privat-ambulanz		
Erlöse																
fallvariable Kosten																
Deckungsbeitrag I																
klinikvariable Kosten																
Deckungsbeitrag II																
klinikfixe Kosten																
in 3 Monaten abbaufähig																
in 6 Monaten abbaufähig																
in 12 Monaten abbaufähig																
DB III (ohne Abbau)																
DB III (mit Abbau 3 Monate)																
DB III (mit Abbau 6 Monate)																
DB III (mit Abbau 12 Monate)																

Abb. 6-33 Deckungsbeitragsrechnung mit Fixkostenmanagement-Informationen

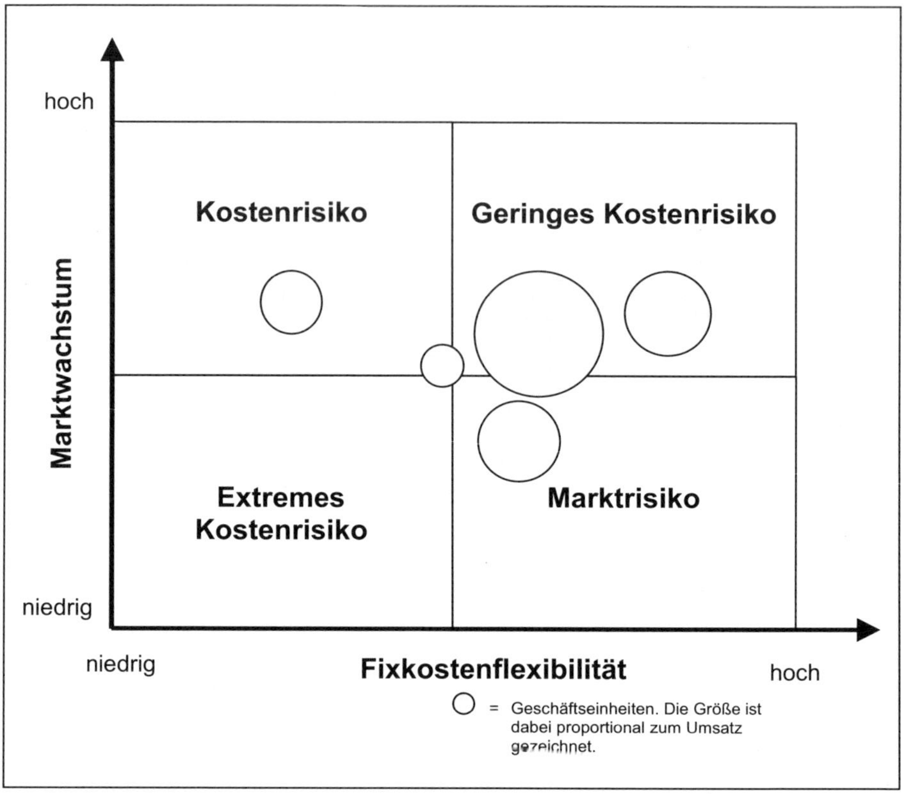

Abb. 6-34 Fixkostenflexibilitäts-Marktstabilitäts-Portfolio mit positionierten Geschäftseinheiten
(Quelle: Oecking, G.: Strategisches und operatives Fixkostenmanagement: Möglichkeiten und Grenzen des theoretischen Konzeptes und der praktischen Umsetzung im Rahmen des Kosten- und Erfolgs-Controlling. München: Vahlen 1994, S. 180)

Ausgehend von den in das Portfolio positionierten Strategischen Geschäftseinheiten wie beispielsweise Kliniken/Fachabteilungen/Zentren ist zunächst eine Analyse der Ausgangslage der Geschäftsbereiche notwendig:

- Portfoliofeld „Extremes Kostenrisiko“:
  Geschäftsbereiche in der Ausgangslage „extremes Kostenrisiko“ bilden die schlechteste Position im Portfolio ab. Sie sind gekennzeichnet durch einen instabilen Risikomarkt und eine geringe Fixkostenflexibilität. Aufgrund der Landeskrankenhausplanung waren in der Vergangenheit starke Marktschwankungen im Krankenhaussektor die Ausnahme, sodass eine Positionierung von Kliniken, deren Leistungen im Krankenhausplan Berücksichtigung finden, in diesem Portfoliofeld kaum erfolgt war. Zu berücksichtigen ist jedoch, dass die seit einigen Jahren angestrebte tendenziell marktwirtschaftliche Ordnungspolitik den Marktdruck erhöhen wird (Eichhorn, 1995: 15).

- Portfoliofeld „Marktrisiko“:
  Hier positionierte Geschäftsbereiche werden ebenfalls durch einen instabilen Markt beeinflusst. Aufgrund der bestehenden hohen Fixkostenflexibilität ist hier jedoch eine Anpassung an wechselnde Marktverhältnisse durch den Abbau von Fixkosten möglich. Da mehr als zwei Drittel der Krankenhauskosten fixe Kosten darstellen, die zu 90 % auf den hohen Personalbestand der Dienstleistungsunternehmung zurückzuführen sind, lässt sich im Krankenhaus eine geringe Fixkostenflexibilität vermuten.
- Portfoliofeld „Kostenrisiko“:
  Charakteristisch für dieses Portfoliofeld sind eine stabile bzw. wachsende Marktsituation und eine geringe Anpassungsfähigkeit der Fixkostenpotentiale. Es besteht hier die Gefahr, dass die Fixkostenpotentiale außer Acht gelassen werden. Erstrebenswert ist es, die Zeit der stabilen Marktsituation als Vorlaufzeit für die Flexibilisierung der Fixkostenpotentiale zu nutzen. Vor dem Hintergrund des derzeit im Umbruch befindlichen Krankenhausmarktes kann mit diesem Portfoliofeld die Position einiger innovativer Krankenhäuser bzw. Geschäftseinheiten beschrieben werden.
- Portfoliofeld „geringes Kostenrisiko“:
  Ein „geringes Kostenrisiko“ aufgrund einer hohen Marktstabilität und einer hohen Kostenflexibilität könnte ohne Zweifel die angestrebte Idealposition sein. Zu beachten sind jedoch zwei Dinge: diese Position ist in der Regel kaum zu erreichen und ferner ist ein risikoadverses Verhalten unternehmungspolitisch nicht immer anstrebenswert wie beispielsweise bei der Einführung von neuen medizinisch-technischen Geräten, die eine innovative Diagnostik oder Therapie versprechen. Der Erwerb dieser Produkte ist in der Regel mit einer hohen Kostenbindung und einer unsicheren Marktsituation verbunden, letzteres insofern die damit verbundenen diagnostischen bzw. therapeutischen Anwendungsmöglichkeiten nicht als abrechenbare Behandlungsmethoden von den Krankenkassen anerkannt werden.

Im Anschluss an die Analyse der Portfoliofelder lassen sich unter Berücksichtigung der einzelnen Stärken und Schwächen der Strategischen Geschäftseinheiten (Oecking, 1994: 204) sodann mit

- der Strategie der kürzeren Bindungsdauer,
- der Konsolidierungs-Strategie,
- der Desinvestment-Strategie und
- der Diversifikations-Strategie

vier strategische Orientierungen bzw. Normstrategien für ein Fixkostenmanagement ableiten (vgl. Abb. 6-35). Diese können bei Bedarf zur Veränderung der Situation der Strategischen Geschäftseinheit angewandt werden.
Für Strategische Geschäftseinheiten im Bereich mittlerer Fixkostenflexibilität und einem mittleren Marktwachstum bedarf es einer Einzelbewertung zur Strategiewahl.
Im Anschluss an die Strategieformulierung muss die angestrebte Positionsveränderung der Betrachtungsobjekte in einem Soll-Portfolio/Ziel-Portfolio visualisiert werden (Simon/Gathen, 2002: 42 f.). Um die gewünschte Zielposition zu erreichen, ist weiterhin mittels eines strategischen Maßnahmenplans die Operationalisierung

der zuvor formulierten Strategien erforderlich. Dazu werden notwendige Einzelmaßnahmen und der Zeitraum ihrer Realisierung festgelegt und katalogisiert. Im Rahmen der sich anschließenden Strategieüberwachung durch das strategische Controlling können sodann Gegenlenkungsmaßnahmen aufgezeigt werden und eine Kurskorrektur im Sinne des Regelkreismodells ermöglichen (vgl. Abb. 6-36).

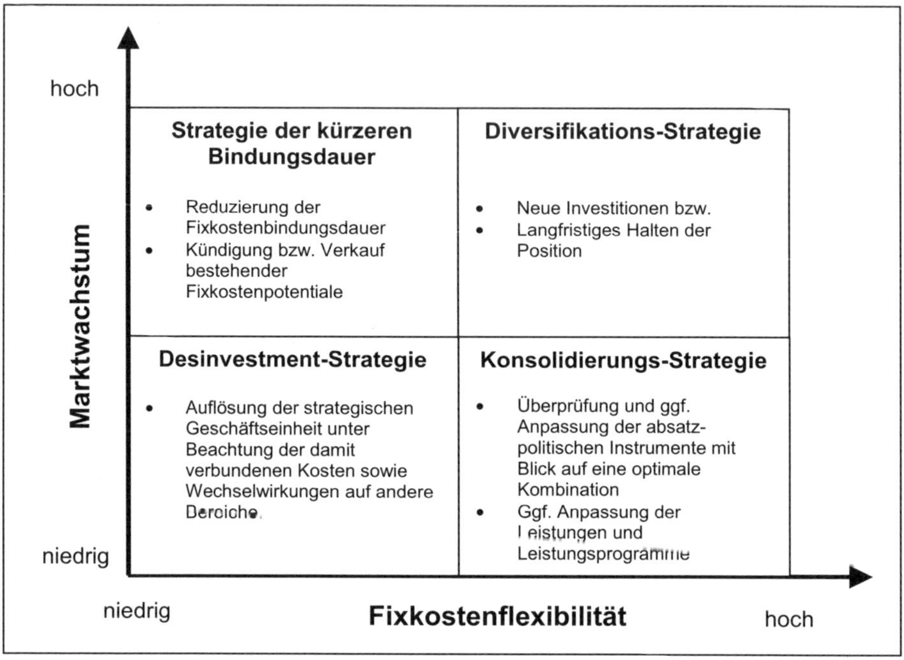

Abb. 6-35 Normstrategien für das Fixkostenmanagement (in Anlehnung an Oecking, 1994: 178 ff.)

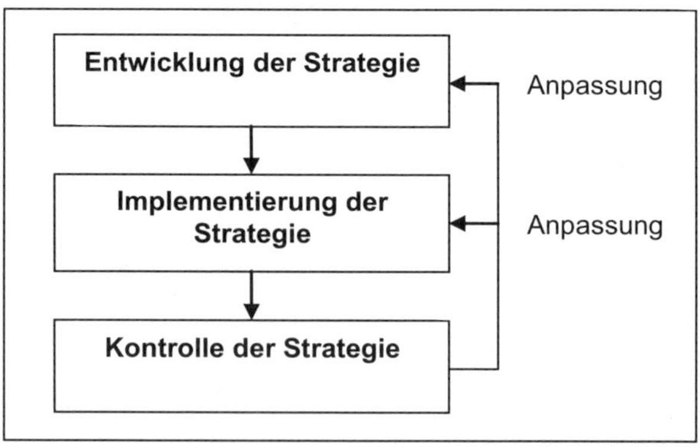

Abb. 6-36 Strategischer Gesamtprozess (in Anlehnung an Oecking, 1994)

Bewertung des Fixkostenmanagements

Fixkostenmanagementinstrumente zielen in erster Linie darauf ab, betriebliche Fixkostenpotentiale hinsichtlich ihrer zeitlichen Abbaufähigkeit zu analysieren, um Informationen bezüglich der Reaktionsmöglichkeiten einer Unternehmung zu erhalten. Der überwiegende Anteil der Kosten eines Krankenhauses ist den Fixkosten zuzurechnen. Mit Blick auf das neue Vergütungssystem mittels Fallpauschalen und Zusatzentgelten sowie der Forcierung neuer Versorgungsformen durch den Gesetzgeber sind die Fixkosten im Zusammenhang mit einer Veränderung des Leistungsangebots genau zu analysieren. Es ist zu bedenken, dass einerseits die erzielten Erlöse der zusätzlich oder verändert erbrachten Leistungen die damit verbundenen zusätzlichen Fixkosten decken müssen. Andererseits bei einem Rückgang der Leistungsmengen keine ausreichende Deckung dieser vermehrten Fixkosten durch fehlende Erlöse für das Krankenhaus zu erheblichen Verlusten führen kann (Röhrig/Schnee, 1995: 273). Ein Fixkostenmanagement ermöglicht hier durch eine stärkere Verfeinerung und Detaillierung von Fixkosteninformationen über z. B. die Bindungsfrist fixer Kosten eine bessere Planung und Kontrolle dieses Kostenblocks, als es eine herkömmliche Plankostenrechnung zu tun vermag. Die Einbindung des Fixkostenmanagements in die Deckungsbeitragsrechnung über einen differenzierteren Fixkostenausweis verbessert die Analyse der Erfolgsentstehung.

6.4.2.3 Gemeinkostenmanagement

Theoretische Grundlagen zum Gemeinkostenmanagement

Bei der Planung und Abweichungsanalyse von Kosten in Krankenhauseinheiten ist die Analyse gerade von Gemeinkosten von besonderer Bedeutung. Gemeinkosten als Gegenbegriff zu den Einzelkosten entstehen für mehrere Kalkulationsobjekte gemeinsam. Sie können auch bei Anwendung genauester, aufwendigster Erfassungsmethoden nicht für die einzelnen Kalkulationsobjekte separat erfasst werden (Hummel/Männel, 1986: 386). Gemeinkostenmanagement wirkt gezielt auf die Höhe, den Verlauf und die Struktur der anfallenden Gemeinkosten ein (Beinhauer/Schellhaas, 1997: 405). Zum Management von Gemeinkosten hat sich u. a. die Gemeinkostenwertanalyse etabliert (vgl. hierzu die Gemeinkostenwertanalyse für den Verwaltungsbereich in Zapp/Berekhoven/Ishag et al., 2005: 166 ff.). Sie soll näher betrachtet und am Beispiel einer Fachklinik für Rehabilitation dargestellt werden (Zapp/Berekhoven/Ishag et al., 2005: 166 ff.).
Die Gemeinkostenwertanalyse (GWA)[37] ist für medizinische Sachkosten einsetzbar, aber auch im Verwaltungsbereich der Krankenhäuser anwendbar. Sie ist eine Planungs- und Analysetechnik, deren Aufgabe darin besteht, durch die Infragestellung einzelner Tätigkeiten im Hinblick auf ihren Beitrag zur Erfüllung übergeordneter Ziele des betrachteten Bereichs und die Verbesserung der Input-Output-Relation zwischen finanziellem Mitteleinsatz und Leistungsergebnis eine Kostensenkung zu bewirken (Preuss, 1996: 141). Bei der ökonomischen Untersuchung und Bewertung der Tätigkeiten wird sich zeigen, dass trotz vorangegangener Umstrukturierungsmaßnahmen immer noch Einsparmöglichkeiten zu finden sind.

37 Parallel zu dem Begriff der Gemeinkostenwertanalyse wird auch die Bezeichnung „Overhead Value Analysis“ verwendet.

Als Grundsatz und Zielsetzung der Gemeinkostenwertanalyse bezeichnet Westphal die Kostenreduktion auf den unabdingbaren Umfang, das Implementieren von rationellen Verfahren sowie das Ergänzen von fehlenden oder unzureichenden Operationen, um dadurch eine gezielte Kosteneinsparung zu erreichen. Hierbei stehen die Personalkosteneinsparungen im Mittelpunkt der Betrachtung. Entsprechend sollten folgende Einsparmöglichkeiten im Krankenhaus überprüft werden (Westphal, 2007):

- Reduzierung des Leistungsumfanges
- Reduzierung der Informationstiefe
- Reduzierung der Informationsbreite
- geringere Operationsfrequenz
- längere Termine für die Operationsergebnisse
- rationellere Ausführungen notwendiger Operationen
- optimierte Zuordnung
- optimierte Abläufe
- Leistungsverbesserungen der Mitarbeiter sowie
- Make-or-buy-Entscheidungen

Ein großer Schwachpunkt der Gemeinkostenwertanalyse besteht darin, dass keine Ausrichtung auf strategische Erfordernisse der Zukunft stattfindet, sondern letztlich nur die kurzfristig wirksamen Kostensenkungen interessieren. Die gesamte Methodik der Gemeinkostenwertanalyse ist darauf angelegt, einen raschen Rationalisierungserfolg vorweisen zu können (Gutzler, 1992: 122 ff.). Der Erfolg der Gemeinkostenwertanalyse hängt von der Motivation und den verschiedenen Interessen der Beteiligten ab. Folglich besteht oftmals die Gefahr, dass die Leiter der Untersuchungseinheiten Leistungseinschränkungen in den Bereichen anbieten, in denen sie persönlich nicht sehr stark betroffen sind, die aber für die Gesamtunternehmung eine große Bedeutung haben. Organisationseinheiten, die in ihrer Leistung sehr stark von dem Input anderer Organisationseinheiten abhängen, neigen dazu, die eigene Leistung als nicht einschränkungsfähig hinzustellen. Ferner scheint die Methode der Gemeinkostenwertanalyse nicht in der Lage zu sein, stark kreativ geprägte Leistungen daraufhin zu überprüfen, ob sie tatsächlich für die Gesamtleistung der Unternehmung erforderlich sind, da die Messbarkeit solcher Leistungen in diesem Zusammenhang meist nicht möglich ist (Grünewald, 1982: 256). Die Schwächen der Gemeinkostenwertanalyse liegen vor allem auch darin, dass die Beteiligten ihren (verwaltungsmäßigen) Leerlauf im Wesentlichen selbst herausfinden müssen. Das führt dazu, dass oftmals nur mit allzu groben Ergebnissen aufgewartet wird, die nur auf Aufgabenkomplexe und nicht, wie es angebracht wäre, auf Funktionsabläufe abgestellt sind (Evers, 1994).
Die Gemeinkostenwertanalyse unterteilt sich in die (Datzmann, 1982: 152; etwas anders Westphal, 2007)

- Vorbereitungsphase,
- Analysephase,
- Realisierungsphase (Durchführungsphase) und
- Kontrollphase (Preuss, 1996: 157).

Die Vorbereitungsphase beinhaltet unter anderem die Vorbereitung und Schulung der Beteiligten und die organisatorische und planerische Gestaltung: Die zu untersu-

chenden Einheiten werden gebildet, die Teammitglieder berufen und die Leiter der zu untersuchenden Einheiten (LUE) bestimmt. Ferner werden die betroffenen Mitarbeiter und die Mitarbeitervertretung informiert. Die Analysephase umfasst folgende Teilschritte (Freimuth, 1987: 100; etwas anders Datzmann, 1982: 153): Auflistung sämtlicher von der Untersuchungseinheit erbrachten Leistungen und Abschätzung der damit verbundenen Kosten, Kosten- und Nutzenanalysen, Entwicklung von Verbesserungs- und Einsparungsideen für alle Leistungen mit einem schlechten Kosten/Nutzen-Verhältnis und Überprüfung der Einsparungsideen auf ihre Realisierbarkeit. Die dritte Phase umfasst die Umsetzung und Realisierung der Maßnahmen nach einem Realisierungsplan in der Praxis (Müller, 1992: 44). Durch die sich anschließende Kontrollphase können Störeinflüsse, welche die Maßnahmendurchführung erschweren oder verhindern, identifiziert werden, um mit Anpassungsentscheidungen den Projekterfolg dennoch sicherzustellen (Preuss, 1996: 158).
Begleitet wird die Gemeinkostenwertanalyse von einer Projektorganisation, die hierarchisch in drei verschiedene Ebenen aufgegliedert ist. In der *ersten Ebene* befindet sich der Lenkungsausschuss (vgl. Abb. 6-37).

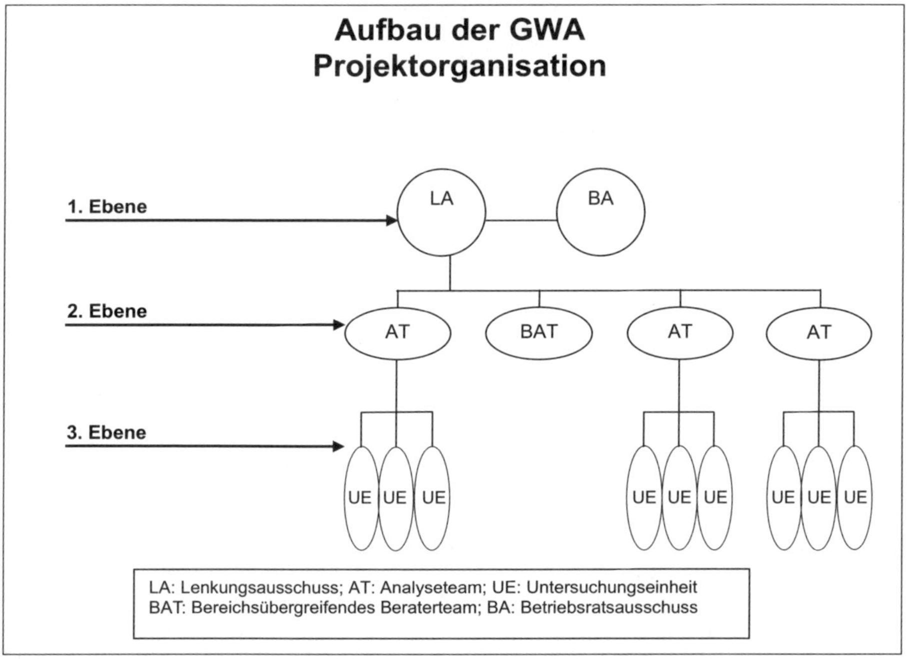

Abb. 6-37 Aufbau der Gemeinkostenwertanalyse-Projektorganisation (in Anlehnung an Westphal, 2007)

Folgende Aufgaben fallen dem Lenkungsausschuss zu:

- Wahl des Projektleiters
- Entscheidungen in Grundsatzfragen

- Vorhabenauswahl
- Maßnahmenplanung
- usw.

Der Betriebsratsausschuss kann hier beteiligt werden, was anzuraten ist. Zu beachten ist, dass der Betriebsrat als Interessenorgan anzusehen ist und nicht als Leitungseinheit. In der *zweiten Ebene* sind die Analyseteams etabliert. Sie übernehmen die Einsatzplanung aller Ressourcen und führen die Untersuchung durch. Die *dritte Ebene* bilden die Untersuchungseinheiten. In diesen werden die Organisationsstrukturen dargestellt und Rationalisierungsmassnahmen erarbeitet. Hinzu kommen die Durchführung von Ist-Analysen und Ideenfindung sowie die Überprüfung der Ideen hinsichtlich der Realisierbarkeit.
Die Durchführung der Gemeinkostenwertanalyse erfolgt methodisch nach dem Sechs-Stufenplan aus Abbildung 6-38 (Westphal, 2007).

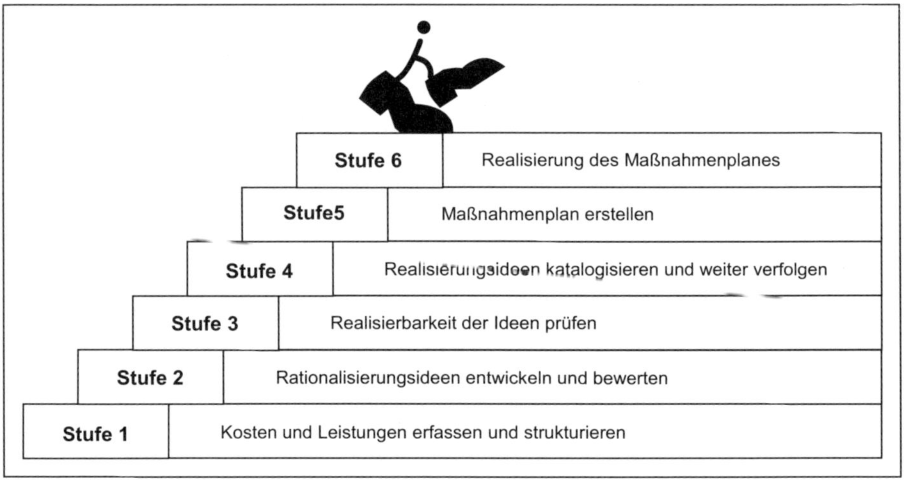

Abb. 6-38 Sechs-Stufen-Plan der Gemeinkostenwertanalyse (in Anlehnung an Westphal, 2007)

In Stufe eins werden die in den Untersuchungsbereichen erbrachten Leistungen und der dazu angefallene Personalaufwand sowie Sachaufwendungen erfasst und strukturiert. Die Einsparungsideen werden in Stufe zwei von den Untersuchungseinheiten unter Berücksichtigung der Vorgabe eines Mindestprozentsatzes für zu erbringende Einsparungen entwickelt. Im Anschluss daran wird in Stufe drei die Realisierbarkeit der Rationalisierungsideen von den Analyseteams auf ihre organisatorische Sicherheit und Auswirkung in der Untersuchungseinheit bzw. anderen Bereichen überprüft. Im Rahmen der Stufe vier sind die geprüften Rationalisierungsideen von den Leitern der Analyseteams und vom Organisationsexperten so zu gliedern, dass sie auf ihre sofortige beziehungsweise nicht oder zurzeit nicht vorhandene Realisierbarkeit hin untersucht werden. Möglicherweise ist es notwendig, dass weitere Untersuchungen im Hinblick auf die Realisierbarkeit eingeleitet und terminlich verfolgt werden. In Stufe fünf wird der Gesamtmaßnahmenplan mit Start- und Endterminen durch die Leiter der Analyseteams und den Organisationsexperten mit den sofort realisierbaren Ideen erstellt. Mit der Realisierung der geplanten Maßnahmen in Stufe sechs, die von den Abteilungen vorgenommen wird, ist das Projekt abgeschlossen. Die Kontrolle der sachlichen und personellen Realisierung obliegt der Geschäftsleitung mit Unterstützung der Organisations- und Personalabteilung.

Anwendung des Gemeinkostenmanagements im Krankenhaus

Inwiefern die Gemeinkostenwertanalyse als ein Ansatz, der allgemein seine Anwendung in der Industrie findet, auf Einrichtungen des Gesundheitswesens übertragbar ist, zeigen nachfolgende Ausführungen. Im Rahmen eines Forschungprojektes wurde auf der Grundlage des Musters von Westphal ein Instrument zur Befragung von Mitarbeitern entwickeln und dargestellt, mit dem sich Einsparpotentiale im Gemeinkostenbereich am Beispiel einer Rehabilitationseinrichtung identifizieren lassen (Zapp/Berekhoven/Ishag et al., 2005: 166 ff.). Die Projektorganisation wurde weitgehend beibehalten. Änderungen gehen aus Abbildung 6-39 hervor.

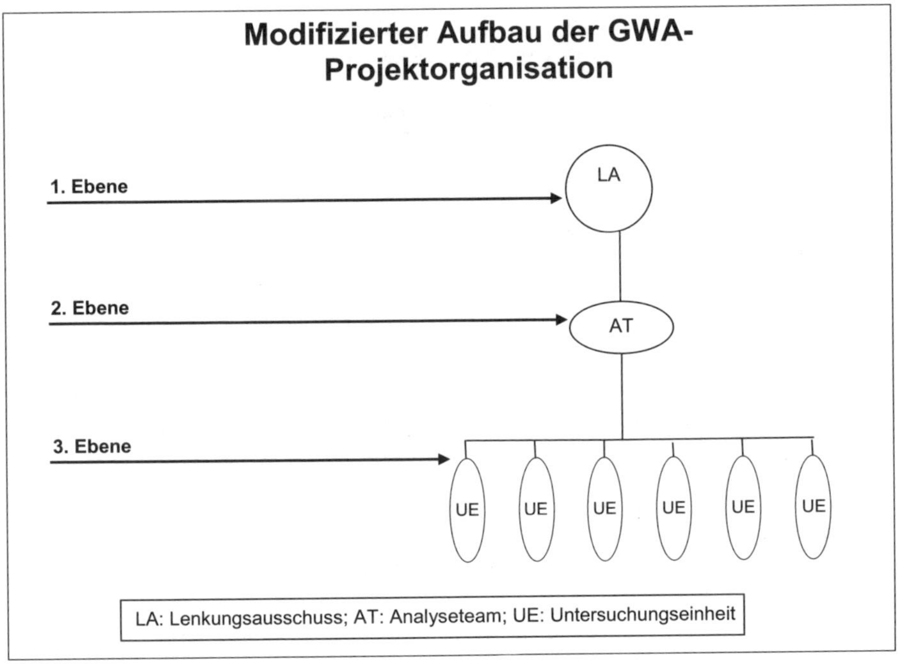

Abb. 6-39 Modifizierter Aufbau der Gemeinkostenwertanalyse-Projektorganisation

Der Lenkungsausschuss als erste Ebene setzte sich aus Professor Dr. Winfried Zapp, dem Geschäftsführer der Fachklinik und dem verantwortlichen Mitarbeiter für das Gesamtprojekt in der Fachklinik zusammen (Finanzleitung). Bedingt durch den im Gegensatz zur Situation in großen Industrieunternehmungen verhältnismäßig kleinen Verwaltungsbereich wurde in der zweiten Ebene nur ein Analyseteam gebildet. Die einzelnen Untersuchungseinheiten der dritten Ebene bildeten die Mitarbeiter der zu untersuchenden Abteilungen.

Vor dem Hintergrund, dass die Durchführung einer Gemeinkostenwertanalyse in der Regel zwei bis drei Jahre dauert, konzentrierten sich die Projektteilnehmer auf die Untersuchung der zweiten Stufe: Rationalisierungsideen entwickeln und bewerten. Die Stufen drei bis sechs sollten im Anschluss von der Einrichtung in Eigenregie durchgeführt werden.

Die Bestimmung der Rationalisierungsvorgabe von 20 % wurde von der Forschungsgruppe ohne Beteiligung des übrigen Lenkungsausschusses vorgenommen. Einsparpotentiale definierte die Forschungsgruppe als die Möglichkeit, Kosten im Gemeinkostenbereich abzubauen oder zu reduzieren. Die Gemeinkostenwertanalyse legt hierbei besonderen Wert auf die Feststellung, dass dabei kein Nutzen verloren gehen darf. Die Gemeinkostenwertanalyse wurde dabei als Querschnittsstudie mit einer gezielten Stichprobe durchgeführt: Zwei Einzelinterviews und ein Gruppeninterview mit sechs Teilnehmern aus dem mittleren Management wurden durchgeführt.

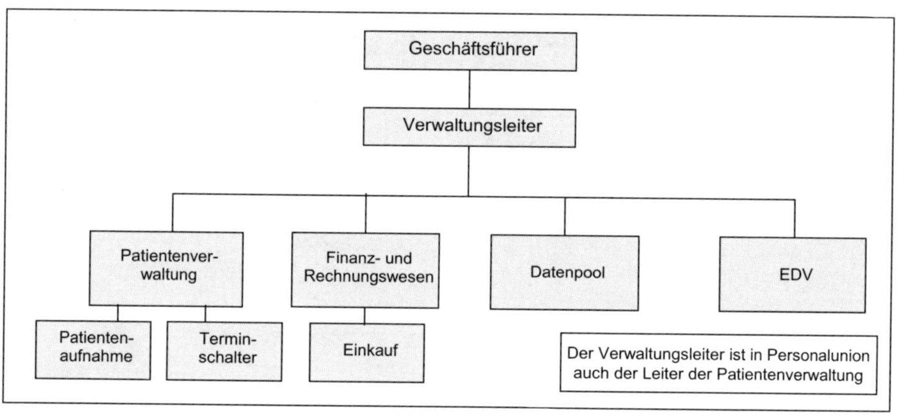

Abb. 6-40 Organigramm des Verwaltungsbereiches der Modelleinrichtung

Das mittlere Management übt als die mittlere Führungs- bzw. Leitungsebene insbesondere Verwaltungsfunktionen aus. Es hat sowohl Leitungsfunktionen als auch ausführende Tätigkeiten wahrzunehmen (Gabler, 2000). Für die Interviews wurden die Bereiche Rechnungswesen, Einkauf, EDV, Datenpool, stationäre Aufnahme und Terminschalter ausgewählt. Als Pretest wurden Interviews mit dem Geschäftsführer und dem Verwaltungsleiter durchgeführt.

Datenerhebungsmethode

Für das Experteninterview wurde ein Leitfaden nach Meuser und Nagel erstellt (Meuser/Nagel, 1991: 445 f.), mit dem Ziel, das Betriebswissen der Experten zu erfragen. Der Gesprächsleitfaden bestand aus einer Eingangsfrage und der Auflis-

tung der Kostenblöcke im Gemeinkostenbereich, um zu gewährleisten, dass jede Kostengruppe auf Einsparpotentiale überprüft werden kann.
Für die Befragung des mittleren Managements als Zielgruppe der Gemeinkostenwertanalyse, wurde die Form des Gruppeninterviews gewählt, um die positiven Effekte von Diskussionsgruppen zu nutzen. Das Gruppeninterview war ebenfalls leitfadengestützt, wobei der Leitfaden um die Kostenblöcke verringert wurde, die nicht durch die Befragten beeinflusst werden können. Das Gruppeninterview erfolgte im Anschluss an die Auswertung der Experteninterviews, sodass die Ergebnisse dieser empirischen Untersuchung bei der Leitfadenerstellung der Gruppeninterviews Beachtung finden konnten.

Datenauswertungsmethode

Die transkribierten Interviews wurden auf Textstellen untersucht, in denen sich die Interviewten explizit zu Einsparmöglichkeiten äußerten. Als erste Ordnungskategorie wurden diese Textstellen mit Überschriften versehen, welche sich zum einen auf den Aufgabenbereich, zum anderen auf die Art und Weise der Einsparungspotentiale (z. B. Datenpool oder Einkaufsgemeinschaft) bezogen. Das Thema dieser Textstellen wurde notiert und mit einem Zitat belegt. Passagen mit ähnlichen Themen wurden mit gleichen Überschriften versehen. Anschließend wurden interviewübergreifend Passagen mit gleichen oder ähnlichen Aussagen in einer Matrix zusammengestellt und zu Kategorien zusammengefasst (Meuser/Nagel, 1991: 457 ff.). Da es trotz Aufforderung in nur einzelnen Fällen zu konkreten monetären oder prozentualen Angaben über die Einsparmöglichkeiten kam, konnten nur allgemeine Aussagen getroffen werden, die nicht mit Zahlen hinterlegbar sind.

Ergebnisdarstellung

Die Darstellung der Ergebnisse erfolgt anhand der Kategorien

- Controlling,
- Investition/Optimierung,
- Kommunikation,
- Outsourcing,
- Personaleinsatz,
- Schnittstellen,
- Selbstverständnis und
- Standardisierung.

Die Kategorien werden zunächst definiert und durch Mitarbeitervorschläge abgebildet, um sie abschließend den Ergebnissen aus der Literatur gegenüberzustellen.

Controlling
Dieser Bereich wurde begrenzt auf die Kostentransparenz, Kostenkontrolle und Kostenlenkung. Folgende Hinweise wurden gegeben:

- Überprüfung der Energietarife
- Zuordnung des Energieverbrauchs zu den Kostenstellen (Anzahl der Zähler)
- Überprüfung des Nutzen der Mitgliedschaften in verschiedenen Verbänden

- Beachtung der Kostenentwicklung in ausgewählten Bereichen
- Externer Vergleich mit anderen Einrichtungen
- Weiterentwicklung der Kostenrechnung zur Kostenträgerrechnung
- Entscheidung über die Aufrechterhaltung oder Abschaffung der Moorabteilung

Investitionen/Optimierung
Hier stand die Optimierung der Abläufe bzw. Prozesse bei Investitionsentscheidungen und die damit verbundene Kostenersparnis im Mittelpunkt. Folgende Vorschläge der Befragten können genannt werden:

- Verbesserung der EDV-Anlage
- Anschaffung oder Leasing einer neuen Telefonanlage
- Neue Aushandlung von Tarifen (Telefon, Bank usw.)
- Prüfung der Heimarbeit

Kommunikation
Besonders in der Verwaltung sind die Mitarbeiter auf einen reibungslosen Informationsfluss sowohl durch den Vorgesetzten als auch durch die Kollegen angewiesen. Ein Problem war die Kommunikation mit den internen Leistungserbringern (z. B. Physiotherapie) hinsichtlich der Rechnungsstellung. Um die Arbeitsprozesse zu verbessern, wurden Absprachen zwischen den zuständigen Mitarbeitern getroffen. Doppelte Arbeitsvorgänge sollten vermieden und Absprachen erreicht werden.

Outsourcing
Die Kategorie Outsourcing wird dadurch definiert, dass bisherige interne Leistungen kostengünstiger von externen Anbietern erbracht werden können. Es ist eine Überprüfung der Leistungen vorzunehmen, die sich nicht auf das Kerngeschäft beziehen und somit patientenunabhängige Leistungen darstellen (Buchhaltung, Einkauf, Rechnungswesen, Lohnbuchhaltung). Die Entscheidungen, Bereiche abzugeben, müssen von der Unternehmungsleitung gewollt sein und mit der Unternehmungsphilosophie übereinstimmen. Es wurde im Interview beschrieben, Öffentlichkeitsarbeit ebenfalls extern zu vergeben.

Personaleinsatz
Als eine weitere Kategorie kristallisierte sich der Personaleinsatz heraus. Darunter wird die Planung der richtigen Besetzung vorhandener Stellen mit den entsprechend qualifizierten Mitarbeitern verstanden. Die Interviewpartner bemängelten eine nicht genaue Zuordnung von Aufgaben. Die Frage der Über- und Unterqualifizierung der Mitarbeiter wurde ebenso thematisiert, wie die Motivation der Mitarbeiter die durch eine gesundheitsschonendere Arbeitsweise gesteigert werden könnte.

Schnittstellen
Schnittstellen treten immer dann auf, wenn sich die Aufgaben zweier oder mehrerer Abteilungen überschneiden. Die Schnittstellenproblematik ist ein zentrales Problem im innerbetrieblichen Prozess. Ziel ist die Überwindung kommunikativer Barrieren zwischen den beteiligten Abteilungen. Im Vordergrund standen EDV-Schnittstellen, die Verbindung zwischen Rechnungswesen und internen Leistungserbringern wie Informationen über stattgefundene oder nicht stattgefundene Behandlungen. Des Weiteren ist die Zuständigkeit für die Abrechnung der Krankentransporte nicht eindeutig geklärt.

Selbstverständnis
Unter Selbstverständnis wird die Motivation der Mitarbeiter verstanden, ihre Fähigkeiten für die Unternehmung unaufgefordert einzusetzen. Hierbei sieht sich der Mitarbeiter als ein Teil des Gesamtsystems, in dem interdisziplinäres Denken und Handeln selbstverständlich sein sollten.
In den Interviews betonten die Befragten die Problematik in der Zusammenarbeit mit verschiedenen Berufsgruppen und dem Selbstverständnis von Service und inhaltlicher Ausführung (Verwaltung – Arzt). Ein weiteres Problem aus Sicht der Interviewten war, dass bestimmte Mitarbeiter ein EDV-Schulungsdefizit haben. Obwohl diverse EDV-Schulungen angeboten werden, nehmen diese Mitarbeiter nicht daran teil, weil sie vorgeben, keine Zeit zu haben. Dies führt dazu, dass die EDV-Abteilung für Bagatellfälle, wie zum Beispiel zur Beseitigung eines Papierstaus im Drucker, in Anspruch genommen wird. Zur Änderung dieses Zustandes stehen Überlegungen an, bestimmte Schulungen nach Rücksprache mit den zuständigen Stellen als Pflichtschulungen zur Erweiterung der EDV-Kenntnisse einzuführen.

Standardisierung
Diese Kategorie schließt die Vorschläge der Interviewten ein, die sich auf eine definierte Vorgehensweise bzw. auf einen vereinheitlichten Ablauf oder ein bestimmtes Procedere beziehen. Durch eine Standardisierung soll eine Zeitersparnis und dadurch eine Kostenersparnis erreicht werden. Diese Kategorie erfasst Vorschläge, die in der Regel ohne weitere Finanzmittel umsetzbar sind:

- Abzeichnung von Behandlungsplänen. Jeder Patient erhält einen individuellen Behandlungsplan, auf dem seine Anwendungen für den Rehabilitationsaufenthalt angeführt sind. Jede Anwendung wird durch den entsprechenden Therapeuten abgezeichnet. Eine nicht erfolgte Anwendung muss bei Rückgabe des Behandlungsplanes am Ende des Aufenthaltes in der Rehabilitationsklinik durch den Terminschalter aus der Abrechnung genommen werden, da diese bei Planung schon in das EDV-Programm eingegeben wird. Vergessen Patienten ihre Behandlungspläne, müssen die Daten nachgetragen werden. Gleichzeitig überträgt sich dieses Problem auch ins Rechnungswesen, da hier die Rechnungen an die Kostenträger gestellt werden. Bei Rechnungserstellung ist für die Mitarbeiter in diesem Bereich oft schwer zu sehen, welche Leistungen tatsächlich erfolgt sind. Bei Unstimmigkeiten erfolgt eine Rücksprache mit dem Terminschalter, die wiederum Zeit kostet. Ein Vorschlag für das erste Problem ist eine eindeutige Abzeichnungspraxis.
- Eine Zeit- und somit Kostenersparnis wird in der Standardisierung der Arztbriefe gesehen. Beispielsweise wird eine Zeitersparnis in der Nutzung von Textbausteinen für häufig gleiche Diktiersequenzen gesehen. Ferner ist es schneller und kostengünstiger, den Entlassungsbefund per E-Mail an die behandelnden Ärzte zu übersenden, da Transportzeiten entfallen.

Bewertung des Gemeinkostenmanagements

Die Analyse der Forschungsergebnisse aus der Befragung wurde mit den zu erwartenden Resultaten der theoretischen Literaturstudie verglichen (Gutzler, 1992: 122 ff.). Zu entnehmen ist, dass durch den Einsatz der Gemeinkostenwertanalyse eine Motivation der Mitarbeiter zu erwarten sei. Bestätigend ist zu vermerken, dass

sich die beteiligten Mitarbeiter auf freiwilliger Basis zur Vorbereitung auf das Gruppeninterview erstmalig getroffen haben. Bei diesem Vorbereitungstreffen wurden allgemeine Informationen ausgetauscht und interdisziplinäre Schnittstellenproblematiken besprochen, ohne dass dieses vorgegeben wurde. Durch die positiven Erfahrungen planen die Gruppenmitglieder, solche Treffen künftig regelmäßig durchzuführen. Die in der Literatur beschriebenen gegenseitigen Schuldzuweisungen für vorhandene Probleme waren im Rahmen der Treffen des Forschungsprojektes nicht auszumachen. Ferner bestätigte die Geschäftsführung, dass sie durch die Gemeinkostenwertanalyse zum Nachdenken angeregt wurde, die Prozesse in der Einrichtung weiterhin kritisch zu analysieren und Defizite zu beheben. Retrospektiv betrachtet gab es viele Vorschläge von Mitarbeitern, aus denen Einsparpotentiale generiert werden können. Des Weiteren wird deutlich, dass sich die Aussagen bzw. Vorschläge der Probanden nicht allein auf den Ansatz der Gemeinkostenwertanalyse beschränken. So wurden Ideen geäußert, die nur durch eine zusätzliche Investition zu einer Kostenersparnis führen würden.
Grundsätzlich lässt sich jedoch nach Erprobung der Gemeinkostenwertanalyse in ausgewählten Einzelschritten feststellen, dass das Konzept zur Generierung von Einsparpotentialen angewandt werden kann. Zudem zeigen sich nicht nur „harte“ Effekte, sondern das Konzept trägt dazu bei, dass die Beteiligten miteinander sprechen, jeder die Arbeit des anderen zu schätzen lernt und das Kostenbewusstsein erneut ausgebildet wird. Aufgrund des Gruppengesprächs hat sich klinikintern eine Arbeitsgruppe ohne Mitwirkung des Forschungsteams zusammengefunden. Diese Eigendynamik ist als ein durch das Projekt zu verzeichnender Erfolg zu werten. Aus diesen Gründen hat der Ansatz eine klare Relevanz für die Berufspraxis.[38]

6.4.2.4 Target Costing

Theoretische Grundlagen zum Target Costing

Target Costing ist ein vom Ansatz her einfaches Konzept, das das Handeln aller Beteiligten an einer Frage ausrichtet: „Was darf unser Produkt kosten?“ – und nicht: „Was kostet es?“ Mit der Orientierung an den vom Markt erlaubten Kosten eines Produktes richtet Target Costing die gesamte Produktentwicklung am Markt, d. h. an den Bedürfnissen der künftigen Abnehmer, aus. Dieser Ansatz führt unmittelbar dazu, dass die Kostenplanung bereits sehr früh in der Entwicklungsphase eines Produktes einsetzt und nicht erst in der Produktionsphase.
Eine einheitliche Definition des Begriffs Target Costing existiert nicht. Ursprünglich wurde das Konzept von japanischen Unternehmungen als Instrument zur Kostenplanung entwickelt. Die japanische Bezeichnung für Target Costing („genka kikaku“) ist mit „Kostenplanung“ bzw. „Kostenschätzung“ zu übersetzen (Horváth/Niemand/Wolbold, 1993: 3). Im deutschen Sprachraum hat sich für die Definition

38 Die Ausführungen basieren auf den Forschungsergebnissen des Projektes „Konzeption und Implementation einer Kostenträgerrechnung in einer Fach- und Rehabilitationsklinik zur Preiskalkulation von Pflegesätzen und zur Lenkung von Klinikprozessen“, das durch die Arbeitsgruppe industrieller Forschungseinrichtungen Otto von Guericke e. V. (AIF) gefördert wurde (vgl. Zapp, 2005).

des Begriffs Target Costing die Bezeichnung „Zielkostenmanagement“ etabliert (Horváth, 2006: 540; Seidenschwarz, 1993: 69). Nach Horváth und Seidenschwarz ist Target Costing „ein Instrument des strategischen Kostenmanagements, welches in der Lage ist, Märkte, Produkte und Ressourcen unter strategischen Gesichtspunkten zu kombinieren und diese Informationen in quantitative operative Messgrößen zu transformieren“ (Horváth/Niemand/Wolbold, 1993: 3).
Target Costing hat seinen Ursprung in der fertigenden Industrie (Automobile, Halbleiter, Elektronik), findet aber auch seit einigen Jahren mehr und mehr Eingang in Dienstleistungsunternehmungen. Mittlerweile verzeichnet das ursprüngliche Konzept des Target Costing zahlreiche methodisch-konzeptionelle Weiterentwicklungen. Darüber hinaus ist auch der branchenspezifische Einsatz der Methode in den ursprünglichen Anwendungszweigen wie auch in Branchen, in denen bis dato keine Anwendung erfolgte, Gegenstand durchgeführter Untersuchungen (Arnaout, 2001a: 289). Target Costing lässt sich in verschiedene Ansätze differenzieren: ingenieursorientierte[39], produktfunktionsorientierte[40] und marktorientierte[41] Ansätze (Seidenschwarz, 1993: 6 ff.). Dabei sind folgende Grundsätze bedeutsam:

- Marktorientierung und Unternehmungsstrategie
  Die Markt- bzw. Kundenorientierung als wesentliche Eigenschaft des Target Costing integriert Kundenwünsche aktiv in die Gestaltung eines Produktes. Das bedeutet, dass Ressourcen nur dort eingesetzt werden, wo sie vom Kunden honoriert werden. Neben dem Markt mit Wettbewerbern und Kunden ist die Unternehmungsstrategie zu berücksichtigen (Seidenschwarz, 1993: 79 ff.).
- Produktlebenszyklus
  Das Produkt wird im Rahmen des Target Costing während seines ganzen Lebenszyklus betrachtet – von der Produktentwicklungsphase bis hin zur Nachsorge (Seidenschwarz, 1993: 81). Besondere Aufmerksamkeit kommt jedoch den frühen Produktphasen zu, hier wird die größte Möglichkeit zur Beeinflussung der Kosten gesehen (Freidank/Götze/Huch, 1997: 236).
- Dynamik
  Die dynamische Sichtweise des Target Costing ermöglicht einen permanenten Kostenreduktionsprozess und berücksichtigt dabei sowohl unternehmungsinterne als auch unternehmungsexterne Veränderungen (Seidenschwarz, 1993: 84).
- Motivation
  Target Costing wird durch interdisziplinäre Zusammenarbeit in der Unternehmung realisiert und fördert Aspekte wie Motivation und Verhaltenslenkung der Mitarbeiter (Seidenschwarz, 1993: 84).

Das Wesentliche am Zielkostenmanagement ist somit die umfassende Marktorientierung, die in das Kostenmanagement einfließt. Den von den Kunden gewünschten Produktmerkmalen wird Rechnung getragen, indem dem Produkt Funktionen

39 Ingenieursorientierte Ansätze stellen den Entwicklungsprozess und die prozesstechnische Umsetzung eines Produktes in den Vordergrund.

40 Bei den produktfunktionsorientierten Ansätzen liegt der Schwerpunkt in der produktfunktionalen Zusammensetzung des Produktes als Ausgangspunkt für den Entwicklungsprozess, wodurch der Gedanke der Wertgestaltung stark unterstützt wird.

41 Bei den marktorientierten Ansätzen erfolgen alle Produkt- und Prozessentwicklungsaktivitäten im Sinne einer strikten Marktorientierung.

verliehen werden, die den gewünschten Merkmalen entsprechen. Schließlich wird ermittelt, mit welchen Komponenten das Produkt ausgestattet sein muss, damit seine Funktionen den vom Kunden geforderten Merkmalen gerecht werden.
Im Planungsprozess für ein neues Produkt mit Target Costing lassen sich vier Basisschritte abgrenzen (Horváth, 2006: 545 ff.; Arnaout, 2001a: 41 ff.; Dinger, 2002: 8 ff.; Müller, 1998: 50):

- Gesamtzielkostenfestlegung für das zukünftige Produkt
- Zielkostenspaltung, d. h. Bestimmung der Zielkostenanteile für einzelne Produktkomponenten
- Zielkostenerreichung, d. h. Umsetzung der Vorgaben, wobei ggf. die Aufteilung modifiziert werden kann
- Mitlaufende Kalkulation und laufende Kosten-Soll-Ist-Vergleiche

Ausgangspunkt im Target-Costing-Prozess stellt die Bestimmung der Zielkosten (Target Costs) dar, die durch verschiedene Methoden erfolgen kann (Abb. 6-41) (Seidenschwarz, 1993: 116 ff.).

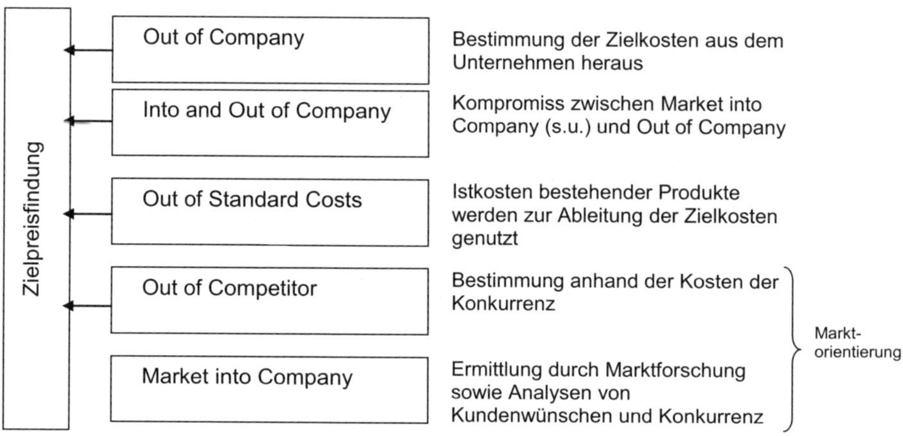

Abb. 6-41 Methoden der Zielpreisfindung

Die häufigste Vorgehensweise, die Zielkosten zu bestimmen, erfolgt mit dem Market into Company-Verfahren. Es stellt aufgrund seiner hohen Markt- bzw. Kundenorientierung die Reinform des Target Costing dar. Hierbei wird der Zielpreis (Target Price) durch Marktforschung sowie Analysen von Kundenwünschen und Konkurrenz ermittelt. Der Zielgewinn (Target Margin) wird in der Unternehmung aus der Umsatzrentabilität abgeleitet. Er sollte verbindlich sein und nicht als Reserve für das Erreichen der festgesetzten Zielkosten missbraucht werden. Durch Subtraktion des Zielgewinns vom Zielpreis ergeben sich die vom Markt erlaubten Kosten (Allowable Costs). Diese sind den Produktstandardkosten (Drifting Costs) gegenüberzustellen, d. h. den Kosten, die ein Produkt voraussichtlich unter bestehenden Technologien und Prozessen verursacht (Abb. 6-42) (Seidenschwarz, 1993: 116 ff.).

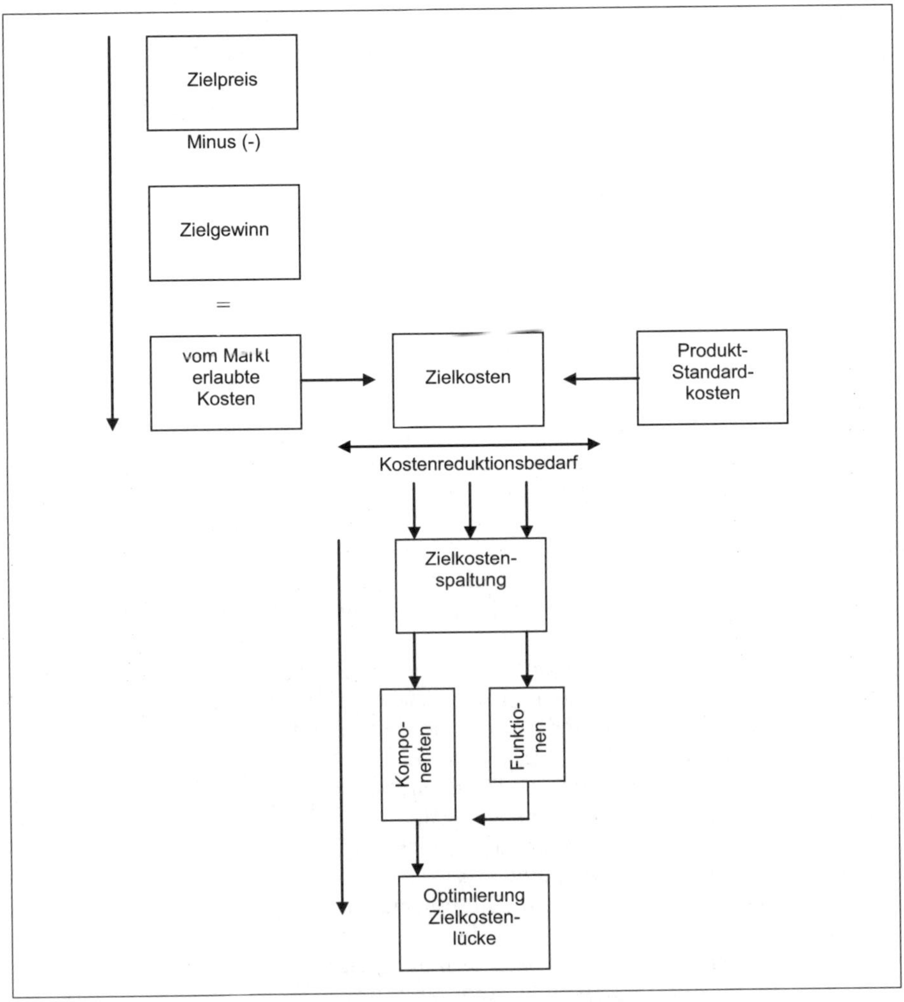

Abb. 6-42 Der Target Costing-Prozess (‚Market into Company'-Methode)

Für die Festlegung der Zielkosten (Target Costs) und über ihre Differenzierung zu den vom Markt erlaubten Kosten sind in der Literatur unterschiedliche Meinungen zu finden. Horváth, Niemand und Wolbold setzen die Target Costs mit den Allowable Costs gleich (Horváth/Niemand/Wolbold, 1993: 11), Freidank und Zaeh sehen die Target Costs in einem Intervall zwischen den Allowable Costs und den Drifting Costs (Freidank/Götze/Huch, 1997: 238), ebenso Serfling und Schultze oder auch Sakurai (Serfling/Schultze, 1997; Sakurai, 1997: 58). Coenenberg, Fischer und Schmitz beschreiben die Allowable Costs als „schärfste" Kostenziele (Coenenberg/Fischer/Schmidtz, 1997: 199). Nach Seidenschwarz sollten Zielkosten marktorientiert, realistisch und in ein Budget überführbar sein, ihre Bestimmung und Differenz zu den vom Markt erlaubten Kosten ist abhängig von Wettbewerbs- und Unternehmungsbedingungen (Seidenschwarz, 1993: 127).

Die Differenz zwischen Zielkosten und Produktstandardkosten stellt schließlich den Kostenreduktionsbedarf dar (Horváth/Niemand/Wolbold, 1993: 13). Da die Betrachtung des Kostenreduktionsbedarfes auf Gesamtproduktebene zu undifferenziert ist und noch keine gezielten Aussagen zulässt, erfolgt eine Spaltung der Zielkosten auf einzelne Komponenten oder Funktionen des Produkts (Freidank/Götze/Huch, 1997: 244).

Bei der Kostenspaltung nach der Komponentenmethode werden die Zielkosten direkt auf die einzelnen Komponenten des Produktes aufgeteilt (Freidank/Götze/Huch, 1997: 244). Durch die Funktionsmethode werden anhand von Kundenwünschen Produktfunktionen definiert und gewichtet. Für Produktkomponenten wird der Beitrag, den sie zur Realisierung jeder Produktfunktion leisten, bestimmt. Durch Gegenüberstellung von Funktionsbedeutung und Komponentenbeitrag in der so genannten Zielkostenmatrix wird dann die Bedeutung der einzelnen Komponenten errechnet. (Freidank/Götze/Huch, 1997: 245 ff.).

Im Zusammenhang von Kostenanteil und Bedeutung der Komponenten ergibt sich der Zielkostenindex, der Auskunft über Kostenreduktionsbedarf einzelner Komponenten gibt. Abbildung 6-43 zeigt das Zielkostenkontrolldiagramm, in dem der errechnete Zielkostenindex einer jeden Komponente graphisch dargestellt wird. Die Zielkostenzone gibt dabei einen Bereich an, in dem Abweichungen akzeptiert werden. Anhand der gewonnenen Informationen werden dann Maßnahmen zur Kostenreduktion oder Wertsteigerung ergriffen (Horváth/Niemand/Wolbold, 1993: 13 ff.).

Grundlage für erfolgreiches Target Costing ist eine korrekte Kostenträgerrechung. Zwar gehört sie seit Jahrzehnten zu den meistgenutzten betriebswirtschaftlichen Instrumenten, in den Krankenhäusern ist sie vielfach jedoch noch unterentwickelt. Vor allem ist eine prospektiv ausgerichtete, auf Plankosten gestützte Kostenträgerrechung nur in Ansätzen zu finden. Diese bildet allerdings die Grundlage für den Einsatz von nahezu allen anderen weiterführenden Instrumenten des Krankenhauscontrollings, sodass der Einführung einer gut ausgebauten Kostenträgerrechung absolute Priorität einzuräumen ist (Vera, 2004: 142).

In vielen Unternehmungen wurde die Einführung des Target Costing durch weitere Methoden und Kostensenkungsmaßnahmen unterschiedlichster Art begleitet. Sie reichen vom Einsatz der Prozesskostenrechnung, Gemeinkostensenkungsprogrammen, und Kaizen-Aktivitäten über Reorganisationen des Entwicklungsbereichs, Verbesserungen des Vorschlagswesens und der Anreizsysteme bis zur verstärkten Einbindung der Zulieferer in den Produktentwicklungsprozess und neue Beschaffungskonzepte (Arnaout, 2001a: 183).

Anwendung des Target Costing im Krankenhaus

Auf den ersten Blick scheint es befremdlich, die Dienstleistung eines Krankenhauses mit der Werkleistung der produzierenden Industrie zu vergleichen. Angesichts des vom Gesetzgeber gewollten, zunehmenden Wettbewerbs im Gesundheitssektor sollte jedoch der Versuch unternommen werden, dem zunehmenden Kostendruck auch mit Methoden zu begegnen, die seit jeher aus ärztlicher Sicht unkonventionell erscheinen. Beim zunächst kostenorientierten Target Costing in Form von Kostensenkungen, Erhöhungen der Kostentransparenz, Beeinflussung der Kostenstrukturen, Vorverlagerung des Kostenbeeinflussungszeitpunktes usw. sind im Laufe der Anwendung produktionsorientierte Ziele in den Vordergrund gerückt: Qualitätssi-

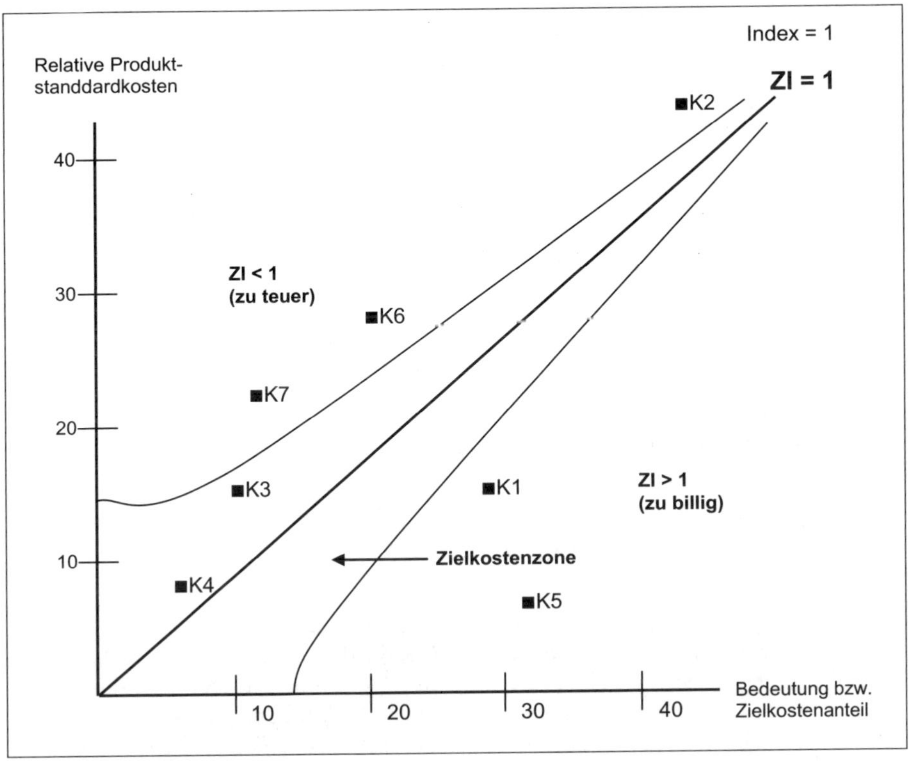

Abb. 6-43 Zielkostendiagramm 1
(in Anlehnung an Kremin-Buch, 2004: 130)

cherung, marktorientierte Produktentwicklung und rechtzeitige Markteinführung neuer Produkte (Arnaout, 2001b: 292). Kosten zu senken, erhöhte Kostentransparenz zu schaffen und Kostenstrukturen zu beeinflussen, sind auch Ziele für Krankenhäuser, die sich im DRG-System als Anbieter behaupten wollen. Darüber hinaus geht es auch jetzt schon für viele Krankenhäuser darum, mit ihren Leistungen so am Markt präsent zu sein, dass ihnen langfristig eine Position auf der Anbieterseite sicher ist. Nicht zuletzt fordern auch die begleitenden gesetzlichen Regelungen zur Qualitätssicherung die Anbieter auf, produktorientierte Ziele nachhaltig zu verfolgen. Auch wenn das Controllingkonzept des Target Costing ursprünglich für die Automobilindustrie entwickelt wurde, sollten Krankenhäuser die Herausforderung nicht scheuen, für den sich rapide verändernden Krankenhaussektor von anderen Branchen zu lernen (Müller, 1998). Mit Blick auf die preisbasierten Fallpauschalen wird daher nachfolgend die Anwendung des Target Costing anhand einer DRG betrachtet.

Entsprechend den vorangegangenen Ausführungen dient die erste Stufe des Target Costing der Festlegung der Vergütung. Im Krankenhaussektor, bei der sich die Höhe des zu zahlenden Entgeltes nach gesetzlichen Bestimmungen richtet (§ 1 KHEntgG), stellt der so festgesetzte Erlös den Marktpreis für die Krankenhausleistung dar und wird demnach als Zielpreis definiert. Die Berechnung des Zielpreises einer DRG ergibt sich aus der Multiplikation des effektiven Relativgewichtes[42] der DRG mit dem Basisfallwert:

Bewertungsrelation DRG:	z. B. 1,077
Basisfallwert:	z. B. 2.500,00 €
Erlös:	1,077 · 2.500,00 €
Zielpreis:	= 2.692,50 €

Von diesem Zielpreis muss nun der Zielgewinn abgezogen werden, der auch in einer nicht gewinnorientierten Unternehmung größer als Null sein sollte. Im Allgemeinen erfolgt die Bestimmung der konkreten Zielgewinnhöhe durch die Krankenhausleitung im Rahmen der langfristigen Gewinnplanung (Müller, 1998: 55). In unserem Beispiel soll ein Zielgewinn in Höhe von 10 % vom Zielpreis angenommen werden. Nach Bestimmung von Zielpreis und -gewinn können nun die vom Markt erlaubten Kosten errechnet werden:

Erlös:	2.692,50 €
– Gewinn (10 %):	270,00 €
= vom Markt erlaubte Kosten:	2.422,50 €

In der Literatur zeigen sich unterschiedliche Auffassungen, in welchem Umfang die vom Markt erlaubten Kosten zu den Zielkosten differieren dürfen. Daher sollte zunächst die Differenz zwischen den vom Markt erlaubten Kosten und den Istkosten der DRG ermittelt werden, um abschätzen zu können, ob die dargestellten, vom Markt erlaubten Kosten ein realistisches Ziel darstellen. Üblicherweise wird im Target Costing-Prozess von den „Drifting Costs" gesprochen, welche den vom Markt erlaubten Kosten gegenübergestellt werden müssen, um den Kostenreduktionsbedarf zu identifizieren. Übersetzt wird der Begriff dabei als „Produktstandardkosten" und stellt in der Regel eine Kostenschätzung für ein Produkt oder eine Leistung dar (Horváth/Niemand/Wolbold, 1993: 13). Die Notwendigkeit der Kostenschätzung erklärt sich durch die Tatsache, dass Target Costing zu einem Großteil bei Produktneueinführungen zur Anwendung kommt und daher noch keine Ist-Daten hinsichtlich der Kosten vorliegen. Da in unserem Beispiel eine bereits bestehende Leistung betrachtet wird, liegt es nahe, die Istkosten dieser Leistung heranzuziehen. Sie können für die DRG durch eine Kalkulation der Rohfallkosten nach dem Handbuch zur Kalkulation von Fallkosten des InEK-Instituts (DKG/GKV/PKV, 2002) ermittelt werden.[43] Die vollkostenbasierte Ermittlung der Istkosten ist für das Target Costing besonders geeignet, da auch die Ziel- bzw. vom Markt erlaubten Kosten Vollkosten sind (Kremin-Buch, 2004: 108). Nachdem für jedes einzelne Modul ein Durchschnitt aller fallbezogenen Kosten berechnet wurde, ergeben sich in diesem Beispiel durchschnittliche Gesamtkosten für die DRG in Höhe von Euro 2.800,00.

42 Das effektive Relativgewicht berücksichtigt Zuschläge bei Überschreitung der oberen Grenzverweildauer und Abschläge bei Unterschreitung der unteren Grenzverweildauer sowie bei Verlegungen (vgl. dazu Spalte 8, 10 und 11 des Fallpauschalenkatalogs).

43 Vgl. dazu auch die Ausführungen in Kapitel 3.2.1: Kostenrechnung.

Im nächsten Schritt können nun die Zielkosten durch die Gegenüberstellung der Istkosten mit den vom Markt erlaubten Kosten in Höhe von Euro 2.422,50 ermittelt werden: Die Istkosten sind höher als die vom Markt erlaubten Kosten. Von dieser Prämisse geht man in der Regel auch aus. Der Target Costing Prozess wird unter der Annahme durchgeführt, dass die Produktstandardkosten bzw. Istkosten über den vom Markt erlaubten Kosten bzw. über den Zielkosten liegen. Entsprechend den vom Markt erlaubten Kosten betragen die Zielkosten somit Euro 2.422,50. Die Differenz zwischen Ist- und Zielkosten stellt nun den Kostenreduktionsbedarf dar:

Zielkosten:	2.422,50 €	
Istkosten:	2.800,00 €	
Differenz:	– 377,50 €	(Kostenreduktionsbedarf)

Um den Kostenreduktionsbedarf für spätere Kostenmanagementmaßnahmen genauer zu betrachten, ist es notwendig, die Zielkosten auf die einzelnen Bestandteile der Leistung aufzuteilen. Dazu wird in der allgemeinen Literatur vorgeschlagen, die Kosten kundenorientiert nach Funktionen und nach Komponenten der Leistungen zu spalten (s. o.). Praktisch gestaltet sich diese Vorgehensweise im Krankenhaus jedoch eher schwierig, da der Patient – hier als Krankenhauskunde definiert[44] – die Krankenhausleistungen nur bedingt beurteilen kann.

Dieser Aspekt kann zunächst außer Acht gelassen werden, wenn man die Kosten anhand der Kostenstrukturen der Wettbewerber spaltet, was sich im Krankenhaus durchaus anbietet. Als Orientierung können dazu die Daten des InEK-Institutes[45] genutzt werden. Sie bilden die Grundlage für die Zielkostenspaltung. Dazu werden zunächst für die InEK-Daten der ausgewählten DRG die jeweiligen Modulanteile an den gesamten Kosten berechnet (vgl. Tabelle 6-16). Tabelle 6-17 stellt diesen Sachverhalt komprimiert für die einzelnen Kostenarten dar (Zeile 2).

Nachdem ausgehend vom Basisfallwert in Höhe von Euro 2.500 (Relativgewicht = 1,000) die einzelnen Kostenanteile ermittelt sind (Zeile 1), können die Gesamtzielkosten in Höhe von Euro 2.422,50 auf die Module verteilt werden. Analog dazu sind die Istkosten bestimmbar. In Zeile 3 und 4 sind die Summen der Kostenartengruppen für Ziel- und Istkosten dargestellt. Abschließend lässt sich die Zielkostenlücke je Kostenart berechnen (Zeile 5).

Die Kostenspaltung kann sowohl negative als auch positive Abweichungen zwischen Ziel- und Istkosten aufdecken, die durch geeignete Maßnahmen zu beseitigen bzw. zu minimieren sind. Zum Beispiel sind hier im gesamten Personalkostenbereich die Zielkosten überschritten worden, ebenso wie bei den Sachkosten und den Personal- und Sachkosten der medizinischen und nicht-medizinischen Infrastruktur. Im Sinne des Target Costing sollte in diesem Bereich der Ressourceneinsatz reduziert werden, um Funktionsverbesserungen zu erreichen (Kremin-Buch, 2004:116).

44 Es muss zunächst definiert werden, wer Kunde im Target-Prozess ist. Zum Beispiel kann auch der einweisende Arzt Kunde sein.

45 Gegründet wurde das DRG-Institut von den Spitzenverbänden der Krankenkassen, dem Verband der Privaten Krankenversicherung und von der Deutschen Krankenhausgesellschaft. Das Institut unterstützt die Vertragspartner der Selbstverwaltung und die von ihnen gebildeten Gremien bei der gesetzlich vorgeschriebenen Einführung und kontinuierlichen Weiterentwicklung des DRG-Systems auf der Grundlage des § 17 b KHG (www.g-drg.de).

Tab. 6-16 Relative Kostenanteile je Kostenmodul

Kostenbereich	Personalkosten			Sachkosten					Personal- und Sachkosten		Summe
	Ärztlicher Dienst	Pflegedienst	med./techn. Dienst	Arzneimittel		„Implantate/ Transplant."	Übriger med. Bedarf		med. Infrastruktur	nicht med. Infrastruktur	
	1	2	3	4a	4b	5	6a	6b	7	8	
01. Normalstation	2,18%	6,01%	0,37%	1,35%	0,10%	0,00%	0,43%	0,04%	0,94%	5,20%	**16,62%**
02. Intensivstation	2,22%	8,99%	0,26%	2,32%	0,04%	0,04%	1,70%	0,08%	0,98%	4,00%	**20,63%**
04. OP-Bereich	6,37%	0,00%	5,16%	0,34%	0,07%	13,23%	9,56%	1,05%	1,78%	4,08%	**41,64%**
05. Anästhesie	3,12%	0,00%	1,53%	0,25%	0,04%	0,00%	1,17%	0,00%	0,48%	2,44%	**9,03%**
07. Kardiologische Diagnostik/ Therapie	0,00%	0,00%	0,00%	0,00%	0,00%	0,00%	0,00%	0,00%	0,00%	0,00%	**0,00%**
08. Endoskopische Diagnostik/ Therapie	0,00%	0,00%	0,00%	0,00%	0,00%	0,00%	0,00%	0,00%	0,00%	0,00%	**0,00%**
09. Radiologie	0,41%	0,00%	0,71%	0,02%	0,00%	0,03%	0,25%	0,00%	0,29%	1,50%	**3,21%**
10. Laboratorien	0,17%	0,00%	0,99%	0,21%	0,22%	0,17%	0,94%	0,33%	0,21%	1,11%	**4,35%**
11. Übrige diagnostische und therapeutische Bereiche	0,53%	0,00%	0,98%	0,01%	0,03%	0,53%	0,45%	0,00%	0,32%	1,67%	**4,52%**
Summe	**15,00%**	**15,00%**	**10,00%**	**4,50%**	**0,50%**	**14,00%**	**14,50%**	**1,50%**	**5,00%**	**20,00%**	**100,00%**

Tab. 6-17 Zielkostenspaltung

	Personalkosten in €			Sachkosten in €		Personal- & Sachkosten in €	Summe in €
	Ärztlicher Dienst	Pflege dienst	MTD	Arznei-mittel	Sonstiges	Infrastruktur	
InEK (1)	375	375	250	125	750	625	2.500,00
%- InEK (2)	15	15	10	5	30	25	100
Istkosten (3)	420	420	280	140	840	700	2.800,00
Zielkosten (4)	363,38	363,38	242,25	121,12	726,75	605,63	2.422,50
Zielkosten-lücke (5)	-56,62	-56,62	-37,75	-18,88	-113,25	-94,37	-377,50

Grundsätzlich müsste hier die Kundenorientierung ansetzen: Stellt sich etwa heraus, dass ein Bereich, in dem eine Kostenreduktion notwendig ist, für den Kunden von hoher Bedeutung ist, sollten Kostenreduktionsmaßnahmen besonders sorgfältig geplant werden und konsequent ohne Einschränkung der Qualität für den Kunden einhergehen.
Auch bei Zielkostenunterschreitungen könnten Kundenanforderungen genutzt werden. Durch Ermittlung von Kundenanforderungen oder Bewertung bestehender Leistungen durch den Kunden könnten notwendige Funktionsverbesserungen identifiziert werden, wodurch ein gezielter Ressourceneinsatz möglich wäre. Weiterhin könnten durch Kundenanforderungen Prioritäten im weiteren Prozess festgelegt werden. Insofern die Zielkostenunterschreitung mehrere Bereiche betrifft, sollten zuerst die Bereiche angegangen werden, denen die Kunden eine höhere Bedeutung zuweisen bzw. die aus Sicht der Kunden einer Verbesserung bedürfen. Dabei ist zu beachten, dass die Leistungserstellung im Krankenhaus ein äußerst komplexer Prozess ist, der erst durch das Zusammenwirken vieler Faktoren zustande kommt. Es kann davon ausgegangen werden, dass einige Faktoren, die für den Leistungserstellungsprozess unbedingt notwendig sind, für den Kunden keine oder kaum Bedeutung haben. Die Zielkosten, die auf Grundlage der InEK-Daten ermittelt wurden, stellen dabei die Basis für das Zustandekommen der Leistung dar, die zu integrierenden Kundenbedürfnisse nur eine Ergänzung.
Um die Kunden in den weiteren Verlauf einzubeziehen, muss ermittelt werden, wie bedeutsam einzelne Aspekte der Leistung für den Kunden sind. Hier sollen in Anlehnung an die InEK-Kostenmatrix folgende fünf Funktionen als Teile der Krankenhausbehandlung abgefragt werden:

- Ärztliche Tätigkeit
- Pflege
- Tätigkeit des Funktionsdienstes
- Versorgung mit Arzneimittel und medizinischem Sachbedarf
- Organisation, Service und Versorgung

Dabei ist zu berücksichtigen, dass die Beurteilung der Krankenhausleistung durch den Patienten nur eingeschränkt möglich ist (s. o.), da dieser sich nicht an kognitiv nachvollziehbaren Fakten orientiert, sondern insbesondere emotional aufgenommene Eindrücke bewertet (Eichhorn, 1997: 221 f.). Somit kann es sein, dass der Patient Bereiche als wesentlich betrachtet, die aus Expertensicht eine eher untergeordnete Rolle spielen. Aus Gründen der Anschaulichkeit wollen wir jedoch die funktionsorientierte Beurteilung beispielhaft darstellen (Tab. 6-18). Der prozentuale Zielkostenanteil wird danach zunächst den Produktionsfunktionen zugeordnet (Zeile 2). Der Nutzenbeitrag einzelner Funktionen als Ergebnis der Kundenbefragung wird ebenfalls entsprechend berücksichtigt (Zeile 3). Anschließend können die Zielkostenindizes berechnet werden (Tab. 6-19).

Tab. 6-18 Funktionsmethode

	Funktion 1 Ärztliche Tätigkeit	**Funktion 2** Pflege	**Funktion 3** Tätigkeit Funktions-dienst	**Funktion 4** Arzneimittel und med. Sachbedarf	**Funktion 5** Organisation, Service und Versorgung
%-Anteil an Zielkosten	15	15	10	35	25
%-Anteil am Gesamtnutzen	25	15	15	15	30

Tab. 6-19 Ermittlung der Zielkostenindizes

Komponenten	**Nutzenanteil einer Komponente (in %)**	**Kostenanteil einer Komponente (in %)**	**ZKI Zielkostenindex**
Komponente 1 Personalkosten ÄD	25	15	**1,6**
Komponente 2 Personalkosten PD	15	15	**1**
Komponente 3 Personal- und Sachkosten med. und nichtmed. Infrastruktur	60	70	**0,86**
Summe	100	100	

Der Zielkostenindex wird durch die Division der Komponentenbedeutung mit dem Kostenanteil ermittelt. Bei Komponenten mit einem Zielkostenindex größer 1 (Komponente 1) besteht ein möglicher Ressourcenbedarf (z. B. Quantität/Qualität des Personals). Entspricht der Nutzenanteil dem Kostenanteil (Komponente 2), gelten die Bedingungen als optimal. Ist hingegen der Zielkostenindex kleiner als 1

(Komponente 3), sind die Kosten im Vergleich zu ihrer Bedeutung zu hoch (s. o.), sodass Maßnahmen zur Kostenreduzierung eingeleitet werden müssen. Das entsprechende Zielkostendiagramm stellt Abbildung 6-44 dar.

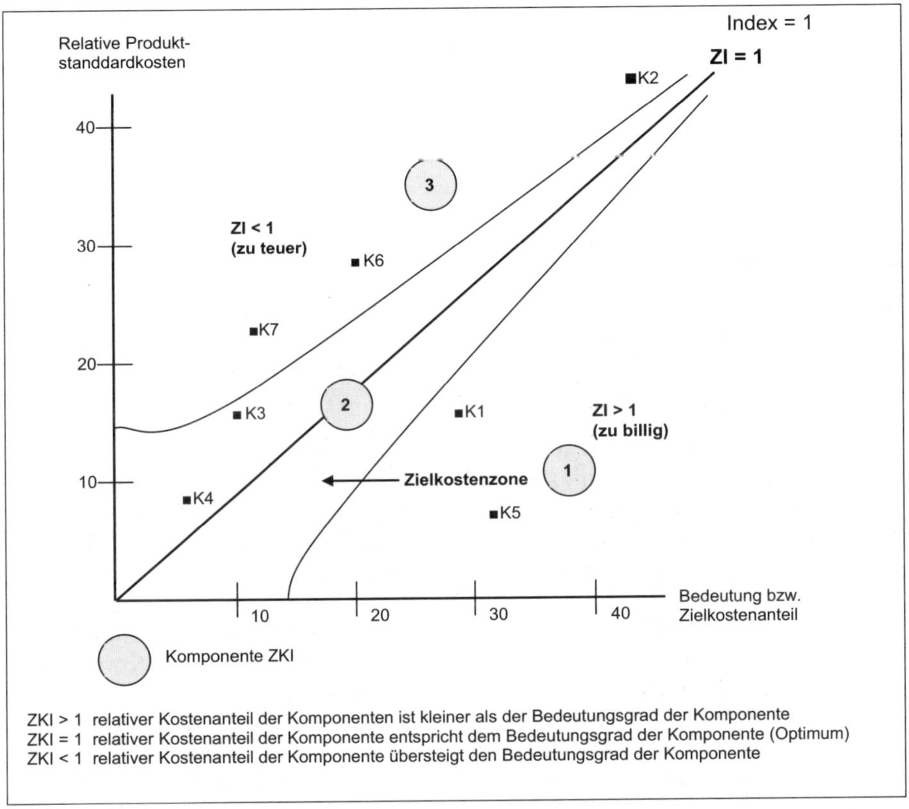

Abb. 6-44 Zielkostendiagramm 2
(in Anlehnung an Kremin-Buch, 2004: 130)

Welche Maßnahmen (Methoden, Strategien) zur Zielerreichung konkret ergriffen werden, lässt sich nicht generell sagen und muss unter Beachtung zusätzlicher Randbedingungen teilweise pragmatisch entschieden werden. Neben allgemeinen Kostenmanagementmaßnahmen[46] kann jedoch insbesondere der Einsatz einer Deckungsbeitragsrechnung kombiniert mit einem Fixkostenmanagement Aussagen zur Kostenbeeinflussbarkeit und zum Ressourceneinsatz ermöglichen. Auch die Integration von Gemeinkostenmanagement kann zur Identifikation möglicher Ressourcenverschwendungen beitragen. Das Prozessmanagement leistet ebenfalls seinen Beitrag, indem es die Prozesse des Krankenhauses mit Blick auf Qualität, Zeit,

46 Vgl. dazu auch die Ausführungen in Kapitel 5.2.1: Kostenmanagement.

Kosten und Patientenzufriedenheit lenkt (Zapp/Dorenkamp, 2002: 34) und damit der Forderung des Target Costing, einen kundenorientierten Zielpreis zu bestimmen, entgegenkommt. Das Ziel von Prozessmanagement ist die größtmögliche Vermeidung von Schnittstellen, die erreicht wird, indem die Leistungskette nicht unterbrochen und die Prozesse ganzheitlich erfüllt werden. Behandlungsprozesse rücken so in den Mittelpunkt der Betrachtung. Eine Ablauforganisation, die von Kunden- bzw. Patientenanforderungen geprägt ist, richtet sich an Zielen aus, die das Zusammenwirken der verschiedenen Funktionen im Hinblick auf die Erfüllung der Kundenerwartungen gewährleistet. Zur Erreichung des Zieles lassen sich Erfolgsfaktoren ableiten. Bei Berücksichtigung dieser Faktoren wird eine ganzheitliche Betrachtung der Prozessleistung (Prozessleistungstransparenz) ermöglicht (Scholz/Vrohlings, 1994a: 58).

Bewertung des Target Costing

Die vorangegangenen Ausführungen haben gezeigt, dass Target Costing auch im Krankenhaus mit Erfolg eingesetzt werden kann. Die vorherrschenden Branchenunterschiede und Besonderheiten im Krankenhaus schließen den Einsatz des Instrumentes nicht aus, sondern erfordern lediglich an manchen Stellen alternative Vorgehensweisen. Sollte Target Costing flächendeckend zur Betrachtung der einzelnen DRGs eingesetzt werden, muss primär die Implementierung einer Kostenträgerrechnung in die KLEE-Rechnung des Krankenhauses erfolgen. Ebenso muss die Leistungserfassung optimiert werden. Unabhängig von der Definition des Kunden und der Art der Ermittlung der Kundenbedürfnisse ist die Kundenorientierung an sich für die Verwendung des Target Costing als strategisches Instrument unabdingbar.

Es wurde deutlich, wie notwendig und bedeutend die Kostenspaltung im Target-Costing-Prozess ist. Durch die Verteilung der Kosten auf die einzelnen Kostenartengruppen bzw. Kostenmodule nach der Kostenmatrix wurde identifiziert, in welchen Bereichen Kostenreduktionsbedarf besteht, bzw. wo vermehrt Ressourcen einzusetzen sind. Die Verteilung der Kosten erfolgte dabei anhand der Kostenstrukturen der InEK-Daten für die entsprechende DRG. Dadurch wurde dem Vorschlag gefolgt, sich bei der Kostenspaltung an Kostenstrukturen der Wettbewerber zu orientieren. Dazu sind die InEK-Daten optimal, stellen sie doch auch die einzig verfügbaren Wettbewerberdaten dar. Auch wenn sie ggf. einiger Anpassungen bedürfen,[47] weisen sie differenziert nach DRG und Modulen die Kosten aus der Kostenmatrix aus und sind zudem kostenlos und ohne Aufwand verfügbar. Wenn auch die durchgeführte Kostenspaltung auf einzelne Komponenten als ein Kompromiss zur Reinform des Target Costing gesehen werden kann, stellt sie eine relativ einfache Möglichkeit dar, Zielkosten zu berechnen. Die Forderung der Kundenorientierung als ein Kernaspekt des Target Costing ist im Krankenhaus nicht ohne Probleme möglich. Mit den definierten Funktionen, die sich an der InEK-Matrix orientieren, wurde hier jedoch zumindest versucht, die Grundidee in den Ansatz zu integrieren.

Letztlich bleibt festzuhalten, dass Target Costing im Krankenhaus eine Möglichkeit darstellt, um wirtschaftlich zu agieren: Wichtig ist nicht mehr, was die Krankenhausleistung kosten wird, sondern was sie kosten darf.

---

47 Vgl. dazu auch die Ausführungen in Kapitel 6.4.2.7: Benchmarking.

6.4.2.5 Budgetierung

Theoretische Grundlagen zur Budgetierung

Historisch zurückzuführen ist die Budgetierung auf die Aufstellung von Finanzplänen in öffentlichen Institutionen, die im Sinne eines Etats die Ausgaben und Einnahmen gegenüberstellen und Obergrenzen bilden (Marettek, 1974: 1031; vgl. auch Zapp/Funke/Schnieder, 2000). Im Rahmen unternehmerischer Aktivitäten wird der Budgetierungsbegriff erweitert zu einem „Erfolgsplanungssystem" (Horváth & Partners, 2003: 121), das durch die „Vorgabe von Sollziffern" (Koch, 1995: 362) eine Lenkung und Koordination ermöglicht, mit der die Tätigkeiten einzelner Betriebsteile auf das Gesamtziel der Unternehmung hin ausgerichtet werden. In diesem Sinne wird ein Budget als „ein in wertmäßigen Größen ausgedrückter Plan" (Posselt, 1986: 53) definiert, der auf konkrete organisatorische Verantwortungsbereiche zugeschnitten ist (Grimmer, 1980: 11) und „den finanziellen Ausdruck der erwarteten Ergebnisse aller geplanten Aktivitäten darstellt" (Mensch, 1993: 819; Vgl. auch Zapp/Funke/Schnieder, 2000; Zapp, 2007a: 236 ff.; Zapp/Bettig, 2004b: 287 ff.).

In engem inhaltlichem Zusammenhang mit der Budgetierung steht die Planung als gedankliche Vorwegnahme zukünftig erwarteter bzw. angestrebter Handlungen und Ereignisse (Staehle, 1999: 539; Horváth, 2006: 232 ff.; Hahn/Hungenberg, 2001). Unterschieden werden die strategische, taktische und operative Planung, wobei die langfristigen, unternehmungsbezogenen Größen aus der strategischen Planung über die taktische und operative Planung in detailliert beschriebene und umsetzbare Größen übertragen werden (Strehlau-Schwoll, 1995c: 22). Die operative Planung wird entsprechend einer sach- und formalzielorientierten Betrachtung in Aktionsplanung und Budgetierung unterteilt (Mensch, 1993: 819).

Die Aktionsplanung, an anderer Stelle auch Maßnahmenplanung genannt (Mensch, 2004: 441; Küpper, 2005: 318 ff.), orientiert sich als „Resultat einer funktions- bzw. prozessorientierten Analyse des Unternehmungskurses" (Jung, 1985: 48) ausschließlich an den Sachzielen der Unternehmung. Sachziele betreffen die Erstellung der geplanten betrieblichen Leistungen in Form von am Markt umzusetzenden Gütern und/oder Dienstleistungen in einer bestimmten Menge, Art und Qualität und in Abhängigkeit der Stellen und Zeitpunkte ihrer Erstellung. Sie sind also „Ausdruck angestrebter Zustände, welche die Tätigkeitsfelder bzw. Leistungsarten der Unternehmung" anbelangen (Jung, 1985: 43). Im Krankenhaus wird das Leistungsgeschehen in der Aktionsplanung durch die Darstellung der realen Aktivitäten wie Diagnostik, Therapie, Pflege und Versorgung der Patienten abgebildet. Die Budgeteinhaltung als Formalziel zeigt den Weg zur Erreichung des Sachziels auf. Das Budget kann daher als die flexibel gestaltete, vorwiegend wertmäßige Darstellung von Plandaten auf der Grundlage der geplanten Leistungen (Aktionsplanung), bezogen und abgestimmt auf organisatorische Verantwortungsbereiche und auf eine Zeitperiode definiert werden (Zapp/Funke/Schnieder, 2000: 29).

Die Budgetierung selbst umfasst die Planung, Realisation und Kontrolle von Vorgaben für konkrete Verantwortungsbereiche (Zapp/Funke/Schnieder, 2000: 31 f.). Die Planung umfasst die Budgeterstellung, die Realisation beinhaltet die Budgetvergabe und -durchsetzungen und die Budgetkontrolle findet ihre Ausführung im Berichtswesen. Der Verbindlichkeitsgrad bezieht sich gegebenenfalls nicht nur auf das Budget selber, welches im Hinblick auf die Anpassung an äußere Einflüsse fle-

xibel anzusehen ist, sondern auf die Verantwortlichkeit der jeweiligen Mitarbeiter für die Einhaltung der Budgets.
Abzugrenzen vom Begriff der Budgetierung ist der Budgetierungsprozess und das Budgetierungssystem (Zapp/Funke/Schnieder, 2000). Der Budgetierungsprozess umfasst den zielgerichteten und ergebnisorientierten logischen Ablauf der Einzelschritte der Budgetierung, also die Erstellung, Realisation und Kontrolle von Budgets. Man differenziert drei verschiedene Vorgehensweisen beim Prozess der Budgeterstellung mit unterschiedlicher Rollenzuweisung der zentralen und dezentralen Einheiten. Bei dem stark zentralistisch organisierten retrograden oder auch top-down genannten Vorgehen (Horváth & Partners, 2004: 70) werden Pläne unter Berücksichtigung eines weiten zeitlichen Rahmens und eines groben Systemausschnitts in den obersten hierarchischen Ebenen gebildet und anschließend auf die unteren Ebenen heruntergebrochen (Behme/Huch/Ohlendorf, 2004: 244). Das Budget als Erfolgsgröße hat hier reinen Vorgabecharakter für die taktische Ebene und leitet sich dementsprechend auch auf die operative Ebene ab. Beim progressiven, auch Bottom-up-Ansatz genannten Vorgehen geschieht Planung aus organisationshierarchischer Sicht von unten nach oben. Der Bildung von dezentralen Einzelbudgets auf operativer Ebene folgt die schrittweise Konsolidierung zu einem Gesamtplan. Der motivationshemmende Top-down-Ansatz mag früher in Unternehmungen mit autoritärem Führungsstil angewandt worden sein, für die heutige Zeit sind beide Vorgehensweisen jedoch als idealtypisch zu bewerten, da keine Organisation komplett auf die Mitsprache und Beteiligung ihrer Mitarbeiter bei der Budgeterstellung verzichten wird. Andererseits werden die Pläne der operativen Ebene nach ihrer Koordination nicht ohne Berücksichtigung der gesamtunternehmerischen Sichtweise der Führungsebene übernommen (Pfäging, 2003: 28). Zudem muss bei der sukzessiven Planung jede Planungsebene eine ungefähre Vorstellung von der darauf folgenden haben (Behme/Huch/Ohlendorf, 2004: 244). Daher werden beide Ableitungsrichtungen im Gegenstromverfahren miteinander kombiniert. Zumeist top-down angestoßen werden Rahmenvorlagen mit langfristigem Planungshorizont vorgegeben. Diese werden von der dispositiven zur operativen Ebene unter Berücksichtigung ihrer Umsetzbarkeit immer weiter konkretisiert, geprüft und anschließend wieder bottom-up koordiniert und zusammengefasst (Horváth, 2006: 220). Diese iterative Verfahrensweise kann in mehreren Planungsschleifen durchgeführt werden und schließt in der Regel mit der Festlegung der Budgets durch die Unternehmungsleitung ab.
Wie Abbildung 6-45 verdeutlicht, umfasst das Budgetierungssystem die einzelnen Elemente in ihrer funktionalen und instrumentalen Dimension (Zapp/Funke/Schnieder, 2000: 33).
Die Funktionen der Budgetierung sind mehrdimensional angelegt: Budgets können immer nur in Abhängigkeit voneinander aufgestellt und gelenkt werden. Auch wenn die Entscheidungsfindung zumeist dezentral abläuft, übernehmen Budgets eine zentrale Koordinationsfunktion. Diese bezieht sich auf kurzfristige Anpassungsmaßnahmen als Reaktion auf situative Ereignisse, auf die das Management unvorbereitet ist (Bleicher/Meyer, 1976: 50 f.). Bei der Integrationsfunktion steht die fortschreitende Bildung des Budgetierungssystems im Vordergrund. Sie stellt ein Ablaufschema dar, an dem man sich in Form eines Organisations- oder Planungssystems orientieren kann. (Bleicher/Meyer, 1976: 49 f.). Sach-rationale Funktionen beinhalten die Aufgaben, die initiativ und zielgerichtet lenkend die Lösung von Aufgaben vorantreiben (Bleicher/Meyer, 1976: 39 ff.). Sie lassen sich

in die Phasen der Willensbildung, -durchsetzung und -sicherung gliedern (Bleicher/Meyer, 1976: 52 ff.), denen wiederum mit der Prognose-, Planungs-, Kontroll- und Lenkungsfunktion spezifische Funktionen zugeordnet werden können. Mit der Erfassung des sozio-emotionalen Aspektes finden die Motivations- und Kohäsionsfunktion der Budgetierung Beachtung (s. Abb. 6-46) (vgl. dazu ausführlich (Zapp/Funke/Schnieder, 2000: 38 ff.).

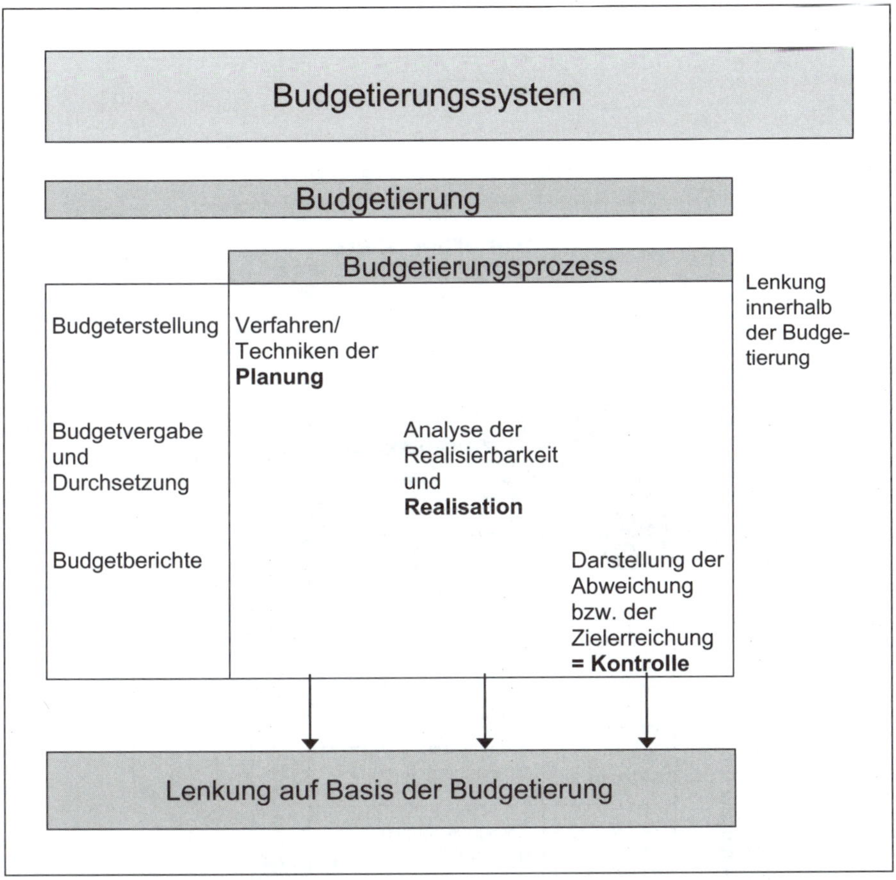

Abb. 6-45 Budgetierungssystem
(Quelle: Zapp, W., Funke, M., Schnieder, S. (2000): Interne Budgetierung auf der Grundlage der Pflegeversicherung: Ergebnisse eines anwendungsorientierten Forschungsprojektes in der stationären Altenhilfe. Herne-Wanne: Krankenhausdr.-Verlag Wanne-Eickel, S. 34)

Im Rahmen seiner Aufgabenerfüllung trägt das (Kostenstellen-)Budget dazu bei, dass der vorgegebene Finanzrahmen der Krankenhausführung eingehalten wird, indem (Zapp/Funke/Schnieder, 2000: 42)

- konkrete Vorgaben für die Kostenstellen ermittelt und erstellt werden (Zielger, 1997: 43),
- Budgetverantwortliche bestimmt werden, die im Sinne eines „Management by Objectives“ dazu verpflichtet sind, die Budgets einzuhalten,
- eine größere Transparenz in Kosten- und Organisationsaspekten geschaffen wird und
- die einzelnen Leistungsstellen im Hinblick auf das unternehmerische Gesamtziel koordiniert werden.

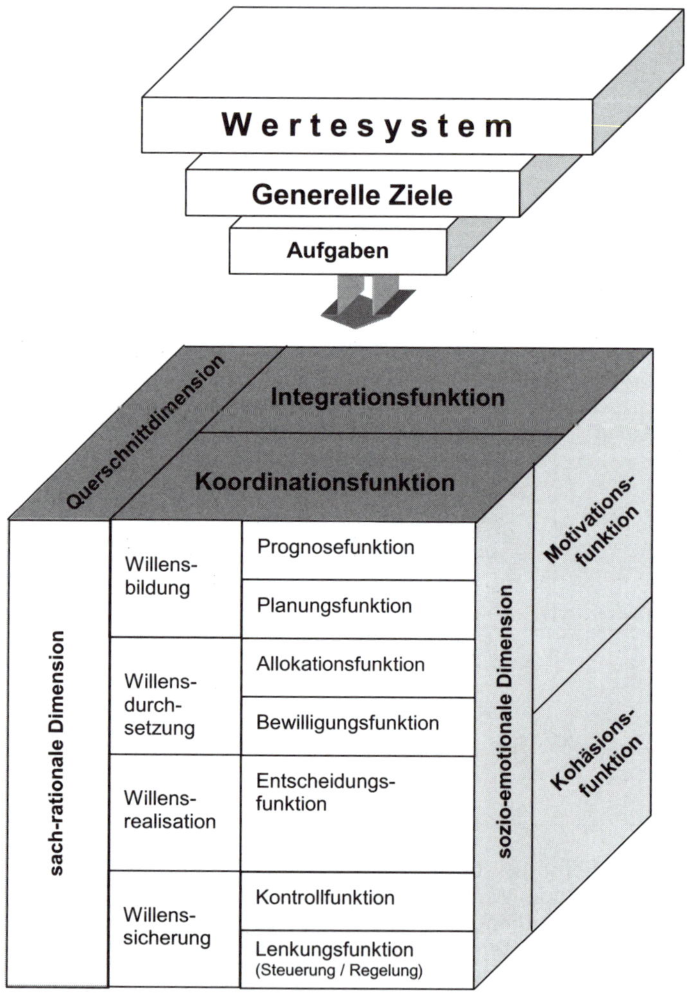

Abb. 6-46 Budgetierungsfunktion
(Quelle: Zapp, W., Funke, M., Schnieder, S. (2000): Interne Budgetierung auf der Grundlage der Pflegeversicherung: Ergebnisse eines anwendungsorientierten Forschungsprojektes in der stationären Altenhilfe. Herne-Wanne: Krankenhausdr.-Verlag Wanne-Eickel, S. 43)

Um die Wirtschaftlichkeit beurteilen zu können, ist es zudem Aufgabe des Budgets (Ernest/Whinney, 1986: 12; Zapp/Funke/Schnieder, 2000: 42)

- Plan-Daten und Soll-Werte auf der Basis der Leistungs-, Kosten- und Erlösplanung zu erstellen,
- Plan-, Soll- und Ist-Werte in der Budgetkontrolle zu vergleichen,
- zur Aufdeckung von Wirtschaftlichkeitsreserven die Kostentransparenz zu erhöhen und
- die nicht näher definierte Wirtschaftlichkeitsforderung der Gesetzgebung in Zahlen zu fassen und damit messbar zu gestalten.

Anwendung der Budgetierung im Krankenhaus

Im Krankenhaus hat sich mittlerweile die Budgetierung als ein zentrales Führungsinstrument auf operativer und Controllingebene etabliert (Sevecke, 2004: 613; Zapp, 2007a: 237 f.; Bettig, 2005: 190 ff.) mit der Besonderheit einer Budgettrennung in ein Externes Budget und Internes Budget. Diese Differenzierung begründet sich durch die auf verbindlichen Verträgen zwischen der Einrichtung und den Sozialleistungsträgern (z. B. dem jeweiligen Bundesland und evtl. anderen Beteiligten) basierende Finanzierung der Gesundheitseinrichtungen. Das für die Periode von einem Kalenderjahr geplante Externe Budget ist das Ergebnis von Verhandlungen zwischen den Vertragspartnern und bildet somit die Vorgabe der finanziellen Mittel für das Interne Budget. Unter dem Internen Budget versteht man, „die Planung der eigenen Kosten auf der Basis der voraussichtlich zu erbringenden Leistungen für einen zukünftigen Zeitraum einer – je nach Verantwortlichkeit – definierten Betriebsstelle (Schmidt-Rettig, 1995a: 286). Dieses Interne Budget dagegen kann je nach Planungsvorgehen einerseits zur Aufstellung der Externen Budgets verwendet und damit zur Verhandlungsgrundlage mit den Sozialleistungsträgern werden (top-down). Andererseits kann es auch der Überwachung des externen Budgets dienen (bottom-up) (Schmidt-Rettig, 1988: 521). Das Budget muss nach neuesten Erkenntnissen top-down angestoßen und mit Rahmendaten vorgegeben werden, um dann bottom-up überarbeitet zu werden (vgl. etwas anders Schmidt-Rettig, 1988: 522). Die Aufgabe des Internen Budgets besteht darin, eine betriebsstellenbezogenen Leistungs-, Kosten- und Erlösplanung und -überwachung sicherzustellen. Die jeweiligen Leistungsstellen können dann centerorientiert geführt werden. Zugleich ist mit Blick auf das Gesamtergebnis des Krankenhauses eine zentrale Krankenhauslenkung möglich (Schmidt-Rettig, 1995a: 286).

Die Interne Budgetierung unterscheidet eine leistungs- und kostenorientierte Form (Ernest/Whinney, 1986: 41). Die kostenorientierte Budgetierungsform basiert auf einer kostenartenbezogenen oder einer kostenstellenbezogenen Extrapolation der Kostenarten vergangener Perioden, ohne die Leistungen als Ursache dieser Kosten zu berücksichtigen (Zapp/Bettig, 2004b: 289). Die Vernachlässigung des Leistungsprozesses wird als ein wesentlicher Kritikpunkt dieser Budgetierungsform angesehen.

Die Herstellung eines Leistungsbezuges ist von großer Bedeutung, da die Budgetierung, neben dem Lenkungs- und Planungsaspekt, auch der Beurteilung und Sicherung der Wirtschaftlichkeit einzelner Unternehmungsteile dient. Nur so kann man eine Aussage über die Wirtschaftlichkeit als Ausdruck der Beziehung zwischen Handlungsergebnis und dem dafür erforderlichen Mitteleinsatz treffen (Gabler,

2000: 2732). Durch die Einführung einer Bezugsgröße wird die Budgetierung um diese Dimension erweitert. Kostenstellenkosten und Bezugsgrößen der Kostenverursachung sind danach untrennbar miteinander verbunden (Kilger/Vikas, 1993: 29 ff.). Erst jetzt ist es möglich, zwischen einer Kostensteigerung aufgrund einer Mengenausweitung und einer Kostensteigerung aus anderen Gründen zu differenzieren. Eine auf Kostenarten bezogene Budgetierung ist nur begrenzt aussagefähig, da der Kosten-/Leistungsverursacher dabei nicht benannt wird. Der Ausruf „Die Kosten sind um 60.000 Euro zu hoch" sagt noch nichts darüber aus, ob die Pflege, der Arzt oder die Verwaltung dafür verantwortlich ist.
In Anbetracht der Tatsache, dass die Pflegesatzverhandlungen auf der prospektiven Leistungsstruktur und -entwicklung der Krankenhäuser basieren und nicht auf den tatsächlich entstandenen Kosten, bildet die leistungsorientierte Budgetierungsform das Fundament der Internen Budgetierung (Ernest & Whinney, 1986: 41; vgl. auch die Bedeutung der Leistungsplanung bei Zapp/Bettig, 2004b: 292).[48] Unterschieden wird hier noch einmal zwischen einer leistungsbezogenen und leistungsabhängigen Budgetierung. Die leistungsbezogene Budgetierung berücksichtigt keine Einflussgrößen der Leistungserstellung wie zu Beispiel Belegungsänderungen und eignet sich daher insbesondere dann, wenn Leistungen wie beispielsweise die Gebäudereinigung, der technische Dienst oder die Verwaltung unabhängig vom Leistungs- oder Belegungsgrad erbracht werden. Demgegenüber stellt die aufwändigere leistungsabhängige Budgetierungsform einen Bezug zwischen Input und Output her. Die mengenmäßige Beziehung zwischen der Auslastung und dem dafür notwendigen Personal- und Sachmitteleinsatz wird berücksichtigt (Zapp/Funke/Schnieder, 2000: 44), so dass bei Abweichungen differenziertere Analysen und Lenkungsaktivitäten möglich werden.[49]
Die Erstellung von Internen Teilbudgets vollzieht sich in den Schritten der zu tätigenden Vorarbeiten, den Planungsschritten und der Realisierbarkeitsanalyse. Im Rahmen der Vorarbeiten müssen die Budgetorgane (Krankenhausleitung, Controlling, Kostenstellenverantwortliche) bestimmt und die Einführungsschritte der Internen Budgetierung festgelegt (Planungskalender) werden. Zudem muss die Budgetierung in die betriebliche Organisation integriert werden. Ausgehend von einer gut strukturierten und informativen KLEE-Rechnung erfolgt dann die Planung des Leistungsprogramms und -umfangs, der Kosten und Erlöse (Zapp/Bettig, 2004b: 292 ff.; vgl. auch Zapp/Funke/Schnieder, 2000). An die Erlösplanung schließt sich die Budgetvergabe und Budgetdurchsetzung an (vgl. Abb. 6-47). Um die Einhaltung der Budgetvorgaben zu gewährleisten, sind verhaltensorientierte Aspekte wie klar geregelte Verantwortungsbereiche, messbare und realisierbare Budgetvorgaben und der Einbezug der Budgetverantwortlichen im Budgetierungsprozess zu berücksichtigen (Horváth, 2006: 248). Gekoppelt mit Anreiz- und Belohnungssystemen sowie Führungsstilen[50], die die Kreativität der Führungskräfte und ihrer Mitarbeiter zulassen, wird dieser Effekt noch verstärkt. Bei der Auswahl der Motivationsmaßnahmen sollte bedacht werden, dass Motivation aufgrund der indivi-

48 Für die Verhandlungen mit den Sozialleistungsträgern sind Überlegungen zum CMI-Wert von besonderer Bedeutung. Hier soll nicht weiter darauf eingegangen werden, weil die interne Budgetierung im Vordergrund der Abhandlung stehen soll.
49 Zum Aufbau und Ablauf der Internen Budgetierung vgl. (Zapp, 2007a: 244 ff.).
50 Vgl. dazu die Ausführungen in Kapitel 6.3.2: Lenkungsfunktion.

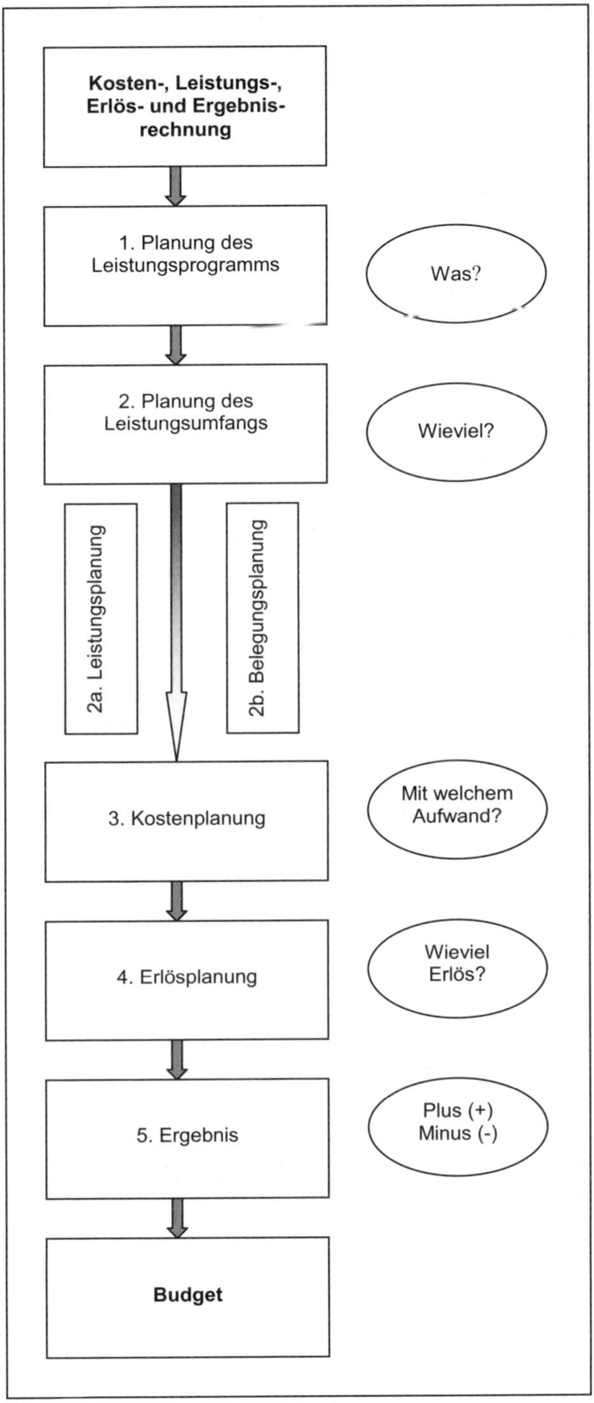

Abb. 6-47 Budgeterstellung

duellen Bedürfnisstrukturen und Lebenssituationen der Mitarbeiter nur über eine Vielzahl von Anreizen erreichbar ist und somit auf einen Methodenmix abgestellt werden sollte (Stoll, 1997: 126). Eine enge Verknüpfung von Interner Budgetierung und Personalmanagement wird deutlich (Schmidt-Rettig, 1995a: 295). Dabei sollte aber nicht so sehr die Werteorientierung im Vordergrund stehen, sondern die Beachtung inhaltlicher Vorgehensweisen.
Die Aufgabe des Controllings im Rahmen des Budgetierungsprozesses besteht nun darin, Informationen für die Budgeterstellung und -überwachung bereitzustellen und auf Anfrage bei der Budgeterstellung oder bei der Abweichungsanalyse zu unterstützen sowie bei der Maßnahmenplanung zur Leistungs- und Kostenlenkung beratend zur Seite zu stehen (Schmidt-Rettig, 1995a: 294).

Alternative Budgetierungsformen

Seit längerem werden in der betriebswirtschaftlichen Literatur alternativ zur traditionellen Budgetierung mit dem Better Budgeting, Beyond Budgeting und Advanced Budgeting Controlling-Instrumente diskutiert, die die Budgetierung verbessern oder gar auflösen sollen. Ob diese grundlegenden Weiterentwicklungen der Budgetierung auch sinnvolle Instrumente für Krankenhäuser darstellen, wird nachfolgend diskutiert (vgl. Zapp, 2007c und die dortigen Ausführungen).

Better Budgeting

Die Budgetierung wird beim Ende der neunziger Jahre entstandenen Better Budgeting nicht in ihrer Existenz als zentrales Führungsinstrument in Frage gestellt, sondern bleibt weiterhin bestehen. Hinsichtlich der steigenden Dynamik und Komplexität innerhalb und außerhalb der Unternehmung soll sie jedoch in ihrer klassischen Form kritisch hinterfragt, weiterentwickelt, verbessert und mit permanenten Veränderungen in kleinen Schritten angepasst werden. Nach dem Leitspruch „Weniger, dafür aber besser!“ (Schäffer/Zyder, 2003) gilt es, durch eine Marktorientierung und Vergröberung der Budgetierung diese flexibler und weniger aufwendig zu gestalten und durch eine verstärkt analytische Neuplanung die Prognosegüte zu heben und eine bessere Strategieverknüpfung zu erreichen (Weber, 2005: 223 f.).

Beyond Budgeting

Demgegenüber geht der Ansatz des Beyond Budgeting von einer radikalen Abkehr von der Budgetierungspraxis aus (Hope/Fraser, 2000: 30 ff.) und hebt damit das Lenken ohne Budgets hervor. Der Verzicht auf den Planungsbaustein Budgetierung ist jedoch nicht das primäre Ziel, sondern eher Auslöser für die Prüfung und Verbesserung des gesamten Lenkungsprozesses in der Organisation (Treutz, 2004: 345). Es geht auch nicht um die Abschaffung von in Geldeinheiten ausgedrückten Plänen im Sinne der theoretischen Budgetbegriffsdefinition, sondern um den Verzicht von Zwölfmonatsbudgets mit absolut starren Ober- und Untergrenzen (Gleich/Leyk, 2003: 4). Damit an dieser Stelle kein Vakuum entsteht, müssen die Funktionen, die die traditionelle Budgetierung auszeichnen, durch eine neue Unternehmungskultur und darüber hinaus eingesetzte Werkzeuge erreicht werden. Die Bedeutung von Werten und Leitlinien für den Prozess der Leistungserstellung nimmt zu, sodass sich eine Unternehmung aus seinem Selbstzweck heraus definiert (Sure/Thiel, 2005). Ziel des Beyond Budgeting ist, durch den Verzicht auf Budgets adaptive Führungsprozesse und eine radikale Dezentralisierung von Entscheidungen zu erwirken. Aufbauend auf diesen sich gegenseitig bedingenden Zielen wurden sechs Prinzipien entwickelt, die sich mit dem Planungs- und Steuerungsprozess auseinandersetzen, und weiteren sechs Prinzipien, die die Unternehmungskultur und den organisatorischen Rahmen betreffen (Schäffer/Zyder, 2003: 101). Auf die zwölf Prinzipien wird in Tabelle 6-20 einzeln eingegangen.

Tab. 6-20 Beyond-Budgeting-Konzept
(in Anlehnung an Fraser/Hope, 2001: 439; Weber, 2005: 230 ff.)

Prinzip		Inhalt	
1	Gemeinsame Werte und Self-Governance	• Stärkung der Dezentralisierung durch mehr Rechte für die dezentralen Manager • Grenzen der Entscheidungsfreiheit dezentraler Manager durch gemeinsame Werte und klare Führungsrichtlinien	Struktur und Kultur der Dezentralisation und Delegation
2	Empowerment dezentraler Manager	• Übertragung von Ressourcen • Bildung von Profitcentern	
3	Dezentrale Ergebnisverantwortung	• Übertragung der Ergebnisverantwortung an die dezentralen Manager	
4	Netzwerkorganisation	• Bildung einer netzwerkartigen Organisationsstruktur anstelle der klassischen multidivisionalen Organisation	
5	Marktähnliche Koordination	• Keine Koordination durch Pläne • die einzelnen Profitcenter betrachten sich auf einem internen Markt gegenseitig als Kunden bzw. Dienstleister	
6	Coaching und Challenging	• Bereitstellung der erforderlichen Werkzeuge durch die Unternehmungsführung • Durchführung von Schulungen und Coaching durch die Unternehmungsführung	
7	Relative Zielvorgaben	• Vorgabe von Zielen relativ zum Wettbewerb, wodurch sie sich selbstständig anpassen	Anpassungsfähiger Managementprozess
8	Rollierender Strategieprozess	• Dezentrale Überprüfung und Aktualisierung der Strategie auf Geschäftseinheitsebene in passenden Zyklen, die nicht nur einmal im Jahr stattfinden	
9	Früherkennung und rollierende Prognose	• Kalenderjahrunabhängige Prognosen ermöglichen eine ständige Anpassung der Strategien und Investitionen an neue Umweltveränderungen • Sicherstellung der Aktualität der Inputs durch Früherkennungssysteme	
10	Flexible Ressourcenallokation	• Vorgabe eines Kalkulationszinsfußes („cost") durch die Zentrale und die dezentrale autonome Entscheidung über die einzelnen Investitionsobjekte • Berücksichtigung von Realoptionen bei den Investitionsplänen	
11	Selbstkontrolle	• Übergang von Fremdkontrolle hin zur Selbstkontrolle • Weniger zentrale Überwachung des Handelns der dezentralen Manager – mehr die Unterstützung bei der Problemlösung	
12	Relative, teambasierte Vergütung	• Kappung der direkten Verbindung der Prognose mit dem Entgeltsystem • Erfolgsbasierte Vergütung	

Advanced Budgeting
Die Konzeption des Advanced Budgeting, entwickelt aus der Idee und den Werkzeugen des Beyond Budgeting (Horváth & Partners, 2004: 49), strebt eine Neugestaltung der Planung und Budgetierung an. Angestrebt wird hierbei eine kurzfristige Steigerung der Planungsqualität bei gleichzeitiger Minimierung des Budgetierungsaufwandes (Mensch, 2004: 448). Mit dem Argument eines sich zunehmend schneller wandelnden Unternehmungsumfeldes in vielen Branchen soll überdacht werden, an welchen Stellen Planung und Budgetierung effizienter und effektiver gestaltet werden können. Dies geschieht in einem auf das jeweilige Unternehmen zugeschnittenen geschlossenen Lösungsansatz. Wie beim Better Budgeting-Ansatz bleibt die Budgetierung als solche weiterhin bestehen, ihre Bedeutung soll aber langfristig abnehmen. Es werden über die bestehenden Strukturen hinaus Veränderungen am Planungs- und Budgetierungssystem vorgenommen, die wie bei Beyond Budgeting Auswirkungen auf die gesamte Unternehmens- und Führungskultur zeigen. Wird das Beyond Budgeting jedoch zum Teil dargestellt als umfassende Pauschallösung für alle Unternehmen und alle Probleme, die die traditionelle Budgetierung aufwirft, sieht das Advanced Budgeting eine genaue Analyse der vorhandenen Struktur der Unternehmung und seines Umfeldes vor. Daraus ergeben sich schließlich die auf die spezielle Unternehmung zugeschnittenen Maßnahmen.
Acht Prinzipien zur Effizienz- und Effektivitätssteigerung von Planung und Budgetierung bilden die Basis des Konzeptes (Horváth & Partners, 2004):

1. Selbst adjustierende relative Ziele statt fixer Budgetziele
2. Schwerpunkt auf relevanten Performancegrößen statt rein finanziellem Fokus
3. Berücksichtigung aller relevanten Leistungsebenen statt Bereichs-/Unternehmensfokus
4. Outputorientierter Prozessfokus statt inputorientiertem Kostenartenfokus
5. Benchmarkingorientierte Ziele statt intern orientierter (Kosten-)Ziele
6. Dynamisch rollierende Sichtweise statt reiner Jahresbezug
7. Integrierte strategische Planung statt autonomer strategischer Planung
8. Globalbudgets und relevante Detailbudgets (Budgets für wesentliche Kostenkategorien) statt detaillierter Budgets für vielerlei Objekte

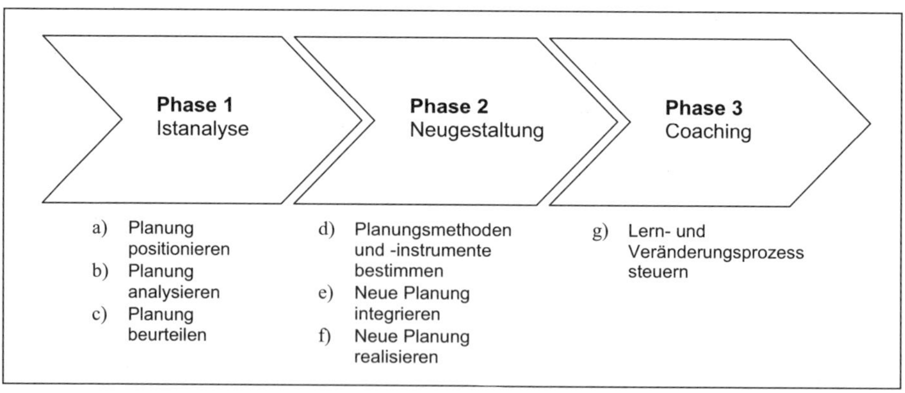

Abb. 6-48 Implementierungspfad zum Redesign von Planungssystemen

Horváth und Partners bieten eine in sich abgestimmte Konzeption zur Weiterentwicklung der Budgetierung an. Diese enthält neben den oben genannten Prinzipien einen Implementierungspfad für die Einführung und Verstetigung der Veränderungen. In drei Phasen, die sich wiederum in sieben Schritte untergliedern, werden Anregungen für eine stufenweise Transformation des bestehenden Planungs- und Budgetierungssystems erteilt (Horváth & Partners, 2004: 62).
Tabelle 6-21 stellt abschließend die vier dargestellten Managementinstrumente mit ihren prägnantesten Merkmalen gegenüber.

Tab. 6-21 Gegenüberstellung verschiedener Budgetierungsformen

	Traditionelle Budgetierung	Better Budgeting	Beyond Budgeting	Advanced Budgeting
Theoretischer Überbau	keiner	keiner	2 x 6 Prinzipien	8 Prinzipien
Neugestaltungsansatz		Optimierung ausgewählter Bereiche	Gesamtes Management-system	Planungs- und Budgetierungs-system
Werkzeuge	Abhängig von bestehenden Strukturen	Weitgehend Nutzung vorhandener Strukturen und Werkzeuge	Ursprüngliche Funktionen werden ersetzt durch definierte Werkzeuge	Auswahl geeigneter Werkzeuge aus einem Pool
Intention		Punktuelle Verbesserung von Schwachstellen der Budgetierung	Verzicht der Budgetierung als Auslöser für die Prüfung des Steuerungs-systems	Verringerung der Bedeutung der Budgetierung
Personale und sachliche Herausforderung	Wird als gering eingeschätzt	Umsetzung einfach, da punktuell möglich	Komplex, da sehr umfassender Ansatz	Sukzessive Einführung in anpassbarer Schrittfolge

Bewertung der Budgetierungsalternativen und Möglichkeiten zur Umsetzung

Ohne Frage ist der Planungsprozess im Krankenhaus verbesserungswürdig. Krankenhäuser sind durch eine zunehmende interne Komplexität und externe Dynamik aufgrund der vielfältigen Verbundbeziehungen, der gesetzlichen Veränderungen und durch den Wettbewerb gekennzeichnet, was den Einsatz der traditionellen Budgetierung einschränkt, jedoch auch nicht die Übertragung des Beyond Budgeting-Modells als Universallösung erfordern kann.[51] Vielmehr müssen die subjektiv

51 Vgl. hierzu auch die These des Internationalen Controllervereins: „Beyond Budgeting geht an der Realität und auch am Wünschenswerten vorbei“ (http://www.competence-site.de/controlling.nsf/F365F0E6B9A86710C12572DF0045DA1B/$File/controllerverein_beyond-budgeting_thesen2007.pdf, letzter Zugriff am 05.08.2008).

und objektiv festgestellten Mängel der oft über Jahre hinweg gewachsenen Planungsstrukturen im Rahmen eines umfassenden Ansatzes überarbeitet werden, der die jeweiligen Besonderheiten des Krankenhauses berücksichtigt. Außerdem sind die einzelnen Komponenten von Beyond Budgeting nicht wirklich neu oder innovativ. Es handelt sich hier um eine Sammlung von Einzelprinzipien, die nun zusammen als Beyond Budgeting propagiert werden: dezentrale Organisationsformen werden z. B. mit dem Profit-Center-Modell in Krankenhäusern bereits seit Jahren diskutiert und sind auch schon Realität. Ebenso werden das Benchmarking und die Balanced Scorecard von Krankenhäusern eingesetzt. Zudem ist bisher empirisch nicht nachgewiesen worden, dass der Einsatz des Beyond Budgeting-Modells den Unternehmungserfolg steigert.[52] Becker kritisiert, dass das Grundproblem des Modells darin besteht, dass die Unternehmung nicht als Organisation betrachtet wird, sondern ein „mechanistisches Bild" die Unternehmung prägt (Becker, 2004b: 97 ff.). Damit verbunden sind Probleme des Beyond Budgeting-Einsatzes bei Unternehmungen mit Verbundbeziehen, womit die propagierte universelle Anwendbarkeit des Modells in Frage gestellt wird. Kritisiert wird zudem die dezentrale Selbstlenkungsfähigkeit (Denk, 2004: 74 ff.), die ohne eine starke Koordination praktisch nicht umsetzbar ist sowie die Vorgabe von relativen Zielen (Weber/Linder/Spillecke, 2003: 111 ff.). Der Einsatz von Beyond Budgeting in der Praxis wird auch schon aufgrund des enormen Aufwands und den damit verbundenen Kosten in Frage gestellt. Zudem setzt er eine eher hohe Markdynamik und geringe Komplexität voraus und ist damit für Krankenhäuser nicht das richtige Lenkungsinstrument.
Somit wird für Krankenhäuser nicht die Notwendigkeit gesehen, die Budgetierung abzuschaffen, sondern sie im Sinne des Better Budgetings flexibler und wenig aufwendig zu gestalten. Funktionale Ansatzpunkte sind die Fokussierung der Planungsinhalte, institutional sollte eine Verkürzung des Budgetierungsprozesses angestrebt werden.

Fokussierung der Planungsinhalte

Die Entfeinerung der Budgetierung muss nicht insgesamt über alle Krankenhausbereiche erfolgen, sondern differenziert nach Geschäftsbereichen in Abhängigkeit der jeweiligen Komplexität und Dynamik. Damit werden die Elemente des Advanced Budgeting berücksichtigt. In Krankenhäusern als diversifizierten Unternehmungen gibt es nicht die einzig richtige Planungstiefe. Sie ist je Geschäftsbereich zu bestimmen und regelmäßig zu überprüfen. Um der Vergangenheitsorientierung der traditionellen Budgetierung zu begegnen, ist der Einsatz der analytischen Neuplanung notwendig. Als Managementwerkzeug kann dafür das Zero Base Budgeting eingesetzt werden. Das Instrument hinterfragt alle Projekte, Programme und Prozesse der Gemeinkostenbereiche aus der Vergangenheit, Gegenwart und Zukunft, wie beispielsweise die Einführung einer neuen Software, hinsichtlich der Konkretisierung und Quantifizierung ihres Nutzens. Dadurch werden die Erfordernisse von Ressourcen für die einzelnen Verantwortungsbereiche anhand zukünftiger Ereignisse und Planungsgrundlagen für neu erkannt und damit transparenter.

52 Die Studie von Hope/Fraser (2000/2001) will dies zwar belegen, kann aber aufgrund verschiedenster Faktoren nicht wirklich als empirischer Nachweis akzeptiert werden.

Der Better Budgeting-Ansatz verbessert ebenfalls die Prognosegüte der Budgetierung. Anstelle von ausführlichen budgetbasierten Prognoserechnungen gilt es, schnelle Vorschauinformationen, meist finanzieller Größen, separat zur Verfügung zu stellen. Ein bewährtes Instrument in traditionellen Unternehmungen sind dafür Rollierende Prognosen. Kriterien für eine Rollierende Prognose ist der gleich bleibende Horizont auch über das Geschäftsjahr hinaus, der geringe Detaillierungsgrad sowie der Bezug zur operativen Lenkungsebene. Der Zweck des Werkzeugs ist die systematische Informationssuche über relevante zukünftige Entwicklungen zur Vorbereitung von Planung und Entscheidungsfindung. Berücksichtigt werden sollen damit auch unterjährige Hochrechnungen unter Beachtung von Trends und saisonalen Schwankungen, also vergangenheitsbezogenes Erfahrungsmaterial. Damit ist gewährleistet, dass im Krankenhaus immer aktuellste Informationen genutzt werden, diese mit Hilfe eines zeitunabhängigen Logikkalküls in die Zukunft projiziert werden (Horváth & Partners, 2004) und Aktivitäten dahingehend abgestimmt werden können. Ein Einfluss auf die Interne Budgetierung im Sinne einer Anpassung dieser ist damit nicht ausgeschlossen.

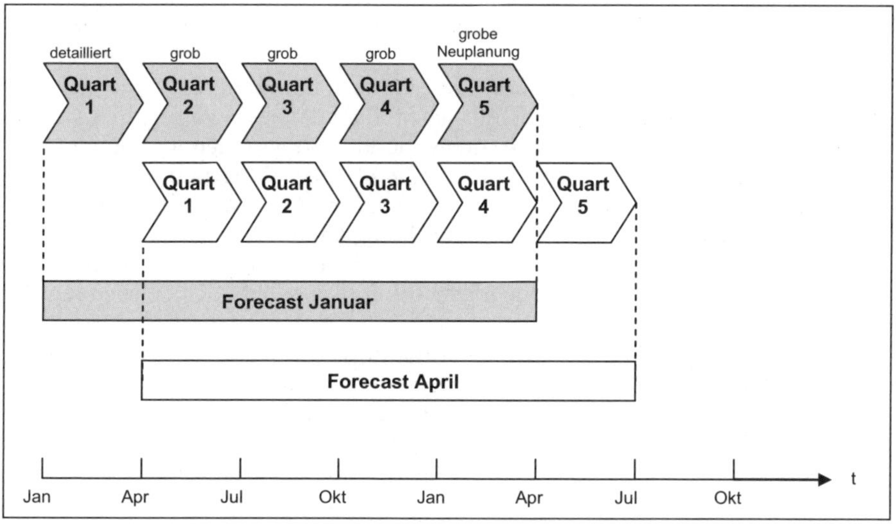

Abb.6-49 Rollierende Prognosen
(in Anlehnung an Horváth & Partners, 2004: 106)

Ausgangspunkt für diese Betrachtung ist die Darstellung der Leistungsplanung des Krankenhauses für das Folgejahr im November des laufenden Jahres, auf deren Basis die Kostenbudgets gebildet werden. Diese Planung fußt im Prinzip auch bereits auf Prognosen. Sie ist aber sehr detailliert, wird nur einmalig angefertigt und in der Regel bis zu den Vorbereitungen für die Verhandlung des Erlösbudgets (Mitte des Jahres) nicht wieder überarbeitet. Folgt man also dem Better Budgeting-Ansatz und der damit verbundenen Verwendung von Rollierenden Prognosen, müsste zunächst eine Entfeinerung und eine quartalsweise Überarbeitung stattfin-

den. Somit wäre eine stärkere Konzentration auf Größen wie die zukünftige Fallzahl, den Casemix und den CMI vorstellbar.
Das erste Quartal des Folgejahres würde erst im Dezember zeitnah und sehr detailliert betrachtet. Besondere Berücksichtigung würden dabei die Veränderungen und Auswirkungen im DRG-Katalog finden. Relevante saisonale Schwankungen sind ebenfalls zu berücksichtigen. Eine Auswertung würde nicht mehr für jede einzelne DRG stattfinden, sondern man könnte eine ABC-Analyse der geleisteten DRGs durchführen und vorwiegend die TOP 30-Rangfolge einer genauen Betrachtung, z. B. in Bezug auf die Unter- bzw. Überschreitung der vergangenen Grenzverweildauern, unterziehen, um den Aufwand in einem vertretbaren Rahmen zu halten. Für eine ABC-Analyse wäre dennoch eine Trennung in Fachabteilungen zu prüfen. Hauptkriterium für die Erstellung der Rangfolge sind die effektiven Bewertungsrelationen und deren Anteil am gesamten Casemix der Fachabteilung. Ausreißer-DRGs, die lediglich ein oder zweimal vorkommen, könnten vernachlässigt werden. Durch dieses Vorgehen kann eine Vergröberung der Planung im ersten Prognose-Quartal erfolgen. Weitere Quartale würden entsprechend der Abbildung nur noch grob geplant. Eine Berücksichtigung von Katalogeffekten würde vernachlässigt. Man betrachtet hier ggf. nur die TOP 15-DRGs. Die nächste Prognose würde im März für die darauf folgenden Quartale erfolgen. Bereits bearbeitete Quartale würden lediglich anhand der aktuellen Informationen auf den neuesten Stand gebracht.
Damit die Fachabteilung unterjährig Informationen darüber erhält, wo sie in Bezug auf ihre Kostenentwicklung steht und ob die Planungen eingehalten werden können, bieten sich ergänzend fortschreitende Budgetrevisionen an. Bei entscheidenden negativen Abweichungen müssten die Gründe hinterfragt und ein Maßnahmenplan zur Kostensenkung erstellt werden. Eine Anpassung der Budgets sollte möglichst vermieden werden. Die Entwicklung kann kumuliert für die gesamte Klinik vorgenommen werden, aber auch separat für einige beobachtenswerte Budgetbereiche. Abbildung 6-50 verdeutlicht die fortschreitende Überarbeitung der geplanten Werte.
Die oberste Abbildung in Abbildung 6-50 zeigt die normale Planfortschreibung, wie sie bisher in den zweimonatlichen Berichten nur unter Angabe der Plan/Ist-Abweichungen vorgenommen wird. In den unteren beiden Abbildungen wurden zum Zeitpunkt des Bekanntwerdens die Planwerte durch die Istwerte ersetzt und die Auswirkungen auf die weiteren Perioden angezeigt. Der Überblick gestattet auch das Aufdecken von Trends und ist somit hilfreich bei den quartalsweisen Überarbeitungen der darauf folgenden zweiten bis vierten Periode.
Betont werden soll an dieser Stelle nochmals, unter Verwendung welcher Determinanten die Zukunftswerte ausgewiesen werden. Grobe Schätzungen und die Casemix-Veränderungen durch Katalogeffekte dürften nicht ausreichend sein für einen Blick auf fünf Quartale in die Zukunft. Daher wird man trotz der Nachteile nicht vermeiden können, auf Hochrechnungen und Zeitreihenanalysen mit Trendentwicklungen unter Zuhilfenahme von Vergangenheitswerten zurückzugreifen. Stellt sich beispielsweise heraus, dass die Zahl der Endoprothetikfälle tendenziell sinkt, sind Maßnahmen zur Einhaltung der vereinbarten Zahl zu planen. Sind die Maßnahmen nicht erfolgreich, erklären sich Abweichungen bei den Implantatskosten. Diese wären im Budget nötigenfalls anzupassen. Die analytische und neuplanungsorientierte Budgetierung mit Rollierenden Prognosen kann für den zunehmend dynamischen Krankenhaussektor neben der Beobachtung der Wettbewerber, der Vertragspartner

und gesetzlichen Veränderungen sowie der Recherche in Fachzeitschriften nur mittels Hilfsgrößen aus der Vergangenheit funktionieren. Weitere Bestimmungszahlen sind Personalstatistiken über Fluktuationen und Tarifentwicklungen oder Preisentwicklungen aus der Kreditorenbuchhaltung (Kuntz, 2002: 63 f.). Statistische Verfahren sind jedoch rein vergangenheitsorientiert und sollten nur ergänzend hinzugezogen werden (Zapp/Funke/Schnieder, 2000: 49). Der richtige Mix der anzuwendenden Verfahren ist nicht nur branchen-, sondern auch unternehmungsindividuell zu wählen.

Planfortschreibung 2005

Kostenstelle OP

	Plan				
	Jan–Mrz	Apr–Jun	Jul–Sept	Okt–Dez	gesamt
Personalkosten	190.000 €	172.000 €	180.000 €	215.000 €	757.000 €
Sachkosten					
sonst. med. Bedarf	23.000 €	21.900 €	19.600 €	19.400 €	83.900 €
OP-Bedarf	119.000 €	87.000 €	96.000 €	97.000 €	399.000 €
Implantate	260.000 €	230.000 €	168.000 €	174.000 €	832.000 €
Abdecktücher	36.000 €	38.500 €	35.500 €	37.200 €	147.200 €
sonstige SK	28.100 €	32.000 €	28.000 €	33.900 €	122.000 €
Summe	**656.100 €**	**581.400 €**	**527.100 €**	**576.500 €**	**2.341.100 €**
	jetzt				

Budgetrevision 04/05

Kostenstelle OP

	Ist	Plan			gesamt		
	Jan–Mrz	Apr–Jun	Jul–Sept	Okt–Dez	Planbudget	Revision	Abweichung
Personalkosten	175.000 €	172.000 €	180.000 €	215.000 €	757.000 €	742.000 €	15.000 €
Sachkosten							
sonst. med. Bedarf	18.800 €	21.900 €	19.600 €	19.400 €	83.900 €	79.700 €	4.200 €
OP-Bedarf	106.000 €	87.000 €	96.000 €	97.000 €	399.000 €	386.000 €	13.000 €
Implantate	240.000 €	230.000 €	168.000 €	174.000 €	832.000 €	812.000 €	20.000 €
Abdecktücher	38.100 €	38.500 €	35.500 €	37.200 €	147.200 €	149.300 €	-2.100 €
sonstige SK	44.800 €	32.000 €	28.000 €	33.900 €	122.000 €	138.700 €	-16.700 €
Summe	**622.700 €**	**581.400 €**	**527.100 €**	**576.500 €**	**2.341.100 €**	**2.307.700 €**	**33.400 €**
	Revision						

Budgetrevision 07/05

Kostenstelle OP

	Ist		Plan		gesamt		
	Jan–Mrz	Apr–Jun	Jul–Sept	Okt–Dez	Planbudget	Revision	Abweichung
Personalkosten	175.000 €	182.000 €	180.000 €	215.000 €	757.000 €	752.000 €	5.000 €
Sachkosten							
sonst. med. Bedarf	18.800 €	22.000 €	19.600 €	19.400 €	83.900 €	79.800 €	4.100 €
OP-Bedarf	106.000 €	114.800 €	96.000 €	97.000 €	399.000 €	413.800 €	-14.800 €
Implantate	240.000 €	154.000 €	168.000 €	174.000 €	832.000 €	736.000 €	96.000 €
Abdecktücher	38.100 €	32.500 €	35.500 €	37.200 €	147.200 €	143.300 €	3.900 €
sonstige SK	44.800 €	15.200 €	28.000 €	33.900 €	122.000 €	121.900 €	100 €
Summe	**622.700 €**	**520.500 €**	**527.100 €**	**576.500 €**	**2.341.100 €**	**2.246.800 €**	**94.300 €**
		Revision					

Abb. 6-50 Rollierende Prognose im Krankenhaus

Verkürzung und Flexibilisierung des Budgetierungsprozesses

Ein erster Ansatz, den Arbeits- und Zeitaufwand zu reduzieren, ist die Stärkung der Top-down-Komponente im Planungsablauf. Das im Krankenhaus zumeist angewandte Prinzip ist das Gegenstromverfahren, das durch Vorgaben der Führungsebene angestoßen wird. Voraussetzung für die operative Planung sind dementsprechende Zielvorgaben und -indikatoren aus der strategischen Planung, damit in ihrer Konsequenz bereits Aussagen über die den Erfolg des Krankenhauses beeinflussenden Faktoren, wie das Erlös-, Kosten- und Investitionsvolumen, getätigt werden können (Horváth & Partners, 2004: 5). Fehlen vergleichbare Top-down-Vorgaben, wird der Prozess durch die Verhandlungen der Planungsebenen bei der Budgeterstellung möglicherweise unnötig verlängert. Für den Better Budgeting-Ansatz wird daher vorgeschlagen, in einem ersten Schritt diese Vorgaben z. B. auf Basis verschiedener Szenarien unter Beteiligung von Vertretern der strategischen, taktischen und operativen Ebene zu formulieren und somit auch deren Akzeptanz im Krankenhaus zu vergrößern (Horváth & Partners, 2004: 16 f.).

Weiterhin wird beim Better-Budgeting vorgeschlagen, den Budgetvereinbarungs- und -verabschiedungsprozess durch Auslassen von Planungsstufen zu vereinfachen. Die neben der strategischen Top-down-Planung und der operativen Bottom-up-Planung existierende mittelfristige Planungsebene wird als zu unspezifisch beurteilt, um daraus verbindliche Vorgaben abzuleiten. Insofern diese Ebene Gegenstand der Krankenhausplanung ist, sollte mit Blick auf den personellen und zeitlichen Aufwand darauf verzichtet werden. Dies steht nicht konträr zur Stärkung der Top-down-Planung, durch die lediglich eine klare Zieldefinition unterstützt wird (Weber, 2005: 224).

Die in der Better Budgeting-Literatur vorgeschlagene Flexibilisierung des Budgetierungsprozesses durch Bildung einer Budgetfunktion (variabler Budgetwert) würde im Idealfall die Einführung einer flexiblen Plankostenrechnung bedeuten. Das alternative Managementinstrument baut im Wesentlichen auf den im Krankenhaus gegebenen Strukturen auf und die Einführung ist mit einem großen Aufwand, zum Beispiel bezüglich der Analyse der einzelnen Kostenarten auf ihr Verhalten bei Beschäftigungsveränderungen verbunden. Dennoch ist die Entwicklung der Kosten auch auf externe Einflüsse und Leistungsentwicklungen abzustellen und Budgets gegebenenfalls anzupassen. Unwirtschaftliche Ressourcennutzung oder sonstige durch den Verantwortungsträger verschuldete Überschreitungen der Zielvereinbarungen müssen jedoch unberücksichtigt bleiben.

Eine Verringerung des Aufwands des Budgetierungsprozesses kann prinzipiell durch die Verringerung der Budgetkontrollen durch Management bzw. die Controlling-Abteilung erreicht werden. Möglich ist, die Berichte auf zwei Monate zu aggregieren und nicht jeden Monat einzeln auszuweisen. Die Kontrolle kann den Budgetverantwortlichen selbst zugesprochen werden, was der Tendenz des Better Budgeting zu einem höheren Dezentralisierungsgrad der Budgetierung gerecht wird (Weber, 2005: 224). Negative Abweichungen eines Verantwortungsbereiches können von der Planung entweder durch eine andere operative Einheit (Weber, 2005: 228) oder eine andere Planungsebene kompensiert werden (Mensch, 2004: 448).

Eine Flexibilisierung des Budgetierungsprozess lässt sich schließlich auch dadurch erreichen, dass der Plan bei vorher erkennbaren Änderungen der vorgegebenen Planungsprämissen auch unterjährig aktualisiert wird (Mensch, 2004: 448). Um dabei aber einen Verlust der Strukturiertheit des Prozesses zu verhindern, ist die Häufigkeit der Aktualisierungen zu begrenzen.

Bewertung der Budgetierung

Trotz der zum Teil berechtigten Kritik gegenüber der traditionellen Budgetplanung ist eine ergebniszielbezogene Koordination und damit die originäre Funktion der Budgets unverzichtbar für die Krankenhauslenkung. Zur Gewährleistung des finanziellen Gleichgewichts sind periodenbezogene, funktionsspezifische Budgetierungen für den gesamten operativen Krankenhausbereich notwendig. Die Freiheitsgrade, die den Verantwortlichen beispielsweise mit dem Beyond Budgeting-Ansatz zur Verfügung stünden, können von der Krankenhausleitung nur schwer gelenkt und kontrolliert werden. Für Krankenhäuser bietet sich vielmehr – auch mit Blick auf den Implementierungsaufwand – der Better-Budgeting-Ansatz an, wobei ebenso Forderungen, Methoden und Werkzeuge des traditionellen, Advanced und – wenngleich nur bedingt – des Beyond Budgeting zum Tragen kommen. Um eine effizientere Planung zu ermöglichen, müssen die bestehenden Planungsinstrumente und Ablaufstrukturen überprüft und gegebenenfalls reoganisiert werden. Eine Verkürzung des Planungsprozesses reduziert dann nicht nur den Planungsaufwand bei gleichbleibender Qualität der Planungsergebnisse, sondern erhöht auch die Motivation der Planungsbeteiligten – auch durch eine steigende Dezentralisierung und mehr Eigenverantwortung. Ansatzpunkte zur funktionalen Ausgestaltung der Planung und Budgetierung sind die Verringerung der Planungstiefe, die analytische Neuplanung zum Beispiel mit Hilfe des Zero Base Budgetings, das Benchmarking sowie der Einsatz Rollierender Prognosen zur Verbesserung der Prognosegüte. Die Stärkung der Top-down-Zielsetzung, das Auslassen von Planungsstufen, die Bildung von Budgetfunktionen sowie die Reduzierung der Budgetkontrollen können als Hebel für die Flexibilisierung des Planungs- und Butgetierungsprozesses im Krankenhaus zum Einsatz kommen.

6.4.2.6 Kennzahlen

Theoretische Grundlagen zu Kennzahlen

Nach anfänglichen begrifflichen Diskussionen hat sich heute weitestgehend ein einheitlicher Kennzahlenbegriff durchgesetzt. Kennzahlen werden als jene Zahlen betrachtet, die quantitative erfassbare Sachverhalte in konzentrierter Form erfassen (Reichmann/Lachnit, 1977: 705 ff.). Die wichtigsten Elemente einer Kennzahl sind (Reichmann, 2001: 20):

- Informationscharakter: Kennzahlen ermöglichen Urteile über wichtige Sachverhalte und Zusammenhänge
- Quantifizierbarkeit: Sie ermöglichen relativ präzise Aussagen aufgrund der Messbarkeit der Sachverhalte und Zusammenhänge
- Spezifische Form der Information: Kennzahlen können komplizierte Strukturen und Prozesse relativ einfach darstellen.

Grundlage für die Kennzahlenbildung ist die Verdichtung von Informationen. Beispielsweise spricht man bei den Basiszahlen des Rechnungswesens noch nicht von Kennzahlen; hier muss erst eine Zusammenfassung stattfinden. Es lassen sich zwei Verdichtungsarten unterscheiden: die qualitative Verdichtung findet bei der Bildung von Durchschnittswerten, Korrelationsrechnungen oder bei der Bildung von

Gesamtnutzwerten statt. Quantitativ verdichtet werden Informationen durch eine additive Zusammenfassung von Einzelinformationen gleichartiger Objekte (homogen) oder durch eine Zusammenfassung mehrdimensionaler Einzelinformationen (selektiv) (Gladen, 2003: 13).
Abzugrenzen von den Kennzahlen sind Indikatoren, die über eine schwer abbildbare Realität gezwungenermaßen unvollständig berichten. Im Gegensatz zu Kennzahlen werden Indikatoren nicht über eine Verdichtung quantitativer Informationen gewonnen. Sie stellen Ersatzgrößen dar, deren Ausprägung oder Veränderung den Schluss auf die Ausprägung und Veränderung einer anderen als wichtig erachteten Größe zulassen. Teilweise bilden Indikatoren nicht direkt messbare oder nicht direkt beobachtbare Tatbestände bzw. Größen ab (sog. „weiche Faktoren") (Gladen, 2003: 15 f.).
Im Rahmen ihrer Informations- und Lenkungsfunktion unterstützen Kennzahlen das Management durch die

- Analyse des Betriebes bzw. der Unternehmung,
- Planung des Unternehmungsgeschehens,
- Lenkung des Unternehmungsablaufes und
- Kontrolle des Unternehmungsergebnisses (Staehle, 1969: 59).

Als Informationsinstrument können Kennzahlen sowohl extern als auch intern eingesetzt werden (Reichmann, 2001: 20). Sie geben im Rahmen dieser Funktion Daten an, die für das Handeln wichtig sind (Küpper, 2005: 344) und reduzieren dadurch die Gefahr von Kommunikationsstörungen technischer wie semantischer Art auf dem Weg vom Sender zum Empfänger. Der Vorteil der Informationsübermittlung mit Hilfe von Kennzahlen gegenüber derjenigen mittels Buchstabenkombinationen (Worten) ist vor allem in der Kürze, Klarheit und Prägnanz von zahlenmäßigen Ausdrücken zu sehen (Staehle, 1969: 124). Als interne Informationsquelle bietet sich in erster Linie das Rechnungswesen an.[53] Zum Beispiel haben sie bei der unternehmungsexternen Bilanzanalyse die Aufgabe, anhand des Zahlenmaterials der Jahresabschlüsse Informationen für konkrete Entscheidungen zu gewinnen. Dafür werden aus dem Gesamtbestand jene Daten des Jahresabschlusses ausgewählt, die die beste Erklärungskraft besitzen. Sie sind Ausgangsbasis für betriebliche Entscheidungen und sollten ggf. um zusätzliche nicht quantitative Informationen ergänzt werden. Unternehmungsintern sind Kennzahlen als Maßgrößen bei der Betriebsanalyse maßgeblich beteiligt. Sie dienen Entscheidungszwecken und können sich sowohl auf gesamtunternehmerische Daten als auch auf unternehmerische Teilfunktionen beziehen.
Werden Kennzahlen nicht nur zur Analyse verwendet, sondern auch zur Lenkung, handelt es sich um Ziele (Gladen, 2003: 13). Die zukunftsbezogenen Zahlen gewinnen damit einen Vorgabecharakter, an dem Entscheidungen und Handlung auszurichten sind. Sie erhöhen die Motivation der Entscheidungsträger und Mitarbeiter einer Unternehmung, die Erreichung der Zielgrößen anzustreben. Ferner werden sie zu einem Maßstab, an dem man die geplante oder realisierte Zielerreichung von Handlungsalternativen misst (Küpper, 2005: 347).

53 Darüber hinaus werden Kennzahlen vor allem im Qualitätsbereich mit Hilfe des Qualitätsmanagements ermittelt (z. B. BQS-Daten, Mortalitätsrate, Komplikationsrate).

Aus diesen Funktionen heraus lassen sich die verschiedenen Aufgabenbereiche der Kennzahlen ableiten (Abb. 6-51).

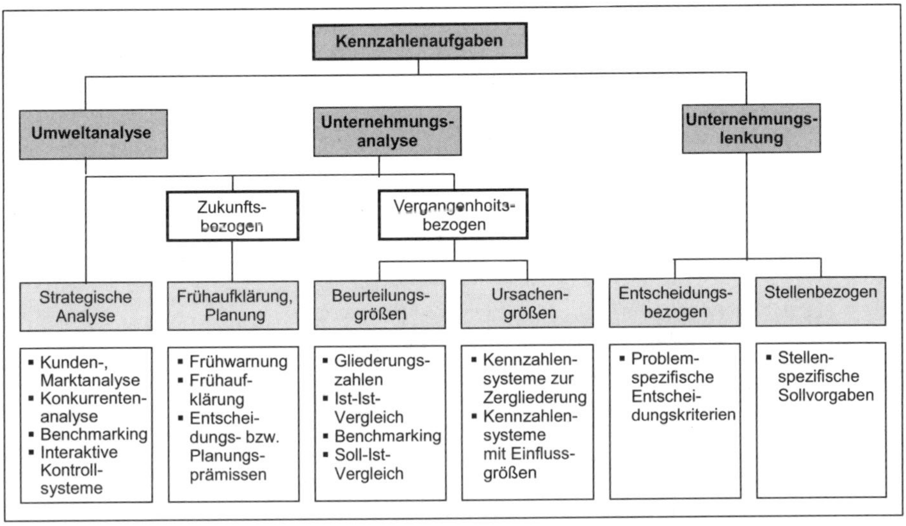

Abb. 6-51 Aufgaben von Kennzahlen
(in Anlehnung an Küpper, 2005: 345; Gladen, 2003: 19)

Differenziert werden absolute und relative Kennzahlen (Hauke, 1978: 21) wobei beide, trotz unterschiedlicher Aussagekraft, eine wichtige Rolle für die Beurteilung von Leistungsfähigkeit und Wirtschaftlichkeit eines Krankenhauses spielen. Absolute Kennzahlen (Grundzahlen) besitzen nur begrenzte Aussagekraft aufgrund isoliert betrachteter Sachverhalte, dazu gehören Einzelzahlen, Summen, Differenzen oder Mittelwerte. Relative Kennzahlen (Verhältniszahlen) haben eine höhere Aussagekraft als absolute Kennzahlen. Es werden mindestens zwei Werte zueinander in Beziehung gesetzt, wobei wiederum Gliederungszahlen, Beziehungszahlen und Indexzahlen differenziert werden müssen (Eichhorn, 1987: 61).
Neben dieser statistischen Differenzierung von Kennzahlen (Abb. 6-52) sind weitere Klassifikationen unter folgenden Hauptgesichtspunkten denkbar (Eichhorn, 1987: 61):

- Informationsbasis
- Zielorientierung
- Objektbereich
- Handlungsbezug

Die Informationsbasis stellen jene informativen Speicher dar, die externe bzw. interne Interessenden über bestimmte Sachverhalte informieren müssen, wie beispielsweise die Kostenrechnung und die Betriebs- und Finanzbuchhaltung. Im Rahmen der Zielorientierung unterscheiden sich Erfolgs- und Liquiditätsteile, wie beispielsweise Rentabilität und dynamische Liquiditätsmaßstäbe. Der Objektbereich, auf den sich Kennzahlen beziehen, hängt von dem jeweiligen Untersuchungsgegenstand ab. Kennzahlen können sich dabei sowohl auf einen gesamtbetrieben Objektbereich beziehen, als auch auf teilbetriebliche Untersuchungen. Bezogen auf den Handlungsbezug lassen sich Kennzahlen in deskriptive und normative Größen unterscheiden. Deskriptive Kennzahlen beschreiben Sachverhalte, die einer weiteren Erklärung oder Analyse bedürfen. Dagegen enthalten normative Kennzahlen als Ziele und interne Standards Handlungsaufforderungen (Reichmann, 2001: 21 f.).

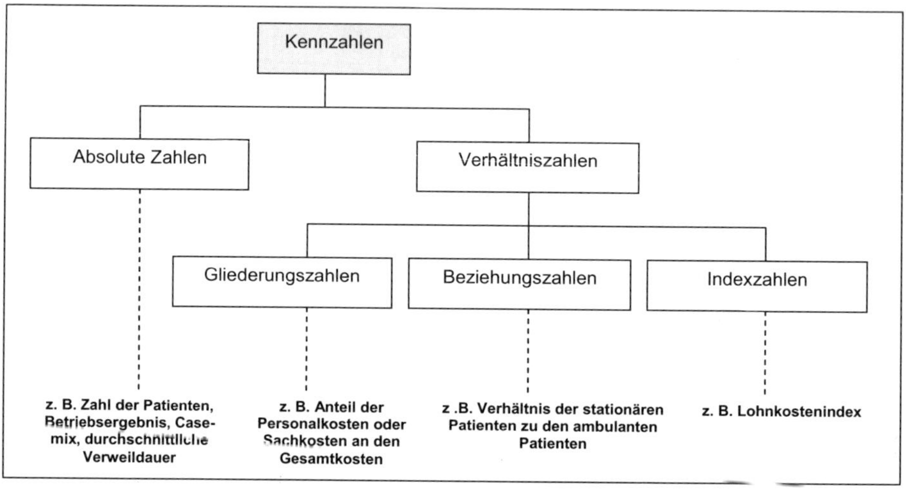

Abb. 6-52 Kennzahlenarten
(in Anlehnung an Küpper, 2005: 342)

Als Ausgangsbasis für das Arbeiten mit Kennzahlen – nicht nur betriebswirtschaftlicher Natur – können folgende allgemeingültige Grundsätze bestimmt werden (Schulz, 1954; vgl. auch Wissenbach, 1967: 68 f.):

- Kennzahlen müssen so gebildet sein, wie das zu lösende Problem es verlangt.
- Kennzahlen müssen den Grundsätzen der Sach- und Zahlenlogik[54] entsprechen.
- Kennzahlen müssen – aus Vergleichszwecken – nach einheitlichen Methoden aufgebaut sein.

Sind die Kennzahlen entwickelt und ermittelt worden, stehen in der sich anschließenden Kennzahlenübermittlung die bei der Weiterleitung auftretenden informations- und kommunikationstechnischen Probleme im Mittelpunkt. Im Rahmen der Kennzahlenauswertung werden schließlich Fragen der Interpretation und Kennzahlendarstellung behandelt (Staudt et al., 1985: 66 ff.).

54 Hinsichtlich der Sachlogik müssen Begriffe geschaffen werden, die „soziale Tatbestände überhaupt erst zählbar machen“. Zahlenlogisch sind sie dann, wenn sie mit adäquaten mathematischen Verfahren aufbereitet werden (Wissenbach, 1967: 68).

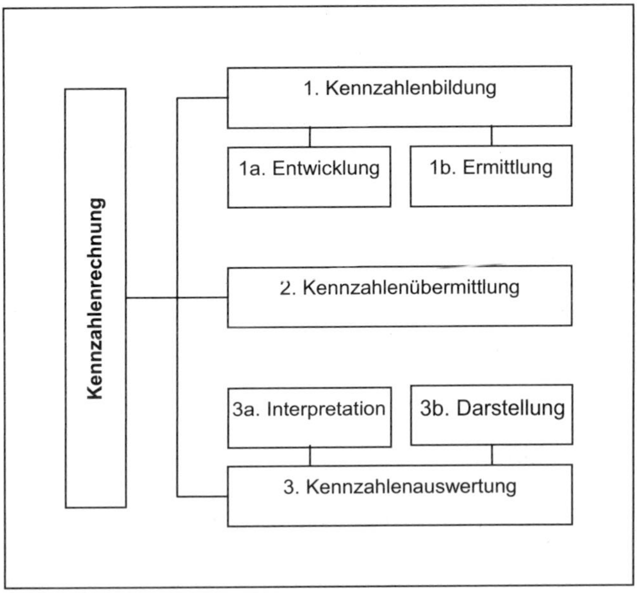

Abb. 6-53 Phasen der Kennzahlenrechnung (in Anlehnung an Staudt et al., 1985: 55)

Der Vorteil von Kennzahlen ist darin zu sehen, dass sie schwierige, komplexe Tatbestände kurz und prägnant darstellen und damit als Controlling-Instrument vielfach einsetzbar sind. Mit der Kennzahlenanwendung sind jedoch auch Gefahren verbunden, die es zu beachten gilt (Staehle, 1969: 66 f.):

- falsche Kennzahlendarstellung
- falsches oder ungeeignetes Material
- falsche gedankliche Überlegung[55]
- falsche oder falsch angewandte Aufstellungsmethode
- zeitlich überholte Kennzahl: die Kennzahl ist zwar richtig, aber nicht mehr aktuell
- falsche Kennzahleninterpretation

Anwendung der Kennzahlen im Krankenhaus

Die anwendungsbezogene Kennzahlbetrachtung kann aus verschiedenen Perspektiven heraus erfolgen.[56] Mit DRG-Kennzahlen, Qualitätskennzahlen und Kennzahlen, die die Wertsteigerung eines Krankenhauses abbilden, werden nachfol-

55 Dieser Sachverhalt ist häufig bei Beziehungszahlen anzutreffen.

56 Die Ausführungen basieren u. a. auf den Forschungsergebnissen des Projektes „Kennzahlenorientiertes Controlling im DRG-System“, das durch die Arbeitsgruppe Innovative Projekte (AGIP) beim Ministerium für Wissenschaft und Kultur Niedersachsen unter der Wissenschaftlichen Leitung von Prof. Dr. W. Zapp an der Fachhochschule Osnabrück von 2007 bis 2010 gefördert wird.

gend ausgewählte Messgrößen beispielhaft dargestellt, die über die traditionell finanzwirtschaftlich orientierten Kennzahlen hinausgehen. Die Beschränkung ist notwendig, weil die Fülle der Kennzahlen und ihre kritische Würdigung die Umsetzung dieses Buches sprengen würde. Spezielle Aufmerksamkeit wird insbesondere den Grundlagen einer wertorientierten Unternehmungsführung geschenkt, indem ausführlich auf die Bestimmung und Herleitung des Economic Value Added (EVA) eingegangen wird. Im Mittelpunkt steht die Frage, ob ein Krankenhaus anhand dieser Kennzahl geführt werden kann und welche Probleme sich bei der Implementierung der Wertorientierung in einem nicht börsendotierten Hospital ergeben können.

DRG-Kennzahlen

Mit den DRGs werden umfangreiche Informationen über das gesamte Leistungsspektrum des Krankenhauses und der Leistungsvergütung vorliegen. Notwendig für eine zielorientierte Krankenhauslenkung, bei der neben Sachzielen und metaökonomischen Zielen monetäre Ziele von wachsender Bedeutung sind,[57] ist eine zeitnahe und mehrdimensionale Abbildung des Betriebsgeschehens (König, 2001: 164). Vor diesem Hintergrund steigt die Bedeutung von Kennzahlen und von Kennzahlensystemen in Krankenhäusern. Dabei stehen nicht mehr nur betriebswirtschaftliche Kennzahlen im Vordergrund, sondern auch medizinische, deren Verbreitung zwischenzeitlich stark zugenommen hat und die durch das Medizincontrolling eruiert werden. Beide Controllingbereiche – das betriebswirtschaftliche und das medizinische Controlling – müssen eng miteinander abgestimmt werden, um mögliche Redundanzen zu vermeiden.

Neben traditionellen Kennzahlen, wie zum Beispiel zur Belegung, zum Personal oder zu den Kostenstellen, die von der DRG-Einführung nicht tangiert werden, rücken mehr und mehr Kennzahlen in den Vordergrund, die das Erlöscontrolling betreffen. Von Bedeutung sind hierbei insbesondere auf Ebene der Gesamtunternehmung die in Tabelle 6-22 dargestellten Punkte.

Ergänzend zum Case-Mix und Case-Mix-Index als wichtigste DRG-Kennzahl überhaupt sind auf Klinikebene und zum Teil auf Fallebene insbesondere die Kennzahlen aus Tabelle 6-23 zur kurzfristigen Erfolgslenkung relevant.

Diese Kennzahlen können zusätzlich zum internen Vergleich innerhalb einer Klinik oder des gesamten Krankenhauses auch für ein externes Benchmarking herangezogen werden. Aussagefähig ist das Benchmarking jedoch nur dann, wenn zum einen die Bereiche vergleichbar sind, d. h. bestimmte Fakten wie zum Beispiel Standort, technische Ausrüstung, Leistungsprogramm, Krankenhausgröße, Beschäftigungsgrad, Personal- und Finanzstruktur übereinstimmen; weiterhin muss die Vergleichbarkeit der Zahlen gewährleistet sein. Das heißt vor allem, dass bei der Gewinnung und Aufbereitung des Zahlenmaterials die gleichen statistischen Methoden angewendet werden. Ebenso müssen einheitliche Begriffe mit jeweils gleichem Inhalt zugrunde gelegt werden (Staehle, 1969: 67).[58]

57 Vgl. dazu die Ausführungen in Kapitel 2.1: Merkmale der Krankenhausunternehmung.
58 Vgl. dazu auch die Ausführungen in Kapitel 6.4.2.7: Benchmarking.

Tab. 6-22 Kennzahlen auf Unternehmungsebene (Quelle: Zapp 2007b: 59; Schmidt-Rettig, 2008c: 418)

Kennzahl	Ermittlung
DRG-Erlös	Basisfallwert · Relativgewicht der DRG
Summe der Bewertungsrelationen (Case-Mix)	(BWR a · Fälle DRG a) + (BWR b · Fälle DRG b) + …
∅ Bewertungsrelationen (Case-Mix-Index)	$\frac{\textit{Case-Mix}}{\text{Gesamtfallzahl}}$
DRG-fähiger Betrag	DRG-Fallpauschalen + Entgelte nach Überschreitung der oberen Grenzverweildauer (OGVD) ÷ Abschläge bei der Unterschreitung der unteren Grenzverweildauer (UGVD) und bei Verlegungen
Krankenhausindividueller Basisfallwert	$\frac{\text{DRG-fähiger Betrag}}{\text{Summe der effektiven Bewertungsrelationen}}$
DRG-Erlösvolumen	Menge · Preis der DRGs (effektive Bewertungsrelation · Basisfallwert)
Erlösbudget	DRG-Erlösvolumen + Zusatzentgelte
Erlössumme	Entgelte nach § 6 Absatz 1 KHEntgG
Summe sonstige Erlöse	– Entgelte nach § 6 Absatz 2 KHEntgG (NuB) – Zu- und Abschläge zur Finanzierung besonderer Tatbestände

Tab. 6-23 Kennzahlen zur kurzfristigen Erfolgslenkung (Quelle: Zapp, 2008c: 59)

• TOP-DRG/Diagnosen/MDC • Schweregradverteilung je DRG/Fachabteilung • Fallschweregrad (PCCL) je DRG/Fachabteilung • Fallzahl stationär/ambulant • Durchschnittliche Verweildauer • Erlöse je DRG/Fachabteilung	• Durchschnittliche Anzahl der Diagnosen je DRG/Fachabteilung • Durchschnittsalter der Fälle • Anteil Langlieger/Kurzlieger • Rückverlegungsquote • Anzahl der Wiederaufnahmen

Qualitätskennzahlen und -indikatoren

Neben der vorwiegend monetären Kennzahlenbetrachtung werden in der Praxis vermehrt Qualitätskennzahlen und -indikatoren als Lenkungs- und Informationsinstrument diskutiert. Die Verwendung nichtmonetärer Kennzahlen stellt dabei nicht die eigentliche „Innovation“ dar. Nichtmonetäre Kennzahlen finden in den Krankenhäusern seit langer Zeit Anwendung. Die eigentliche Neuerung liegt in der

Ableitung der Kennzahlen aus den Kundenbedürfnissen und den Strategien zur Befriedigung dieser Kundenbedürfnisse (Horváth, 2006: 585.). Insbesondere besteht in den Krankenhäusern daher ein zunehmender Bedarf an validen Informationen über die medizinische und pflegerische Ergebnisqualität.[59] Die Struktur- und Prozessqualität ohne Ergebnisbezug steht nicht im Vordergrund. Verschiedene Studien haben gezeigt, dass – wie oftmals unterstellt – eine Verbesserung der Strukturqualität nicht zwangsläufig zu einer verbesserten Prozessqualität und diese zu einem qualitativ besseren Ergebnis führen muss (Dubois, 1987; Nobrega, 1977). Die Strukturkategorie spiegelt eher das potentielle Vermögen wider, eine bestimmte Qualität erbringen zu können, aber weniger die Qualität selbst (Kaltenbach, 1993: 113 f.). Und auch die Prozessqualität bleibt lediglich ein indirektes Maß für die Qualität der Behandlung, da der Prozess zur Erstellung einer Leistung nichts über ihre Qualität aussagt (Görres, 1999: 183).

Qualitätsindikatoren über das Behandlungs- und Pflegeergebnis werden sowohl außerhalb des Krankenhauses von Patienten, aber auch von Zuweisern für einen an der Versorgungsqualität orientierten Klinikvergleich benötigt als auch für das interne Qualitätsmanagement der Krankenhäuser selbst. Dabei sind Indikatoren keine direkten Messgrößen für Qualität, sondern eher „Flaggen“, die mögliche Qualitätsprobleme aufzeigen.[60] Je sensibler und spezifischer die Indikatoren sind, desto höher ist ihr prädiktiver Wert und desto eher können „Fehlalarme“ ausgeschlossen werden. Valide und objektive Qualitätsinformationen sind unabdingbar, wenn die Versorgungsqualität (und nicht allein der Preis) Gegenstand von Verträgen zwischen Krankenhäusern und Krankenkassen werden soll.[61]

In Deutschland wird derzeit bei der gesetzlich geregelten Beurteilung der Behandlungsqualität im stationären Bereich nach § 137 SGV V auf spezielle Datenerhebungen gesetzt. Als unabhängige Institution leitet und koordiniert die Bundesgeschäftsstelle Qualitätssicherung gGmbH (BQS) die inhaltliche Entwicklung und organisatorische Umsetzung der externen vergleichenden Qualitätssicherung in den deutschen Krankenhäusern. Auf der Basis eines Datensatzes von ca. 20 Prozent der stationären Behandlungsfälle in deutschen Krankenhäusern stellt die BQS wissenschaftlich fundierte Aussagen über die medizinische und pflegerische Qualität in mehr als 30 Leistungsbereichen (z. B. Cholezystektomie, Knie-Totalendopro-

59 Die Ergebnisqualität ist die am schwersten zu beurteilende Dimension der Qualitätssicherung, denn hier gilt es, festzustellen, wann und ob der angestrebte Behandlungserfolg bzw. in welchem Umfang er eingetreten ist. Das Ergebnis einer Behandlung kann aber überwiegend nicht mit dem Ende einer professionellen Behandlung und Pflege beurteilt werden, sondern erst mittel- bis langfristig, d. h. also dann, wenn der Patient das Krankenhaus bereits verlassen hat (Görres, 1999: 185).

60 Ein Indikator ist ein gut messbarer Parameter, der definierte unerwünschte Ereignisse valide vorhersagt (Schrappe, 2004). Der Qualitätsindikator ist eine Maßzahl für den Zielerreichungsgrad eines medizinischen Versorgungsprozesses (Joint Commission of Accreditation of Healthcare Organizations – JCAHO, 2002).

61 Mit ihrem Projekt „Qualitätssicherung der stationären Versorgung von Routinedaten (QSR)“ hat die AOK die zukünftige Relevanz der Qualitätsbewertung von Krankenhausbehandlungen deutlich gemacht. In Zusammenarbeit mit den Helios-Kliniken und den wissenschaftlichen Insituten WIdO und FEISA hat der AOK-Bundesverband unter Rückgriff auf die Routinedaten der AOK harte Ergebnisindikatoren für zehn medizinische Leistungsbereiche zusammengestellt, um damit aussagefähige Klinikvergleiche zu ermöglichen (AOK-Bundesverband/FEISA/Helios-Kliniken/WIdO, 2007).

these (TEP)) zur Verfügung. Ausgehend von einer systematischen Literaturrecherche definieren Experten für jeden dieser Leistungsbereiche Qualitätsziele. Im Anschluss daran werden für alle Qualitätsziele geeignete Indikatoren festgelegt, die die Qualität präzise und valide messen (s. Tab. 6-24) (BQS Bundesgeschäftsstelle Qualitätssicherung gGmbH, 2007).

Tab. 6-24 Qualitätsziele und -indikatoren – Leistungsbereich Cholezystektomie (Quelle: BQS Bundesgeschäftsstelle Qualitätssicherung gGmbH, 2007)

Bezeichnung des Qualitätsindikators	Qualitätsziel	Indikatortyp
Indikation	Selten fragliche Indikation	Indikationsstellung
Präoperative Diagnostik bei extrahepatischer Cholestase	Bei extrahepatischer Cholestase immer präoperative Abklärung der extrahepatischen Gallenwege	Prozessindikator
Erhebung eines histologischen Befundes	Immer Erhebung eines histologischen Befundes	Prozessindikator
Eingriffsspezifische Komplikationen	Selten eingriffsspezifische, behandlungsbedürftige Komplikationen in Abhängigkeit vom OP-Verfahren	Ergebnisindikator
Postoperative Wundinfektionen	Selten postoperative Wundinfektionen	Ergebnisindikator
Allgemeine postoperative Komplikationen	Selten allgemeine behandlungsbedürftige postoperative Komplikationen in Abhängigkeit vom OP-Verfahren	Ergebnisindikator
Reinterventionsrate	Geringe Reinterventionsrate in Abhängigkeit vom OP-Verfahren	Ergebnisindikator
Letalität	Geringe Letalität	Ergebnisindikator

Abgesehen vom Qualitätsziel und Indikatorentyp werden für die Qualitätsindikatoren in den sogenannten Rationalen[62], den Begründungen zu den Referenzbereichen[63] und in den Literaturverzeichnissen weitere Informationen geliefert, die die Interpretation der Ergebnisse unterstützen. Ferner sind für jeden Indikator Qualitätskennzahlen mit speziellen Qualitätsinformationen hinterlegt. Das erarbeitete Auswertungskonzept legt genau für jeden Leistungsbereich fest, welche Kranken-

62 Der Begriff „Rationale" ist angelehnt an den englischen Begriff „rationale", der international gebräuchlich ist, um grundlegende Aspekte von Qualitätsindikatoren zu beschreiben (BQS Bundesgeschäftsstelle Qualitätssicherung gGmbH, 2007).

63 Der Referenzbereich unterscheidet auffällige von unauffälligen Ergebnissen. Ergebnisse innerhalb der Referenzbereiche sind als unauffällige Versorgungsqualität zu werten, während Ergebnisse außerhalb der Referenzbereiche Auffälligkeiten kennzeichnen. Eine Analyse der auffälligen Ergebnisse mit den betroffenen Krankenhäusern soll im Strukturierten Dialog erfolgen. (Quelle: BQS Bundesgeschäftsstelle Qualitätssicherung gGmbH 2007).

hausdaten zur Auswertung benötigt werden. Anhand der Ergebnisse wird deutlich, ob die Leistung gemäß dem BQS-Ziel erbracht wurde (vgl. Tab. 6-25).

Tab. 6-25 Auswertungsmatrix BQS – Leistungsbereich Cholezystektomie (Beispiel)

Qualitätsindiktor	Fälle Krankenhaus	Fälle insgesamt	Ergebnis alle KH	Referenzbereich	Abweichung
Indikation	2/220	0,9 %	1,6 %	≤ 5,6 %	4,7 %
Präoperative Diagnostik bei extrahepatischer Cholestase	7/8	87,5 %	95,7 %	100,0 %	– 12,5 %
Erhebung eines histologischen Befundes	120/120	100,0 %	98,2 %	100,0 %	0,0 %
Eingriffsspezifische Komplikationen	...	...	...	...	...

Am 16. Mai 2006 hat der Gemeinsame Bundesausschuss in seiner Besetzung nach § 91 Abs. 7 SGB V die Einführung des Generalindikators Dekubitusprophylaxe für das Jahr 2007 beschlossen. Die Dokumentationspflicht wird auf die Monate Januar bis einschließlich März und auf die Fälle ab 75 Jahre eingeschränkt. Die BQS hat dazu einen neuen BQS-Leistungsbereich „Generalindikator Dekubitusprophylaxe“ entwickelt, der die Dekubitusinzidenz (Rate an neu entstanden Dekubitalulzera) ohne die primäre Bindung an bestimmte Diagnosen oder Prozeduren erfasst. Bisher erfolgte die Erfassung von Dekubitusraten in der externen stationären Qualitätssicherung nach § 137 SGB V in einem Teildatensatz, der an acht medizinische Leistungsbereiche angeschlossen war. Damit wird die Versorgungsqualität eines Krankenhauses und nicht mehr nur die einzelner Abteilungen beobachtet. Die Ergebnisse können für einen validen externen Vergleich von Krankenhäusern verwendet werden und ermöglichen Aussagen zur Versorgungsqualität im deutschen Gesundheitswesen (Quelle: www.bqs-online.de).
Ergänzend zu den BQS-Indikatoren werden zur Messung der Ergebnisqualität im Krankenhaus z. B. mit der ungeplanten Verlegungsrate oder der Anzahl der Wiederaufnahmen weitere Qualitätsindikatoren und -kennzahlen eingesetzt (Rhön-Klinikum AG, 2007). Intensiv diskutiert wird in der Praxis die Mortalitätsrate, die in einigen Krankenhäusern (z. B. Helios-Kliniken) für ausgewählte Krankheiten als wichtigster Ergebnisindikator Qualitätsmaßnahmen lenkt (Drechsel et al., 2005), wogegen andere stationäre Unternehmungen diesen Indikator nur ergänzend z. B. als summarische Kennzahl anwenden (Rhön-Klinikum AG, 2007).
Weitere expertenorientierte Verfahren zur Messung der Krankenhausqualität, die sich jedoch an subjektiven Kriterien orientieren, basieren auf der Einschätzung durch das Patientenkontaktpersonal (z. B. Mitarbeiterbefragung, betriebliches Vorschlagswesen, Qualitätszirkel). Subjektiv sind in der Regel auch die bisher in der Praxis eingesetzten patientenorientierten Qualitätsmessungen, bei denen mit Hilfe von Patientenbefragungen oder der Analyse von Patientenbeschwerden Aussagen zum Qualitätsindikator der Patientenzufriedenheit getroffen werden. Kri-

tisch zu sehen ist hierbei insbesondere, dass vorrangig strukturelle und prozedurale Merkmale wie

- Service- und Hotelleistungen (Unterbringung, Ausstattung, Verpflegung),
- organisations- und ablaufbezogene Aspekte (Wartezeiten, Terminvergabe) sowie
- ärztliche und komplementäre Betreuung (Aufklärung, sozio-emotionale Unterstützung)

abgefragt werden. Die Zufriedenheit der Patienten mit dem Ergebnis des Behandlungsprozesses wird dagegen nicht berücksichtigt. Gegen den Einbezug der subjektiven Bewertung des Behandlungsergebnisses spricht jedoch die schwere Operationalisierbarkeit der Bewertungskriterien und die unrealistische Erwartungshaltung des Patienten (Görres, 1999: 200 ff.). Die Zufriedenheitsforschung versucht dieses Problem zu lösen. Beispielsweise beschreiben Delbanca et al. (1995) einen strukturierten Ansatz, wie man Rückmeldungen von Patienten über ihre Erfahrungen mit der Versorgung erhalten kann und machen einen Vorschlag, wie diese Rückmeldungen zur Verbesserung der Qualität genutzt werden können (Görres, 1999: 207). Eichhorns prozessorientierter Ansatz der „Kontaktpunkt-Analyse" versucht ebenfalls durch ein dreistufiges Analysekonzept die Wahrnehmung der Krankenhausqualität durch den Patienten und damit seine Zufriedenheit zu messen (Eichhorn, 1997: 359 f.).
Zum Zwecke der Leistungs-, Kosten-, Erlös- und Prozesslenkung kann somit die Qualität des Krankenhauses nicht allein mittels klinisch-medizinischer bzw. funktionell-pflegerischer Indikatoren und Kennzahlen gemessen werden, sondern muss um patientenorientierte Verfahren ergänzt werden, um so auch die Ergebnisqualität aus Patientenperspektive abzubilden.

Werteorientierte Kennzahlen

Wie auch bei anderen Controlling-Instrumenten kann es sinnvoll sein, über den „Krankenhausrand" hinauszuschauen und zu überprüfen, welches alternative Kennzahlen-Konzept sich zur Lenkung eines Krankenhauses eignet. Aus betriebswirtschaftlicher Sicht sind erfolgszielorientierte Kennzahlen wie Eigen-, Gesamt- und Umsatzrentabilität als relative Größen oder absolute Kennzahlen wie der Earnings before Interest and Taxes (EBIT) oder der Earnings before Interest, Taxes Depreciation and Amortization (EBITA) im Krankenhaus bereits etabliert. Diese Kennzahlen bauen im Wesentlichen auf Daten der externen Rechnungslegung auf. Als Erfolgsgröße wird oft der Jahresüberschuss angesetzt (Weber, 2004: 245 ff.). Eine Alternative dazu sind werteorientierte Kennzahlen, die sich aus der Diskussion um den Shareholder Value[64] entwickelt haben (Groll, 2003). Für die Lenkung

64 Der Leitgedanke des Shareholder-Value-Ansatzes besteht darin, die Interessen der Eigenkapitalgeber verstärkt in den Vordergrund zu stellen, um den Shareholder Value zu maximieren (Groll). Die Werteorientierung erfordert eine langfristige Steigerung des Unternehmungswertes, was wiederum eine Steigerung der Rendite für die Aktionäre bedeutet. Demnach wird Vermögen nur dann geschaffen, wenn es gelingt, zumindest die Kapitalkosten zu erwirtschaften. Ein Gewinn besteht, wenn nach Abzug der Kapitalkosten vom Jahresüberschuss ein „Mehrwert" verbleibt (Peemöller, 2002: 60). Die Unternehmensperformance wird nach diesem faktischen ökonomischen Gewinn bemessen (Stern/Shiely/Ross, 2002: 35 f.).

eines Krankenhauses ist hier insbesondere das Konzept des Economic Value Added (EVA) hervorzuheben, da es die Lenkung aller Unternehmungsebenen mit nur einer Wertkennzahl verspricht. Ferner eignet sie sich zur Abbildung der Wertschaffung, zur Leistungsbeurteilung anhand der Messung der finanziellen Performance als auch zur Analyse und Einschätzung von Strategien. EVA informiert Manager darüber, ob ihre Entscheidungen wertsteigernd oder wertvernichtend sind (Groll, 2003: 35). Durchgesetzt hat sich dieses Konzept bei 39 % der DAX-100 Unternehmungen (Groll, 2003: 9). Die Mehrzahl der Krankenhäuser sind jedoch nicht börsennotiert, sodass sich die Frage stellt, ob der Einsatz der Kennzahl überhaupt sinnvoll ist und welche Probleme bei der Implentierung auftreten.
Zur Berechnung des EVA werden drei Größen benötigt:

- Geschäftsergebnis (NOPAT: Net Operating Profit After Taxes)
- Gesamtkapital (NOA: Net Operating Assets)
- Kapitalkostensatz (wacc: weighted average cost of capital)

Definiert ist der EVA als das Geschäftsergebnis abzüglich der Kapitalkosten:

$$\text{Economic Value Added} = \text{NOPAT} - \text{NOA} \cdot \text{wacc}$$

Die Daten zur Ermittlung des NOPAT und der NOA stammen aus der Bilanz und der Gewinn- und Verlustrechnung. Berechnet werden dieses Kennzahlen wie Abbildung 6-54 zeigt.
Der Gesamtkapitalkostensatz wird schließlich als gewichteter Durchschnitt aus Eigen- und Fremdkapitalkostensatz ermittelt (s. Abb. 6-55).
Die Problematik der Krankenhausfinanzierung, insbesondere bei Häusern in öffentlicher Trägerschaft, besteht in den stetig sinkenden Investitionen seitens der öffentlichen Hand aus dem Krankenhausfinanzierungsgesetz sowie dem geringen Bestand an Eigenkapital (o. V., 2004: 346). In vielen Kliniken führt das zu einem Investitionsstau, sodass Krankenhäuser Investitionen aus eigener Hand und ohne Fördermittel finanzieren müssen (Teichmann, 2007). Aus diesem Grund kommt dem Fremdkapital eine immer größere Bedeutung zu. Zur Beschaffung des Fremdkapitals haben sich zwei Alternativen herauskristallisiert. Zum einen ist die Möglichkeit der Finanzierung durch Börsenkapital gegeben. Das setzt allerdings eine Börsennotierung des Krankenhauses voraus, was in der Gesundheitsbranche eher selten der Fall ist. Zum anderen kann eine Finanzierung durch institutionelles Kapital ohne Börsennotierung realisiert werden, welche speziell von Pensionskassen angeboten wird (o. V., 2004: 346 f.). So ist bei der Bestimmung der Kapitalkosten die Besonderheit der öffentlichen Förderung der Krankenhäuser zu beachten. Aus der Bilanz müssen sämtliche Positionen des Fremd- und Eigenkapitals, die dem Krankenhaus zinslos und ohne Rückzahlungsverpflichtung zur Verfügung gestellt worden sind, ausgegliedert werden. Darauf aufbauend werden die Gewichtungsfaktoren berechnet.
Als Fremdkapitalkostensatz wird der gewichtete Mittelwert aller kurz- und langfristigen Fremdkapitalzinsen mit den jeweils festgelegten Zinsansprüchen herangezogen. Zudem wird die steuerliche Abzugsfähigkeit von Fremdkapitalzinsen in Form des Tax Shield berücksichtigt (Eiff/Klemann, 2005: 359). Das soll die Steuer reduzierende Wirkung der Abzugsfähigkeit von Fremdkapitalzinsen aufheben (Keller/Plack,

2001: 348). Insgesamt werden Fremdkapitalkosten ermittelt, indem Fremdkapitalkostensatz, Fremdkapitalquote und die steuerliche Abzugsfähigkeit der Fremdkapitalzinsen miteinander multipliziert werden (Eiff/Klemann, 2005: 394).

Bilanzsumme

+ Wert betrieblich genutzter, aber nicht aktivierter Gegenstände (insbesondere nicht bilanzierte Leasing- und Mietobjekte)
- Wert nicht betrieblich genutzter, aber bilanzierter Aktiva (Anlagen im Bau, vermietete Immobilien, Wertpapiere des Umlaufvermögens etc.)
- zinslose öffentliche Fördermittel
- unverzinsliche kurzfristige Verbindlichkeiten (Verbindlichkeiten LL, kurzfristige Rückstellungen)
+ Equity Equivalents (med. Forschungsaufwendungen, stille Reserven im Vorratsbereich, Personalschulungen)
- aktive latente Steuern
+ passive latente Steuern

= Gesamtkapital (NOA)

Jahresüberschuss

+ fiktive Zinsanteile auf kapitalisierte Miet- und Leasingaufwendungen
- Erträge aus nicht betrieblich genutzten Aktiva (- Erträge aus Wertpapieren des Umlaufvermögens; - Erträge vermieteter Immobilien etc.)

+/- Änderung der Equity Equivalents (+ zu aktivierender Aufwand für med. Forschung; + Aufwand für Personalschulungen; - Abschreibungen auf den Forschungsaufwand; + Erhöhung stiller Reserven etc.)

+ Fremdkapitalzinsen
- finanzwirksame Steuern (= Cash Operating Taxes)
+ Zuführung zu den passivischen latenten Steuern
- Zuführung zu den aktivischen latenten Steuern

= Geschäftsergebnis (NOPAT)

Abb. 6-54 Berechnung des Geschäftsergebnisses und des Gesamtkapitals (in Anlehnung Eiff/Klemann, 2005: 392)

$$wacc = r_{EK} \cdot \frac{EK}{GK} + r_{FK} \cdot \frac{FK}{GK} (1-s)$$

mit

r_{EK}	Eigenkapitalkosten
r_{FK}	Fremdkapitalkosten
EK	Marktwert des Eigenkapitals
FK	Marktwert des Fremdkapitals
GK	Gesamtkapital
s	Unternehmungssteuersatz

Abb. 6-55 Berechnung des Gesamtkapitalkostensatzes

Sind die Kosten für das Fremdkapital noch relativ einfach zu bestimmen, so ist die Berechnung der Eigenkapitalkosten umso komplizierter. Die Eigenkapitalkosten geben die geforderte Rendite der Eigenkapitalgeber wieder. Dadurch, dass die Investoren bei einer Kapitalanlage ein gewisses Risiko eingehen (Anlagerisiko), wird ein Zuschlag (Risikozuschlag) zum risikofreien Zins unentbehrlich. Die Eigenkapitalkosten ergeben sich gemäß dem Capital Asset Pricing Model (CAPM) aus dem risikofreien Zins plus des Risikozuschlags, der aus der Multiplikation des unternehmungsspezifischen Betafaktors mit der Marktrisikoprämie resultiert. Die letztere gibt die Prämie für das allgemeine Risiko an, welches eine Anlage in den Aktienmarkt grundsätzlich in sich birgt. Die Marktrisikoprämie geht hervor aus der Differenz zwischen der erwarteten Marktrendite und dem risikofreien Zins (Teichmann, 2007; Weber, 2004: 249). Formal stellt sich dieser Zusammenhang wie folgt dar:

Eigenkapitalkostensatz = risikofreier Zins + Risikozuschlag[65]

Dabei berechnet sich der Risikozuschlag nach folgender Formel:

Risikozuschlag = Betafaktor · (Marktrendite – risikofreier Zins)
= Betafaktor · Marktrisikoprämie

Obwohl das Capital Asset Pricing Model ein Einperioden-Modell ist, wird beim risikofreien Zinssatz auf langfristigen staatlichen Anleihen angesetzt, da die Variabilität solcher Anleihen auf Inflationsänderungen geringer ist. In der Praxis eignen sich hier beispielsweise zehnjährige Bundesanleihen. Der risikofreie Zinssatz dient zur Ermittlung der erwarteten Risikoprämie des Marktes, wobei anstelle dieser ein vergangenheitsbezogener, langfristiger Durchschnittswert vorzuziehen ist, zumal eine zukunftsbezogene Marktrendite ein ewiges kontinuierliches Wachstum unterstellt (Günther, 1997: 176 f.).

Das unternehmungsspezifische Risiko, welches mit einer Anlage in die Wertpapiere der Unternehmung eingegangen wird, drückt der Betafaktor[66] (β) aus (Weber, 2004: 249). Er ist leicht zu ermitteln, wenn die zu bewertende Unternehmung börsennotiert ist (Günther, 1997: 180). Der Betafaktor gibt an, wie stark die Aktie einer Unternehmung im Vergleich zum gesamten Markt schwankt. Er ist ein Indikator für das Ausmaß von Veränderungen, mit denen eine Unternehmung konfrontiert wird. Eine Aktie mit einem Beta von zwei drückt aus, dass der Kurs einer Aktie doppelt so starken Schwankungen ausgesetzt ist wie der allgemeine Aktienmarkt. Ein Beta kleiner eins bedeutet, dass die Aktie der Unternehmung weniger schwankt als der Gesamtmarkt (Weber/Schaier/Strangfeld, 2005: 29).

Die Zielsetzung des Capital Asset Pricing Model ist für eine einzelne Anlagemöglichkeit eine Renditeforderung für die Investoren zu errechnen, die dem individuellen Risiko der Anlagemöglichkeit entspricht (Günther, 1997: 163). Grundsätzlich kann dieses Modell auch auf selbstständige Unternehmungen übertragen werden,

65 Synonym dazu wird in der Literatur die „Risikoprämie“ verwendet.

66 Der Betafaktor kann von diversen Informationsdiensten und Finanzdienstleistern bezogen werden. Zum Beispiel direkt an der Deutschen Börse in Frankfurt: im Internet unter URL: http://deutsche-boerse.com.

die nicht an einer Börse notiert sind. In jedem Fall sind die risikoangepassten Kapitalkosten für einzelne Anlagemöglichkeiten zu ermitteln. Da nicht börsennotierte Unternehmungen über keinen direkten Zugriff auf beobachtbare Kursentwicklungen einer Anlage verfügen, ist zu prüfen, wie die Volatilität des Betafaktors der Rendite der einen Anlage im Vergleich zu den Renditen des Gesamtmarktes zu berechnen ist (Günther, 1997: 180). Die Volatilität gibt den Schwankungsbereich von Wertpapierkursen oder Zinssätzen während eines bestimmten Zeitraumes an (o. V., 2007). So muss der Betafaktor für eine nicht börsennotierte Unternehmung geschätzt werden. Um eine Schätzung durchführen zu können, bietet es sich an, auf Vergleichs-Beta ähnlich strukturierter, an der Börse notierter Krankenhäuser zurückzugreifen. In der Praxis gestaltet sich das allerdings als sehr schwierig, zumal es problematisch ist, eine vergleichbare und gleichzeitig börsennotierte Klinik zu finden (Eiff/Klemann, 2005: 393 f.).
Nachdem Eigen- und Fremdkapitalkostensätze fest stehen, wird der Gesamtkapitalkostensatz kalkuliert. Dazu werden der Eigenkapitalkostensatz mit der Eigenkapitalquote (Eigenkapital dividiert durch das Gesamtkapital) und der Fremdkapitalkostensatz mit der Fremdkapitalquote gewichtet (Weber/Schaier/Strangfeld, 2005: 249). Wie die Gesamtkapitalkosten im Einzelnen genau ermittelt werden, veranschaulicht Abbildung 6-56.

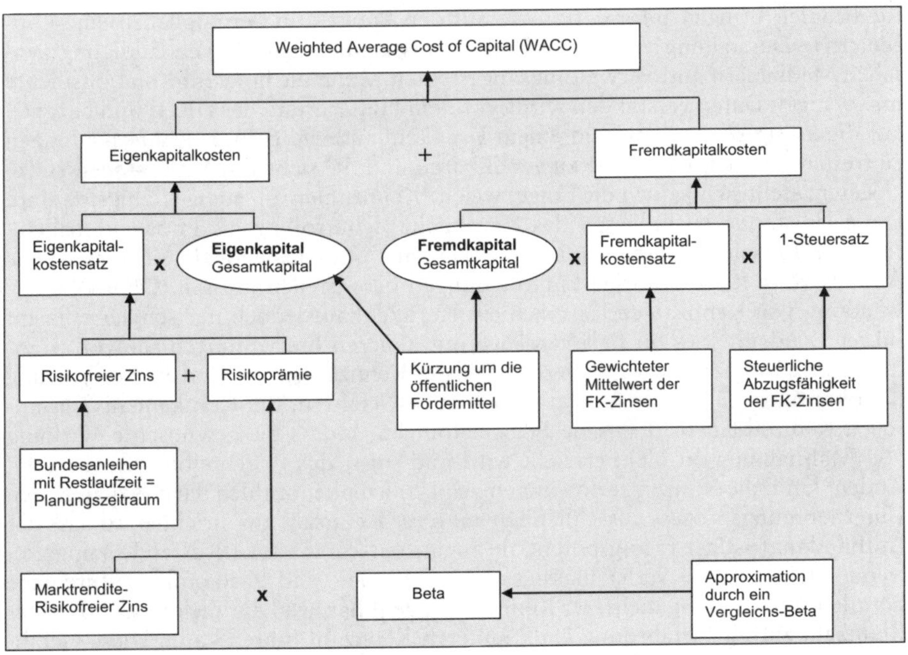

Abb. 6-56 Berechnung des WACC im Krankenhaus
(Quelle: Eiff, W. v., Klemann, A.: Das Konzept des Economic Value Added (EVA): Ein Instrument zur Analyse von Aquisitionsalternativen im Krankenhausbereich. In: Eiff, W. v., Klemann, A. (Hrsg.): Unternehmensverbindungen: Strategisches Management von Kooperationen. Bd. 1. Wegscheid: Wikom Verlag 2005, S. 394)

Bei dem Versuch einer Umsetzung des EVA-Konzeptes in einem Krankenhaus hat sich gezeigt, dass es in der Praxis kaum möglich ist, eine wertorientierte Kennzahl für ein nicht börsennotiertes Krankenhaus zu bestimmen, da der Kapitalmarkt bei der Wertorientierung die ausschlaggebende Rolle spielt.
Bei der Bestimmung des EVA ist ein unüberbrückbares Problem, das unternehmungsspezifische Risiko des Krankenhauses in Form des Betafaktors zu ermitteln. Alternativ besteht die Möglichkeit, auf Werte eines anderen börsennotierten Konzerns zurückzugreifen, was allerdings das eigentliche Ergebnis der berechneten Eigenkapitalkosten stark verfälscht. Trotz der Einschränkungen kann die Berechnung des EVA einen groben Einblick in die Welt der Wertorientierung bieten. Der Economic Value Added-Ansatz kann herangezogen werden, wenn es um die Beantwortung der Frage geht, wie Kliniken ihr Portfolio hinsichtlich einer Wertsteigerung verbessern können. Bei der Beurteilung, ob der EVA-Ansatz sich für eine wertorientierte Führung besser eignet als beispielsweise die Discounted Cash Flow-Methode[67] kann keine eindeutige Tendenz festgestellt werden (Eiff/Klemann, 2005: 400 ff.). Beide Verfahren haben jeweils ihre Vor- und Nachteile, sodass jedem Krankenhaus abzuwägen bleibt, welche Nachteile es eher in Kauf nehmen kann und welche nicht.

Bewertung der Kennzahlen

Kennzahlen bringen Informationen „auf den Punkt" und ermöglichen eine konzentrierte Darstellung von Sachverhalten sowie eine leichtere Verständigung zwischen Medizinern und Verwaltungsangestellten, wenn die hohe Informationsdichte mit wenigen Daten verstanden wird. Vor dem Hintergrund der DRGs und bezogen auf die komplexen Abläufe in einem Krankenhaus, die richtigen Entscheidungen zu treffen, die richtigen Ziele zu vereinbaren und die richtigen Maßnahmen zu realisieren, stellt sich jedoch die Frage, welche Kennzahlen am aussagefähigsten sind. Diese Umstände beeinflussen das Krankenhauscontrolling als Informationslieferant der Entscheidungsträger im Krankenhaus entscheidend, da sie verlässliche Anhaltswerte für zukünftige Entscheidungen bereitstellen müssen. Ohne die Verwendung von Kennzahlen lässt sich ein Krankenhaus jedoch nur schwer effizient führen. Zudem ist es für den Vergleich mit anderen Einrichtungen sinnvoll, standardisierte Kennzahlen auszuwerten. Die mit Kennzahlen verbundene Verdichtung der ökonomischen Realität birgt jedoch auch Gefahren. Ein Krankenhaus mit falschen Kennzahlen trifft falsche Entscheidungen, sodass die gewünschte Wirkung von Maßnahmen oft nicht erreicht wird und sogar das Gegenteil bewirken kann. Zudem kann die Konzentration auf einzelne Spitzenkennzahlen dazu verleiten, den Unternehmungsprozess ausschließlich auf diese Kennzahl auszurichten, so dass der Aufbau langfristiger Erfolgspotentiale zugunsten kurzfristiger Kostendeckungsziele oder Gewinnziele vernachlässigt wird. Daneben sind Zielkonflikte durch die parallele Verwendung mehrerer Kennzahlen denkbar, weil die Zielerreichung einer Kennzahl zur Zielgefährdung einer anderen Kennzahl führen kann. Diese Gefahren können durch den Einsatz eines mehrdimensionalen Kennzahlensystems wie beispielsweise die Balanced Scorcard beseitigt werden. Sie postuliert nicht einzelne Spitzenkennzahlen, sondern integriert traditionelle Kennzahlen und strategisches

67 Durch die Diskontierung zukünftiger Cash-Flows wird der Unternehmungswert ermittelt.

Management, indem sie mit Hilfe wenig wesentlicher, aussagefähiger Größen die Unternehmungsstrategie messbar macht. Dabei berücksichtigt sie die Ursache- und Wirkungsbeziehungen zwischen den Kennzahlen. Die Balanced Scorcard beschränkt sich nicht nur auf Finanzkennzahlen, sondern bezieht weitere Dimensionen mit ein. Dabei agiert sie proaktiv und nicht vergangenheitsorientiert (Straub, 1997: 227).

In zunehmendem Maße findet die Balance Scorecard auch Verbreitung im Krankenhaussektor (Borges/Specker, 2003), da ihr die Fähigkeit zugesprochen wird, besonders komplexe Organisationen sinnvoll zu lenken (Straub, 1997: 235 f.). Als Einführungsgründe stehen vor allem die Kritik an klassischen Meßgrößen, die Unterstützung der Strategieumsetzung und das KonTraG im Vordergrund (Straub, 1997: 235 f.). Bei der Anwendung der Balanced Scorecard muss jedoch die besondere Situation der Krankenhausunternehmung berücksichtigt werden.[68] Zum Beispiel wäre nicht nur mit Blick auf den gesetzlich verpflichtenden Qualitätsbericht nach § 137 Abs. 1 Satz 3 Nr. 6 SGB V zu prüfen, inwiefern Qualitätskennzahlen (Struktur, Prozess, Ergebnis) in das Kennzahlensystem zu integrieren sind.[69] Branchenunabhängig ist ferner zu hinterfragen, ob das Grundmuster der Balanced Scorecard überhaupt ausreichend ist oder ob nicht die bisher berücksichtigten intrasystemischen Dimensionen – Ergebnis, Prozesse, Strukturen, Personal – um eine extrasystemische Dimension – Umwelt – zu ergänzen wären. Fraglich sind auch die vorausgesetzten Ursache-Wirkungsbeziehungen zwischen den Kennzahlen, die unsererseits nicht allgemeingültig sind. Empirisch lassen sich kaum Aussagen zur Kausalität zwischen Kundenzufriedenheit und Unternehmungserfolg oder von Produktqualität und Unternehmungserfolg herstellen oder beweisen (Kunz/Pfeiffer, 2002: 107). Die Balanced Scorecard baut auf einem Ursache-Wirkungszusammenhang auf, der im Rahmen der Systemtheorie von Niklas Luhmann auf die Funktionalität erweitert wurde. Danach ist es möglich, Ziele auf unterschiedlichem Wege zu erreichen – nämlich in Rahmen der funktionalen Geeignetheit. Die funktionale Analyse weist die Zusammenhänge auf, zwischen realen oder erlebten Problemen und denkbaren unsicheren (kontingenten) Lösungen. „Die Funktion ist also ein Vergleichsschema für unterschiedliche Problemlösungen, die mit Bezug auf die Funktion als äquivalent gelten. Die Leistung der Analyse besteht darin, funktional äquivalente Lösungen für das betreffende Problem in Betracht zu ziehen“ (Baraldi/Corsi/Esposito, 1999: 61; Luhmann, 1974: 9 ff.; Luhmann, 1984: 83 ff.; Luhmann, 1990). Die Ursache-Wirkungsbeziehung ist eine Verkürzung dieses Schemas: Denn die Funktionale Analyse zeigt Verbindungen zwischen unterschiedlichen Ursachen und derselben Wirkung auf oder zwischen unterschiedlichen Wirkungen und derselben Ursache. Diese Sichtweise schafft die Balanced Scorcard nicht. Mayrhofer, Meyer und Majer weisen ebenfalls auf „blinde Flecken“ beim Balanced Scorecard-Konzept hin (Mayrhofer/Meyer/Majer, 2004: 797):

68 Vgl. dazu die Ausführungen in Kapitel 2.1: Merkmale der Krankenhausunternehmung.

69 Beispielsweise beschreibt Braun-von-Reinersdorff in ihrem Balanced-Scorecard-Modell folgende sechs Dimensionen (Braun von Reinersdorff, 2007): Gesundheitsdimension, Mitarbeiter- und Innovationsdimension, Patienten/Stakeholderdimension, Finanzen- und Ergebnisdimension, Wettbewerbsdimension, Prozess- und Wertkettendimension. Die modifizierten Aufgabenkreise einer Balanced Scorecard für Nonprofit-Unternehmen lauten dagegen nach Wendel Leistungsfähigkeits-, Prozess-, Stakeholder- sowie Lern- und Entwicklungsperspektive (Wendel, 2001: 250 f.).

- Asymmetrische Machtverteilung und Mikropolitik
- Interessens- und Zielkonflikte
- Differierende Prioritäten
- Veränderungswiderstände
- Kreisläufe und Wechselwirkungen
- Angst vor Transparenz oder Kontrolle zu einfacher oder falscher Leistungsbewertung
- Messbarkeitsgrenzen
- Die Wahl der richtigen Key Performance Indicators
- Die Manipulation von Kennziffern
- Probleme mit weichen Kennziffern

6.4.2.7 Benchmarking

Theoretische Grundlagen zum Benchmarking

Das heutige Krankenhausmanagement ist gefordert, komparative Konkurrenzvorteile zu entwickeln. Das Instrument Benchmarking kommt dem entgegen, denn „Benchmarking bedeutet Lernen voneinander und erfordert Mut, über den eigenen Tellerrand zu schauen" (Siebert/Kempf, 2002: 14).
Etymologisch leitet sich der Begriff Benchmarking von „Benchmark" ab, dessen ursprüngliche Verwendung in der Landvermessung und Topographie liegt. „Benchmarks" sind neutrale Referenzwerte, die es einem gestatten, Beobachtungen und Messungen in Relation zueinander auszudrücken (Camp, 1992: 27). Bei der Umsetzung dieser Definition in unserem heutigen allgemeinen Sprachgebrauch ist ein Benchmark jener Wert, nach dem gestrebt werden soll, und zwar gleichsetzend mit „Bestwert" (Siebert/Kempf, 2002: 7 f.; Bornemeier, 2002: 58). Im deutschen Sprachgebrauch wird auch noch der Ausdruck „Maßstäbe setzen" benutzt, wenn über herausragende Leistungen gesprochen wird (Weber/Wertz, 1999: 10). Die ursprüngliche Bedeutung von Benchmarking stellt somit überwiegend den Aspekt des Messens und Positionierens dar. Auf Unternehmungen übertragen ermöglicht Benchmarking, Rückschlüsse auf die eigene Position oder Leistungsfähigkeit im Vergleich mit anderen zu ziehen (Weber/Wertz, 1999: 10).
Mittlerweile existieren zahlreiche Definitionen zum Begriff Benchmarking. Robert C. Camp versteht unter Benchmarking „... einen kontinuierlichen Prozess, Produkte, Dienstleistungen und Praktiken zu messen gegen den stärksten Mitbewerber oder die Firmen, die als Industrieführer angesehen werden" (Camp, 1994: 13). Aus dieser Definition lässt sich eindeutig ableiten, dass es sich beim Benchmarking nicht um einen einmaligen Prozess handelt, sondern um einen fortlaufenden dynamischen Vorgang, wobei der Blick nach außen auf die Spitzenleistungen anderer Unternehmungen gerichtet ist. Benchmarking zeigt in Relation zu anderen Managementinstrumenten wie dem Betriebsvergleich und dem Wettbewerbsvergleich sowohl Überschneidungen als auch erhebliche Differenzen auf:

- Betriebsvergleich
  Erste literarische Schriften zum Betriebsvergleich sind seit Beginn des 20. Jahrhunderts zu finden (Siebert/Kempf, 2002: 29). Das Wirtschaftslexikon versteht unter Betriebsvergleich „das systematische, nach bestimmten Methoden durchge-

führte Vergleichen betrieblicher Größen zur Beurteilung wirtschaftlicher Tatbestände" (Gabler, 2000). Ursprüngliche Teile des Benchmarking stammen aus dem reinen Betriebsvergleich: Gemeinsam ist ihnen die inhaltliche Auseinandersetzung mit dem „Vergleich" (Pieske, 1997: 24). Differenzen ergeben sich vor allem beim Beantworten der Fragen: Was, wer, warum und wie wird verglichen? Beim klassischen Betriebsvergleich steht der Vergleich der Kennzahlen im Vordergrund, um dann darauf aufbauend, Lösungswege zur Verbesserung bzw. Veränderung zu initiieren. Beim Benchmarking dominieren nicht der Vergleich von Kennzahlen, sondern die Identifizierung und das Verständnis jener Ursachen, die für die „best practices" im Vordergrund stehen (Pieske, 1997: 29; Pichert, 1997: 17).

- Wettbewerbsvergleich
  Als Instrument des Marketings ermittelt der Wettbewerbsvergleich die Stärken und Schwächen einer Unternehmung und dies im Vergleich zur Konkurrenz. Im Gegensatz zum Benchmarking, das eher interaktiv agiert d. h. in Bezug zur eigenen Unternehmung, betrachtet der Wettbewerbsvergleich Sollgrößen für einzelne Kennzahlen. Die Prozesse, wie dies erreicht wird, sind nicht Gegenstand dieser Methode. Dieser Vorgang wird eher als passiv angesehen, d. h. es wird analysiert und sich ausgetauscht über Produkte, Strategien und Zahlen des Rechnungswesens, um so Informationen über die eigene Führungsposition zu erhalten (Siebert/Kempf, 2002: 31; Sänger, 1997: 56).

Ziel des Benchmarking ist über konkrete Zielsetzungen und deren Aktualisierung das Erreichen von Spitzenleistungen. Kernidee des Prozesses ist es, neue Ziele zu entdecken und zu verstehen, um die gewonnene Überlegenheit auf Dauer zu halten (Camp, 1992: 13, 37). Die Zielvorgaben sind marktorientiert. Erfolgreiche Leistungsstandards, die andere Krankenhäuser gezielt einsetzen, wie beispielsweise das Modell eines Medizinischen Versorgungszentrums werden übernommen und an die eigene Unternehmung angepasst (Weber/Wertz, 1999: 11; Siebert/Kempf, 2002: 16). Die strategische Zielsetzung orientiert sich an den übergeordneten Zielen der Unternehmung, und versucht die Leistungen der Benchmarking-Partner zu übertreffen. Endziel ist die Steigerung der Leistungsfähigkeit und der Effizienz, wobei ein Wettbewerbsvorteil entstehen soll. Auch für die Krankenhausführung ist es unerlässlich, die geeigneten Lösungsvorschläge zum Erreichen und gegebenenfalls Übertreffen der „best practices" aufzuzeigen (Kreuz, 1995: 48). Die Zielsetzung darf aber keinesfalls so hoch angesetzt werden, dass sie unrealistisch wird und somit massive Widerstände und Ablehnung bei den Mitarbeitern auslöst (Kreuz, 1995: 54). Bei der taktischen und operativen Benchmarking-Zielsetzung sind die Lenkungsmöglichkeiten für kurz- und mittelfristige Aktivitäten avisiert. Die unmittelbaren Maßnahmen und Lösungen zur Optimierung von Prozessen stehen im Vordergrund (Grieble, 2004: 20). Neben diesen beiden Hauptzielen lassen sich folgende nebenrangige Ziele formulieren (Haubrock/Gohlke, 2001: 20; Siebert/Kempf, 2002: 34):

- Erhöhung der Patientenzufriedenheit
- Optimierungsprozess der vorhandenen Ressourcen
- Leistungssteigerung
- Ggf. finanzieller Gewinn für die Investoren und Mitarbeiter der Unternehmung
- Kostentransparenz
- Generierung und Überprüfung neuer Ideen bzw. Innovationen

Die Benchmarking-Zielsetzung wird sinnvollerweise unter Einsatz multidimensionaler Zielbestimmungsinstrumente wie z. B. die von Kaplan/Norton entwickelte Balanced Scorecard erstellt (Grieble, 2004: 66f.). Je nachdem welches Ziel vorrangig ist, welches Benchmarking-Objekt angepeilt, und wer die Benchmarking-Partner sind, existieren unterschiedliche Benchmarking-Facetten (Siebert/Kempf, 2002: 34).

Internes Benchmarking

Beim internen Benchmarking werden ähnliche Tätigkeiten oder Prozesse miteinander verglichen, um so die beste Praxis innerhalb des gemeinsamen Rahmens zu identifizieren (Pieske, 1997: 35; Meyer, 1996: 59), und sie dann auf das ganze Krankenhaus als Standard zu übertragen. Das Ermitteln von Stärken und Schwächen innerhalb der Unternehmung sowie die Möglichkeit zur Differenzierung, und das Auffinden noch nicht identifizierter Probleme gehören zum Potential dieser Methode. Internes Benchmarking erlaubt es, alle Sparten des Krankenhauses auf das höchstmögliche innerbetriebliche Leistungsniveau zu bringen (Pieske, 1997: 44; Siebert/Kempf, 2002: 36ff.). Hiermit wird aber auch eine Grenze des internen Benchmarking deutlich: Der Blick der Unternehmung ist nur nach innen gerichtet. Vorteile und Nutzen des „über den eigenen Tellerrand" zu schauen, werden nicht wahrgenommen (Siebert/Kempf, 2002: 36).

Externes Benchmarking

Wird Benchmarking außerhalb des eigenen Krankenhauses durchgeführt, so spricht man vom externen Benchmarking. Ein weiterer Unterschied liegt auch bei der Festlegung auf externe Partner:

- Konkurrenzbezogenes Benchmarking
  Hierbei handelt es sich um den Vergleich mit der direkten Konkurrenz. Falls die Benchmarking-Objekte einen Nutzen für alle Partner darstellen, ist es sinnvoll, Benchmarking-Projekte gemeinsam mit seinen Wettbewerbern durchzuführen. Als Beispiel könnte man den Bereich der Mitarbeiterentwicklung nennen. Allerdings ist es häufig schwer, Partner für das Benchmarking zu finden, da der Austausch wettbewerbsrelevanter Informationen unter Konkurrenten schwierig ist (Haubrock/Gohlke, 2001: 23ff.).
- Branchenbezogenes Benchmarking
  Das branchenbezogene Benchmarking hingegen bleibt nicht beim Vergleich zweier Konkurrenten stehen, sondern geht darüber hinaus. Hier werden branchenweit Analysen von bestimmten Leistungsprozessen getätigt, um Trends zu ermitteln (Haubrock/Gohlke, 2001: 42).
- Branchenunabhängiges Benchmarking
  Branchenunabhängiges Benchmarking, auch bekannt als funktionales Benchmarking (Camp, 1992: 67; Pieske, 1997: 45f.), kann als die finalisierte und eleganteste Form von Benchmarking angesehen werden (Haubrock/Gohlke, 2001: 23). Und dies nicht nur innerhalb der eigenen Branche, sondern auch außerhalb der Branche und des Weiteren sowohl national wie international (Haubrock/Gohlke, 2001: 24; Siebert/Kempf, 2002: 43). Wenn dann geeignete Partner gefunden sind, steht dem Informationsaustausch von Daten und Pro-

zessabläufen nichts mehr im Wege, da sich die Unternehmungen nicht in einer direkten Konkurrenzsituation befinden.

Produkt-Benchmarking

Hier wird das eigene Produkt mit einem Produkt des Konkurrenten verglichen. Oft stellt das Benchmarking von Produkten und technischen Lösungen, auch *„reverse product engineering"* genannt, eine sinnvolle und nutzbringende Methode dar (Siebert/Kempf, 2002: 43).

Prozess-Benchmarking

Siebert & Kempf definieren Prozess-Benchmarking als „der Vergleich ähnlicher Prozesse mit dem Ziel der Prozessoptimierung. Unabhängig von Wettbewerbs- oder Branchengrenzen bezieht sich der Vergleich auf unternehmungsinterne, brancheninterne oder branchenunabhängige Prozesse. Dabei werden die Unterschiede, deren Ursachen und Möglichkeiten zur Verbesserung ermittelt" (Pieske, 1997: 47). Durch ein geeignetes Prozessmanagement werden die tatsächlichen Abläufe in einer Unternehmung untersucht, Effizienzunterschiede werden festgestellt und der Wertschöpfungsprozess wird ermittelt. Die eigenen Prozesse werden mit denen anderer verglichen und im Vordergrund steht nicht der Vergleich von Kennzahlen sondern das Verstehen der Hintergründe, die zu den Resultaten bzw. Kennzahlen führen. Der Fokus liegt dabei auf den Kernprozessen.[70]

Strategisches Benchmarking

Verfolgt eine Unternehmung „gezielt einen Weg", so handelt es nicht nach dem Prinzip „Lust und Laune", sondern es handelt überlegt. Die Kombination von Ziel und Weg, charakterisiert die Strategie der Unternehmung (Pieske, 1997: 33). Die Nutzung von Benchmarking und Strategie erscheint sinnvoll, vor allem da über die Strategieentwicklung Wettbewerbsvorteile und Erfolge einer Unternehmung initiiert werden (Pieske, 1997: 56). Mit verschiedenen Managementinstrumenten wie z. B. der Stärken-Schwächen-Analyse sind die Unternehmungen in der Lage, interne und externe Einflussfaktoren und deren Bedeutung für strategische Richtlinien zu identifizieren. Die Kombination von Strategie und Benchmarking kann als ein adäquates Hilfsmittel zur Kernkompetenzentwicklung und Verbesserung der Prozesse eingesetzt werden. Beim strategischen Benchmarking steht die Positionierung und Bewertung der eigenen Organisation im Vergleich zu den anderen im Vordergrund (Siebert/Kempf, 2002: 56 f.). Ziel ist es, sich an den strategischen Erfolgsfaktoren der Spitzenunternehmung zu orientieren (Siebert/Kempf, 2002: 57).
Aus institutioneller Sicht existieren in der Praxis mehrere Varianten, um Benchmarking zu organisieren. Sie sind in einer Organisationsstruktur sowohl in reiner Form als auch als Mischform anzutreffen.
Das Konsortium-Benchmarking eignet sich hervorragend für einen fortlaufenden Verbesserungsprozess, da hier die Kernbereiche schon initiiert und ausgearbeitet sind. Allen Teilnehmern steht eine Datenbank zur Verfügung, die Positionierungen,

70 Vgl. dazu auch die Ausführungen in Kapitel 4.1: Prozesse.

Ressourcen sowie Trends beinhalten kann. Der Vorteil besteht in der schnellen Verfügbarkeit von Daten, definierten Untersuchungskriterien und der Existenz der Messgrößen.

Anwendung des Benchmarking im Krankenhaus

Ein gängiges Benchmarkingobjekt im Krankenhaus sind DRG-Fallkosten. Dabei werden die Kostendaten des eigenen Krankenhauses mit den durchschnittlichen Fallkosten jener Krankenhäuser verglichen, die ihre Daten für die Ermittlung der bundeseinheitlichen Relativgewichte dem InEK-Institut zur Verfügung gestellt haben und die von diesem veröffentlicht werden. Diese Daten sind für ein Kosten-Benchmarking auf Ebene der DRGs vor allem für die Krankenhäuser nutzbar, die eine DRG-Kalkulation im entsprechenden Kalkulationsjahr durchgeführt haben. Aber auch für die übrigen Krankenhäuser lassen die InEK-Daten durchaus einen Vergleich der Kostendaten auf Krankenhaus- und Fachabteilungsebene zu. Für interessierende Krankenhäuser stehen Fallkosten je DRG zur Verfügung, die nach der Systematik der Kostenmatrix des Kalkulationshandbuches erfasst und dargestellt sind. Dabei handelt es sich um arithmetische Mittelwerte aller gelieferten Daten je DRG.

Voraussetzung für das Benchmarking ist somit eine DRG-basierte Kostenträgerrechnung auf Vollkostenbasis, bei der alle DRG-relevanten Kosten unter Berücksichtigung sämtlicher DRG-relevanter Leistungen möglichst verursachungsgerecht den DRG-Fällen zugeordnet werden können (Keun/Prott, 2004: 194f.).[71] Diese Kosten können dann mit den entsprechend ausgewählten DRG-Durchschnittskosten verglichen werden. Eine komprimierte Darstellung der kalkulierten Kostendaten für 120 Fälle einer beispielhaft ausgewählten DRG des InEK Instituts verdeutlicht Abbildung 6-57.

Bei einem Vergleich der InEK-Kalkulationsergebnisse mit der parallel durchgeführten hauseigenen Fallkalkulation ergibt sich in unserem Beispiel das in Tabelle 6-26 dargestellte Bild.

Die Übereinstimmung mit den InEK-Kostendaten (kursiv dargestellt) kann insgesamt gesehen als gut bezeichnet werden, da die InEK-Fallkosten nur geringfügig niedriger sind als die Fallkosten des Krankenhauses (Euro 1.654,10 vs. Euro 1.690,19). Bei differenzierter Betrachtung werden jedoch größere negative Abweichungen (grau hervorgehoben) deutlich, die insbesondere bei den Sachkosten zu verzeichnen sind. Hier bedarf es einer weiteren Kostenanalyse. Sowohl bei den Arzneimitteln, als auch bei den Implantaten und dem übrigen medizinischen Bedarf sind die Kosten des eigenen Krankenhauses insgesamt höher als die Durchschnittskosten. Ansatzpunkte zur Kostenreduzierung bietet hier zum einen die Mengenkomponente: wo und wovon genau sind zu viele Ressourcen eingesetzt worden (z. B. im OP)? Zum anderen wären die Preise der eingesetzten Materialien zu überprüfen, die in der Regel von der Einkaufsabteilung zu vertreten sind. Daran können sich verschiedene Maßnahmen anschließen wie z. B. die Reduktion der Zahl von Artikeln und Lieferanten oder die Beteiligung an Einkaufskooperationen.[72]

---

71 Vgl. dazu die Ausführungen in Kapitel 3: Kosten-, Leistungs-, Erlös- und Ergebnisrechnung als Ausgangspunkt: Darstellung der harten Daten.

72 Vgl. dazu auch die Ausführungen in Kapitel 5.2.1: Kostenmanagement.

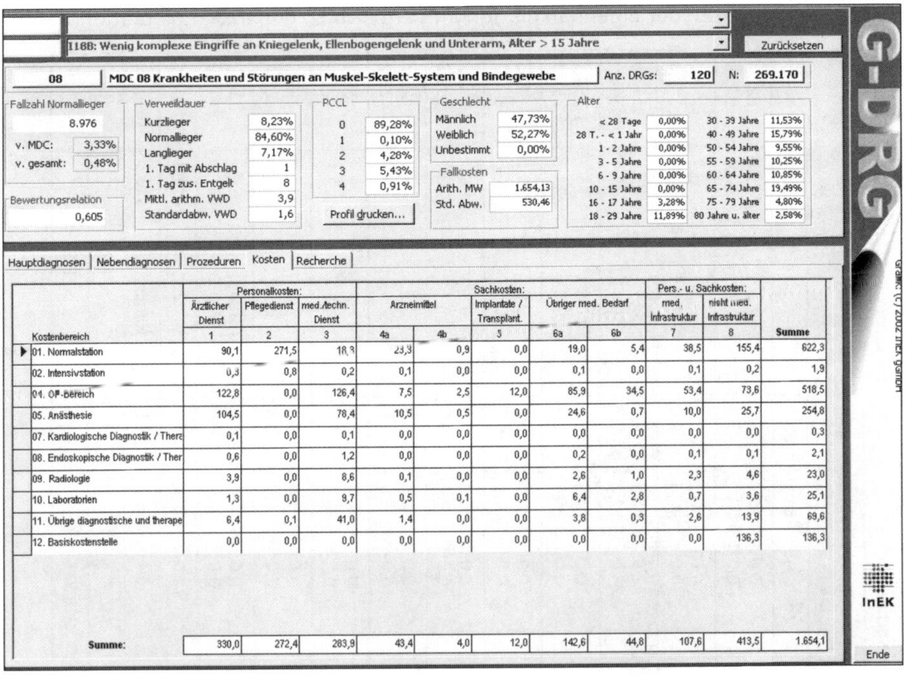

	Personalkosten:			Sachkosten:					Pers.- u. Sachkosten:		
	Ärztlicher Dienst	Pflegedienst	med./techn. Dienst	Arzneimittel		Implantate / Transplant.	Übriger med. Bedarf		med. Infrastruktur	nicht med. Infrastruktur	
Kostenbereich	1	2	3	4a	4b	5	6a	6b	7	8	Summe
01. Normalstation	90,1	271,5	18,3	23,3	0,9	0,0	19,0	5,4	38,5	155,4	622,3
02. Intensivstation	0,3	0,8	0,2	0,1	0,0	0,0	0,1	0,0	0,1	0,2	1,9
04. OP-Bereich	122,8	0,0	126,4	7,5	2,5	12,0	85,9	34,5	53,4	73,6	518,5
05. Anästhesie	104,5	0,0	78,4	10,5	0,5	0,0	24,6	0,7	10,0	25,7	254,8
07. Kardiologische Diagnostik / Thera	0,1	0,0	0,1	0,0	0,0	0,0	0,0	0,0	0,0	0,0	0,3
08. Endoskopische Diagnostik / Ther	0,6	0,0	1,2	0,0	0,0	0,0	0,2	0,0	0,1	0,1	2,1
09. Radiologie	3,9	0,0	8,6	0,1	0,0	0,0	2,6	1,0	2,3	4,6	23,0
10. Laboratorien	1,3	0,0	9,7	0,5	0,1	0,0	6,4	2,8	0,7	3,6	25,1
11. Übrige diagnostische und therape	6,4	0,1	41,0	1,4	0,0	0,0	3,8	0,3	2,6	13,9	69,6
12. Basiskostenstelle	0,0	0,0	0,0	0,0	0,0	0,0	0,0	0,0	0,0	136,3	136,3
Summe:	330,0	272,4	283,9	43,4	4,0	12,0	142,6	44,8	107,6	413,5	1.654,1

Abb. 6-57 InEK-Kostenkalkulationsmatrix für ein Kosten-Benchmarking (Quelle: www.g-drg.de © *2008 InEK GmbH – Institut für das Entgeltsystem im Krankenhaus*. Der Verlag und die Autoren danken der InEK GmbH für die freundliche Genehmigung der Abbildung.)

Positive Abweichungen werden bei den Personalkosten (Modul 1, 2 und 3) und bei den Personal- und Sachkosten der medizinischen und nicht- medizinischen Infrastruktur deutlich, wobei letztere nur bedingt aussagekräftig sind. Die Istkosten der Kostenartengruppe 7 sind in diesem Beispiel auf die Verrechnung von 15 Kostenstellen zurückzuführen, die Kosten der Kostenartengruppe 8 basieren ebenfalls auf 15 indirekten Kostenstellen sowie zusätzlich der Basiskostenstelle, die Kosten annähernd vieler Kostenstellen beinhaltet (DKG/GKV/PKV, 2002). Mit der Version 3.0 des Kalkulationshandbuchs wurde im Jahr 2007 die Basiskostenstelle aufgehoben (DKG/GKV/PKV, 2007), was zur Ermittlung der Kostengewichte zu begrüßen, mit Blick auf eine Kostenlenkung jedoch zu hinterfragen ist.

Allgemein zu bedenken ist bei derartigen Vergleichen natürlich immer, dass sie auf der Basis einer einheitlichen Leistungsdefinition erfolgen sollten (z. B. OP-Minuten umfassen dieselben Tätigkeiten in der Vor- und Nachbereitung, Leistungspunkte dieselben Kataloge), worüber die InEK-Daten jedoch keine Auskunft geben können. Die Angaben beziehen sich auf die Gesamtheit aller gelieferten Daten und ermöglichen keine Aussage darüber, wie sich die Struktur der Krankenhäuser darstellt, die die Daten zur Verfügung gestellt haben. Folglich können Probleme und Ungenauigkeiten beim Benchmarking auftreten, die jedoch die Verwendung der Daten nicht ausschließen, sondern lediglich in einigen Bereichen Anpassungen erfordern (Püllen, 2005: 56). Anlässlich des 12. Krankenhaus-Controller-Tages im

Tab. 6-26 Ergebnisse der Eigenkalkulation im Vergleich zu den InEK-Kalkulationsdaten

Kostenbereich	**Personalkosten**			**Sachkosten**					**Personal- und Sachkosten**		**Summe**
	Ärztlicher Dienst	Pflegedienst	med./techn. Dienst	Arzneimittel		Implantate/ Transplant.	Übriger med. Bedarf		med. Infrastruktur	nicht med. Infrastruktur	
	1	**2**	**3**	**4a**	**4b**	**5**	**6a**	**6b**	**7**	**8**	
01. Normalstation	*90,1* 89,5	*271,5* 269,3	*18,3* 18,4	*23,3* 25,0	*0,9* 1,9	*0,0* 0,0	*19,0* 23,4	*5,4* 7,1	*38,5* 35,4	*155,4* 160,9	*622,4* 630,9
02. Intensivstation	*0,3* 0,3	*0,8* 0,4	*0,2* 0,1	*0,1* 0,9	*0,0* 0,0	*0,0* 0,0	*0,1* 0,5	*0,0* 0,0	*0,1* 0,1	*0,2* 0,1	*1,8* 2,4
04. OP-Bereich	*122,8* 121,4	*0,0* 0,0	*126,4* 125,9	*7,5* 9,5	*2,5* 4,3	*12,0* 24,0	*85,9* 94,2	*34,5* 45,3	*53,4* 50,1	*73,6* 71,4	*518,6* 546,1
05. Anästhesie	*104,5* 104,2	*0,0* 0,0	*78,4* 77,5	*10,5* 11,2	*0,5* 2,1	*0,0* 0,0	*24,6* 25,1	*0,7* 0,9	*10,0* 9,8	*25,7* 24,3	*254,9* 255,1
07. Kardiologische Diagnostik/ Therapie	*0,1* 0,1	*0,0* 0,0	*0,1* 0,1	*0,0* 0,0	*0,0* 0,0	*0,0* 0,0	*0,0* 0,0	*0,0* 0,0	*0,0* 0,0	*0,0* 0,0	*0,2* 0,2
08. Endoskopische Diagnostik/ Therapie	*0,6* 0,7	*0,0* 0,0	*1,2* 0,9	*0,0* 0,0	*0,0* 0,0	*0,0* 0,0	*0,2* 0,4	*0,0* 0,0	*0,1* 0,1	*0,1* 0,1	*2,2* 2,2
09. Radiologie	*3,9* 3,6	*0,0* 0,0	*8,6* 8,4	*0,1* 0,4	*0,0* 0,0	*0,0* 0,0	*2,6* 2,9	*1,0* 1,5	*2,3* 2,1	*4,6* 4,3	*23,1* 23,2
10. Laboratorien	*1,3* 1,5	*0,0* 0,0	*9,7* 10,0	*0,5* 1,3	*0,1* 0,9	*0,0* 0,0	*6,4* 6,3	*2,8* 2,9	*0,7* 0,5	*3,6* 3,1	*25,1* 26,5
11. Übrige diagnostische und therapeutische Bereiche	*6,4* 6,2	*0,1* 0,0	*41,0* 40,8	*1,4* 1,6	*0,0* 0,0	*0,0* 0,0	*3,8* 3,9	*0,3* 0,8	*2,6* 2,2	*13,9* 12,9	*69,5* 68,4
12. Basiskostenstelle	*0,0* 0,0	*0,0* 0,0	*0,0* 0,0	*0,0* 0,0	*0,0* 0,0	*0,0* 0,0	*0,0* 0,0	*0,0* 0,0	*0,0* 0,0	*136,3* 135,2	*136,3* 135,2
Summe InEK	***330,0***	***272,4***	***283,9***	***43,4***	***4,0***	***12,0***	***142,6***	***44,7***	***107,7***	***413,4***	***1654,1***
Summe Krankenhaus A	**327,47**	**269,7**	**282,12**	**49,9**	**9,2**	**24**	**156,7**	**58,5**	**100,3**	**412,3**	**1690,19**
Summe InEK	***886,3***			***246,7***					***521,1***		
Summe Krankenhaus A	*879,29*			*298,3*					*512,6*		

April 2005 beschrieb der Geschäftsführer des InEK, Dr. Heimig, in seinem Vortrag die Grenzen des Kostenbenchmarking anhand der InEK-Daten. Die Gesamt-Durchschnittskosten je Fall können laut Heimig bedingungslos als Vergleichswerte genutzt werden, die Vorsicht sei jedoch bei den Modulwerten geboten, da diese durch unterschiedliche Kostenzurechnungspraktiken beeinflusst werden (Heimig, 2005). Ein wichtiger Aspekt, der einzelne Kosten des InEK beeinflusst, ist die Größe der datenliefernden Krankenhäuser. Man kann davon ausgehen, dass von größeren Krankenhäusern einige Leistungen günstiger erbracht werden können als es in Einrichtungen mit geringer Bettenanzahl der Fall ist. Es ist zu vermuten, dass sich die Krankenhausgröße besonders auf die Verrechnung von Kosten indirekter Bereiche auswirkt. Durch eine höhere Bettenanzahl werden in der Regel mehr Patienten je Jahr behandelt, sodass sich zentrale Kosten je Fall geringer darstellen. Ein Beispiel soll diesen Sachverhalt verdeutlichen: In jedem Krankenhaus, unabhängig von der Größe, gibt es einen Ärztlichen Direktor. Belaufen sich die Kosten für dieses Amt auf z. B. 100.000 Euro pro Jahr, werden in einem Krankenhaus, in dem pro Jahr 10.000 Patienten behandelt werden, je Fall/Patient 10 Euro verrechnet, in einem Krankenhaus, welches aufgrund geringerer Bettenanzahl z. B. nur 2.000 Patienten behandelt, betragen die anteiligen Kosten je Patient 50 Euro.
Zielgröße dieses hier beschriebenen Benchmarking ist die Kostenreduktion. In der Literatur wird es daher auch als Kosten- oder Cost-Benchmarking bezeichnet (Hardt, 1998: 97). Der Prozess des Cost-Benchmarking gliedert sich in die Phasen der Planung, Analyse, Aktion und Wiederholung des Benchmarking. Im Rahmen der Planungsphase wird das Benchmarking-Objekt (z. B. DRGs) ausgewählt und die Benchmarking-Partner sowie die Datenerhebungsmethoden werden festgelegt. Bei der Analyse gilt es die eigene strategische Position quantitativ und qualitativ zu beurteilen und das Ausmaß der erforderlichen Leistungsverbesserungen festzulegen. Im Anschluss daran folgt die Aktionsphase, in der auf der Grundlage der ermittelten Benchmarking-Ergebnisse zukünftige Leitungsziele definiert werden. Dazu sind die Ergebnisse mit den betreffenden Mitarbeitern zu diskutieren und im Krankenhaus bekannt zu machen (z. B. über Benchmarking-Workshops). Die Leistungen können dann in Aktionspläne überführt werden. Die Phase vier erinnert noch einmal daran, dass Benchmarking ein permanenter Prozess ist, bei dem nicht nur die Umsetzung der Aktionspläne überwacht werden muss, sondern ggf. Anpassungen erforderlich werden (Hardt, 1998: 101 ff.).
Neben dem Vergleich von Kostendaten bietet es sich z. B. innerhalb eines Krankenhausverbundes an, Leistungsdaten auf Basis der DRG-Kalkulation zu vergleichen. Zum Beispiel können die Kalkulationsergebnisse differenziert nach Unter-, Normal- und Überlieger betrachtet werden. Der CLINOTEL-Verbund ist mit seinen Krankenhäusern dabei auf Ergebnisse gestoßen, die eine differenzierte Analyse lohnen (Beck/Becker/Pfeuffer, 2006: 14 ff.). Als weitere Auswertungsbereiche können sich zum Beispiel folgende Leistungsgrößen anbieten:

- Verweildauer
- Belegungsstunden auf der Intensivstation
- Schnitt-Naht-Zeiten
- Gleichzeitigkeitsfaktor

Wie auch beim Kostenvergleich kann die Analyse und Bewertung der Benchmarking-Informationen nicht allein durch das Controlling erfolgen, sondern bedarf eines intensiven interdiziplinären Austauschs (Medizin, Pflege, Therapie, Verwaltung).

Bewertung des Benchmarking

Sowohl der Krankenhausbereich als auch sonstige Gesundheitseinrichtungen eignen sich sehr gut zum Benchmarking, da Dienstleistungen nicht patentiert werden können, wodurch ihre Übertragung in eine andere Unternehmung leichter realisierbar ist. Des Weiteren kann durch ihren immateriellen Charakter schneller und flexibler auf Veränderung reagiert werden bzw. die Anpassung der Dienstleistung ist leichter umsetzbar (Grieble, 2004: 4).
Durch die Vergleiche werden dem Krankenhausmanagement relevante Daten zur Verfügung gestellt, woraus sich Optimierungspotentiale und Verbesserungsmaßnahmen zum Ausbau der Stärken und Schwächen des Krankenhauses initiieren lassen. Dabei kann und sollte neben der zuvor dargestellten Beurteilung der Kosten von DRG-Fällen oder Bewertung der eingesetzten Leistungen das Benchmarkinginstrument auch zur Abschätzung der Qualitätsposition des Krankenhauses eingesetzt werden. Ferner werden durch ein internes Benchmarking ausgewählter Behandlungsabläufe (Wichelhaus/Greiling/Wagner, 2004: 944 ff.) deren Stärken und Schwächen sichtbar. Es lassen sich Anhaltspunkte für die interne Planung, Umsetzung und Kontrolle ableiten. Mit Hilfe der gewonnen Benchmarking-Kennzahlen und Erklärungsfaktoren können Krankenhäuser ihr strategisches Leistungsprogramm gestalten und ihre Prozessabläufe überdenken. Bei den Verhandlungen mit den Kostenträgern können sie durch die Kenntnis ihrer Leistungsposition an Einfluss gewinnen. Insbesondere mit der Integration von Benchmarking in das Qualitätsmanagement der Krankenhäuser steht ein Analyse- und Orientierungsinstrument zur Verfügung, welches erlaubt, vorhandene Qualitäts- und Leistungslücken über den Vergleich mit Konkurrenzhäusern zu identifizieren. Der realisierte Kundennutzen wird dabei dem realisierten Kundennutzen der anderen gegenübergestellt. Da Patienten die Qualität eines Krankenhauses vielfach emotional beurteilen, bestehen für Krankenhäuser insbesondere bei der Gestaltung der Servicequalität und der Interaktionsqualität Möglichkeiten, sich gegenüber der Konkurrenz abzugrenzen (Eichhorn, 1997: 221 f.).

6.4.2.8 Clinical Pathways

Theoretische Grundlagen zu Clinical Pathways

Im Gesundheitswesen werden die Clinical Pathways seit Mitte der 1980er Jahre – erstmals in den USA – angewandt. Der Ursprung der Clinical Pathways liegt im industriellem Projektmanagement, wo sie seit den 1950er Jahren erfolgreich als Wegbeschreibung zur Koordination einer Vielzahl paralleler Aktivitäten in einem begrenzten Zeitrahmen eingesetzt werden. Im Zuge von Rekonstruierungen in amerikanischen Krankenhäusern etablierte sich ein umfassendes Qualitätsmanagement, als dessen effektivste Instrumente sich die Clinical Pathways erwiesen (Thiemann, 1996: 454; Zapp/Füll/Brüwer, 2004: 151 ff.). Bis heute wurde die Methode verfeinert. Durch die Einführung der fallbezogenen DRG-Vergütung steigt der ökonomische Anreiz nach einer möglichst effizienten Leistungserbringung und somit auch nach einer Optimierung der Behandlungsabläufe und einer Umorientierung des Leistungsspektrums. Durch Fallpauschalen wird der Wettbewerb zwischen den Krankenhäusern gefördert, da sich diese bei gleicher Vergütung pro Fall über Kosten und Qualität messen und unterscheiden lassen können bzw. müssen.

Die Begriffe Clinical Pathways, Klinische Behandlungspfade, Patientenpfade, Klinische Pfade und Geplanter Behandlungsablauf werden in der gängigen Literatur weitestgehend synonym verwandt (Kahla-Witzsch/Geisinger, 2004; Hellmann, 2002; Tecklenburg, 2007). Clinical Pathways sind abzugrenzen von Leitlinien, Richtlinien und insbesondere auch von starren Arbeitsanweisungen im Sinne der „Kochbuchmedizin" mit einer vorgeschriebenen Darstellung der unterschiedlichen diagnostischen und therapeutischen Optionen.

Unter Leitlinien wird eine systematisch entwickelte Entscheidungshilfe über die angemessene ärztliche Vorgehensweise bei speziellen gesundheitlichen Problemen verstanden (Bundesärztekammer, 1997: A2145). Sie werden aus einem Konsens von einem interdisziplinär zusammengesetzten Expertenteam (ggf. auch unter Einbezug von Patienten) entwickelt und beinhalten eine definierte, medizinische Vorgehensweise. Leitlinien sind zu verstehen als wissenschaftlich begründete und praxisorientierte Handlungsempfehlungen (Bundesärztekammer, 1997: A2145). Durch die Arbeitsgemeinschaft der Wissenschaftlichen Medizinischen Fachgesellschaften (AWMF) werden zahlreiche Leitlinien im Internet veröffentlicht (Arbeitsgemeinschaft der Wissenschaftlichen Medizinischen Fachgesellschaften (AWMF), o. A.). Von diesen öffentlichen Leitlinien, die nach einem ressourcenaufwändigen Drei-Stufen-Prozess erstellt werden, sind klinikinterne Leitlinien abzugrenzen. Diese haben die Aufgabe, die Zusammenarbeit zwischen den Kliniken und Berufsgruppen aufeinander abzustimmen und den Ablauf zu verbessern. Die klinikspezifischen Leitlinien können von national oder international anerkannten, evidenzbasierten Leitlinien abgeleitet werden.

Richtlinien sind „Regelungen des Handelns oder Unterlassens ..., die von einer rechtlich legitimierten Institution konsentiert, schriftlich fixiert und veröffentlicht wurden, für den Rechtsraum dieser Institution verbindlich sind und deren Nichtbeachtung definierte Sanktionen nach sich zieht" (Bundesärztekammer, 1997: A2145). Die Unterschiede zu den Leitlinien sind im Hinblick auf die Verbindlichkeit sowie die bei Nichteinhaltung drohenden Sanktionen zu sehen" (Kahla-Witzsch/Geisinger, 2004: 15). Clinical Pathways werden eingesetzt als „klinikspezifische Behandlungsprotokolle zur Standardisierung von Diagnostik und Therapie bei Patienten mit spezifischen Symptomen, Diagnosen und Therapien" (Kahla-Witzsch/Geisinger, 2004: 15). Nach Hill sind die vier folgenden Aspekte bedeutend, die einen Clinical Pathway charakterisieren (Hill, M.,1995 zitiert in Kahla-Witzsch/Geisinger, 2004: 22):

- Zeitliche Betrachtung (beispielsweise von der Aufnahme bis zur Entlassung des Patienten bzw. darüber hinaus)
- Behandlungskategorien und Interaktionen (Information für Berufsgruppe, was zu welchem Zeitpunkt und in welcher Weise zu erledigen ist)
- Mittel- und langfristige Outcome-Kriterien (Messung der Ergebnisqualität während des Krankenhausaufenthaltes)
- Varianzanalyse (Dokumentation der Gründe, wenn von dem Pfad abgewichen wird)

Clinical Pathways entstehen in einem Konsens durch ein interdisziplinäres Behandlungsteam und beziehen sich dabei auf die beste Durchführung der Krankenhausbehandlung, indem festgelegte Behandlungsqualität berücksichtigt, verfügbare Ressourcen definiert und Aufgaben sowie Durchführungs- und Ergebnisverantwortlichkeiten festgelegt werden (Irps/Roeder/Müller, o. A.). Der Unterschied zu den Leitlinien ist somit insbesondere in der interdisziplinären Betrachtungsweise und in der Dokumentationsfunktion zu sehen. Durch den Einsatz von Care-Maps lässt sich zudem der Dokumentations- und Organisationsaufwand senken. Dabei werden die Clinical Pathways dahingehend erweitert, dass sie in ein Dokumentationssystem integriert werden, welches eine Kombination der Patientendokumentation und des Verordnungsplanes bildet. Dadurch wird gewährleistet, dass das Geplante auch umgesetzt wird (Söffge, 2002: 170).

Clinical Pathways beziehen sich in der Regel auf eine bestimmte DRG (Zapp/Füll/Brüwer, 2004: 151); aufgrund der variierenden Behandlungsoptionen bei einigen DRGs können auch verschiedene Pfade innerhalb einer DRG definiert werden bzw. ein Pfad für mehrere DRGs gelten (Reibnitz/Hermanns, o. A.: 2). Dabei wird die Therapiefreiheit des behandelnden Arztes nicht eingeschränkt, sondern werden Abweichungen mit einer Begründung dokumentiert, wenn diese aus individueller medizinischer Sicht notwendig sind. Clinical Pathways beinhalten bereits eine Entlassungsplanung vom ersten Tag der Aufnahme an, indem die Ergebnisqualität der Behandlung definiert wird und der Ablauf ärztlicher, pflegerischer, physiotherapeutischer Interventionen sowie auch von Leistungen z. B. des Labors oder der Radiologie optimal geplant und koordiniert werden kann (Dzwierzynskiet al., 1998: 2006). Es wird somit durch die Clinical Pathways der Leistungserstellungsprozess gelenkt sowie die Erfassung relevanter Daten zur Erhebung von organisatorischen, medizinischen und ökonomischen Abweichungen unterstützt (Drumm/Achenbach, 2005: 39).

Clinical Pathways dienen weiterhin der Information des Patienten, der so über seine Rolle im Behandlungsprozess aufgeklärt und dessen Sicherheitsgefühl dadurch gestärkt wird. Die Transparenz gegenüber dem Patienten führt zu einer Erhöhung der Compliance (Beteiligung des Patienten am Behandlungsprozess). Auch die mit den Behandlungspfaden einhergehende Verkürzung von Wartezeiten führt zu einer Steigerung der Patientenzufriedenheit. Dabei bietet sich an, eine Version des Behandlungspfades für Patienten zu erstellen, welcher eine Übersetzung in eine laienverständliche Sprache beinhaltet (Söffge, 2002: 170). Erhält der Patient dieses Dokument bei der Aufnahme, so wird er von Anfang an in den Behandlungsprozess integriert.

Die verstärkte Fokussierung auf die Prozesse im Krankenhaus ist nicht nur aus ökonomischer Sicht, sondern auch im Hinblick auf die Einführung eines Qualitätsmanagements – beispielsweise bei einer Selbst- oder Fremdbewertung im Rahmen des EFQM-Modells oder des KTQ-Verfahrens – entscheidend (Drumm/Achenbach, 2005: 37).

Es lassen sich zwei Bedeutungen für Clinical Pathways differenzieren: Zum einen sollen die finanziellen Risiken im DRG-System gemindert werden, indem die Kosten durch geplante Behandlungsabläufe und Optimierung des Ressourceneinsatzes gesenkt werden. Zum anderen soll durch die mit der Einführung von Clinical Pathways einhergehende Prozessoptimierung die Behandlungsqualität verbessern. Abbildung 6-58 zeigt die Ziele in Hinblick Kostensenkung und Qualitätsverbesserung.

	Kosten-senkung	Qualitäts-verbesserung
Transparente Darstellung aller Abläufe des Gesamtprozesses und relevanter Teilabschnitte	X	X
Ausrichtung des Gesamtprozesses auf definierte Qualitäts- und Behandlungsziele		X
Verbesserung der Struktur-, Prozess- und Ergebnisqualität	X	X
Optimierung der Ablauforganisation	X	X
Optimierung der Verweildauer	X	
Optimierung von Ressourcenverfügbarkeit und -einsatz	X	
Abbau von nicht notwendigen Leistungen	X	
Schaffung von Prozesskostentransparenz	X	
Erfassung und Evaluierung von Abweichungen in der Behandlung gleicher Erkrankungen	X	X
Erfassung und Evaluierung qualitativer und ökonomischer Ergebnisse	X	X
Optimierung der Behandlungsdokumentation	X	X
Qualitative und ökonomische Daten zur Verhandlung mit Kostenträgern	X	

Abb. 6-58 Ziele der Clinical Pathways
(Quelle: Reibnitz, C. v., Hermanns, P. M. (o. A.): Clinical Pathways, S. 6 [http://www.medical-text.de/drg/clinical_Pathways/clinical %20pathways.pdf]. © *2008 medical-text online, München*)

Die Anwendung von Clinical Pathways sollte über den stationären Bereich hinaus erfolgen und im Rahmen von integrierten Versorgungsprojekten eine sektorübergreifende interdisziplinäre Behandlungsleistung beschreiben und somit das gesamte Spektrum der prästationären, stationären und poststationären Behandlung abdecken. Hierfür bietet sich der Begriff Integrierte Klinische Behandlungspfade an, welche verstanden werden als „die Beschreibung einer kompletten, interdisziplinär bzw. sektorübergreifend erbrachten Behandlungsleistung für einen definierten Patiententyp. Der Behandlungspfad berücksichtigt Patientenanforderungen, den aktuellen Stand der medizinischen Erkenntnisse, die erforderliche Qualität der Leistungserbringung sowie Aspekte der Wirtschaftlichkeit“ (Drumm/Achenbach, 2005: 39). Neben dem bereits erwähnten Nutzen der Clinical Pathways sind diese über die Sektorengrenzen hinaus zu betrachten. Die Bedeutung der Integrierten Behandlungspfade ist in neben der Festlegung, Darstellung und Organisation der Behandlung auch in der Möglichkeit der wirtschaftlichen Kalkulation der Leistungen zu sehen. Das dadurch definierte Leistungspaket bietet zudem auch eine Grundlage für Vertragsverhandlungen mit den Kostenträgern (Drumm/Achenbach, 2005: 42).

Anwendung der Clinical Pathways im Krankenhaus

Voraussetzungen für die Anwendung von Clinical Pathways sind (Reibnitz/Hermanns, o. A.: 6)

- Transparenz über Prozessstrukturen und -leistungen der Behandlung sowie
- Aufnahme von Daten über Behandlungsergebnisse mittels einer Prozessanalyse.

Durch die Transparenz kann eine wissenschaftliche und ökonomische Evaluation der Effektivität von Behandlungen erfolgen. Dabei wird der optimale Clinical Pa-

thway nach Kostengesichtspunkten ausgewählt, das heißt, dass der Pfad mit der besten Kosten-Nutzen-Relation als Standard festgelegt wird (Reibnitz/Hermanns, o. A.: 6). Eine weitere Anforderung an die klinischen Pfade ist, dass diese ausschließlich valide und aktuelle Behandlungsmethoden beinhalten dürfen. Der Pfad muss einen Bezug zur Ergebnisqualität der Behandlung haben, um eine objektive Einschätzung der Ergebnisse zu ermöglichen (Zapp/Füll/Brüwer, 2004: 152).
Kritiker der Clinical Pathways sprechen von einer Fließbandmedizin, die das persönliche Arzt-Patient- bzw. Pflegekraft-Patient-Verhältnis entmenschliche (Hacker, 2005: 88). Die Argumentation hierfür ist, dass die Patientenbehandlung zu spezifisch und variantenreich sei, als dass eine Standardisierung möglich und sinnvoll sei. Befürworter betonen, dass der Standardisierungsgrad sehr viel geringer als im Produktionsbetrieb ist und dass die Pfade nur für die Diagnosen entwickelt werden, für welche sich aufgrund hoher Erfahrungswerte homogene Untergruppen bilden lassen, die in dem Pfad darzustellen sind (Hacker, 2005: 88).
Zunächst werden für die Clinical Pathways Indikationen mit hohen Fallzahlen gewählt, meist handelt es sich um chirurgische bzw. invasive Behandlungen. In einer Umfrage aus dem Jahr 2003 vom Deutschen Krankenhausinstitut erklärten bereits 73 % der Krankenhäuser, dass sie die Entwicklung von Patientenpfaden beabsichtigen; 10 % der befragten Häuser hatten diese bereits implementiert (Offermanns, 2003: 22).
Für die Entwicklung des Patientenpfades bietet sich ein Projektmanagement an, für welches ausreichend personelle und zeitliche Ressourcen durch die Krankenhausleitung zur Verfügung gestellt werden sollte (Rieben/Lessing, 2007). Zur Förderung der Akzeptanz sind alle medizinischen Abteilungen zu involvieren. Vor der Implementierung der Clinical Pathways im Krankenhaus sind zunächst geeignete Patientenpfade auszuwählen. Folgende Kriterien lassen sich für die Auswahl eines geeigneten Pfades benennen (Holler et al., 2002: 38 ff.):

- Fallzahlen: Auf Grundlage von Hit-Listen sollte sich das Krankenhaus die Frage stellen, ob die „Mengenbringer“ auch positive Deckungsbeiträge erbringen und wie diese Leistungen wirtschaftlicher und rentabler erbracht werden können.
- Kosten: Geeignet sind auch Patientenpfade, die mit einem hohen Ressourcenverbrauch einhergehen.
- Benchmarking: Pfade können auch zu sowohl internen als auch externen Benchmarkingzwecken erstellt werden.

Die Vorgehensweise zur Entwicklung und Implementierung kann nach verschiedenen Ansätzen erfolgen. Da es bisher keine empirische Erhebung zur Einführung der Clinical Pathways gibt, hat das Krankenhaus individuell zu entscheiden, nach welcher Methodik vorgegangen werden soll (Drumm/Achenbach, 2005: 44). In Anlehnung an die klassische Methode des PDCA-Zyklus[73] (Deming, 1986), die insbesondere bei der Einführung von Qualitätsmanagementsystemen angewendet wird, hat sich diese auch bei der Einführung von Clinical Pathways bewährt (Kahla-Witzsch/Geisinger, 2004: 91 ff.), aber auch weitere methodische Vorgehensweisen werden in der Literatur beschrieben (Scheu, 2003: 61 ff.; Drumm/Achenbach, 2005: 77 ff.).

73 PDCA = Plan – Do – Check – Act.

Das Schweizer Modell integrierter Patientenpfade „mipp“ orientiert sich an modernen Produktionsverfahren und neuen Methoden in der betriebswirtschaftlichen Kosten- und Erlösrechnung aus der Industrie und dem Dienstleistungssektor. Ausgehend von einem klinischen Algorithmus beschreibt das „mipp“-Modell alle auf einen Patienten bezogenen Prozesse sowie den dafür notwendigen personellen und sachlichen Ressourcenbedarf (Rieben/Lessing, 2007).
In dem interdisziplinären Team erfolgt nach der Auswahl des Krankheitsbildes zunächst eine Ist-Analyse des derzeit praktizierenden Vorgehens. Dabei werden die Abgrenzungen der Teilschritte des Pfades festgelegt und alle beteiligten Berufsgruppen aufgeführt. Die Pfadkonstruktion umfasst dabei im Einzelnen:

- Exakte Definition und Beschreibung des Pfades (Definition eines „virtuellen“ Durchschnittspatienten bezüglich Altersstruktur, Allgemeinzustand, mögliche, häufig vorkommende Begleiterkrankungen, Pflegebesonderheiten, Ein- und Ausschlusskriterien (Rieben et al., 2003: 33)
- Skizzierung des Behandlungsablaufes (Aufnahme, Diagnostik, Therapie, Patientenaufklärung, Ernährung, Mobilisation, Entlassung)
- Erstellung eines Algorithmus
- Strukturierung des Pfades als Komponentenübersicht (Eine Komponente beschreibt einen logisch in sich geschlossenen Teil eines Patientenpfades bestehend aus Tätigkeiten der Kostenstellenmitglieder, z. B. alle Maßnahmen des Arztdienstes während der Patientenaufnahme (Rieben et al., 2003: 35)
- Leistungszuordnung in die Komponenten durch Erstellung eines Leistungskataloges, in welchem alle Leistungen berufs- und behandlungsphasenbezogen aufgelistet werden und mit Standardzeiten (Dauer der Leistungserbringung, Anzahl der beteiligten Personen, Häufigkeit der Leistungserbringung (Rieben et al., 2003: 35)) hinterlegt werden
- Bearbeitung des Pfadrohlings ohne Angabe von Kosten (d. h.: Diskussion von Verbesserungspotentialen, Überarbeitung des Pfades, Verfeinerung des Pfades)
- Einführung der Kostensätze
- Verifizierung durch Fallbegleitungen bzw. durch ein Testcontrolling

Für jeden einzelnen Teilschritt des Pfades werden die benötigten Zeit- und Materialressourcen ermittelt. Dabei wird der Zeitaufwand für medizinische, pflegerische Leistungen sowie für den Patiententransport gesondert aufgeführt. Die Kosten für die diagnostischen Leistungen (z. B. Labor-, Röntgenleistungen, konsiliarisch tätige Ärzte können auf Basis der Gebührenordnung für Ärzte (GOÄ) verrechnet werden) und für Unterkunft und Verpflegung werden bei jeder Pfadberechnung bewertet und verrechnet. Ziel ist, im Rahmen einer Vollkostenrechung die Kosten für jeden im Pfad abgebildeten Teilschritt zu ermitteln und den Erlösen gegenüberzustellen. Für die Pfadimplementierung bieten sich eine klinikinterne Darstellung im Intranet und in Papierform sowie entsprechende Weiterbildungsmaßnahmen für die beteiligten Akteure an. Im Verlauf sollte ein Pfad-Controlling einen regelmäßigen Soll-/Ist-Vergleich sicherstellen, um wesentliche Abweichungen zu hinterfragen und zu diskutieren (Rieben/Lessing, 2007). Beim Pfad-Controlling findet eine Evaluation von quantitativen und qualitativen Kennzahlen statt, damit sichergestellt wird, dass vorgegebene Qualitäts- und Leistungsstandards eingehalten werden. Daher sollten für jeden Pfad Messwerte definiert werden, welche „permanent und revidierbar erfasst und überwacht werden“ (Rieben/Müller, 2005: 78).

Durch qualitative Kennzahlen lassen sich Aussagen über die Behandlungsqualität machen. Während sich quantitative Kennzahlen meist relativ problemlos aus dem Klinikinformationssystem herausfiltern lassen, bedarf es bei der qualitativen Messung der Ergebnisqualität einer aufwendigeren Untersuchung. Beispiele für Indikatoren zur Ergebnisqualität sind medizinische Behandlungsresultate, Patientenzufriedenheit etc. (Rieben/Müller, 2005: 79). Beispiele für quantitative Kennzahlen sind (Rieben/Müller, 2005: 78)

- Verweildauer,
- Pflegeaufwand,
- Gesamtlabor,
- Röntgenleistung,
- Schnitt-Naht-Zeit, Narkosezeit,
- Medikamentenverbrauch,
- Intensivpflege und
- Physiotherapie.

Beim Vergleich der Daten ist zu beachten, dass hier statt Einzelfallbetrachtungen das Gesamtergebnis innerhalb einer bestimmten Fallgruppe zu prüfen ist. Der Pfad wird mit Durchschnittszahlen hinterlegt, welche aus einer größeren Anzahl an Fällen ermittelt wurden. Damit wird der Pfad zu einer Zielvorgabe (Budget), eine definierte Patientengruppe in einem festgelegten Behandlungsrahmen zu behandeln. Die Zielvorgabe beinhaltet eine Sollvorgabe, welche Leistungen bei welcher Diagnose/Indikation mit welchem Ressourceneinsatz erbracht werden sollen. Bei längerfristigen Abweichungen ist zu prüfen, ob der als richtig anerkannte Clinical Pathway weiterhin verbindlich oder ob dieser zu korrigieren ist. Die Ergebnisse des Pfad-Controllings können im krankenhausinternen Berichtswesen veröffentlicht werden.
Im Rahmen einer Nachkalkulation können mittels Detailauswertungen Abweichungen bei den bestimmten Preisen pro Fall je nach Fachgebiet ermittelt werden.

Bewertung der Clinical Pathways

Die Leistungsstruktur im Krankenhaus ist dadurch gekennzeichnet, dass ein relativ hoher Prozentsatz der stationären Behandlungsfälle auf wenigen Diagnosen beruht. Dies rechtfertigt die Einführung von Clinical Pathways als Ansatz der Standardisierung des Leistungsgeschehens im Krankenhaus (Schlüchtermann/Sibbel/Prill, 2005: 48). Es wird davon ausgegangen, dass 20 % der vorkommenden Diagnosegruppen eines Hauses der Grund- und Regelversorgung 80 % der Fälle abdecken (Bollmann/Beck, 2002: 172). Bestätigt wird dieses vom Krankenhausbarometer (Blum/Offermanns/Schilz, 2006: 18 ff.). Folglich müssen nur wenige DRGs abgebildet werden, um eine möglichst große Anzahl an Fällen zu erreichen.
Das Ziel der Clinical Pathways ist nicht, die Handlungen der beteiligten Berufsgruppen einzuengen, sondern eine Grundlage für übergeordnete Entscheidungshilfen unter der Berücksichtigung des neuesten medizinischen Standes zu bieten. Auf Basis der Clinical Pathways lassen sich Veränderungen der Teilschritte in dem Behandlungsprozess und deren Einflüsse auf die Ergebnisqualität abschätzen sowie die Kosten der einzelnen Prozesse des Pfades ermitteln (Reibnitz/Hermanns, o. A.: 7). Wie eine aktuelle internationale Untersuchung gezeigt hat, minimiert sich mit-

tels Clinical Pathways die Verweildauer der nach den standardisierten Abläufen behandelten Patienten im Durchschnitt um 1,7 Tage (im Vergleich zu jenen Patienten, die nicht nach dem System behandelt wurden). Ferner werden die Kosten pro Fall um durchschnittlich 270 US-Dollar gesenkt (Rotter et al., 2006: 656).

Mit der Einführung von Clinical Pathways lassen sich unternehmerische Ziele wie beispielsweise eine berufsgruppenübergreifende Kommunikation, strategische Behandlungsplanung und die Entstehung neuer Therapie- und Finanzierungsmodelle realisieren. Behandlungspfade sind daher als zentrales Instrument anzusehen. Sie übermitteln detaillierte strukturierte Informationen, welche Leistungen durch welche Berufsgruppen, zu welchen Zeitpunkten, an welchen Orten und mit welchen Hilfsmitteln erbracht werden sollen. Clinical Pathways bilden daher im Prozessmanagement ein sehr wichtiges Instrument, da durch die Prozessstruktur- und Prozessleistungstransparenz Schwachstellen identifiziert und beseitigt sowie freie Ressourcen erkannt werden können. Auch hinsichtlich der Integrierten Versorgung ermöglicht die detaillierte Darstellung einen Überblick, wer welche Leistungen zu erbringen hat. Dadurch können Doppelleistungen vermieden und eine gezieltere Kalkulation der gesamten Behandlungskosten vorgenommen werden (Haas et al., 2006: 663).

Im Hinblick auf die Produktionslenkung im Krankenhaus können Clinical Pathways als Lenkungsinstrument bezeichnet werden. Die Standardisierung von Prozessen durch eine Optimierung der Inputlenkung trägt im Sinne des ökonomischen Prinzips zur Effizienzsteigerung bei. Zum einen dienen sie dabei der Senkung des Faktoreinsatzes zur Erstellung von Leistungen und zum anderen fördern sie den Einsatz möglichst geringer medizinischer Einzelleistungen pro Fall und pflegerischer Leistungen pro Tag (Oberender/Zerth, 2005: 21). Die Auswirkungen auf die gesamtwirtschaftliche Qualität der Leistungserbringung ist zunächst noch offen, hängt insbesondere „von der strukturellen Einbettung des Krankenhauses in Leistungs- und Vergütungsregelungen" (Oberender/Zerth, 2005: 21) ab.

Durch die Prozessabbildung und die daraus entstehenden Möglichkeiten zur Prozesslenkung können Clinical Pathways auch als Instrument der Überprüfung der Wirtschaftlichkeit eingesetzt werden. Sie dienen dabei als wichtiger Datenlieferant für das Controlling, insbesondere dann, wenn das Controlling direkt auf die Daten aus den Behandlungspfaden über ein krankenhausinternes Informationssystem zugreifen kann. Der Patientenpfad dient in der Kostenrechnung als Basis für die fallbezogene Kalkulation. In dem Modell für integrierte Patientenpfade „mipp" handelt es sich um eine Standardkostenrechnung auf Prozesskostenbasis mit Vollkosten (Rieben/Müller, 2005: 70 ff.). Standardmäßig werden Art, Menge und Preis der Leistung vorgegeben, die Kostensätze für die Leistungseinheiten werden aus der Kostenstellenrechnung abgerufen.

Clinical Pathways können als Instrument des Qualitätsmanagements bezeichnet werden. Die alleinige Verwendung von Leitlinien und Standards – als passive Vorgehensweise – haben sich diesbezüglich als relativ ergebnislos erwiesen. Hingegen bieten die Clinical Pathways mit dem nahen Anwenderbezug im Entwicklungs- und Implementierungsprozess hier Vorteile (Oberender/Zerth, 2005: 22). Entscheidend sind auch die Anwenderfreundlichkeit und Verfügbarkeit am Arbeitsplatz der Beteiligten.

Eine wichtige Voraussetzung für die Entwicklung und die fortlaufende Anwendung der Pfade ist eine hohe Akzeptanz der Mitarbeiter. Schwing beschreibt hier Erschöpfung, Desinteresse und Motivationslosigkeit seitens des medizinischen und pflegerischen Personals, wobei er den Grund in der „permanenten Infragestellung klinischer Strukturen und Abläufe, ... [in] der zunehmenden Dokumentationsflut und dem notorischen Genörgel an der Institution Krankenhaus“ (Schwing, 2005: 214) sieht. Daher ist hier auf eine feste und verlässliche Kommunikationsstruktur zu achten, um so die Akzeptanz sowie die Motivation in dem interdisziplinären Team zustärken. Greiling sieht das Scheitern der Clinical Pathways zudem in dem hohen Ressourcenverbrauch. Die beteiligten Mitarbeiter müssen entsprechend freigestellt und geschult werden. Externe Berater werden hinzugezogen. Für ihn kommt hinzu, dass es den Krankenhäusern häufig an einem Konzept zur Implementierung der Pfade fehlt, Definitionen beispielsweise über den Begriff „OP-Vorbereitung“ werden nicht festgelegt (Greiling, 2005: 220). Daher ist es nicht nur wichtig die Kooperation und Information der Beteiligten zu fördern, sondern auch ein durchdachtes strukturiertes Konzept zugrunde zu legen.

6.4.3 Informationsorientierte Controlling-Instrumente

6.4.3.1 Frühwarnsysteme

Theoretische Grundlagen zu Frühwarnsystemen

Im medizinischen Bereich sprechen wir von Prophylaxe, um Krankheiten rechzeitig zu erkennen oder um frühzeitig gegenlenken zu können. Im betriebswirtschaftlichen Bereich übernehmen Frühwarnsysteme diese Funktion. Frühwarnsysteme als eine spezielle Art von Informationssystemen informieren die Unternehmung mit zeitlichem Vorlauf über potentielle Gefahren aus dem extrasystemischen und intrasystemischen Bereich, sodass diese dann rechtzeitig zielorientiert durch entsprechende Maßnahmen reagieren kann (Hahn, 1979: 25) (Abb. 6-59). Sie setzen damit aus kybernetischer Sicht bei den Vorsteuergrößen des Unternehmungserfolgs an (Simon, 1986: 13). Systemtheoretisch sind Frühwarnsysteme offene, komplexe reale Systeme, die durch ihre Elemente wie Mitarbeiter, Maschinen und Mensch/Maschine-Kombinationen und deren Beziehungen untereinander beschrieben werden können. Die peripheren Systemelemente nehmen Informationen auf, verarbeiten sie und leiten sie als sogenannte Frühwarninformationen an die zentralen Elemente weiter. Frühwarninformationen sind kombinierte Analyse- und Prognoseinformationen, deren Wirkungen zu prognostizieren sind (Hahn, 1979: 25 f.). Sie beziehen sich auf Erscheinungen, die eine hohe Bedeutung für den Informationsempfänger haben und durch eine hohe Eintrittswahrscheinlichkeit der von ihnen signalisierten Prozesse gekennzeichnet sind (Krystek, 1979: 189).
Frühwarnsysteme im weiteren Sinne können nach ihren Entwicklungsphasen in

- Frühwarnsysteme (Systeme der ersten Generation),
- Früherkennungssysteme (Systeme der zweiten Generation) und
- Frühaufklärungssysteme (Systeme der dritten Generation)

eingeteilt werden, wobei die Einteilung nicht impliziert, dass frühere Generationen überholt sind. Vielmehr sind die Systeme der ersten und zweiten Generation eher der operativen Frühaufklärung und die dritte Generation der strategischen Frühaufklärung zuzuordnen (Krystek, 1999: 178 ff.). Die Zusammenhänge zwischen den unterschiedlichen Generationen und deren Inhalte verdeutlicht Abbildung 6-60.

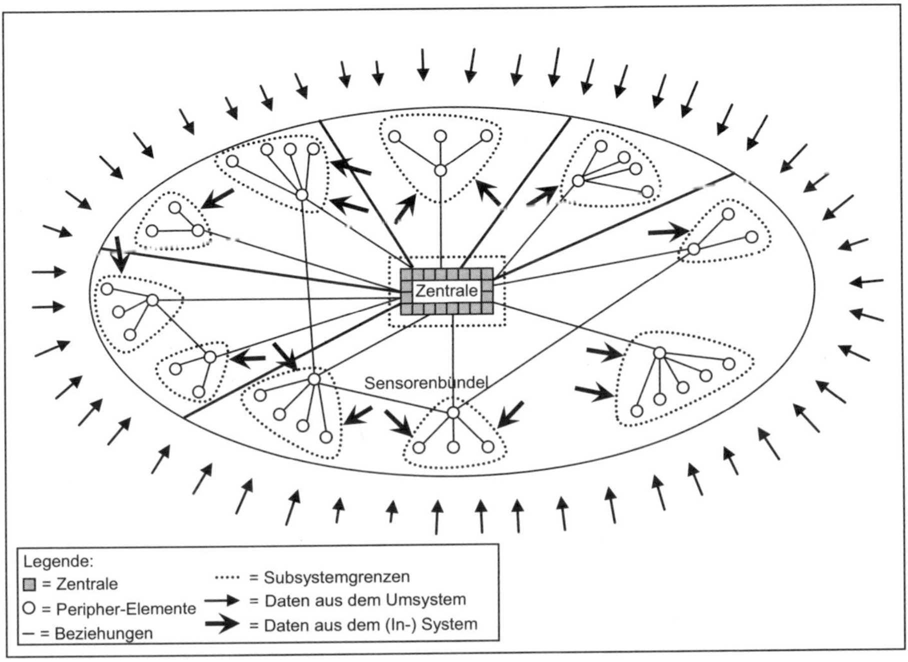

Abb. 6-59 Elemente, Subsysteme und Beziehungen des Frühwarnsystems (Quelle: Krystek, U., Moldenhauer, R. (2007): Handbuch Krisen- und Restrukturierungsmanagement. Generelle Konzepte, Spezialprobleme, Praxisberichte. Stuttgart: Kohlhammer, S. 104).

Sowohl die Frühwarnsysteme dritter als auch zweiter Generation sind den Frühwarnsystemen der ersten Generation sehr ähnlich. Sie sind aber stärker zukunftsbezogen. Ihre Funktionen liegen in der Beschränkung auf quantifizierbare Ereignisse und in der teilweise mangelhaften Konstruktion von Ursache-Wirkungs-Zusammenhängen (Burger/Burchardt, 2002: 76). Simon weist darauf hin, dass die Begriffe „Frühwarnung“ und „Früherkennung“ den einzelnen Stadien nicht unbedingt zurechenbar sind. Wie zum Beispiel Hahn setzen viele deutsche Autoren Frühwarnung mit Früherkennung gleich. Andere verwenden wiederum den Begriff der Frühaufklärung (Kirsch/Esser/Gabele, 1979).
Frühwarnsysteme der ersten Generation beruhen auf Hochrechnungen und Kennzahlen, die größtenteils aus der KLEE-Rechnung stammen. Überschreiten die Ausprägungen von Kennzahlen entsprechende Toleranzgrenzen oder Schwellenwerte, wird durch diese Früherkennung eine Frühwarnung ausgelöst, um entsprechende Gegenmaßnahmen einzuleiten. Aufgrund des Vergangenheitsbezugs der Kennzahlen können zukünftige Gefahren nur durch Prognosen mit Hilfe von Trendextrapolationen u. ä. abgeschätzt werden. Dieser Einschränkung unterliegen die Früher-

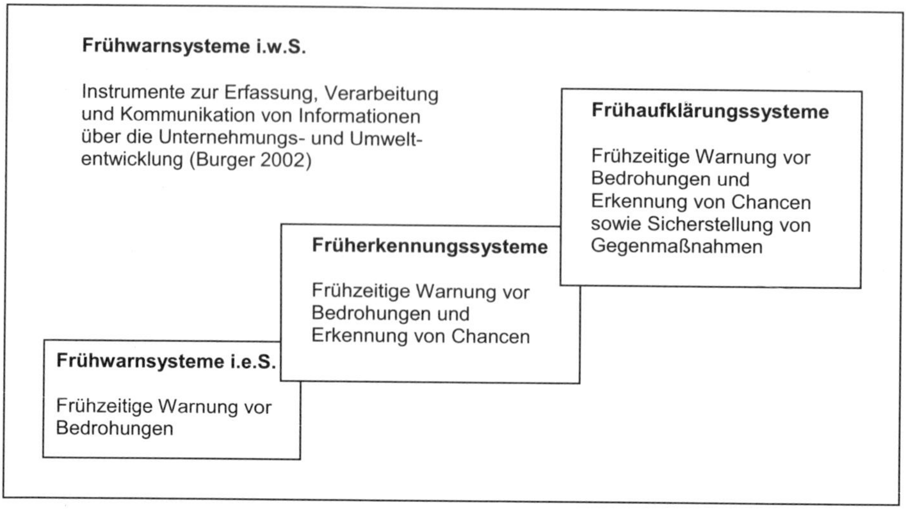

Abb. 6-60 Systeme der Frühwarnung, Früherkennung und Frühaufklärung (in Anlehnung an Krystek/Müller-Stewens, 1993: 21; Burger/Burchardt, 2002: 73)

kennungssysteme nicht, da sie auf längerfristig orientierten Indikatorenmodellen beruhen. Indikatoren sind dabei quantitativ zu messende Größen, die mit einem zeitlichen Vorlauf Gefährdungen der Unternehmungsexistenz anzeigen (Burger/ Burchardt, 2002: 73). Problematisch ist hierbei jedoch zumindest für strategische Bereiche neben der Indikatorenauswahl die Bestimmung der Sollgrößen bzw. Toleranzgrenzen (Simon, 1986: 30). Die systematische Auswahl von Indikatoren und deren regelmäßige Abfrage beschreibt Abbildung 6-61.
Ausgangspunkt bilden die definierten Unternehmungsziele und Beobachtungsbereiche, in denen Gefahren und Chancen ihren Ausgangspunkt nehmen könnten. Die Indikatorenauswahl je Beobachtungsbereich soll so vorgenommen werden, dass Entwicklungen, die sich in weiterer Folge auf die Erreichung der Ziele auswirken können, möglichst früh angezeigt werden. In der nächsten Stufe werden für die Indikatoren Soll- und Toleranzgrenzen festgelegt. Die weiteren Phasen befassen sich mit der Ausgestaltung der Aufbauorganisation und der Strukturierung der Informationsbeziehungen (Hahn, 1979: 177). Zu berücksichtigen ist immer, dass Frühwarninformationen nicht abrupt auftreten, sondern sich durch erste Anzeichen – sogenannte schwache Signale – ankündigen, sich allmählich entwickeln und im Lauf der Zeit immer stärker werden. Die Folge ist, dass Krankenhäuser trotz einer strategischen Planung von solchen Entwicklungen überrascht werden. Obwohl die Informationen für diese Entwicklung eigentlich verfügbar sind, bleiben sie vom Management oft unbeachtet, weil (Simon, 1986: 16)

- die Umwelt nicht kontinuierlich, sondern periodisch beobachtet wird,
- Organisationsansätze zur strategischen Reorientierung fehlen,
- „Informationsfilter“ existieren (Reaktionslücke),

- die Pläne oftmals ungenügend in Aktionen umgesetzt werden (Handlungslücke) und
- zunehmend auf Informationen zurückgegriffen werden müsste, die für das herkömmliche Planungsverständnis ungeeignet erscheinen.

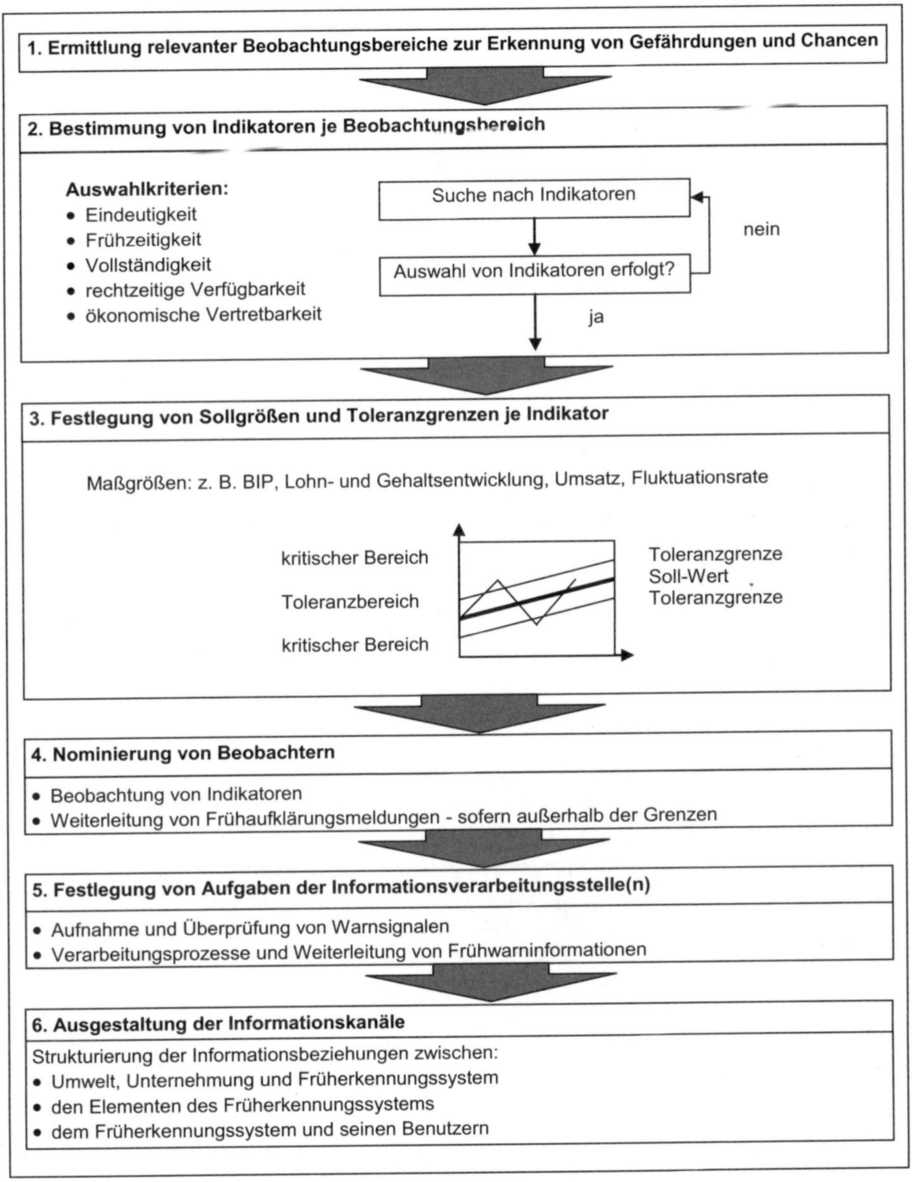

Abb. 6-61 Aufbaustufen eines Frühwarnsystems
(in Anlehnung an Hahn/Krystek, 1979: 80; Burger/Burchardt, 2002: 75)

Hier setzen die Frühwarnsysteme dritter Generation an, die auch als „strategisches Radar“ bezeichnet werden, da sie besonders auf die Aufnahme schwacher Signale ausgerichtet sind. Sie gehen davon aus, dass die wesentlichen Ursachen für bestandsgefährdende Bedrohungen in Strukturbrüchen der Unternehmungsumwelt (Diskontinuitäten) zu finden sind. Der Schwerpunkt dieser Früherkennungssysteme liegt somit auf der Erfassung und Verarbeitung von schwachen Signalen als Vorboten dieser Diskontinuitäten. Es geht nicht darum, konkrete Gefahren gezielt zu erfassen, sondern mögliche strategisch wichtige Ereignisse wahrzunehmen (Simon, 1986). Damit darf der Bedarf an Informationen zur strategischen Planung nicht davon abhängen, was erfahrungsgemäß notwendig ist, sondern es steht vielmehr die Frage im Vordergrund, welche Reaktionen aufgrund der vorliegenden Informationen möglich sind. Diese Informationsbasis, die in der Regel nicht so vollständig, gut strukturiert und zuverlässig ist wie die üblichen Daten, muss durch das Frühwarnsystem dritter Generation systematisch zur Verfügung gestellt werden. Die Eigenschaften der Frühwarninformationen in Form von schwachen Signalen hat Simon wie folgt zusammengefasst (Simon, 1986: 18 f.): Schwache Signale

- sind Informationen aus dem Unternehmungsumfeld, deren Inhalt noch relativ unstrukturiert ist;
- stellen Hinweise auf Innovationen, Diskontinuitäten bzw. Bedürfnisse dar;
- beziehen sich auf noch vage, utopisch und unrealistisch klingende „Ideen“;
- betreffen insbesondere die schleichenden Veränderungen von ständigen, begrenzt unveränderlichen Einflüssen;
- schlagen sich in „weichem“ Wissen und in intuitiven Urteilen nieder;
- sind in erster Linie qualitativer Natur, mit relativ großer Streubreite; sie sind nicht aus Statistiken ersichtlich und lassen anfänglich noch keine deterministischen Aussagen über eine bestimmte Fortentwicklung über Eintrittszeitpunkt der Diskontinuität sowie über Kurz- und langfristige Konsequenzen zu;
- erlauben oft keine eindeutigen Interpretationen und implizieren unklare, schlecht strukturierte Probleme.

Der Prozess der Frühwarnsysteme dritter Generation vollzieht sich wie in Abbildung 6-62 dargestellt.
Im Gegensatz zur Frühaufklärung beinhaltet die Früherkennung keine Sicherstellung von Gegenmaßnahmen (vgl. dazu auch Abb. 6-60). Bei beiden Ansätzen werden jedoch zunächst die schwachen Signale durch Scanning erfasst. Dabei wird hauptsächlich das Umfeld des Krankenhauses systematisch nach schwachen Signalen abgesucht. Die permanente Überwachung der schwachen Signale erfolgt durch Monitoring. Anschließend wird die Relevanz der Signale für das gesamte Krankenhaus oder für einzelne Kliniken oder Fachabteilungen überprüft. Bei gegebener Relevanz werden entsprechende Reaktionsstrategien abgeleitet (Burger/Burchardt, 2002: 79).
Diese hier vermeintlich relativ unproblematische Vorgehensweise und insbesondere das Erkennen der schwachen Signale als Kernprozess ist in der Praxis zumeist mit großen Schwierigkeiten verbunden. Im Mittelpunkt steht die Frage (Simon, 1986: 7), in welcher Form

- die Erkenntnis (Erkenntnisprozess) und
- eine Abbildung der Wirklichkeit (Wirklichkeitsabbildung)

überhaupt möglich sind.

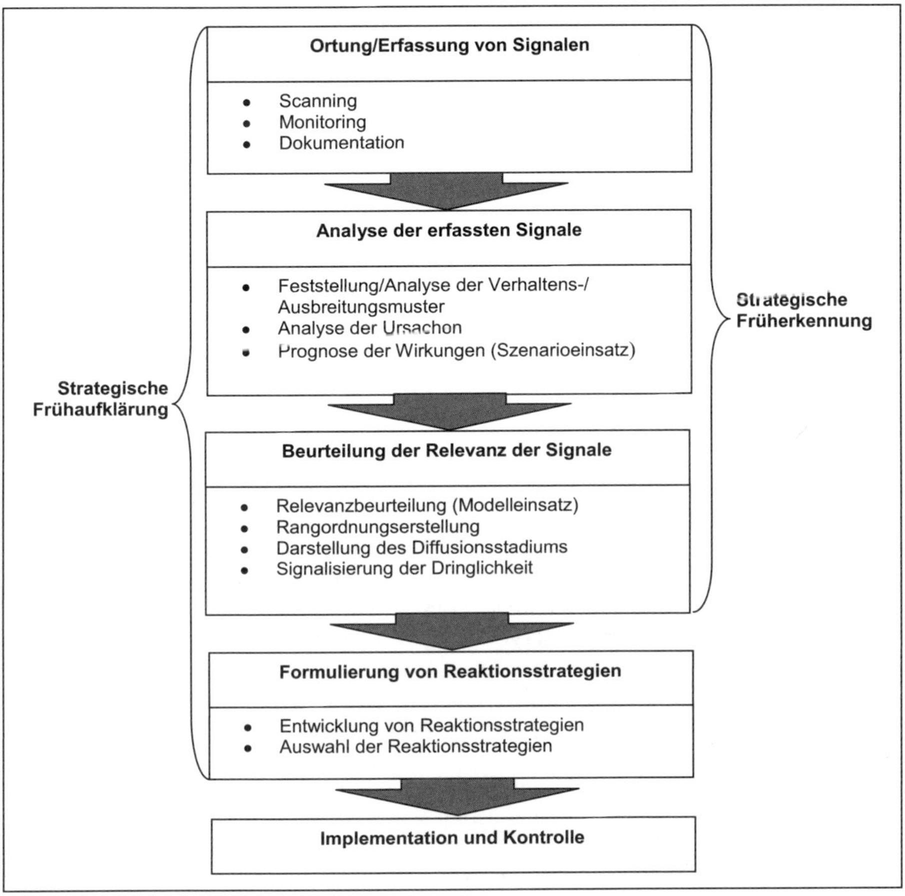

Abb. 6-62 Prozess der strategischen Früherkennung und -aufklärung (Quelle: Lexikon des Controlling, Schulte, C., S. 270 © *1996 Oldenbourg Wissenschaftsverlag GmbH*)

Das rechtzeitige Wahrnehmen von Veränderungen wird von den Managern oftmals auf die Aufnahme von Informationen begrenzt, die als „starke" Signale aus starr abgegrenzten Beobachtungsbereichen keiner besonderen Aufbereitung bedürfen. Andere Ansätze zielen darauf ab, die Diskontinuitäten und deren Relevanz für die Unternehmung als Gesamterscheinung zu betrachten. Schwache Signale sind jedoch nicht bloß einem Ursachenkomplex zuzuordnen, sondern werden durch eine Vielzahl von Ursachen beeinflusst.

Für den Prozess des Erkennens der schwachen Signale verweist Simon daher auf die Wahrnehmungspsychologie, da es auch hier darum geht, nicht alle Einzelheiten der Wirklichkeit gleichmäßig zu erfassen, sondern sich in einer neuen Umgebung rasch zurechtzufinden und das jeweils Wichtige herauszuheben (Simon, 1986: 137). Durch die Analyse des Wahrnehmungs- und Erkenntnisprozesses können die prinzipiellen Grenzen, innerhalb derer strategische Früherkennung möglich ist, bestimmt werden. Simon weist darauf hin, dass sich die strategische Früherkennung nur über Wirklichkeitsmodelle der Wirklichkeit annähern kann. Berücksichtigt werden muss dabei, dass Wahrnehmungsfilter eine unerwünschte, weitgehend unkontrollierte Auswahl von Informationen und Denkweisen bewirken können (Simon, 1986: 135 ff.). Für diese sozialpsychologisch und kulturell bedingten Filter können keine allgemeinen Regeln aufgestellt werden (Simon, 1986: 149). Simon hat jedoch aus der Analogie zur biologisch-psychologischen Wahrnehmung folgende Grundregeln für das „Erkennen" von strategischen Diskontinuitäten ermittelt, die auch bei Änderungen der Umweltbedingungen beibehalten werden können (Simon, 1986: 148 ff.):

- Sofortige Informationsverarbeitung nach ihrem Empfang und kontinuierliche Überwachung (Konzipierung der strategischen Früherkennung als Real-Time-System)
- Keine Beschränkung der Lagebeurteilung a priori auf bestimmte Beobachtungsfelder. Damit verbunden ist, dass alle eingehenden Informationen einer Beurteilung zugeführt werden müssen, die zu einer starken Reduktion der ursprünglichen Informationsmenge führen sollte.
- Beschränkung bei der Informationsverarbeitung nicht allein auf analytisch-rationale Methoden. Zur Erfassung von Systemzusammenhängen können z. B. intuitiv-ganzheitliche Methoden angewandt werden.
- Die wichtigen Wahrnehmungsergebnisse werden abgespeichert. Die Arbeitsweise und Arbeitsergebnisse der strategischen Früherkennungssysteme müssen übersichtlich dokumentiert und es müssen Schnittstellen zur strategischen Planung und zu den Entscheidungsträgern definiert werden.

Da die Bewertung der neuen Ereignisse nicht nur subjektiv ist, sondern auch das bestehende Weltbild, an dem sie gemessen werden, empfiehlt es sich, die strategische Lage des Krankenhauses nachvollziehbar zu strukturieren und zu dokumentieren (Wirklichkeitsabbildung). Dazu wird ein Wirklichkeitsmodell zum Beispiel mittels eines Systemansatzes entworfen, der die Komplexität durch seine ganzheitlich-synthetische Betrachtungsweise reduziert. Er ermöglicht eine erste Bewertung der strategischen Lage für bestehende Unternehmungsaktivitäten, gibt Aufschluss über Wirkungszusammenhänge im inra- und intersystemischen Bereich und bildet zum Teil auch die Systemdynamik ab (Simon, 1986: 166.).
Neben der Informationsaufbereitung ist bei der Gestaltung eines Frühwarnsystems auch die Frage nach den Informationsquellen von Bedeutung. Wesentliche Informationsquellen sind (Simon, 1986: 171 ff.)

- verbale Informationen (z. B. aus Gesprächen mit Mitarbeitern, Kunden, Wettbewerbern),
- schriftliche Informationen (z. B. Fachzeitschriften, Fachbücher),
- Spionage (z. B. durch den Einsatz von Mitarbeitern, Kunden des Konkurrenten) und
- Prognoserechnungen.

Zu organisieren ist die Informationsaufnahme so, dass für besonders wichtige Beobachtungsfelder und Problembereiche gezielte Explorationen (Monitoring) erforderlich sind. Zudem müssen „zufällig" anfallende Informationen berücksichtigt

werden (Scanning = „ungerichtete Aufmerksamkeit") (vgl. Abb. 6-62). Aufgedeckt werden kann das Wissen um schwache Signale vor allem mit Kreativitätstechniken wie z. B. Brainstorming oder Delphi-Befragungen. Die Szenario-Technik, die auf diese Techniken zurückgreift, ist ebenfalls geeignet. Ferner können durch die Aufdeckung unterschiedlicher Sichtweisen z. B. mit Portfolio-Analysen Hinweise auf schwache Signale freigesetzt werden (Simon, 1986: 278 f.). Anschließend müssen die aufgenommenen Informationen bzw. schwachen Signale soweit aufbereitet werden, dass ein Gesamtbild der strategischen Diskontinuitäten erstellt werden kann. (Simon, 1986: 179.). Die anschließende analytische Bewertung (Prioritätenbestimmung) weist auf besonders dringliche oder gravierende Änderungen der strategischen Einflussgrößen hin (Simon, 1986: 212.). Die Bewertung erfolgt in Bezug auf „Ausmaß" und „Relevanz", die mit Hilfe der Nutzwertanalyse[74] ermittelt werden können und woraus sich die „Betroffenheit" des Krankenhauses ergibt. Als weitere Dimension hebt die „Dringlichkeit" die Notwendigkeit einer außerordentlichen Strategie-Neuplanung hervor. Auch sie lässt sich am ehesten nutzwertanalytisch bestimmen. Die „Eintrittswahrscheinlichkeit" bestimmt schließlich den Eintritt der gesamten Diskontinuität (Simon, 1986: 192 ff.).
Eng im Zusammenhang mit einem Frühwarnsystem steht das Risikomanagement und Risikocontrolling, da Frühwarnsysteme insbesondere für eine frühzeitige systematische Erfassung von Risiken genutzt werden können (Burger/Burchardt, 2002: 71). In Abhängigkeit der Risikodefinition werden mit dem Risikomanagement und -controlling verschiedene Ziele verfolgt. Grundsätzlich geht es jedoch darum, mit Blick auf die Ziele der Unternehmung Risiken zu verstehen und zu bewältigen. Risikobewältigung heißt nicht, alle Risiken zu beseitigen, sondern sie soweit zu reduzieren, dass die bestehende Verlustgefahr für das Krankenhaus keine Existenzgefährdung mehr darstellt (Braun, 1984: 45). Damit Früherkennungssysteme als Risikocontrolling-Instrument genutzt werden können müssen sie zwei Anforderungen erfüllen (Holst/Holtkamp, 2000: 815):

1. Die qualitativen und quantitativen Messwerte müssen eine gute Qualität aufweisen.
2. Die Zeitspanne zwischen der kritischen Ausprägung des Indikators und dem erfassten Risikoeintritt muss ausreichen, um Maßnahmen zur Risikolenkung einzuleiten.

Anwendung des Frühwarnsystems im Krankenhaus

Um die vielfach verdeckten Erscheinungen in Form von schwachen Signalen aufzuspüren, ist es zunächst notwendig, Beobachtungsbereiche zu ermitteln. Diese kenn-

74 Die Nutzwertanalyse ist eine Methode zur Ableitung einer optimalen Ordnung von Alternativen auf der Basis des Nutzenkonzeptes, welches die subjektiven Präferenzen der Entscheidungsträger berücksichtigt. Es werden zunächst Anforderungen aufgestellt, die eine Strategie unbedingt erfüllen sollte. Anschließend betrachtet man die unterschiedlichen strategischen Optionen und bewertet ihren Beitrag anhand von Kriterien, die zuvor definiert wurden. Weil die einzelnen Kriterien von unterschiedlicher Relevanz sein können, werden sie je nach Präferenz mit einem speziellen Gewichtungsfaktor versehen. Dann werden die jeweiligen Nutzwerte berechnen und miteinander verglichen und eine Option kann ausgewählt werden (Bamberg/Coenenberg, 1991).

zeichnen Bereiche innerhalb bzw. außerhalb des Krankenhauses, die zum Ausgangspunkt von Gefährdungen bzw. Krisen werden können und die – aus Sicht der Früherkennung – auch besondere Chancen für die Unternehmung beinhalten können (Hahn, 1979: 179). In den ausgewählten internen und externen Beobachtungsbereichen sind dann unter Berücksichtigung der vorangegangenen Ausführungen die schwachen Signale festzulegen. Das Controlling muss sich die Frage stellen, ab wann das schwache Signal für das Krankenhaus zur Gefahr wird oder wann besondere Chancen sichtbar werden. Dazu müssen Indikatoren gefunden werden, die Informationen über bestimmte Erscheinungen liefern, deren voraussichtliche Wirkungen letztlich für die Erreichung und ggf. Neufestlegung der Krankenhausziele von besonderer Bedeutung sein können (Hahn, 1979: 179): Überraschend war für einige Krankenhäuser beispielsweise der Personalmangel im Bereich der Medizin. Veränderte Rahmenbedingungen sowohl national durch beispielsweise die Einführung des Vergütungssystems als auch internationaler Personalbedarf führen dazu, dass Ärzte zum einen andere Tätigkeiten (z. B. Medizincontroller) durchführen und zum anderen ins Ausland abwandern.
Auch im Bereich der Pflege müssen sich die Krankenhäuser auf einen Personalmangel einstellen, der sich bereits vor Jahren durch die Einführung pflegewissenschaftlicher Studiengänge in unterschiedlichster Ausprägung angekündigt hat. Die Absolventen dieser Studiengänge stehen in der Regel nicht mehr als ausführende Pflegekräfte zur Verfügung, sondern streben Führungstätigkeiten an. Weitere schwache Signale und Indikatoren für externe Beobachtungsbereiche der speziellen Umwelt von Krankenhäusern am Beispiel des Beobachtungsbereichs „allgemeine Umwelt" und „Personalmarkt" verdeutlicht Tabelle 6-27.
Ergänzend müssen für den Absatzmarkt, den Beschaffungsmarkt sowie den Geld- und Kapitalmarkt mögliche schwache Signale und Indikatoren identifiziert werden.
Innerhalb des Krankenhauses können für die strategische Planung die in Tabelle 6-28 aufgeführten Frühwarninformationen wichtig sein. Die Spalten vier bis sechs berücksichtigen hier zudem die Sollwerte sowie Toleranzgrenzen und führen den Ansprechpartner auf, der bei Überschreitung der Grenzen zu informieren ist.

Tab. 6-27 Schwache Signale und Indikatoren für externe Beobachtungsbereiche der Krankenhäuser
(Quelle: Daalmann/Schmidt-Rettig, 1994)

	Allgemeine Umwelt		Personalmarkt	
	schwache Signale	**Indikatoren**	**schwache Signale**	**Indikatoren**
politisch-rechtliche Umwelt	• gesundheitspolitische Programme der Partien • Forderung nach einem Krebsregister • Zulassungsbestimmungen für Arzneimittel • Garantieleistungspflicht bei Zahnersatz • Ausgrenzung aufwendiger prothetischer Versorgungsformen bei Zahnersatz • Rechtsprechung		• Gewerkschaftsforderungen • Änderung bei Studiengängen • Konzeption neuer Studiengänge	• Beobachtung des Potentials an Führungskräften des Managements und hochspezialisiertem medizinischen Personal

	Allgemeine Umwelt		Personalmarkt	
	schwache Signale	**Indikatoren**	**schwache Signale**	**Indikatoren**
sozio-kulturelle Umwelt, demographische Entwicklung	• Zunahme des Freizeitsports • Zunahme des Tourismus • veränderte Ernährungsgewohnheiten • Wertewandel	• Bevölkerungswachstum • Geburtenzahlen • Entwicklung der Zahl älterer Menschen • Krankenhaushäufigkeit • Zahl und Art der Sportverletzungen • Statistik bestimmter Infektionskrankheiten • Statistik der übergewichtigen Kinder	• stärkere Freizeitorientierung • Sozialprestige der Berufe • veränderte Rolle der Frau in der Gesellschaft • Mobilität	• Umfrage – Wunsch nach flexiblen Dienstformen • Entwicklung der Zahl der Erwerbstätigen • Entwicklung der Zahl der Berufsanfänger • Statistik der Hochschulabgänger
natürliche Umwelt	• Umweltbelastungen • stärkeres Umweltbewusstsein der Bevölkerung			
technologische Umwelt	• Forschungsvorhaben im Gesundheitssektor • Technologiesprünge • Forschung im Bereich von Informations- und Kommunikationstechnik • Patentanmeldungen • Neuentwicklung von Diagnose- und Therapiegeräten • Medizinforschung	• Produktlebenszyklen	• neue Medizintechnik • neue Informations- und Kommunikationstechnik	• Art und Anzahl fachlich qualifizierten Personals
ökonomische Umwelt		• Kaufkraft • Versicherungsstruktur der Haushalte • Einnahmen- und Ausgabenentwicklung der Krankenkassen	• Weiterbildungseinrichtungen • Arbeitslosenquote	• Anzahl der Bewertungen • Lohn- und Gehaltsentwicklung

Eine andere Strukturierungsmöglichkeit besteht darin, die schwachen Signale und Indikatoren funktionsbezogen zu kategorisieren (z. B. Organisation und Führung, Produktion und Beschaffung, Absatz, Forschung und Entwicklung) (Simon, 1986: 44).

Die Auswertung der Indikatoren mit Frühwarncharakter und die Beurteilung der Auswirkungen der Frühwarninformationen durch das Controlling sollte grundsätzlich im Rahmen des Planungs- und Kontrollsystems bzw. des Berichtssystems des Krankenhauses erarbeitet werden (Hahn, 1979: 179). Bei der Änderung bestimmter Indikationsgrößen müssen zuvor definierte Informationsflüsse ausgelöst werden. Durch die Möglichkeit, Indikatorenkataloge an überraschende und neuartige Situationen anpassen zu können, wird entsprechend den vorangegangenen Ausführungen ein System zur Erfassung der schwachen Signale konzipiert, das durch die Techniken des vernetzten Denkens noch verfeinert werden kann.

Tab. 6-28 Schwache Signale und Indikatoren für interne Beobachtungsbereiche der Krankenhäuser
(in Anlehnung an Daalmann/Schmidt-Rettig, 1994; Burger/Burchardt, 2002: 77)

	Krankenhaus				
	schwache Signale	**Indikatoren**	**Soll-wert**	**Tole-ranz-grenze**	**Zu infor-mieren-de Stelle**
Organisa-tion und Leitung		• Kompetenz und Verantwortung • Länge der Entscheidungswege • Zeitbedarf für Entscheidungen	… …	… …	… …
Leistungs-programm		• Kapazitätsauslastung • Inanspruchnahme der Leistungen • Substitutionsmöglichkeiten • Leistungsprogramm-Portfolio • Leistungsqualität • Spezialisierungsgrad			
Personal	• Freizeit-orientierung der Mitar-beiter (Werte-wandel) • Betriebsklima	• Ergebnisse von Mitarbeiter-befragungen • Ausfallzeiten • Fluktuationsraten • Ausbildungsstand • Altersstruktur			
Sach-ressourcen	• punktuelle Abnutzungs- und Verfalls-erscheinun-gen	• Altersstruktur der Gebäude und Geräte • Technologiestand der Geräte • Nutzungsgrad von Großgeräten • baulicher Erhaltungszustand • Funktionalität der baulichen Situation			
Finanz-situation		• Jahresergebnis • Übeschuss-/Defizitentwicklung			
Kosten- und Ertrags-situation		• (Plan-)Deckungsbeiträge			

Zur Unterstützung der strategischen Frühwarnung einer Unternehmung stehen verschiedene Instrumente zur Verfügung, unter anderem die Szenariotechnik. Im Idealfall bilden Szenarien ein Verbindungselement zwischen den Teilprozessen der kontinuierlichen Beobachtung des Unternehmungsumfeldes und der Kopplung dieser Umfeldinformationen an den Strategieprozess (http://www.scmi.de/Szenario-Management_Strategische-Frueherkennung.html). Der Grundgedanke der Szenario-Methode besteht darin, für Analyseobjekte mit hoher Unsicherheit mehrere mögliche Zukunftsbilder zu entwerfen, die Wege zu beschreiben, die zu den „potentiellen Zukünften“ führen könnten, und damit letztendlich Ungewissheit zu strukturieren. Die Unsicherheit der zukünftigen Entwicklungen ist in der Planung abzubilden und es sind mehrere Pläne für verschiedene (mögliche) Ereignisse zu erstellen. Szenarien sind daher keine „Punktprognosen“, sondern legen Rahmenbedingungen fest, innerhalb derer verschiedene Strategien durchgespielt werden können (Simon, 1986: 55). Dazu werden quantitative Daten und Informationen mit qualitativen Informationen, Einschätzungen und Meinungen verknüpft, so dass als Ergebnis detaillierte Beschreibungen einer bzw. mehrerer möglicher Zukunftssituationen entstehen (Müller-Stewens/Lechner, 2003: 209 ff.). Mittels Szenario-Methode können zwar nicht schwache Signale identifiziert werden, sie unterstützen aber die Diagnosestellung und Evaluation, die Frühwarnsystemen oft zugeordnet werden (Simon, 1986: 59). Die Charakteristika der Szenario-Methode können am besten mit Hilfe des so genannten „Szenario-Trichters" verdeutlicht werden. Der Trichter symbolisiert

- Komplexität und
- Unsicherheit,

bezogen auf die Zukunft: Je weiter man von der heutigen Situation in die Zukunft geht, desto größer wird die Unsicherheit und desto umfassender und vielfältiger wird die Komplexität (vgl. Abb. 6-63).

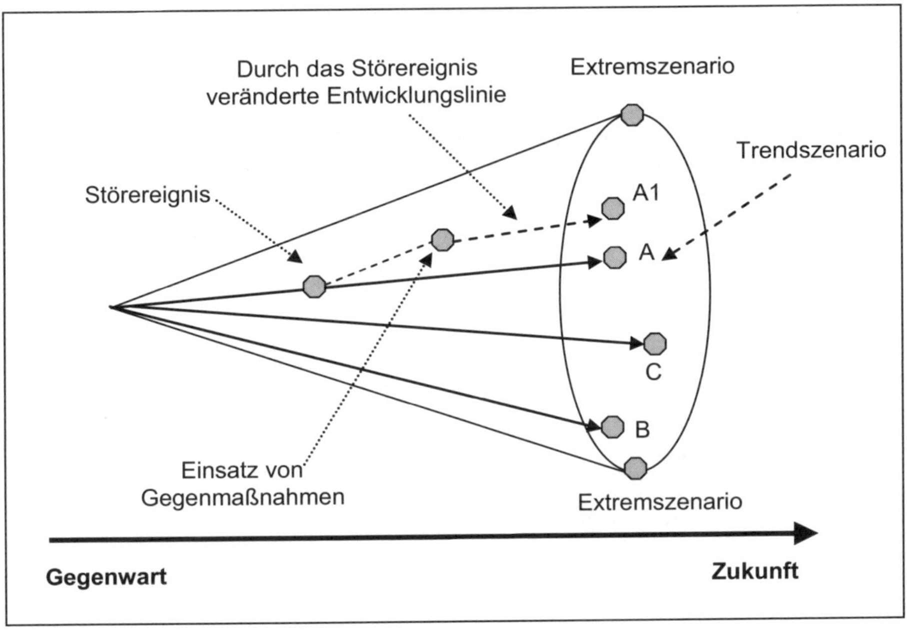

Abb. 6-63 Szenario-Trichter
(in Anlehnung an Müller-Stewens/Lechner, 2003: 210)

Der Vorteil der Methode liegt nun darin, dass eigentlich nur zwei Grundtypen von Szenarien entwickelt werden müssen, um damit alle logisch möglichen und empirisch wahrscheinlichen Szenarien charakterisieren zu können (Müller-Stewens/Lechner, 2003: 210):

- Positives Extremszenario: Es bezeichnet den denkbar günstigsten Entwicklungsverlauf.
- Negatives Extremszenario: Es bezeichnet den denkbar schlechtesten Entwicklungsverlauf.

Diese beiden Szenarien spannen einen Trichter auf, dessen Rand die Grenzen potentieller Entwicklungsmöglichkeiten bildet. Die Menge aller möglichen Zukunftsbilder oder Szenarien befindet sich auf der Schnittfläche des Trichters. Folgt man nun einer bestimmten trendmäßigen Entwicklungsrichtung, wird ein bestimmtes Zukunftsbild erzeugt (A). Tritt ein Störereignis auf (unerwartete Einführung einer völlig neuen konkurrierenden Technologie), wird die Entwicklungslinie des Trendszenarios in eine neue Richtung verschoben; jetzt ist zu überlegen, welche Gegenmaßnahmen ein Krankenhaus ergreifen kann, um negativen Auswirkungen entgegenzutreten und die Entwicklungslinie wieder in eine vorteilhafte Richtung zu lenken (A1) (Müller-Stewens/Lechner, 2003: 211). Die Szenarios sind künstlich geschaffene Modelle der Zukunft, wobei die Szenario-Erstellung von zwei Ausgangspunkten erfolgen kann:

- Startpunktlenkung („Was-wäre-wenn"-Szenarien)
- Endpunktlenkung („Wass-muss-geschehen-dass"-Szenarien)Dabei sollte man nicht weiter als 20–30 Jahre und nicht weniger als 5 Jahre in die Zukunft blicken.

Der Ablauf des Szenarioprozesses vollzieht sich üblicherweise in acht Phasen, die zunächst graphisch dargestellt und im Anschluss daran am Beispiel des Gesundheitsmarktes beschrieben werden.

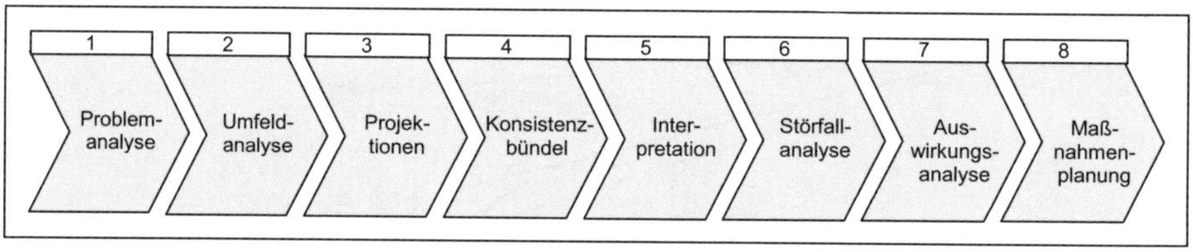

Abb. 6-64 Ablauf des Szenarioprozesses
(in Anlehnung an Müller-Stewens/Lechner, 2003: 211)

Problemanalyse

Den Anfang jedes Szenario-Projektes kennzeichnet eine Fragestellung, eine Aufgabe oder ein Problem, was nach Beschreibung der Ist-Situation so präzise wie möglich formuliert werden sollte. Zum Beispiel „Welche Leistungen muss unser Krankenhaus zukünftig anbieten, damit es wettbewerbsfähig bleibt?" Oder: „Mit welcher Technologie kann eine Funktion langfristig am besten erfüllt werden?" „Wie wird sich der Gesundheitsmarkt in den nächsten Jahren entwickeln?" Bevor nun Szenarien für dieses Problem erarbeitet werden können, müssen sie vorbereitet werden. Die Vorbereitung beginnt damit, dass man zunächst im Rahmen einer

Projektbeschreibung das Gestaltungsfeld und Szenariofeld definiert sowie organisatorische Fragen klärt. Dabei sollten folgende grundlegende Fragen beantwortet werden:

- Welche Aufgaben sollen mit den Szenarien gelöst werden? Was untersuchen wir (Strukturierung des Untersuchungsfeldes)?
- Welcher Zeitraum soll betrachtet werden (z. B. 10 Jahre)?
- Wie sollen die Szenarien erstellt werden?
- Wer soll an einem Szenario-Projekt mitwirken (sinnvoll ist hier ein interdisziplinäres Team mit einem fähigen Teamleiter)?
- Welche Hilfsmittel sollen eingesetzt werden (z. B. Szenario-Software)?

Die Strukturierung des Untersuchungsfeldes sollte im Team erfolgen, d. h. es wird – z. B. durch Brainstorming – die Frage geklärt, was wir untersuchen bzw. was das Problem ist. Das Ergebnis sollte dann noch mal vom Auftraggeber als Handlungsrichtlinie bestimmt und verabschiedet werden.

Umfeldanalyse

Im Rahmen der Umfeldanalyse wird nun der Gegenstand des Szenario-Projektes – z. B. der Gesundheitsmarkt – in seiner gegenwärtigen Situation analysiert. Ziel ist es, die Faktoren zu identifizieren, die auf die Fragestellung der Szenarioanalyse zur Zeit oder zukünftig Einfluss haben. Im Mittelpunkt steht hier die Frage, wie sich der Gesundheitsmarkt entwickeln wird. Das Team muss Einflussbereiche identifizieren, die auf das Untersuchungsfeld einwirken, und jeden Einflussbereich dann durch Einflussfaktoren näher beschreiben:

- Einflussbereiche des globalen Umfeldes: demographische Umwelt, ökonomische Umwelt, technologische Umwelt, natürliche Umwelt, sozio-kulturelle Umwelt, politisch-rechtliche Umwelt
- Einflussbereiche des spezifischen Umfeldes: z. B. Krankenhäuser, niedergelassene Ärzte, Lieferanten, Gewerkschaften, neue Versorgungsformen, Pharmaindustrie, Apotheken, sonstige Gesundheitsdienste, Individuum.
- Einflussfaktoren: z. B. individuelles Gesundheitsverhalten, Rolle des Arztes, Entwicklungen in der Bio- und Gentechnologie, materielle und soziale Sicherheit, Gesetze (z. B. neue Entgeltformen), Wirtschaft, usw.

Folgende Möglichkeiten hat das Team, die Einflussfaktoren systematisch zu ermitteln:

- Brainstorming: Oft fehlen die Ideen bei der Bildung von Einflussfaktoren. Mit dieser gruppenorientierten Kreativitätsmethode kann innerhalb relativ kurzer Zeit eine Vielzahl von Ideen produziert werden (Nöllke, 2001: 53 ff.). Dabei können selbst versteckte Einflussfaktoren entdeckt werden.
- Cognitive Mapping (= vernetzte Bilder): Hier werden die Einflussfaktoren räumlich (z. B. auf einem Blatt Papier) dargestellt. Dadurch können schnelle Ergebnisse erzielt werden.
- System-Skizzen: Sie stellen eine besondere Form des Cognitive Mapping dar, bei der eine richtige Skizze angefertigt wird. Vorteil: Die Kreativität des Szenario-

Teams wird angeregt. Nachteil: hoher Zeitaufwand, kreativer Zeichner ist notwendig.
- Befragung: Für spezielle Einflussbereiche kann eine Expertenbefragung notwendig sein. Dies kann mit Hilfe von Interviews, Workshops oder Fragebögen geschehen.
- Einflussfaktoren aus Datensammlungen oder Datenbanken. Wichtige Quellen sind bereits abgeschlossene Szenario-Projekte.

Anschließend müssen die Einflussfaktoren beschrieben und analysiert werden. Dies kann praktisch geschehen, indem das Team in mehrere kleine Gruppen geteilt wird und jede Gruppe sich nur mit bestimmten Faktoren befasst. Damit die Analyse nach einem einheitlichen Schema abläuft, könnte dies beispielsweise mit Hilfe einer vorgefertigten Checkliste geschehen, die von den Mitarbeitern für jeden Einflussfaktor abgearbeitet wird. Hier befassen sie sich z. B. mit der Frage, wie groß die Bedeutung des jeweiligen Einflussfaktors heute ist (niedrig, mittel, hoch) und wie die Beziehung zu den anderen Faktoren ist (positiv, neutral, negativ). Die Ergebnisse der einzelnen Teammitglieder sollten dann nach einer abgestimmten Zeit (z. B. vier Wochen) zusammengetragen werden. In diesem Workshop können sich dann auch die Schlüsselfaktoren herausbilden, die für die Szenariobildung notwendig sind. Dem vernetzten Denken kommt bei der Auswahl der Schlüsselfaktoren eine große Bedeutung zu. Theoretisch geschieht dies, in dem die oben erwähnten Beziehungen der Einflussfaktoren untereinander erfasst und ausgewertet werden (Vernetzungsanalyse). Praktisch geschieht dies mit einer Einflussmatrix (direkte Vernetzung) oder mit Hilfe von Software, wie die MICMAC-Analyse (indirekte Vernetzung). Folgende Schlüsselfaktoren könnten für das Gesundheitswesen maßgeblich sein (Scenario Management International (ScMI), 2002: 4 ff.):

- Wirtschaftszweig Gesundheit
- Individuelles Gesundheitsverhalten
- Freizeit und Fitness
- Alternative Heilmedizin
- Wettbewerb unter Ärzten und Krankenhäusern
- Rolle des Arztes
- Ärzte- und Krankenhaus-Netzwerke
- Struktur der Krankenversicherungsbranche
- Entwicklungspotential der Pharmabranchen
- Forschung und Entwicklung im Gesundheitswesen
- Arbeitsmedizin
- Präventivmedizin
- Materielle und soziale Sicherheit

Neben der Analyse der Einflussfaktoren kann es ebenfalls sinnvoll sein, Handlungsparameter (z. B. Positionierung, Ressourcen, Logistik, Vertrieb des Krankenhauses usw.) zu analysieren. Dies kann vom Ablauf her und von der Organisation her genauso geschehen, wie bei den Einflussfaktoren.

Projektionen

In der nächsten Phase werden für jeden Schlüsselfaktor mehrere denkbare Entwicklungsmöglichkeiten (Zukunftsprojektionen) mit Hilfe von Deskriptoren ermittelt, benannt und begründet. Ein Deskriptor ist ein Kern- oder Schlüsselwort, durch das der Inhalt einer Information charakterisiert wird. Es kann mit quantitativen und qualitativen Deskriptoren gearbeitet werden. Vom Team her sind hier analytische und kreative Fähigkeiten gefragt. Als Hilfsmittel stehen wiederum die oben beschriebenen Kreativtechniken zur Verfügung. Dabei gibt es aber unterschiedlicher Vorgehensweisen für die Ermittlung möglicher Projektionen:

- Zukunftsprojektionen aus Prozessen entwickeln
- Entwicklungen fortschreiben oder simulieren
- Entwicklungen bewusst beschleunigen

Es sollten schließlich ein bis drei kritische/unkritische Projektionen pro Schlüsselfaktor (Extremprojektionen) nebst deren Eintrittswahrscheinlichkeiten (gering, schwierig einzuschätzen, hoch, leicht einzuschätzen) ausgewählt werden. Diese sollten zum Schluss so formuliert und beschrieben werden, dass Anwender sie auch verstehen. Außerdem wäre es sinnvoll, für die einzelnen Zukunftsprojektionen Schlag- und Trendwörter zu entwickeln. Für den „Wirtschaftszweig Gesundheit", der sich mit der wirtschaftlichen Entwicklung des Gesundheitswesens befasst, lassen sich zum Beispiel die in der nachfolgenden Abbildung dargestellten Projektionen ableiten. Als Deskriptoren wurde dazu der Anteil des Wirtschaftszweiges Gesundheit am Bruttoinlandsprodukt und der Umfang des Arbeitsvolumens in allen Unternehmungen der Gesundheitsbranche betrachtet (Scenario Management International (ScMI), 2002: 7).

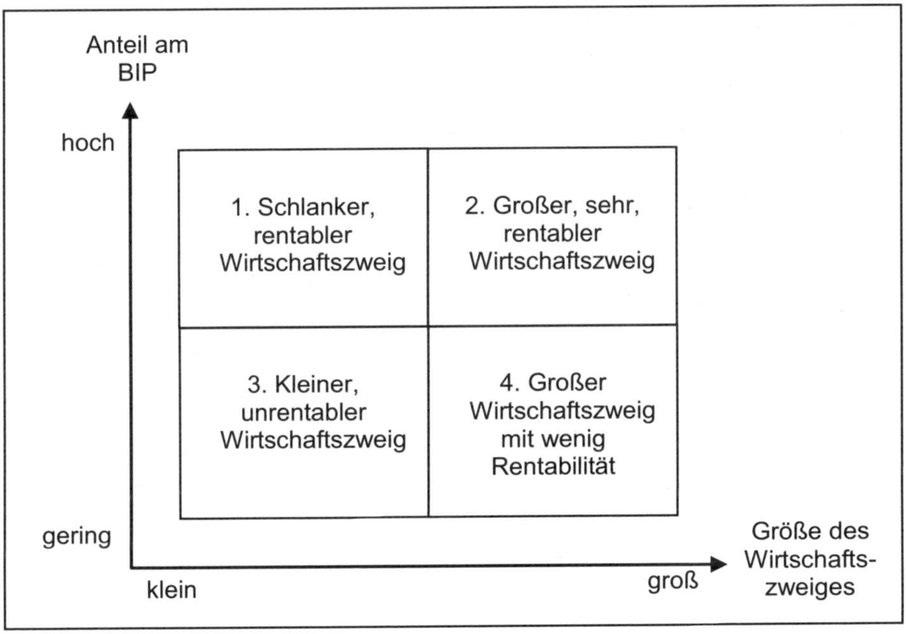

Abb. 6-65 Projektionen für den „Wirtschaftszweig Gesundheit"
(in Anlehnung an Scenario Management International (ScMI), 2002: 7)

Ergebnis dieser gesamten Phase ist der Projektionskatalog, in dem die ermittelten Projektionen aufgeführt sind und näher beschrieben werden. Die Erarbeitung dieser alternativen Zukunftsbilder durch das Team ist ein besonders wichtiger Arbeitsschritt, da von ihm der Inhalt und die Qualität der Szenarien – und damit letztlich der Erfolg des ganzen Projektes – abhängt.

Konsistenzbündel

Im nächsten Schritt werden nun die Projektionsbündel erstellt, vor dem Hintergrund der Frage, ob es denkbar ist, dass zwei Zukunftsprojektionen zusammen in einem schlüssigen Szenario vorkommen? Folgende Voraussetzungen müssen erfüllt werden:

- Ein Projektionsbündel ist eine Kombination von Zukunftsprojektionen, die für jeden Schlüsselfaktor genau eine Zukunftsprojektion enthält.
- Dabei ist es unabdingbar, dass die Zukunftsprojektionen eines Bündels sich nicht widersprechen. Aus diesem Grund ist es daher praktisch notwendig, eine sog. Konsistenzanalyse durchzuführen. Hier wird die Frage beantwortet, wie sich z. B. Zukunftsprojektion A mit Zukunftsprojektion B verträgt. Dargestellt werden kann die Analyse z. B. mit Hilfe einer Matrix
- Weiterhin muss die Frage geklärt werden: Wie wahrscheinlich ist das Eintreten genau dieses Projektionsbündels? Praktisch gelingt dies mit einer Plausibilitätsanalyse (Coss-Impact-Analyse).

Oftmals gibt es im Ergebnis zu viele Projektionsbündel. Im Rahmen der Rohszenario-Bildung (Abb. 6-66) müssen diese nun noch reduziert werden. Möglich ist die Zusammenfassung der Projektionsbündel mit Hilfe der Clusteranalyse.

Interpretation

Da die strategische Planung anschauliche Zukunftsbilder benötigt, müssen die entwickelten Rohszenarien kreativ interpretiert und bildhaft beschrieben werden. Als Hilfsmittel der Szenario-Interpreation wird das Zukunftsraum-Mapping angewandt. Es verbessert das Verständnis der Szenario-Ersteller, da die Beziehungen zwischen Zukunftsprojektionen, Projektionsbündeln und Rohszenarien graphisch dargestellt werden. Mit der Szenario-Beschreibung ist die Szenario-Erstellung dann abgeschlossen. Die Beschreibung erfolgt in vollständigen Sätzen, sodass ein prägnantes, aussagekräftiges und verständliches Zukunftsbild entsteht. Die ScMI AG hat die in Tabelle 6-29 dargestellten vier Szenarien für das Gesundheitswesen als Ergebnis des Szenarioprozesses ermittelt (Scenario Management International (ScMI), 2002:8 ff.).
Die Ernst & Young AG beschreibt ebenfalls mit ihrer Studie „Gesundheitsversorgung 2020“ in Form eines Szenarios die maßgeblichen Entwicklungen im Gesundheitswesen bis zum Jahr 2020. Dabei betrachten sie die zukünftige medizinische und technologische Forschung und Entwicklung, die soziodemographische und gesellschaftliche Entwicklung, wirtschaftliche Rahmenbedingungen, die Entwicklung der Krankheitsbilder, gesetzliche und institutionelle Entwicklungen, internationale Entwicklungen sowie die Entwicklung der Versorgungsstruktur, des Wettbewerbs und der Qualität. In Form von Thesen werden die Ergebnisse zusammengefasst (Ernst & Young, 2005). Die entwickelten Szenarien im Gesundheitswesen können

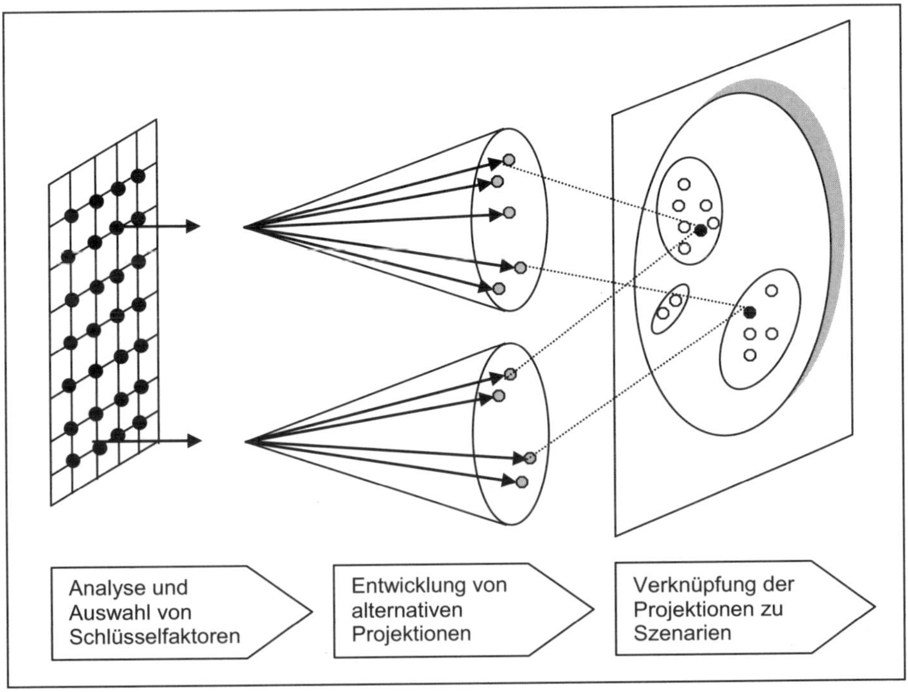

Abb. 6-66 Rohszenariobildung
(in Anlehnung an Scenario Management International (ScMI), 2002: 5)

von Krankenhäusern, Gesetzgebern oder anderen am Gesundheitswesen beteiligten Gruppen im Rahmen ihrer strategischen Planung genutzt werden. Sie können Chancen und Risiken aus den Szenarien für das eigene Geschäftsfeld erkennen und darauf aufbauend Konsequenzen und Handlungsoptionen ableiten.

Störfallanalyse

Nun besteht noch die Möglichkeit, Störereignisse (z. B. Heilung von Krebs, Impfstoff gegen Aids) einzuführen und damit die Stabilität der erzeugten Zukunftsbilder gegenüber den unerwarteten Ereignissen festzustellen. Dafür werden dann die Szenarien unter Berücksichtigung der Störereignisse neu ermittelt.

Auswirkungsanalyse

Im nächsten Schritt müssen die Folgen des Eintretens der Szenarien interpretiert werden. Dies kann mit Hilfe einer Auswirkungsmatrix geschehen. Dazu werden die Auswirkungen einzelner Szenarien auf einzelne Gestaltungsfeldkomponenten ermittelt und in der Matrix verzeichnet. Dieses sehr formale Vorgehen stellt sicher, dass keine Auswirkungen vernachlässigt werden. Anschließend können aus diesen szenariospezifischen Auswirkungen leicht Chancen und Risiken für die Gestaltungsfeldkomponenten abgelesen werden.

Tab. 6-29 Szenarien im Gesundheitswesen (in Anlehnung an Scenario Management International (ScMI), 2002: 8ff.)

Szenario	Inhalt	Merkmale
Wirtschaftstreiber Gesundheitswesen	• Gesellschaft und Individuen erkennen die Bedeutung von Gesundheit • Netzwerke von Ärzten ermöglichen individuelle Behandlungen • Krankenversicherungen bieten Gesundheit für jedermann • Präventiv- und Arbeitsmedizin werden selbstverständlich • Pharmaindustrie setzt Maßstäbe	• ausgeprägtes Gesundheitsbewusstsein • hohe Investitionsbereitschaft in den Körper • enge soziale Beziehung zwischen Arzt und Patient • komplexe Rolle der Ärzte • vollständige Deregulierung des Gesundheitswesens • großer, sehr rentabler Wirtschaftszweig „Gesundheit"
Gesundheit ist Nebensache	• Gesundheit ist in der Gesellschaft kein Thema mehr • minimalistisches Gesundheitsangebot • alternative Heilmethoden und Arbeitsmedizin verlieren an Bedeutung • einheitlicher Krankenversicherungsmarkt • stagnierende Pharmaindustrie	• wenig Gesundheitsbewusstsein • Sozialstaat • starke Regulierung • Rolle der Ärzte beschränkt sich auf die Behandlung von Krankheiten • kleiner, unrentabler Wirtschaftszweig
Trend zur Zwei-Klassen-Gesellschaft	• soziale Ungleichheit führt zur medizinischen Zwei-Klassen-Versorgung • liberalisiertes Gesundheitswesen stellt sich auf die uneinheitliche Nachfrage ein • intensiver Wettbewerb der Krankenversicherungen • Kostenpunkt Arbeits- und Präventivmedizin	• qualitativ schlechte Entwicklung der Wirtschaft • stark ausgeprägtes Gesundheitsbewusstsein der Bevölkerung • Zwei-Klassen-Medizin zwischen Patienten und Ärzten • nur oberflächliche Beziehung zwischen Patienten und Ärzten • große Ärztenetzwerke
Gesundheit goes Lifestyle	• Schönheitskult in der Gesellschaft • hochwertige Gesundheitsanbieter bleiben Einzelkämpfer • Private Krankenversicherungen übernehmen zusätzliche Leistungen • Körperkult steigert auch die Bedeutung von Präventiv- und Arbeitsmedizin • Trotz hoher Risiken massive Forschung in der Pharmaindustrie	• qualitativ und quantitativ starke Entwicklung der Wirtschaft • wenig ausgeprägtes Gesundheitsbewusstsein der Bevölkerung • Fokussierung der Bevölkerung auf ihr äußeres Erscheinungsbild • Eigenständigkeit der einzelnen Ärzte • Dynamische Entwicklung der Pharmabranche • schlanker, rentabler Wirtschaftszweig

Maßnahmenplanung

Abschließend müssen aus den Chancen und Risiken konkrete Maßnahmen abgeleitet werden.
Da sich nicht gleichzeitig alle Chancen nutzen und alle Risiken vermeiden lassen, ist eine Bewertung der unterschiedlichen Maßnahmen erforderlich. Daraus ergibt sich eine geeignete Maßnahmenkombination.

Bewertung von Frühwarnsystemen

Um unternehmungsbezogene Entwicklungen möglichst frühzeitig zu erkennen und zu beeinflussen, ist es notwendig, auch weniger exakte Informationen in den Entscheidungsprozess einzubeziehen. Denn auch Informationen, die erst auf bestimmte zukünftige Ereignisse hindeuten und sich nur als schwache Signale bemerkbar machen, müssen bei der strategischen Krankenhausplanung berücksichtigt und daher vom Controlling erkannt und beurteilt werden. Dabei sind zwei Aspekte zu beachten:

1. Früherkennung heißt rechtzeitige – unbedingt frühzeitige – Diagnose. Es geht nicht um eine generelle Fristigkeit, sondern um eine individuelle Zeitspanne von der Diagnose bis zu Therapie, die sich aus einer individuell eingeschätzten Dringlichkeit ergibt.
2. Früherkennung heißt aber auch Analyse und Bewertung des Ausmaßes, der Dringlichkeit und der Strukturierung der Situation.

Um die Gefahren und Chancen sichtbar zu machen, muss das Controlling Frühwarninformationen herleiten, die dann in Workshops oder in Beiräten gebündelt werden können.
Ein geeignetes Instrument, um isolierte Einzelinformationen in bestehende Wirklichkeitsmodelle zu absorbieren ist die Entwicklung von Szenarien. Die Anwendung der Szenario-Analyse bei der Beurteilung der Lage des Krankenhauses bietet als Methode mit relativ großem intuitiven Anteil zwei wesentliche Vorteile (Simon/Gathen, 2002: 180):

1. Es lässt sich das intuitive, ganzheitliche Wissen bzw. Vermuten von Wirkungsketten und -systemen nutzen.
2. Informationen mit verschiedener Qualität fließen in eine Gesamtdarstellung ein, ohne an statistische Restriktionen gebunden zu sein.

Weiterhin sind Verbesserungen der Kommunikation in verschiedenen Hierarchieebenen zu erwarten, Entscheidungsgrundlagen werden transparenter und nachvollziehbarer und Wissensmanagement wird gefördert, denn durch die Bildung von interdisziplinären Teams werden unterschiedliche Denkweisen und Erfahrungshorizonte miteinander vernetzt. Wie schon die Ausführungen vermuten lassen, ist der Ressourcenaufwand für die Entwicklung von Szenarios allerdings sehr hoch (Müller-Stewens/Lechner, 2003: 211). Die Qualität der Ergebnisse wird nicht nur durch die zur Verfügung stehende Entwicklungszeit bestimmt, sondern hängt insbesondere von der Qualifikation des Moderators und des Teams ab.

6.4.3.2 Stärken-Schwächen-Analyse

Theoretische Grundlagen zur SWOT-Analyse

Die Stärken-Schwächen-Analyse (SWOT-Analyse) gilt als ein wesentliches Analyse-Instrument der Informationsbeschaffung. Sie betrachtet sowohl die spezifischen Charakteristika der Unternehmung, wie auch die Beziehungen zur Umwelt und die Umweltentwicklung selbst (Bruhn, 2002: 41 f.; Zapp et al., 2006: 164). Es liegt somit eine intersystemische – wechselseitige Betrachtungsebene und Vorgehensweise vor.

Das Kürzel SWOT steht für (Schulte-Zurhausen, 1999: 331 ff.):

S	– Strengths	– Stärken
W	– Weaknesses	– Schwächen
O	– Opportunities	– Chancen
T	– Threats	– Risiken

Die Begrifflichkeiten stellen gleichfalls vier Felder einer zweiachsigen Matrix dar (vgl. Abb. 6-67).

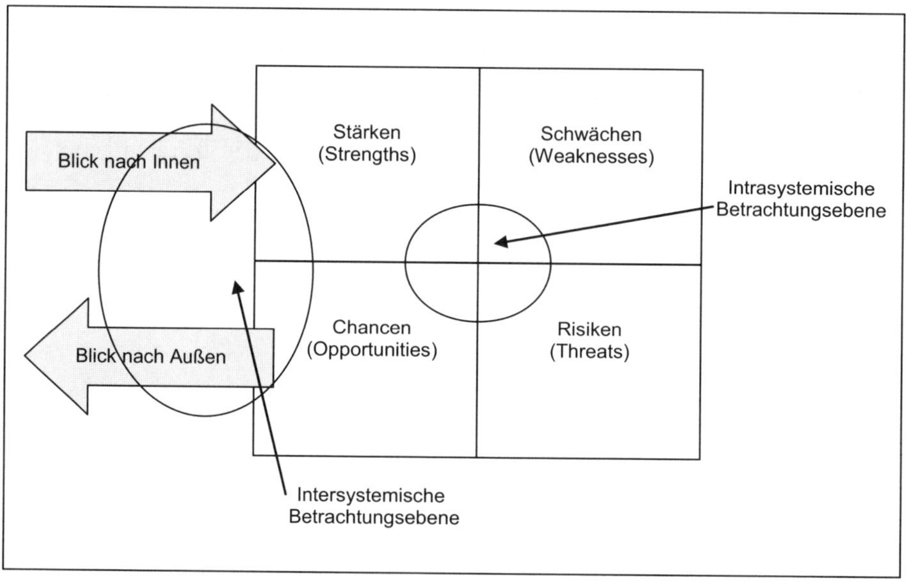

Abb. 6-67 SWOT-Analyse

In die vier Felder dieser Matrix werden kurze stichpunktartige Aspekte eingetragen, die das Bild der Unternehmung in seiner Umwelt widerspiegeln und beschreiben sollen (Piery 1997: 282 f.). Dieses Gedankenmodell ist aus der SOFT-Analyse (Strengths-Opportunities-Failures-Threats) hervorgegangen (Horváth, 2006: 352;

Bircher, 1976: 290 ff.; Schulte-Zurhausen, 1999: 331 ff.). Während die SOFT-Analyse die Matrix auf eine Zeitschiene anlegt und positive und negative Abweichungen betrachtet, legt die SWOT-Analyse Wert auf die Gegenüberstellung von internen und externen Gegebenheiten: Die strategisch angelegte Reaktion auf den Markt steht im Vordergrund der Betrachtung. Die eigenen Stärken sollen mit der durchsetzungsfähigen Unternehmungsstrategie erkannt und umgesetzt werden und damit für ein effektives Agieren in der Zukunft sorgen. Die vier Felder werden miteinander verglichen, nach Übereinstimmungen bzw. Inkongruenzen untersucht, einem kritischen Diskurs unterzogen und in einem abschließenden Bild dargestellt. Für die erfolgreiche Anwendung der SWOT-Analyse sind nach Homburg (1998: 109 f.) folgende Bedingungen erforderlich:

- Klare Definition des Analysegegenstandes
  Die spezifischen Kunden- und Produktsegmente sind klar zu umschreiben, abzugrenzen und zu definieren, um relevante Informationen effizient zu ermitteln (Homburg, 1998: 109).
- Teamorientierte Vorgehensweise
  Durch die Teamarbeit sollen die unterschiedlichen Sichtweisen in der Analyse zusammengeführt werden. Der Teamgedanke und die verschiedenen Teilnehmer eines multiprofessionellen Teams fördern die interdisziplinäre Sichtweise und damit die SWOT-Analyse (Piercy, 1997: 284).
- Betrachtung aus Kundensicht.
  Alle entwickelten Wettbewerbsvorteile (Piercy, 1997: 285 f.) sollen aus Kundensicht wahrnehmbar sein. Der Kunde ist also das maßgebliche Kriterium für die Ergebnisse und das Vorgehen der SWOT-Analyse.

Daraus ergibt sich folgende Vorgehensweise (Homburg, 1998: 110):

1. Ermittlung der unternehmungsspezifischen Stärken und Schwächen.
2. Ermittlung der Chancen und Risiken der Unternehmungsumwelt, denen die Unternehmung ausgesetzt ist.
3. Entwicklung von Strategien.

Weiter oben ist die Ist-Situation dargestellt worden. Darauf aufbauend können jetzt Strategien entwickelt und in einer Matrix dargestellt werden. Dazu wird das einfache SWOT-Tableau in eine Strategien-Matrix umgeformt, in dem strategische Handlungsfelder aufbereitet werden (Wagemann, 2004: 391 f.) und das in Abbildung 6-68 theoretisch dargestellt wurde.
Aus der Transformation von dem beschreibenden SWOT-Tableau werden nun die SWOT-Strategien dargestellt und abgebildet. Dabei wird wie bei der SOFT-Analyse zunächst auf das positive bzw. negative Zusammenwirken der Felder abgestellt. Dabei korrespondieren (positive) Stärken der Unternehmung mit positiven Umfeldfaktoren (SO-Strategien) und stellen ein großes Entwicklungspotential dar. Ebenso korrelieren die Schwächen der Unternehmung mit den Risiken der Umwelt (WT-Strategien). Auch die Matrixfelder von Stärken und Risiken sowie Schwächen und Chancen sollten Beachtung finden (Müller-Stewens/Lechner, 2003: 225). Dabei ist das einfache Prinzip der Strategieentwicklung durchgängig: Stärken und Chancen für das Unternehmen maximieren sowie Schwächen und Risiken minimieren (Müller-Stewens/Lechner, 2003: 225).

	Chancen (Opportunities)	Risiken (Threats)
Stärken (Strengths)	**Stärken-Schwächen-Strategie** • Ausbau der Stärken der Unternehmung • Nutzung von Chancen im Umfeld	**Stärken-Risiken-Strategie** • Nutzung unternehmungsinterner Stärken zur Abschwächung, Begrenzung und Neutralisation von externen Risiken
Schwächen (Weaknesses)	**Schwächen-Chancen-Strategie** • Nutzung von Chancen im Umfeld • Schwächung bzw. Beseitigung eigener Schwächen	**Schwächen-Risiken-Strategie** • Abschwächung, Begrenzung und Neutralisation bestehender unternehmungsinterner Schwächen • Abschwächung, Begrenzung und Neutralisation von umweltspezifischen Risiken

Abb. 6-68 SWOT-Strategien
(in Anlehnung Müller-Stewens/Lechner, 2003: 225; Zapp et al., 2006, 167)

Aus dem SWOT-Tableau wird über die SWOT-Matrix nun die Konzipierung der SWOT-Strategie vorangetrieben. Homburg (Homburg, 1998: 111) unterscheidet drei Strategiearten:

- Matchingstrategien,
- Umwandlungs-/Neutralisationsstategien,
- Kreative Strategien.

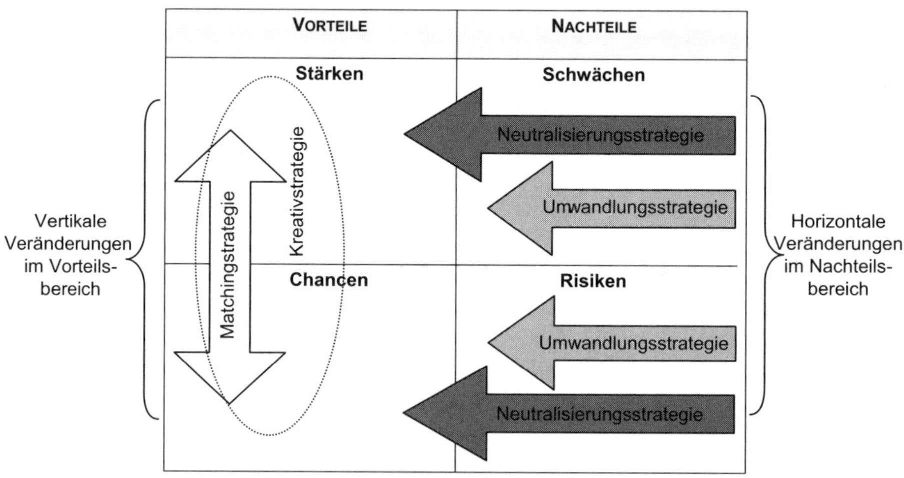

Abb. 6-69 Arten der SWOT-Strategien
(in Anlehnung an Homburg, 1998: 111; Zapp et al., 2006: 167)

Die positiv aufeinander wirkenden Felder werden als Strategie des Matchings bezeichnet. Bei den Umwandlungs-/Neutralisationsstrategien werden Schwächen in Stärken oder Risiken in Chancen umgewandelt oder neutralisiert. Kreativstrategiearten liegen außerhalb der Kombination von Vor- und Nachteilen.

Anwendung der Stärken-Schwächen-Analyse im Krankenhaus

Umweltanalyse

Die globale Umwelt einer Unternehmung und die unternehmungsrelevanten Umfelder weisen grundsätzliche Chancen auf, die positiv genutzt werden können. Es werden aber auch Risiken von Umwelteinflüssen deutlich, die der Unternehmung schaden können. Im Rahmen der SWOT-Analyse sind Chancen und Risiken darzustellen, die von außen auf die Unternehmung wirken, also nicht nur unmittelbare Folge der Geschäftspolitik sind.[75] Die Zahl der potentiellen Einflussfaktoren aus der externen Umwelt eines Geschäftsfeldes ist sehr hoch. Zusätzlich weisen diese Einflussfaktoren einen hohen Komplexitäts- und Interdependenzgrad auf. Die Herausforderung im Rahmen der externen Analyse besteht darin, diese Komplexität auf ein fassbares Maß zu reduzieren (Hungenberg, 2001: 74). Es bietet sich eine Betrachtung nach Makro- und Mikroumwelt an, was in Abbildung 6-70 gezeigt wird.

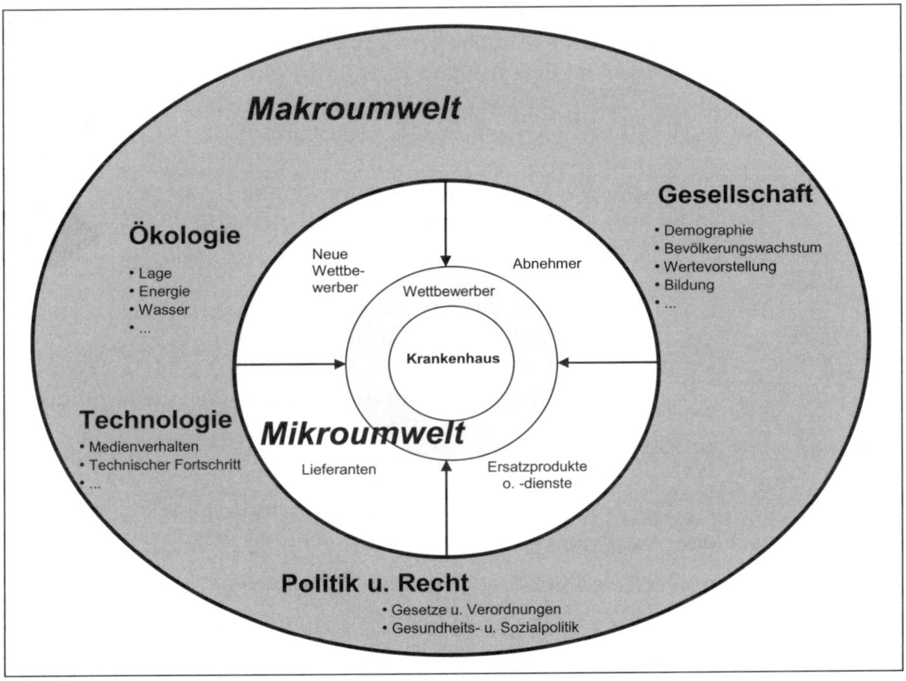

Abb. 6-70 Strategische Handlungsfelder

75 Vgl. hierzu die Darstellung einer SWOT-Analyse im Segment Altenhilfe, Jugend, Wohnen usw. bei Zapp et al., 2006c: 163ff. und die dortigen Aussagen.

Beide Bereiche werden zunächst vorgestellt und anschließend einer Analyse unterzogen, um eine für strategische Entscheidungen angemessene Informationsbasis zu schaffen.

Globale Makroumwelt
Die globale Umwelt stellt die höchste Aggregationsebene der Umweltanalyse dar (Müller-Stewens/Lechner, 2003: 205). Je früher hier Trends erkannt und aufgegriffen werden können, desto eher ist eine Unternehmung in der Lage, ihre Auswirkungen abzuschätzen und sich darauf reaktiv und proaktiv einzustellen (Müller-Stewens/Lechner, 2003: 205). Dies ist im Rahmen der Frühwarnsysteme zu analysieren und zeigt auch auf, wie die hier beschriebenen einzelnen Instrumente zusammenwirken. Generell sind Entwicklungen der globalen Makroumwelt schwer vorhersehbar (Homburg, 2000: 102). Es gilt hier grundsätzlich, dass eine Analyse breit anzulegen ist, um möglichst viele potentielle Trends zu erfassen. Ein Anspruch auf Vollständigkeit ist schon aus systematischen Gründen unmöglich, da die Welt grundsätzlich unbegrenzt ist (Steinmann; Schreyögg, 2000: 161 f.).
Hier wird eine Reihe von Festlegungen in Form von kritischen Annahmen oder Prämissen unternommen, die für den Fortlauf des strategischen Planungsprozesses Gültigkeit haben sollen und ihm Orientierung verleihen – und zwar unabhängig von der Methodik der Analyse. Hier werden schließlich nicht potentiell relevante Faktoren und Zusammenhänge ausgeschlossen. Da diese Festlegungen meist nur auf plausiblen Vermutungen und Prognosen beruhen, ist eine fortlaufende Überwachung der Gültigkeit dieser Annahmen notwendig (Steinmann; Schreyögg, 2000: 169). Das Makroumfeld unterscheidet fünf große Gruppen von Umweltfaktoren, die nicht ausschließlich separat, sondern auch in ihrer gegenseitigen Verknüpfung zueinander zu beachten sind (Staehle, 1999: 626):

1. Gesellschaftsfaktoren, z. B. demographische Entwicklung (Quantität und Qualität der Human Resources) und sozialpsychologische Faktoren, z. B. die allgemeine oder dominierende Einstellung der Arbeitnehmer gegenüber dem Management
2. Wirtschaftliche und wirtschaftspolitische Faktoren (Ökonomie), z. B. das vorherrschende Wirtschaftssystem, die wirtschaftliche Stabilität
3. Rechtliche und politische Faktoren, z. B. die Ausgestaltung und Wirksamkeit der Rechtsstruktur, die innenpolitische Struktur und die allgemeine politische Stabilität
4. Technische Faktoren, z. B. die Entwicklung neuer Techniken, Technologien, Materialien und damit zusammenhängender Produkte
5. Ökologische Faktoren, z. B. die wachsende Sensibilisierung der Bevölkerung für Schädigungen der Gesundheit von Menschen, Tieren und Pflanzen

Mikroumfeld
Das Mikroumfeld ist mit der zu analysierenden Unternehmung verwoben, so dass man oft von einer Branchenstrukturanalyse spricht. Das wiederum begrenzt auch wieder die Perspektive.
Als methodischer Ansatz kann das 5-Forces-Modell von Michael E. Porter (1983) angesehen werden, das die Unternehmung in den Kontext von Wettbewerbskräften stellt, denen die Branche unterliegt. Die fünf Wettbewerbskräfte sollen die Attraktivität der Branche wiedergeben und die Wettbewerbssituation darstellen. Obwohl

der Schwerpunkt auf dem Wettbewerb liegt, eignet sich das Porter-Modell, um die Mikroumwelt zu begutachten. Das Modell betrachtet

- die Verhandlungsstärke der Lieferanten,
- die Bedrohung durch neue Konkurrenten,
- die Verhandlungsmacht der Abnehmer,
- die Bedrohung durch Ersatzprodukte und -dienste und
- die Wettbewerber.

Die GEBERA-Studie aus der Schweiz „Strategische Herausforderungen für Spitäler" aus dem Jahr 2006 hat untersucht, welche zukünftigen Entwicklungen die Krankenhäuser als Chance für ihre Unternehmung wahrnehmen (vgl. Abb. 6-71).

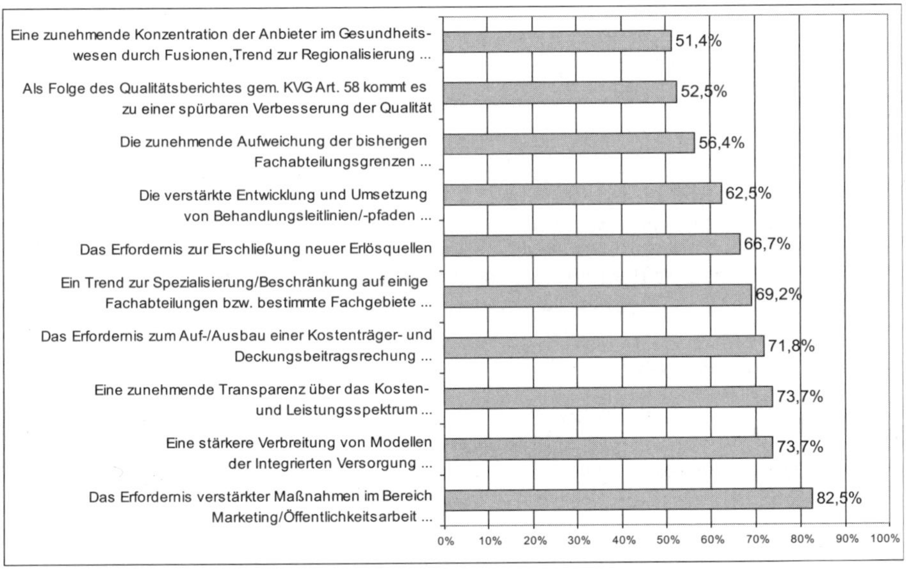

Abb. 6-71 Top 10 Chancen
(Quelle: Borges, P., Hofmann, O., Köhler, S., Meinert, A. (2006): Strategiestudie Schweiz: Strategische Herausforderungen für Spitäler, S. 35 [http://www.gebera.de/download/StrategiestudieCH2006.pdf]. © *2008 GERBERA*)

Demgegenüber wurden durch die befragten Einrichtungen nachstehende, bedrohliche Entwicklungen wahrgenommen (vgl. Abb. 6-72).
Mit Blick auf die Chancen und Risiken ist für das Erkennen von neuen Erfolgspotentialen ein strukturiertes Vorgehen zwingend erforderlich. Auf Fachabteilungs/Klinikebene beispielsweise ist es nicht allein Aufgabe des Chefarztes, neue Methoden, Techniken oder Organisationsabläufe zu analysieren. Vielmehr setzt das Konstatieren neuer Therapie- oder Diagnostikmöglichkeiten eine vertrauensvolle Zusammenarbeit von Fachabteilungs- und Krankenhausleitung voraus – kombiniert mit einem innovativen Controlling (Tecklenburg, 1995: 389).

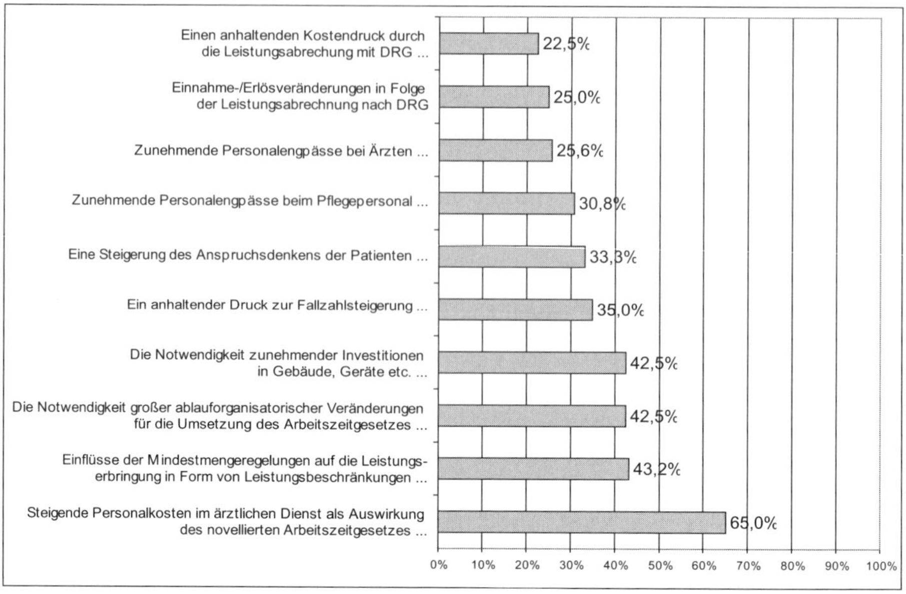

Abb. 6-72 Top 10 Risiken
(Quelle: Borges, P., Hofmann, O., Köhler, S., Meinert, A. (2006): Strategiestudie Schweiz: Strategische Herausforderungen für Spitäler, S. 36 [http://www.gebera.de/download/StrategiestudieCH2006.pdf]. © *2008 GERBERA*)

Unternehmungsanalyse

Bei der Analyse der Unternehmung werden die internen Gegebenheiten, die Rahmenbedingungen einer Unternehmung in Stärken und Schwächen (Scharf/Schubert, 2001: 22) abgebildet. Als Methode zur Darstellung der Stärken und Schwächen schlägt Meffert die Ressourcenanalyse vor. Ziel dieser Analyse ist das Feststellen der notwendigen und konkreten Aktivitäten unter der Berücksichtigung der gegenwärtigen und zukünftigen Situation (Meffert, 2003: 166). Zur Veranschaulichung bieten sich vor allem graphisch aufbereitete Darstellungen an. Abbildung 6-73 stellt exemplarisch die Ergebnisse eines Stärken- und Schwächen-Profils eines Krankenhauses im Vergleich zu einem anderen Krankenhaus dar.

Im Beispiel hat das Krankenhaus A insbesondere bei der Auslastung Vorteile gegenüber Krankenhaus B. Große Defizite liegen dabei im Marketing, bei der baulichen Struktur und beim Risikomanagement.

Im Rahmen der Stärken- und Schwächenanalyse muss weiter unterschieden werden, aus welcher Perspektive diese Untersuchung durchgeführt werden soll. Steinmann und Schreyögg schlagen die Teilperspektiven wertschöpfungszentriert bzw. kundenzentriert vor (Steinmann/Schreyögg, 2000: 178). Bei der wertschöpfungszentrierten Analyse ist der Betrachtungswinkel von innen nach außen gerichtet, d. h. man berücksichtigt immanente, und vor allem ökonomische Kennzahlen zur Beurteilung der Unternehmung. Bei der kundenzentrierten ist der Blick von außen nach innen gerichtet. Maßgeblich sind dabei nicht betriebliche Kennzahlen, sondern die Sichtweise der Kunden (Steinmann/Schreyögg, 2000: 178). Da die Kun-

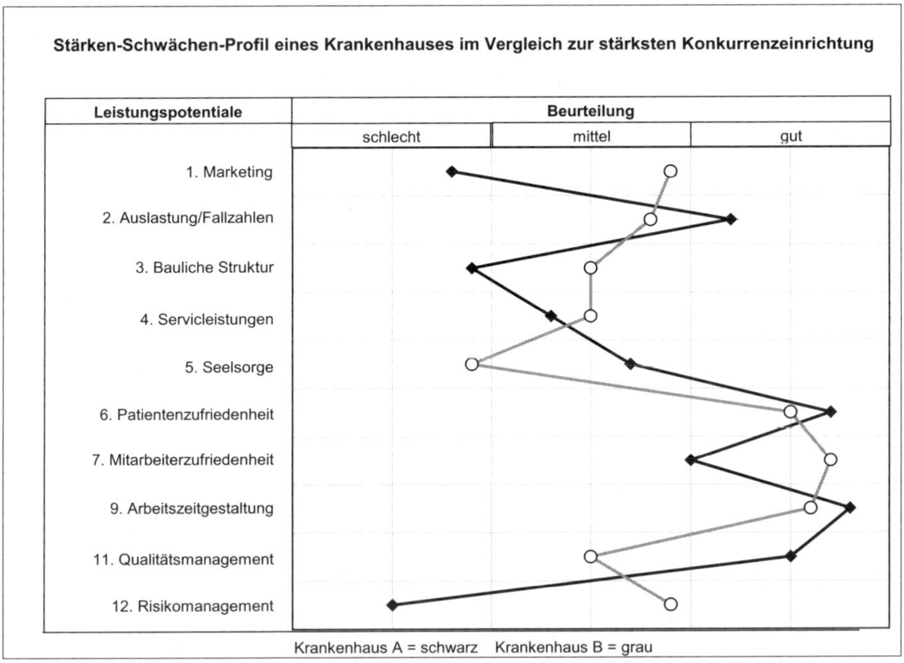

Abb. 6-73 Stärken-Schwächen-Profil

densicht eine Bedingung der SWOT-Analyse ist, erscheint die Außen-Innen-Perspektive-Betrachtung sinnvoller. Im Mittelpunkt stehen somit keine Kennzahlen wie Umsatz, Erfolg, Cashflow und Personalstand, sondern Maßgrößen, die aus Kundensicht bedeutsam sind. Ausgangspunkt für die Unternehmungsanalyse ist daher die Frage nach den Erfolgskriterien, konkreter: die Frage, welche Kriterien für den Kunden „kaufentscheidend" sind (Steinmann/Schreyögg, 1997: 187). Eine empirische Untersuchung mit einer Expertenbefragung der Kunden und Angehörigen könnte hier eine kundenzentrierte Sicht über Stärken und Schwächen der Unternehmung wiedergeben. Wie in Abbildung 6-73 beispielhaft aufgezeigt, kann allerdings erst der Vergleich mit ähnlich positionierten Einrichtungen Aufschluss darüber geben, ob eine Stärke wirklich eine Stärke ist. Die sehr selektive Wahrnehmung (aus Sicht des Kunden) wird auch als Problem der Stärken-Schwächenanalyse bezeichnet. So können vermeintliche Stärken der Unternehmung bei allen Konkurrenten sehr viel effizienter sein und somit zur eigenen Schwäche werden, obwohl sie als Stärke empfunden werden (Aeberhard, 1996: 172). Ein Hinzuziehen vergleichbarer Unternehmungen und ein entsprechendes Benchmarking wäre deshalb in einem weiteren Schritt anzustreben (Steinmann/Schreyögg, 2000: 188). Andernfalls lassen sich die Ergebnisse der Unternehmungsanalyse am Erfolgspotential der Branche messen. Dazu könnte eine Experten-Einschätzung zum Erfolgspotential die nötigen Ergebnisse liefern. Deshalb schlagen Kotler und Bliemel vor, die Erfolgswichtigkeit zu integrieren und mit den Leistungsausprägungen zu korrelieren (Kotler/Bliemel, 2001: 134). Eine exemplarische Checkliste könnte wie in Abbildung 6-74 aussehen.

	Leistungsausprägung					Relevanz		
Kriterium	**große Schwäche**	**kleine Schwäche**	**angemessene Leistung**	**kleine Stärke**	**große Stärke**	**gering**	**mittel**	**hoch**
Verkehrsanbindung		X				X		
auch bei Pflegebedürftigkeit bleiben zu können	X							X
Probewohnen			X				X	
...								

Abb. 6-74 Beispiel für eine Checkliste zur Stärken-Schwächen-Analyse

Anhand der Abbildung lässt sich erkennen, dass neben der Einschätzung zur Leitungsausprägung in einem zweiten Schritt die qualitative Relevanz bewertet wird und somit das Erfolgspotential des Kriteriums Beachtung findet.
Zusammengefasst sieht die dreistufige Vorgehensweise nach Hofer und Schendel und Meffert zur Unternehmungsanalyse wie folgt aus (Meffert, 2000: 66):

1. Erstellung eines Ressourcenprofils
2. Ermittlung der Stärken und Schwächen
3. Identifikation der spezifischen Kompetenzen

Zur Identifikation der spezifischen Kompetenzen gehört die vorher beschriebene Einschätzung zur Relevanz. Zu beachten ist, dass die Unternehmungsanalyse lediglich den vergangenheitsbezogenen Ist-Zustand darstellt. Erst aus der Gegenüberstellung zur Umweltanalyse lassen sich zukunftsweisende Strategien entwickeln (Aeberhard, 1996: 172). Dafür ist jedoch zunächst die Eignung der gegenwärtigen Unternehmungsstrategie zu prüfen. Dieser als Konsistenztest bezeichnete Analyseschritt hat die Frage zum Gegenstand, ob die gegenwärtige Strategie eine optimale Verknüpfung sowohl der externen mit der internen Unternehmungssituation als auch mit den Zielen und Werten des Managements darstellt. Im letzten Schritt ist schließlich zu prüfen, ob und inwieweit eine neue Strategie entwickelt werden muss und ob diese mit den bereits bestehenden Strategien sowie der historischen Entwicklung der Organisation kompatibel ist (Staehle, 1999: 633 f.).
Krankenhausstärken – die zugleich auch immer Schwächen sein können – sind neben einem attraktiven Leistungsangebot (Tecklenburg, 1995: 388) beispielsweise auch eine gute Hotelversorgung mit zusätzlichen Serviceangeboten im Pre-Sales-Bereich und After-Sales-Bereich (Eichhorn, 1995: 340) sowie freundliche Krankenhausmitarbeiter. Letztere Aspekte sind insbesondere auch durch den Patienten (subjektiv) bewertbar. Eine unzureichende Schnittstellenoptimierung, Brüche in

der Versorgungsqualität, das Durchführen von Blindleistungen (Eichhorn, 1995: 322), eine schlechte Medizinische Infrastruktur oder ein Mangel an Fachpersonal stellen dagegen mögliche Schwächen auf Krankenhausebene dar.
Als Stärken einer Fachabteilung können folgende Faktoren relevant sein (Tecklenburg, 1995: 388):

- Leistungsumfang
- Besondere diagnostische bzw. therapeutische Angebote
- Spezielles Know-How oder Können der Mitarbeiter
- Gute Beziehungen zu den niedergelassenen Ärzten

Schwachpunkte können sich wie folgt auswirken (Tecklenburg, 1995: 388):

- Unzureichende Zusammenarbeit der Fachabteilungen untereinander
- Mangelhafte Organisation und konsekutive Ineffizienz
- Schlechte Mitarbeiterführung
- Kein Angebot von Leistungen, die jedoch zwingend notwendig wären

Bewertung der Stärken-Schwächen-Analyse

Die SWOT-Analysetechnik zeichnet sich durch eine einfache Struktur und eine gute Übersicht aus. Jedoch bedarf es bei der Auswahl der Einflussfaktoren noch zusätzlicher Hilfestellung, da sie keine methodischen Hilfen für die Ermittlung von Chancen, Risiken, Stärken und Schwächen aufstellt (Müller-Stewens/Lechner, 2003: 225). Das mag sicher auch am übergreifenden SWOT-Ansatz liegen. Die Stärken-Schwächen-Analyse kann sowohl in der Industrie, wie auch im Dienstleistungssektor angewendet werden. Dass methodische Werkzeuge dabei sehr unterschiedlich sein können, erscheint eindeutig. Ein weiteres Manko der Analyse ist der fehlende Ansatz zur Gewichtung der einzelnen Felder und Strategien, sodass keine Prioritäten abgeleitet werden können. Die SWOT-Analyse kann demnach insgesamt sehr oberflächlich bleiben und hängt stark von den Aktivitäten und Engagement des Anwenders ab. Da es zur Korrelation von verschiedenen internen und externen Faktoren kommt, ist die Stärken-Schwächen-Analyse nur in einem aktuellen Zeitrahmen relevant und muss bei Erneuerung vor allem in Bezug auf die Generierung von Strategien wieder neu durchgeführt werden. Jedoch lassen sich wiederkehrende Untersuchungen in einem Krankenhaus dann miteinander vergleichen. Grundsätzlich ist die SWOT-Analyse jedoch für die strategische Planung auf Unternehmungs-, Krankenhaus- und Fachabteilungsebene ein bedeutsames Instrument. Stärken und Schwächen sowie Chancen und Risiken müssen bei der Strategieentwicklung berücksichtigt werden. Es geht um die Frage, wo, wie und wann konkurriert werden soll. Letztlich gilt es dann, die internen Stärken auszubauen und die Schwächen zu reduzieren, um externe Chancen zu nutzen und existierende Risiken einschätzen zu können (Carsten/Hankeln/Lohmann, 2004: 99).

6.4.3.3 Portfolio-Analyse

Theoretische Grundlagen zur Portfolio-Analyse

Die Struktur und die Entwicklung der Umweltsysteme in ihren vielfältigen Facetten (ökonomisch, rechtlich usw.) erfordern über die operative Ausrichtung hinaus

„eine systematische Erfassung und Durchleuchtung zukünftiger strategischer Chancen und Risiken“ (Patt, 1996: 97). Hier setzt die Portfolio-Analyse als ein strategisches Controlling-Instrument an. Innerhalb dieses Instrumentariums haben sich unterschiedliche Sichtweisen herausgebildet: Neben dem Schwerpunkt der Analyse oder Planung werden auch Methoden oder Konzepte diskutiert (Schrader/Binder, 2002: 1477ff.; Vollmer, 1983: 31; Berschin, 1982: 37; Heinen, 1984: 107; Hahn, 1982: 3; Kreilkamp, 1987: 560; Dunst, 1983: 89f.; Zapp et al., 2008).
Eingebettet ist die Portfolio-Analyse in die Strategische Unternehmungsführung, aus der heraus Strategien gebildet und Strukturen gestaltet werden. Geeignet ist dieses Instrument insbesondere für divisionierte Unternehmungen (Welge/Al-Laham, 2003: 32). Ausgangspunkt ist die Bildung Strategischer Geschäftseinheiten (SGE) (Gälweiler, 1987), auch Strategische Geschäftsfelder (SGF) oder Strategic Business Units genannt (Kreilkamp, 1987: 317; Kreikebaum, 1989: 111; Hahn, 1999: 403), die als Grundeinheiten aus der Gesamtunternehmung segregiert werden und für die dann in Form einer Strategischen Planung ihre Bedeutung für den Markt herausgearbeitet wird. Diese Einheiten sind in ihrer strategischen Ausrichtung gekennzeichnet einerseits durch eine Produkt- und andererseits durch eine Markt-Komponente. Die Produkte sollen eine gewisse Gleichartigkeit aufweisen: Es wird von homogenen Produkten, von Funktionsgleichheit oder gleicher Fertigungstechnologie gesprochen (Dunst, 1983: 57; Gerl/Roventa, 1983: 147). Die Marktkomponente wird durch den Markt in Form von Produkten, Kunden – verstanden als Gruppe oder orientiert an ihren Bedürfnissen – dargestellt (Abell, 1980). Den regionalen Aspekt und die Ressourcennutzung hebt Hungenberg (Hungenberg, 2000: 330) hervor.
Als weitere Kennzeichen der Strategischen Geschäftseinheiten stellen sie sich als Wettbewerber auf dem Markt dar – sie sind also nicht als interne Zulieferer zu sehen; sie sind unter sich abgrenzbar (segregierbar), können eigene Ziele bestimmen und sind somit für sich lenkbar (Kreikebaum, 1981: 91; Dunst, 1983: 61; Hinterhuber, 1992: 142). Die Bildung von SGE unter diesen Voraussetzungen ist nicht immer einfach (Gerl/Roventa, 1983: 146). Sind SGE gebildet, dann erfolgt die Bewertung dieser organisatorischen Gebilde aus Marktsicht und unter strategischen Gesichtspunkten. Ziel der Analyse ist es, die am günstigsten erscheinenden Geschäftseinheiten zu fördern, um so einen Wettbewerbsvorteil zu realisieren und einen effizienten Ressourceneinsatz zu optimieren (Gabele, 1987: 343). Ausgangspunkt der Betrachtung sind zunächst die Vision, die Mission, das Leitbild und die langfristigen Unternehmungsziele (Schrader/Binder, 2002: 1478; Bleicher, 2004). Um weitere Analysen durchführen zu können, ist eine externe Unternehmungsanalyse erforderlich, die um eine interne Analyse ergänzt wird. Damit kann die Vorgehensweise einer Portfolio-Analyse mit drei Schritten beschrieben werden (Dunst, 1983: 179):

Schritt 1:	Darstellung einer Ist-Situation:	Ist- Analyse
Schritt 2:	Entwicklung eines Ziel -Portfolios:	Zielbildung
Schritt 3:	Konzeption eines Plan-Portfolios:	Strategische Feinplanung

Etwas anders formuliert können nachfolgende, generell gültige Prinzipien für die Vorgehensweise von Portfolio-Analysen benannt werden (Eichhorn, 2008: 149f.):

1. Bildung von Strategischen Geschäftseinheiten/Geschäftsfeldern unter der Voraussetzung einer zweckmäßigen Segmentierung: mit der Portfolio-Analyse ist

sowohl eine Betrachtung der strategischen Geschäftseinheiten als Teilsystem des Krankenhauses als auch eine Betrachtung des Krankenhauses als Gesamtsystem möglich.

2. Komprimierung der Einflussfaktoren auf zwei Dimensionen: Die relevanten Schlüsselfaktoren aus dem Erfolg der strategischen Geschäftseinheiten werden auf eine Hauptvariable reduziert. Die Komprimierung erfolgt auf einer zweidimensionierten Achsenmatrix, bei der die eine Achse sich auf eine interne, direkt beeinflussende Größe bezieht, wogegen die zweite Achse durch eine externe, nur indirekt beeinflussende Größe bestimmt ist.
3. Positionierung der einzelnen Strategischen Geschäftseinheiten: Mit Hilfe der Ermittlung eines Achsenwertes für die interne und externe Größe wird jede Geschäftseinheit in der Matrix positioniert. Dadurch wird die jeweilige Situation der Strategischen Geschäftseinheit deutlich.
4. Erstellung und Beurteilung der Ist-Portfolios: Das Ist-Portfolio ist fertig gestellt, wenn alle Geschäftseinheiten positioniert sind. Die anschließende Beurteilung sollte folgende Aspekte berücksichtigen:
   - Ausgewogenheit der Verteilung der Geschäftseinheiten im Portfolio
   - Zukünftige Weiterentwicklung
   - Verhältnisse der gegenwärtig verfolgten Strategien zur Normstrategie
   - Klassifizierung des Handlungsbedarfs
5. Ableitung von Normstrategien: In Abhängigkeit der Matrixlage der strategischen Geschäftsfelder werden Verhaltensempfehlungen in Form von Normstrategien (grobe strategische Stoßrichtung) formuliert.
6. Entwurf eines Konkurrenzportfolios: Die krankenhausbezogene Portfolio-Analyse wird um eine konkurrenzbezogene Portfolio-Analyse ergänzt, worin die Wirkungen eigener möglicher Strategien auf das Verhalten der Konkurrenz und umgekehrt zu analysieren sind.
7. Festlegen des neuen Portfolios: Das Soll-Portfolio visualisiert die angestrebte strategische Position einer Geschäftseinheit. Es enthält Richtungspfeile für die geplanten Veränderungen und es können Risikorichtungspfeile für mögliche Veränderungen eingetragen werden.

In dieser Matrix (Abb. 6-75) können Strategische Geschäftseinheiten wie z. B. Produktsparten oder klinische Fachabteilungen bestimmten, ausgewählten Schlüsselfaktoren graphisch zugeordnet werden. Informationen, die Grundlage der Entscheidung sind, werden somit visualisiert und die zu treffende Entscheidung dadurch möglicherweise erleichtert (Welge/Al-Laham, 2003: 340).
Es gibt unterschiedliche Portfoliokonzepte, die aber eine allgemeine Grundstruktur aufweisen: In zweidimensionale Matrixabbildungen werden die Strategischen Geschäftseinheiten im Hinblick auf ihre Bedeutung durch differenzierte Kreise dargestellt. Die beiden Matrixseiten sind – je nach Modellansatz – bezogen auf das Produkt und den Markt. Ein optimales Portfolio ist dann erreicht und zusammengestellt, wenn die SGE so mit einander verwoben oder ausgewählt sind, dass auch das Ergebnis und die Risikostruktur zufriedenstellend verlaufen werden (Hahn, 1999: 406). Die Portfoliokonzepte basieren deshalb auf der Portfolio-Selection-Theorie von Markowitz aus dem Jahre 1952: Dieses finanzwirtschaftliche Konzept sollte zu einer Entscheidung für ein optimalen Wertpapierportfolio beitragen, um Risiken zu streuen, die Rentabilität zu optimieren und so das Ergebnis zu erhöhen oder abzusichern (Markowitz, 1952: 77 ff.; Hungenberg, 2005: 145).

Die Konzeption wurde Ende der 60er Jahre auf die strategische Unternehmungsführung übertragen, um für die fortschreitende Diversifizierung von Unternehmungen Werkzeuge zu entwickeln und um die divisionierten (auch objektorientierte, spartenorientierten oder regionalisierte) Geschäftseinheiten (SGE) ertragsorientiert zu führen (Schrader/Binder 2002: 1479).

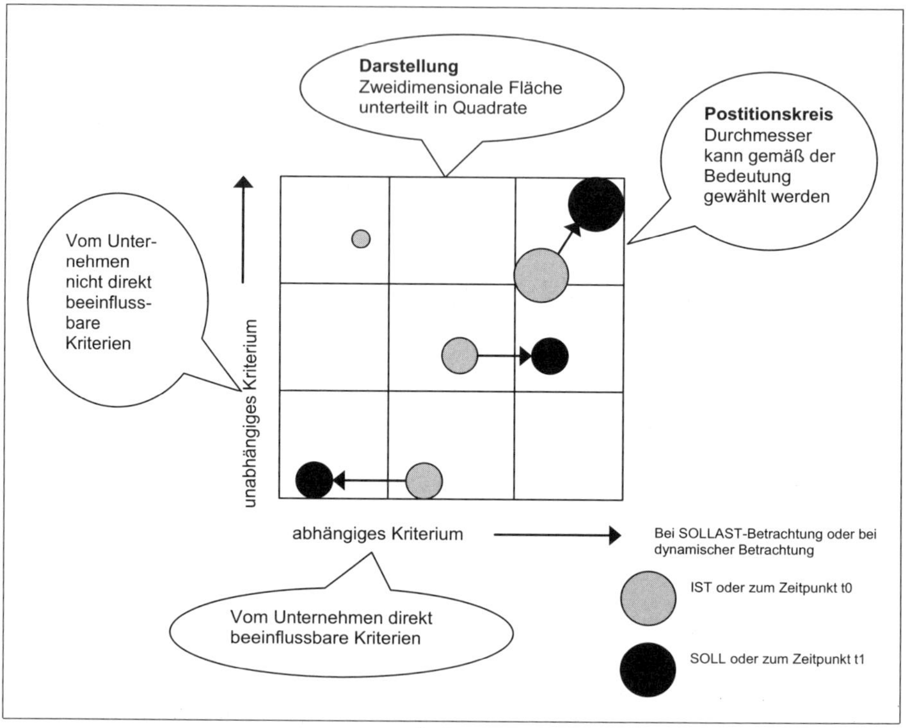

Abb. 6-75 Grundstruktur der Portfolio-Methode (Quelle: Welge, M. K., Al-Laham, A.: Strategisches Management: Grundlagen – Prozess – Implementierung. 4. Aufl., S. 341 © *2003 Gabler Verlag GmbH*)

Als Ausgangspunkt und Grundlage zur Konzipierung von Portfolioanalysen können folgende Untersuchungen oder theoretische Konstrukte herangezogen werden (vgl. hierzu und in Folge Zapp et al., 2008):

- Erfahrungskurven-Analyse
  Bereits 1936 konnte für den Flugzeugbau empirisch nachgewiesen werden, dass mit zunehmender Erfahrung in der Herstellung, Produktion und Fertigung und sinkenden Stückkosten ein Zusammenhang besteht (Wright: 1936, 122 ff.; etwas anders Rohrbach, 1927: 65). Als Ursache solcher Verläufe werden Lerneffekte, Rationalisierungsmaßnahmen, Größeneffekte und der Technische Fortschritt angesehen (Lange, 1984: 229 ff.; Wacker, 1980: 58 ff.; Jahnke, 2002:

384; Dutton/Thomas, 1984: 235 ff.; Wagner, 1984: 54 f.; Hax/Maijluf, 1988: 137). Die Lernkurve (so wird sie von Mochty 1996 genannt; im Englischen haben sich die Begriffe „expierence curve", „learning curve" etabliert (Jahnke, 2002: 384; Horngren/Foster/Datar, 2000: 344)) hat diese Sachverhalte zu beachten und für die jeweilige Unternehmung zu analysieren, sodass daraus Auswirkungen auf Strategien hinsichtlich Unternehmungsgröße, Marktanteil und Entwicklung des Marktanteils entstehen.
„Im einzelnen (!) bedeutet dieser Zusammenhang, dass (!) die realen Stückkosten eines Produktes jedes Mal um einen relativen konstanten Betrag (potentiell 20–30 %) zurückgehen, sobald sich die in kumulierten Produktmengen ausgedrückte Produkterfahrung verdoppelt" (Hahn, 1982: 5 f.).

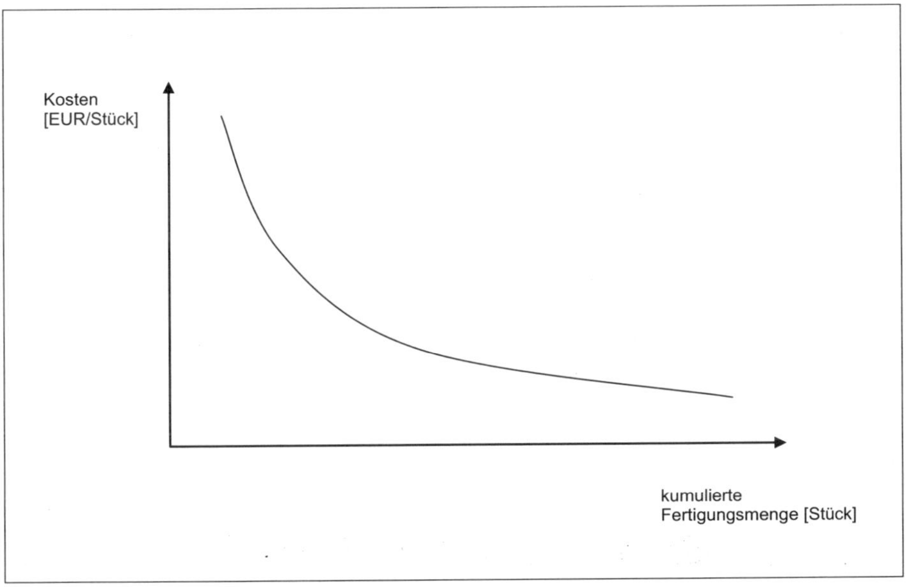

Abb. 6-76 Erfahrungskurve
(Quelle: Grundzüge der Betriebswirtschaftslehre, Schierenbeck, H., 16. Aufl., S. 131 © *2003 Oldenbourg Wissenschaftsverlag GmbH*)

- Produktlebenszyklus-Analyse
  Für ein Produkt wird ein zu prognostizierender Verlauf dargestellt in Form von relevanten Größen (Menge, Umsatz, Kosten u. ä.) in Verbindung mit der Zeit, um betriebswirtschaftliche Aussagen (Finanz-, Absatz-, Produktionsdaten u. ä.) zu generieren (Leisten/Ausborn, 2002: 1530, 1533). Mit diesem unterstellten „Gesetz von Werden und Vergehen" (Meffert, 1989: 370) wird unterstellt, „dass Produkte eine begrenzte Lebensdauer aufweisen und bestimmte Entwicklungsphasen durchlaufen" (Reichmann, 1999: 424). Zum empirischen Verlauf und zur Begründung liegen Untersuchungen vor (s. dazu Leisten/Ausborn, 2002: 1536 f.; Polli, 1969; Telis/Crawford, 1981: 125 ff.). Als Gründe solch eines Lebenszyklus können benannt werden: Nachfragetrends, Präferenzänderungen,

technische und gesellschaftliche Entwicklungsströme (Reichmann, 1999: 425). Als Beschreibungs- oder Analysemodell ist dieses Instrument einzusetzen; um als Entscheidungsmodell zu fungieren, ist der Ansatz differenziert zu betrachten (Leisten/Ausborn, 2002: 1537 ff.). Hier wird von Pfeiffer und Bischoff (Pfeiffer/Bischoff, 1981: 137) vorgeschlagen, in einem erweiterten Modell auch einen Entstehenszyklus – hier sollen die Kosten für die Einführung beachtet werden – und einen Beobachtungszyklus – hier Beobachtung von wissenschaftlichen und technologischen Entwicklungen – einzuführen.

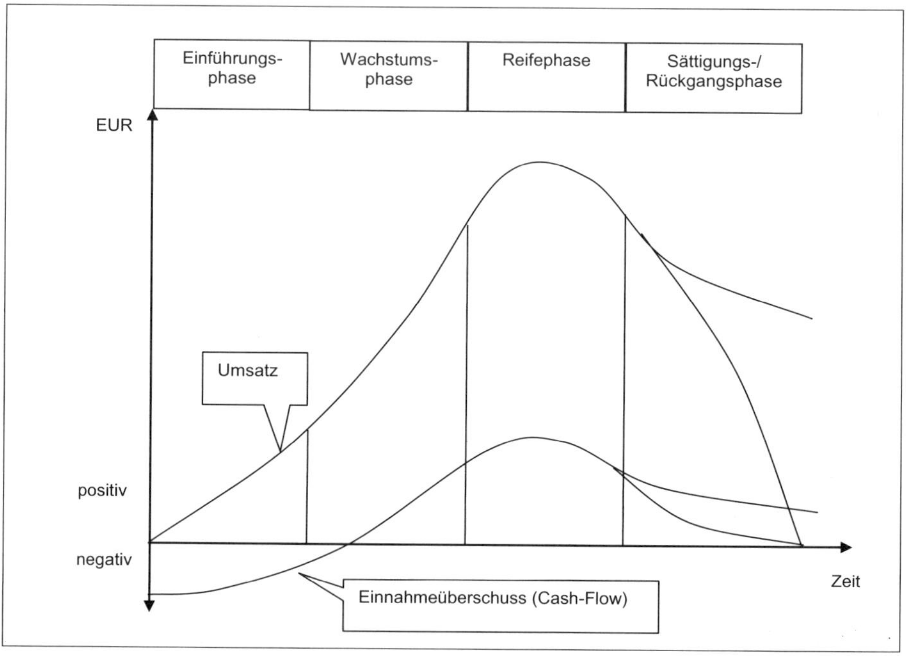

Abb. 6-77 Schematische Darstellung des Lebenszykluskonzeptes (Quelle: Grundzüge der Betriebswirtschaftslehre, Schierenbeck, H., 16. Aufl., S. 131 © *2003 Oldenbourg Wissenschaftsverlag GmbH*)

- Profit Impact of Market Strategy (PIMS)-Studie

  Mit den PIMS-Projekten sollen die Erfolgsfaktoren einer Unternehmung herausgearbeitet werden. Ansatzpunkt sind die Strategien in Abhängigkeit vom Unternehmungserfolg und deren Rückführung auf lenkbare Größen (Weiser, 2002: 1427). Daraus entwickeln sich keine greifbaren Strategien, aber spezifische Situationsanalysen, die zu einer Entscheidung tendieren (Buzzell/Gale, 1989: 3). In eine Datenbank werden die Informationen von über 3000 SGE eingespeist, in Form von Durchschnittswerten über einen Vier-Jahreszeitraum, um Schwankungen auszugleichen (Weiser, 2002: 1428; Neubauer, 1999: 469 ff.). Aus der Studie kann abgeleitet werden, dass 19 Variablen 40 % des Erfolges erklären oder 28 Variable 70 % (Weisser, 2002: 1429; Buzzell/Gale, 1989: 44). Die Studie zeigt auf, das zwischen Marktposition und Rentabilität die größte nachweisbare Abhängigkeit besteht (Weiser, 2002: 1430; Buzzell/Gale, 1989: 8; vgl. auch Schwalbach: 1988; Hildebrandt 1993). Daneben wird die Bedeutung der Qualität hervorgehoben, die verstanden wird als subjektiv wahrgenommene Sicht der Qualität vom Kunden und von Führungskräften eingeschätzt werden im Vergleich zu den drei Hauptmitbewerbern. Ursächlich für die positive Ertragssteigerung ist die Erzielung höherer Preise ohne Kostenanpassung (Weiser, 2002: 1430 f.). Ist die Qualität kombiniert mit einem hohen Marktanteil, dann ist ein überproportionaler Erfolg nachweisbar (Weiser, 2002: 1432). Hier setzt auch der Kritikpunkt an, dass Qualität in dieser Studie nicht über Kunden abgefragt wird, sondern durch Manager selbst (Sabel/Weiser, 2000: 333, 345; Weiser, 2002: 1438). Dennoch ist diese PIMS-Studie für die Entwicklung, Analyse und Begründung strategischer Entscheidungen hilfreich und nützlich (Weiser, 2002: 1438).

Anwendung der Portfolio-Analyse im Krankenhaus

Mit der Divisionalisierung der Unternehmungen Ende der 60er Jahre entwickelten sich auch Ansätze, um die Strategische Ausrichtung des Managements zu erreichen. Unterschiedliche Ansätze und Schwerpunkte führten zu diversen Modellen, die im Folgenden beschrieben werden und hinsichtlich des Krankenhausmarktens analysiert werden sollen (vgl. hierzu auch Zapp et al., 2008).

Konzeption nach der Boston Consulting Group

Aufbauend auf der finanzwirtschaftlichen Portfolio-Selection-Theorie und ergänzt um die oben beschriebenen Ansätze (Erfahrungskurve, Lebenszyklus und PIMS-Studie), entwickelte zunächst die Boston Consulting Group (BCG) eine Marktwachstum-/Marktanteilsmatrix (Henderson, 1977; Henderson, 1986; Küpper, 2005: 83; Schrader/Binder, 2002: 1480 f.). Diese Portfolio-Darstellung kann als Prototyp verstanden werden, aus dem heraus andere Ansätze weiterentwickelt wurden. Mit der BCG-Portolio-Matrix von Marktanteilen und Marktwachstums sollen die SGE einer Unternehmung analysiert und bewertet werden. (Berschin, 1982: 21)

Die Matrix der BCG ist so aufgebaut, dass auf der Ordinate das Marktwachstum erfasst werden soll, das von der Unternehmung kaum beeinflusst werden kann (vgl. oben die Lebenszyklus-Analyse; vgl. hierzu und im Folgenden z. B. Küpper, 2005: 83 f.). Je nachdem, in welcher Phase (Einführung, Wachstum, Reife, Sättigung) sich die Produkte befinden, um so eher kann die Möglichkeit zum Wachstum prognostiziert werden. Die Wachstumsraten dürften zu Beginn des Lebenszyklus am größten sein. Gleichzeitig kann hier ein hoher Investitionsbedarf erwartet werden, der umso höher ist, je anlageintensiver die Industrie ist (Küpper, 2005: 82 ff.). Der relative Marktanteil – ausgedrückt als Beziehung zu dem stärksten Konkurrenten – wird auf der Abzisse eingetragen. Je größer der Marktanteil, desto größer die Produktionsmenge, desto größere Größenvorteile und eine hohe Kostendegression kann vermutet werden (Hahn, 1982: 6; Schierenbeck, 2003: 133). Nun wird die Matrix in vier Felder eingeteilt. Je nachdem wie die Strategischen Geschäftseinheiten positioniert sind, lassen sie sich einem der vier Felder zuordnen, die mit prägnanten Namen versehen sind (Schierenbeck, 2003: 133; Hahn, 1999: 403 ff.; Küpper, 2005: 86).

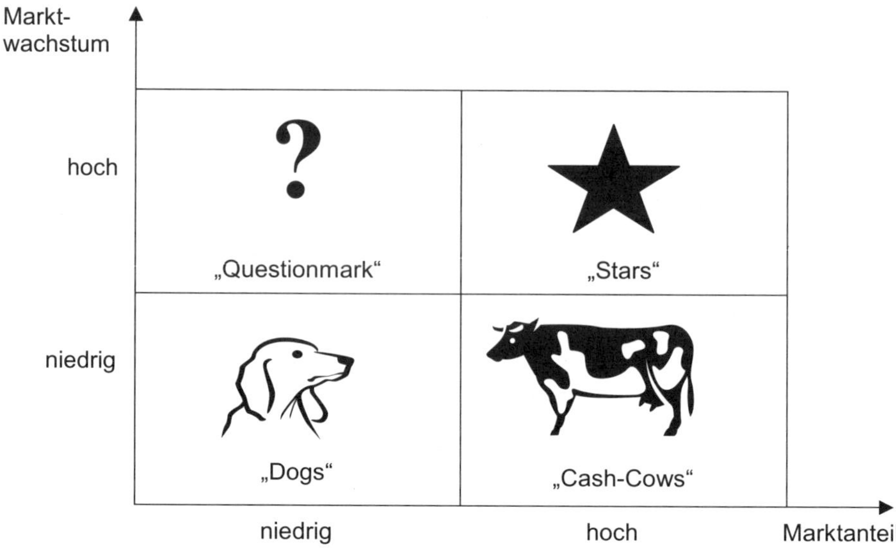

Abb. 6-78 Marktwachstums-/Marktanteilsportfolio
(Quelle: Grundzüge der Betriebswirtschaftslehre, Schierenbeck, H., 16. Aufl., S. 133 © *2003 Oldenbourg Wissenschaftsverlag GmbH*)

„Question Marks“ befinden sich als Strategische Geschäftseinheiten in einem Markt mit hohen Wachstumsraten, sodass ein hoher investiver Bedarf besteht – insbesondere bei anlagenintensiven Industrien. Der Marktanteil dieser SGE ist noch gering, da sie sich im Wachstum befinden. Die Rendite dürfte durchschnittlich sein, aber steigerungsfähig durch das zu erwartende Wachstum. Hier sind Offensivstrategien zu wählen, um die Produkte zu vorantreiben.
„Stars“ weisen ein überdurchschnittliches Wachstum auf, eine gewisse führende Rolle im Markt ist übernommen worden. Ziel sollte es sein, den Marktanteil weiter zu erhöhen oder zu verteidigen. Dazu sind unternehmerische Entscheidungen – vor allem im investiven Bereich – notwendig. Hier werden Investitionsstrategien empfohlen.
„Cash-Cows“ weisen nur ein geringes Wachstum auf; sie neigen eher zur Stagnation. Da die Stars in Cash-Cows übergehen, werden immer noch hohe Überschüsse erzielt, was auf ihren hohen Marktanteil zurückzuführen ist. Produkte in diesem Segment werden nicht mehr durch Investitionen zu beleben sein, da der Lebenszyklus sich dem Ende zuneigt. Hier sind Abschöpfungsstrategien angezeigt.
„Dogs“ entwickeln sich in der Regel aus Cash-Cows. Strategische Geschäftseinheiten, die als Dogs bezeichnet werden, befinden sich in stagnierenden bis schrumpfenden Marktanteilssegmenten. Auch der Überschuss ist gering. Hier wird empfohlen, Desinvestitionsstrategien umzusetzen.
Die bezeichneten Strategien sind als Richtgröße anzusehen. Sie stellen Empfehlungen dar, die einzelfall- und branchenspezifisch beurteilt werden müssen. Eine mechanistische Umsetzung schließt sich aus (Schrader/Binder, 2002: 1481). Als Ziel der Portfolioanalyse kann die Verfolgung einer optimalen Ausrichtung der gesamten SGE angesehen werden. Das bedeutet aber, dass eine Unternehmung in mehre-

ren Segmenten mit ihren SGE agiert. Eine einseitige Ausrichtung kann – aus einer wertorientierten Betrachtung heraus – zu einer Schieflage führen. Vereinfacht könnte man auch folgende Strategie darstellen: Die vielen SGE im Bereich der „Cash-Cows" finanzieren die „Stars", die wiederum von großer Bedeutung für die zukünftige Ausrichtung der Unternehmung sind. Die „Dogs" sollten möglichst gering gehalten werden (vgl. u. a. Schierenbeck, 2003: 134). Die BCG-Portfolio-Analyse besticht durch ihre übersichtliche, anschauliche und systematische Darstellungsform, sodass durch die Positionierung der SGE erste Eindrücke über Entscheidungen für eine Handlungsstrategie abgeleitet werden können. Dennoch sind eine Reihe von Kritikpunkten zu benennen:

- Kritisch anzumerken ist, dass der Marktanteil einerseits nur unzureichend gemessen und der relevante Markt nur unzureichend abgegrenzt werden kann (Haux/Mailauf, 1984: 145 ff.; Schrader/Binder, 2002: 1482).
- Grundsätzlich ist die Analyse für Unternehmungen vorgenommen worden, ohne diese Unternehmungen selbst oder die Märkte, in denen sie operieren, zu differenzieren (Walker, 1984: 65; Abell/Hammond, 1979; Schrader/Binder, 2002: 1481 f.).
- Die Analyse berücksichtigt keine Zeitaspekte, die aber für Berechnungen notwendig wären, um die unterschiedlichen Segmente auch in einem Zeitablauf bewerten zu können oder Verschiebungen von einem Segment in das andere zeitlich festzulegen (Braun von Reinersdorff, 2007: 259).
- Die Struktur der SGE ist nicht weiter differenziert; sie sollen homogen und abgrenzbar sein, aber Gemeinsamkeiten oder Synergieeffekte werden nicht heraus gearbeitet. Bei Industrien mit hohen Fixkosten (Krankenhausmarkt) sind aber Verbundwirkungen zu beachten.
- Die Portfolio-Analyse ersetzt nicht Strategische Entscheidungen: So kann die Analyse als Instrument zur Durchsetzung verstanden werden (Hahn, 1982: 17).

Die Anwendbarkeit auf das Krankenhaus muss berücksichtigen, dass ein Versorgungsauftrag vorhanden ist, so dass die Lage der SGE nicht unabhängig vom Versorgungsauftrag gesehen werden kann. Darüber hinaus sind die Finanzmittel in einer Vielzahl von Krankenhäusern als begrenzt anzusehen. Eine Übertragung auf das Krankenhaus mit Tendenzaussagen ist auf dieser Basis möglich und denkbar (Abb. 6-79).
In diesem Fall sollen die Abteilungen Geriatrie und Neurologie als „Stars" agieren. Hier sind Investitionen zu tätigen, um einen erreichten hohen Marktanteil zu halten. Diese notwendigen Gelder werden aus den „Cash-Cows" rekrutiert – das ist hier Chirurgie und die Orthopädie. Die Dogs – Notfallmedizin, Urologie und Pädiatrie – müssten zu Desinvestitionsstrategien neigen. Sie können aber aufgrund des Versorgungsauftrages nicht aus dem Krankenhaus herausgenommen werden. Ein weiteres Beispiel sind die Ambulanzen, die im Krankenhausangebot gehalten werden, obwohl sie defizitär geführt werden, weil man denkt, über den ambulanten Sektor Patienten im stationären Bereich an sich zu binden. Während die Portfolio-Analyse zu der betriebswirtschaftlichen Aussage neigt, vorsichtig zu operieren, kann aus Marketinggesichtspunkten heraus ein Defizit mitgetragen werden, um sich langfristig auf dem Markt abzusichern. Die einzelnen Aspekte sind benannt, die Entscheidung hat die Unternehmungsführung zu verantworten. Als Questions Marks könnten die Plastische Chirurgie und Geburtshilfe angesehen werden.

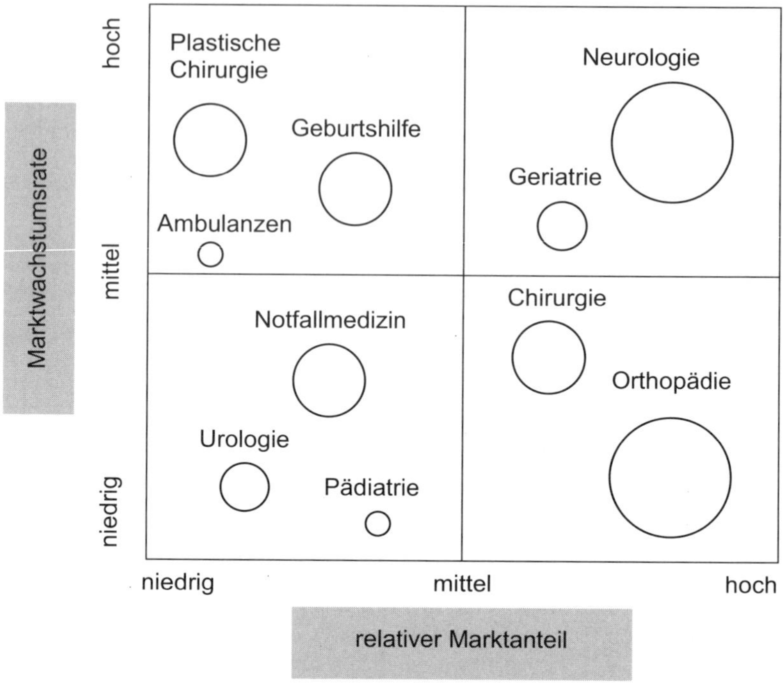

Abb. 6-79 BCG-Portfolio-Analyse im Krankenhaus (in Anlehnung an Braun von Reinersdorff, 2007: 258)

B. Konzeption nach McKinsey & Company und General Electric

Die Nachteile der Boston-Consulting-Group-Konzeption sollten durch Veränderung von einer Sechs- auf eine Neun-Felder-Matrix aufgefangen werden.
Diese Entwicklung geht auf McKinsey-Company und General Electric zurück, die ihre Vorstellungen Anfang der 70er Jahre präsentierten (Schrader/Binder, 2002: 1482; Meffert 1998: 240; Kotler/Clark 1987: 101; Braun von Reinersdorff, 2007: 266). Neben der Erhöhung der Felder haben diese beiden Unternehmungen auf der Basis der beiden Achsen der Matrix eine Differenzierung vorgenommen nach

a) Marktattraktivität: Hier werden weitgehend externe marktunabhängige Faktoren berücksichtigt (Marktvolumen, Marktwachstum, Marktprofitabilität, Konkurrenz-, Umweltsituation) (Berschin, 1982: 24; Schrader/Binder, 2002: 1482; Meffert, 1998: 240), die es ermöglichen sollen, zukünftige, strukturelle Veränderungen aufzuzeigen (Neubauer, 1989: 34).
b) Relative Wettbewerbsvorteile: Hier werden interne unternehmungsabhängige Faktoren berücksichtigt (Marktposition, Produktionspotential, Produktqualität u.ä. (Neubauer, 1989: 37; Schrader/Binder, 2002: 1482; Schneider 2000: 146), um Potentiale in der Unternehmung zu verbessern (Hahn, 1982: 6).

Die Neun-Felder-Matrix entsteht dadurch, dass die Abzisse und Ordinate jeweils in drei Felder (niedrig, mittel, hoch) unterteilt werden. Diese Felder gewichten quasi die beiden Dimensionen; werden diese beiden Aspekte (Intervall und Matrixseite) zahlenmäßig für eine zu analysierende SGE ausgedrückt und zusammenaddiert, wird die errechnete Zahl als Wert für diese SGE angesehen; dieser Wert bestimmt die Lage in der Matrix.

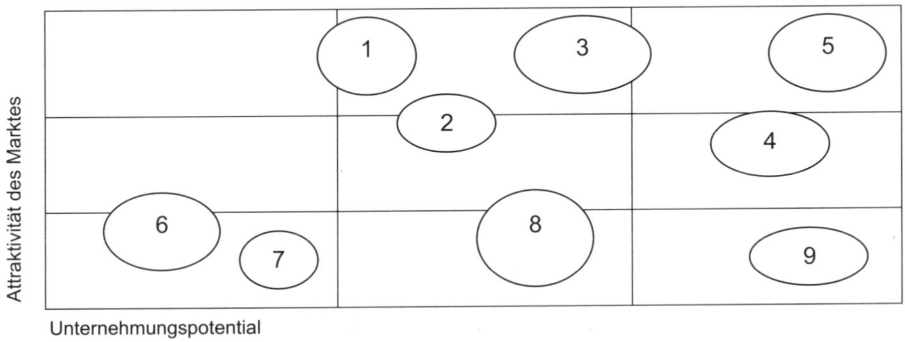

Abb. 6-80 Darstellung des IST-Portfolios (in Anlehnung an Berschin, 1982: 44)

Die SGE sind hier abgebildet durch Kreise, die die Bindung der Investitionen veranschaulichen: Je größer der Kreis, desto größer die Investitionsbindung.
In Abbildung 6-80 sind die einzelnen Fachabteilungen unterschiedlich positioniert und können so gedeutet werden.

- Geringe Marktattraktivität und geringes Unternehmungspotential weisen die Abteilungen 6 und 7 auf. Diese Einheiten sind in ihrer Existenz gefährdet.
- Hohe Marktattraktivität und hohes Unternehmungspotential weist die Abteilungen 5 auf. Die Abteilungen 3 und 4 sind zufrieden stellend in dem Ist-Portfolio positioniert, so dass die Unternehmungsleitung diese Geschäftseinheiten weiter fördern und in diese investieren sollte.

Nach Abschluss der Ist-Analyse ist die Auswertung differenziert vorzunehmen, um jede SGE differenziert und individuell bewerten zu können. Die Strategie für eine SGE muss sich im Rahmen der Unternehmungspolitik und der Ausrichtung der Unternehmung integrieren lassen (Neubauer, 1989: 43).
Die McKinsey und General Electric-Studie lassen jetzt drei differenzierte Strategien erkennen (Hahn, 1982: 8):

1. Investitions- oder Wachstumsstrategien
2. Selektionsstrategien
3. Abschöpfungs- und Erntestrategien

Abbildung 6-81 verdeutlicht die unterschiedlichen Strategien.

Zunächst kann unterhalb der Diagonalen von links oben nach rechts unten eine Zone der Mittelfreisetzung gekennzeichnet werden; während das darüber liegende

← Marktattraktivität →	Niedrig	Mittel	Hoch
Hoch	Investition oder Aufgabe	Ausbau mit Investitionen	Marktführer/ Position verteidigen
Mittel	Abschöpfung	Selektion/ Gewinnorientierung	Selektiver Ausbau
Niedrig	Desinvestition	Abschöpfung	Abschöpfung

← Wettbewerbsposition →

Abb. 6-81 Positionierung der Geschäftseinheiten (in Anlehnung an Berschin, 1982: 65 ff.)

Dreieck die Mittelbindung erfordert. Die Fachabteilungen im rechten oberen Eck – diese befinden sich in der Zone der Mittelbindung – verfolgen eine Investitions- oder Wachstumsstrategie. Um Mittel binden zu können, Investitionen vorzunehmen und Wachstumsimpulse umzusetzen, ist eine mittlere bis hohe Marktattraktivität und eine mittlere bis hohe Wettbewerbsposition vorauszusetzen (Berschin, 1982: 64). SGE, die sich hier befinden, sind als zukünftige Potentiale einer Unternehmung zu identifizieren, die somit im besonderen Fokus, in einer vorantreibenden Geschäftspolitik und besonderen Wertschätzung der Unternehmungsführung und -planung stehen (Berschin, 1982: 65) – in Abbildung 6-80 sind das die SGE 3, 4 und 5 und etwas abgemildert 1 und 2. Sinkt die Marktattraktivität oder ist für das Produkt noch nicht die höchste Marktattraktivität erreicht, dann kann ein selektiver Ausbau erfolgen: Für spezifische Geschäftseinheiten (hier Nr. 4) sollten hohe Investitionen diskutiert werden, um den Wettbewerbsvorteil abzusichern oder weitere Marktwachstumssegmente zu identifizieren. In den mittleren Quadranten sind Selektionsstrategien anzusiedeln, die wie folgt unterschieden werden können. (Berschin, 1982: 68):

1. Offensivstrategien: Sie werden eingesetzt, wenn SGEs eine hohe Marktattraktivität und eine geringe Wettbewerbsposition aufweisen. Hier ist die Wettbewerbsposition zu stärken, indem man sich weiter spezialisiert und damit investiert oder sich aus dem Markt zurückzieht.
2. Übergangsstrategien liegen in ihrer Positionierung im mittleren Feld der Neun-Felder-Matrix. Hier stehen Selektion, Spezialisierung oder Orientierung an Gewinnen im Vordergrund. Da Umwelteinflüsse auf das Unternehmungsgeschehen Einfluss nehmen, ist die Beobachtung der Umwelt hier auch von besonderer Wichtigkeit für die Entscheidung einer ausgewählten Unternehmungs-Strategie.
3. Defensivstrategien beziehen sich auf Geschäftseinheiten, mit einer hohen Wettbewerbsposition und geringen Marktattraktivität (Feld 9 in Abb. 6-80). Hier werden vermutlich nur geringe Investitionen getätigt, wenn Aussicht besteht,

die Marktattraktivität zu fördern, ansonsten dürfte eine Abschöpfung erfolgen. Im unteren linken Matrixrand befinden sich die SGEs, die eine relativ geringe Marktattraktivität und eine relativ geringe Wettbewerbsposition aufweisen, und für die Abschöpfungs- und Erntestrategien im Vordergrund unternehmerischen Handelns stehen (Berschin, 1982: 66). In einer mittleren Ausgestaltung sollte abgeschöpft werden, d. h. Ergreifen von Maßnahmen zur weiteren Spezialisierung oder zur Nischensuche, mit entsprechenden Aktivitäten im Bereich der Investitionen. Im linken Feld bietet es sich an, eine Desinvestition vorzunehmen. (SGE 6 und 7 aus Abb. 6-80) und den Marktaustritt für einen bestimmten Zeitpunkt oder Zeitraum vorzunehmen.

Diese vorgestellten Strategien lassen sich nicht in Reinform durchführen, sondern sind in sich auch wieder in Mischformen denkbar (Neubauer, 1989: 51). Als Vorteile dieser McKinsey- und General Electric-Konzeption lassen sich anführen:
Hier werden vor allem Investitions- oder Desinvestitionsstrategien festgelegt, worüber bestimmte förderungswürdige SGEs identifiziert werden und damit SGEs eine besondere Rolle in der Strategie übernehmen (Neubauer, 1989: 32, 51). Mit der Erweiterung auf neun Felder ist eine differenziertere Darstellung der SGE möglich als in der BCG-Konzeption, die in vereinfachter Form (Zweidimensional) eine verständliche Darstellung erlaubt (Neubauer, 1989: 32).
Die grundsätzlichen Probleme in der Portfoliotechnik bleiben bestehen: Neben der Subjektivität und Gewichtung der beiden Matrixseiten ist fraglich, ob nicht andere Elemente zu berücksichtigen sind, um eine optimale Strategie festzulegen und ob nicht die Dreiteilung der Strategie sehr vereinfacht dargestellt ist (Neubauer, 1989: 51).
Die Übertragbarkeit auf das Krankenhaus ist gegeben, indem Klinikbereiche als SGEs in die Neun-Felder-Matrix eingetragen werden. Bei der Umsetzung ist zu beachten, dass die Besonderheiten des Gesundheitswesens zu berücksichtigen sind: Versorgungsauftrag, Ambulanzen usw. Die Umsetzung der Strategien ist hier das besondere Problem, die im Gesundheitsbereich in ihrer spezifischen Form mit ihren teilweise geringen Spielräumen beachtet werden müssen. So ist ein Marktaustritt nicht ohne weiteres möglich, er ist auch durch die Krankenhausplanung nicht ohne weiteres umkehrbar. Weiterhin ist die duale Finanzierung zu berücksichtigen, die in der Regel nur einen begrenzten Investitionsrahmen zugesteht. Schließlich ist der Versorgungsauftrag sicherzustellen.

C. Strategic Business Planning Grid

Ein ähnliches Konzept stellt das Strategic Business Planning Grid dar; hier wird eine Matrix-Seite als Marktattraktivität aufgefasst:

- Patienten- und Versichertenmix: Verhältnis zwischen Privatversicherten und gesetzlich Versicherten.
- Grad der Deregulierung: Der Deregulierungsgrad gibt an, inwiefern der Markt z. B. durch den Staat reguliert ist. Eine geringe Regulierung gilt nach dem Portfoliogedanken als attraktiv.
- Wettbewerbsintensität: Sie beschäftigt sich mit der Zahl der Konkurrenten in dem Markt. Märkte mit weniger Wettbewerb sind hierbei attraktiver, als Märkte mit einem hohen Wettbewerbsanteil und somit hoher Konkurrenz.

- Marktgröße und Marktwachstum: Bedeutung und Ausdehnung des Marktes; aufgrund des demografischen Wandels und der medizinisch-technischen Entwicklung wird sich der medizinisch-pflegerische Markt für kranke und immer älter werdende, multimorbide Personen ausweiten.
- Marktstabilität: Sie besagt wie stabil aufgrund von Größe und Wachstum die Entwicklung in die Zukunft sein wird.
- Economies of Scale und Lernkurveneffekt beschreiben die Stückkostendegression; die andere Matrix-Seite umfasst die Organisationsstärke mit den Indikatoren.
- Potential- und Strukturqualität kennzeichnet die medizinische und pflegerische Personalbesetzung, den technischen und hygienischen Standard sowie die räumliche Ausstattung.
- Positionierung und Image zeigen die positive Wirkung auf bei großer Übereinstimmung zwischen den beiden oben genannten Faktoren (ein schlechter Ruf des Krankenhauses kann durch eine SGE nicht aufgefangen werden).
- Effizienzzustand; er sollte höher liegen als bei den Mitbewerbern.
- Markterfahrung kann zur Steigerung der Organisationsstärke eingesetzt werden, wenn man den Markt gut kennt und das Verhalten der Patienten und Klienten einzuschätzen vermag (Kotler/Clarke, 1987: 101; Braun von Reinersdorff, 2007: 266).

Hier greifen die Vorteile der beiden zuvor vorgestellten Konzepte: Während einerseits die Vier-Felder-Matrix beibehalten wird, werden sie konsequenter und spezifischer auf das Krankenhaus auch von theoretischer Seite formuliert (Braun von Reinersdorff, 2007: 266).
Als Nachteil kann wiederholt formuliert werden, dass es auch hier nicht gelingen wird, direkt aus dem Portfolio eine Ableitung von Strategien zu ermöglichen (Braun von Reinersdorff, 2007: 267).

D. Konzeption nach McCain

Die Nachteile der bisherigen Konzeptionen sollte durch eine Erweiterung der Matrix behoben werden, dies geschah durch die Konzeption von McCain, indem die Matrix um eine dritte Dimension erweitert wurde: Ergänzt und erweitert wurde die Matrix durch die Profitabilität, um eine höhere Aussagekraft zu erhalten. Aufbauend auf der BCG-Matrix wurde eine modifizierte Form von McCain entwickelt, die für den Gesundheitsbereich und besonders für Krankenhäuser eine höhere Aussagekraft besitzt (McCain 1987; Braun von Reinersdorff, 2007: 262; s. Abb. 6-82).
Im Folgenden werden die einzelnen Kategorien erläutert (vgl. hierzu und im Folgenden: Mc Cain 1987; Braun von Reinersdorff, 2007: 263 f.; Ginter/Swayne/Duncan, 1998: 224).

- *„Faithful Dogs"* weisen einen geringen relativen Marktanteil und ein geringes Marktwachstum auf und sind dennoch profitabel zu führen. Hier würde die Beachtung des Versorgungsauftrages zu solch einem Feld in der Matrix führen, wenn die SGE trotzdem am Markt gehalten werden müsste.
- *„Healthy Children"* haben ein hohes Marktwachstum verbunden mit einem geringen Marktanteil und einer Profitabilität (Braun von Reinersdorff, 2007: 263). Hier bieten sich Entscheidungen für Investitionen oder die Weiterentwicklung

der Produkte an, um in die nächstgelegenen Felder „Cash Cows“ oder „Shining Stars“ zu gelangen.

- „*Cash-Cows*“ haben einen hohen Marktanteil, eine hohe Profitabilität und ein niedriges Marktwachstum. Hier ist eine wesentliche und dominante Position von SGE erreicht (Braun von Reinersdorff, 2007: 263). Eine besondere Gefahr besteht im Zwang zur Kostensenkung, wenn Nachahmer in diese Position nachrücken oder vorstoßen, da die Profitabiliät Wettbewerbern nicht verborgen belieben dürfte.
- „*Shining Stars*“ haben ein hohes Marktwachstum, einen hohen Marktanteil und eine hohe Profitabilität; auch diese SGE sind für das Krankenhaus vorteilhaft (Braun von Reinersdorff, 2007: 263). Insbesondere sind hier Wettbewerbsstrategien zu beachten: Eine Preispolitik kann nicht ohne weiteres verfolgt werden, da im Gesundheitssystem oft der Preis als ein Datum gilt, so dass die Qualität eine besondere Bedeutung erhält. Das wiederum kann dazu führen, dass die Qualität mit einem Überangebot versehen wird.
- „*Black Holes*“ haben eine niedrige Profitabilität, ein hohes Marktwachstum und einen hohen Marktanteil (Braun von Reinersdorff, 2007: 264). SGE, die hier placiert sind, haben den Markt etwas falsch einkalkuliert: Die Investitionen waren zum Beispiel für die Marktplacierung überteuert, so dass die Profitabilität nicht erreicht werden konnte, weil der Preis sich nicht durchsetzten ließ. Auch die Ambulanzen könnten als SGE hier platziert werden, wobei hier wiederum deutlich wird, dass unterschiedliche Gewichtungen Einfluss auf die Positionierung der SGE haben.
- „*Problem Children*“ haben ein hohes Marktwachstum, einen niedrigen Marktanteil und eine niedrige Profitabilität (Braun von Reinersdorff, 2007: 265). Das Krankenhaus müsste erreichen, dass das Marktwachstum voll in das Haus integriert werden kann oder aber versuchen, anderen Häusern dieses Feld zu überlassen. Sinnvoll wäre es, die SGE in benachbarte Segmente zu verschieben, „Problem Children“ zu „Cash Cows“ oder „Shining Stars“ herausheben zu können.
- „*Cash Pigs*“ haben einen hohen Marktanteil, niedriges Marktwachstum und niedrige Profitabilität Hier muss über Scaleneffekte die Profitabiliät erhöht werden. Nachverhandlungen mit Kassen sind im DRG-System nur begrenzt möglich (Braun von Reinersdorff, 2007: 265).
- „*Mangy Dogs*“ haben ein niedriges Marktwachstum, einen niedrigen Marktanteil und eine niedrige Profitabilität. Hier bietet sich an, das Segment vom Markt zu nehmen (Braun von Reinersdorff, 2007: 265), wenn das möglich ist (Versorgungsauftrag, Integrative Zusammensetzung).

Die Aussagefähigkeit ist hier sehr gut herausgearbeitet; es bleiben die Defizite und die Herausfilterung zur Begründung von Strategien bestehen.

Die Portfoliodarstellung ist immer wieder verändert worden: Von der Vier-Felder- zur Sechs-Felder-Matrix; von der zweidimensionalen zur dreidimensionalen Darstellung. So hat auch eine branchenspezifische Anpassung und Interpretation stattgefunden. Auf die technische Ausrichtung eines Technologie-Portfolios soll hier nicht näher eingegangen werden (vgl. Neubauer, 1989: 61 f.; Pfeiffer, 1982: 79; Berschin, 1982: 25 f.). Die zweidimensionale Darstellung untersucht die Ressourcenstärke als interne Maßgröße und die Technologieattraktivität die Umweltsituation mit diversen Indikatoren, um die SGEs in die Matrix dann platzieren zu können. Auch im Medizinsektor hat sich eine branchenspezifische Diskussion um die Portfolio-Analyse entwickelt (s. o. Punkt C. Strategic Business Planning Grid).

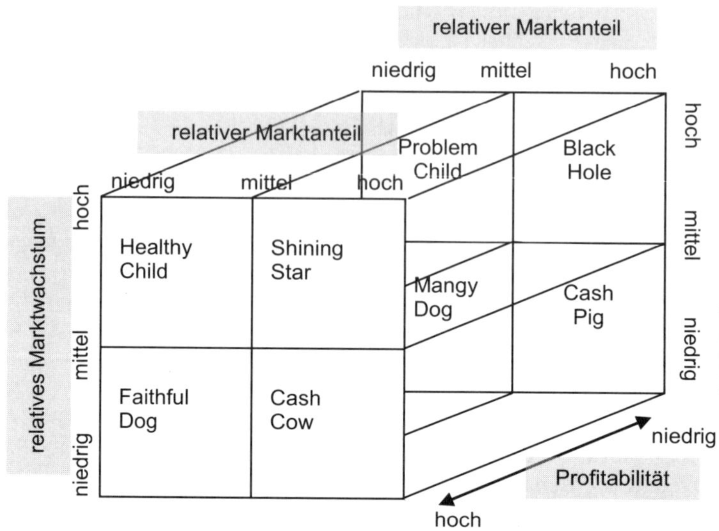

Abb. 6-82 Modifizierte BCG-Matrix für den Gesundheitsbereich (Quelle: Braun von Reinersdorff, A. (2007): Strategische Krankenhausführung. 2. Aufl. Bern: Huber, S. 263)

E. Medizin-Portfolio

Die medizinische Entwicklung ist für Krankenhäuser von herausragender Bedeutung, so dass sie hier eine besondere Beachtung stattfinden soll. Da die medizinische Entwicklung als wesentliche angesehen wird, orientiert sich die Matrix an der Technologiematrix und versucht diese auf den medizinischen Sektor zu transferieren (vgl. hierzu und im folgenden Braun von Reinersdorff, 2007: 268 ff.). Eine Seite der Portfolio-Matrix (Abb. 6-83) umfasst die aus den Variablen Attraktivität/Eignung medizinischer Leistungen auf der Ordinate und auf der Abzisse die Ressourcenstärke zusammen.

Die Attraktivität bzw. Eignung der medizinischen Verfahren wird gemessen durch die Vorzüge der Nutzung strategischer Chancen des Fortschritts in einem medizinischen Fachgebiet, wie Eignung der medizinischen Verfahren, Weiterentwicklungspotentiale, Anwendungsbreite, Kompatibilität der Entwicklung auf andere medizinische Verfahren (Braun von Reinersdorff, 2007: 279) (Abb. 6-84). Hier stehen externe Daten im Vordergrund.

Die Variable Ressourcenstärke beschreibt die vorhandenen Mittel zur Verwirklichung der Leistung, wie Know-how-Stärke von Ist-Zustand und Stabilität, von Aktions- und Reaktions-Geschwindigkeit sowie die Finanzstärke mit den Indikatoren Budgethöhe und Budgetkontinuität, die wiederum bezogen werden auf die

Umsetzung, auf die Potentiale und die Zeitlich Entwicklung (Pfeiffer/Weis, 1995: 674; Braun von Reinersdorff, 2007: 279).

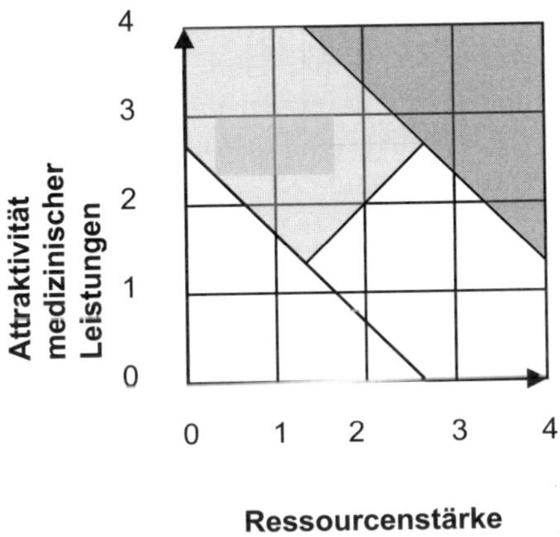

Abb. 6-83 Aufbau des Medizin-Portfolios 1
(Quelle: Braun von Reinersdorff, A. (2007): Strategische Krankenhausführung. 2. Aufl. Bern: Huber, S. 279)

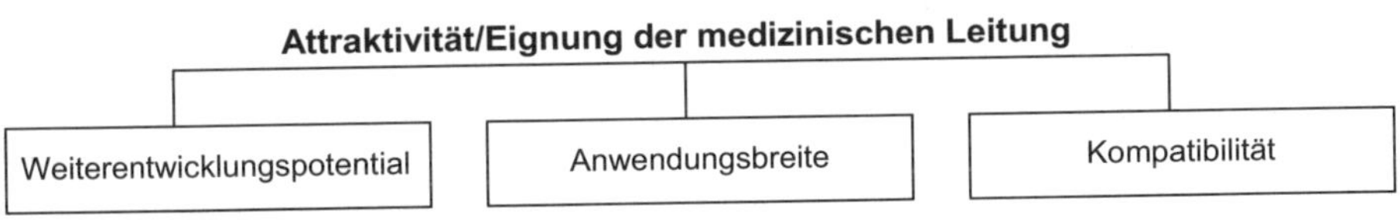

Abb. 6-84 Aufbau des Medizin-Portfolios 2
(Quelle: Braun von Reinersdorff, A. (2007): Strategische Krankenhausführung. 2. Aufl. Bern: Huber, S. 279)

Die Matrix umfasst auf jeder Seite vier Felder, so dass 16 Felder unterschieden werden, in denen die SGE platziert sein werden (Pfeiffer/Dögl/Schneider, 1989: 488 f.; Schüler, 1996: 184; Braun von Reinersdorff, 2007: 282). Auch hier können dann wieder verschiedene Strategien konzipiert werden:

- Investitionsempfehlungen (bei hoher Ausprägung, um durch Investitionen die Leistungsfähigkeit durch technische oder menschliche Potentiale zu erhöhen)
- Desinvestitionsempfehlungen (bei niedriger Ausprägung)
- Selektionsempfehlungen (die Diagonalfelder, die keine einheitliche Vorgehensweise erwarten lassen)

Bewertung der Portfolio-Analyse

Um die Portfolioanalyse noch zu erhöhen, können spezifische Teilportfolios erstellt werden: Eine Portfolio-Analyse nach der Boston Consulting-Konzeption wird er-

gänzt durch eine Technische und Medizinische Portfolioanalyse. Die Frage ist, ob sich durch diese drei Perspektiven die Darstellung und Analyse insgesamt verbessert? Die Kritikpunkte gegen die Portfolioanalyse, die schon angebracht wurden, müssen hier nicht wiederholt werden. So kann davon ausgegangen werden, dass durch eine Verfeinerung der Analysen nicht deren Ergebnisse verbessert werden können, wenn schon Kritik an Einzelportfolios erhoben werden kann. Ob es sinnvoll ist, neben diesem multiplen Ansatz, der die verschiedenen Portfolio-Analysen nebeneinander stehen lässt, die diversen Portfolios in ein integriertes Managementportfolio zu transformieren, ist zu hinterfragen. Durch die Zusammenführung verschiedener Portfolios, die in ihrer Systematik kritisch beleuchtet werden, werden daraus abgeleitete Managementstrategien nicht besser. Um die kritischen Punkte der Portfolioanalyse aufzugreifen, ist nicht am Ende eine Integration zu setzen, weil auf berechtigte Kritik nicht eingegangen wird, sondern Ansatzpunkt muss die Frage sein, was aus den Portfolioanalysen folgen soll. Ein Hauptkritikpunkt waren die aus der Portfolioanalyse abgeleiteten Strategien, die bisher immer als zu einfach, zu normativ, zu unbegründet, zu vorgegeben angesehen wurden und nicht in ihrer vollen Interdependenz erfasst werden konnten. Wenn diese Kritik als berechtigt verstanden wird, dann bleibt aber das Analyse-Instrument selbst bestehen, allerdings wird die Umsetzung von der Analyse zum Handeln jetzt in den Fokus der Kritik gestellt. Die Hauptkritik aus der bisherigen Analyse war gerade diese Konzipierung von Strategieempfehlungen, die relativ rudimentär ausgefallen sind. Hier ist eine isolierte Betrachtung der Portfolioanalysen allerdings nicht sehr hilfreich, da sie eingebunden sein müssen in die Unternehmungspolitik (Hinterhuber, 1996), in die sich die SGE auch einfügen müssen. Um hier zu Aussagen zu kommen, ist die Strategie der Unternehmungsführung zu beachten: Ist eine Ausgewogenheit der Portfolios selbst gewünscht, welche Risikoparameter ist man gewillt einzugehen und zu berücksichtigen, welche Selbständigkeit haben die SGE, wie ist die Strategische Planung insgesamt vorhanden und ausgerichtet, welche Ressourcen werden nach welchen Prozeduren verteilt (Berschin, 1982: 87; Hinterhuber, 1996)?
Die bisher dargestellten Strategien, die aus der Portfolioanalyse entwickelt werden konnten, können als Orientierungsstrategien (auch Normstrategien genannt – Kreilkamp, 1987: 567) verstanden und interpretiert werden. Ist man also gewillt, die Portfolio-Analyse qualifiziert zu gestalten, ist der Strategieentwicklung mehr Gewicht beizulegen. Dazu gilt es nicht nur, Wachstumsziele zu erfüllen, den Service für Patienten zu erhöhen und zu verbessern, sondern Verfahrensweisen zu entwickeln, die eine Richtung anzeigen. Eine Strategie kann nicht das Ende aufzeigen: Dann würde eine operative Entscheidung gefallen oder eine taktische Maßnahme ergriffen worden sein. Eine Strategie ist unternehmungsbedeutend (Hahn/Hungenberg, 2001) und auf die Zukunft ausgerichtet, sodass nur das Mögliche am Horizont skizziert werden kann. Aus der Portfolio-Analyse sollen also nicht allgemeine Trends abgeleitet und dargestellt werden, sondern strategische Entscheidungen vorbereitet werden. Die Strategie darf deshalb nicht zu allgemein formuliert sein: z. B. Wertorientierung (Kim/Mauborgne 1999: 85; Braun von Reinersdorff, 2007: 304) oder Investitions-, Desinvestitions- und Selektionsempfehlungen (Pfeiffer, 1982: 80). Damit lassen sich eher Perspektiven oder Trends sichtbar machen. Die Formulierungen sollten aber auch nicht zu konkret ausformuliert sein z. B. prinzipielle Maßnahmen des Innovationsbereichs (Biermann, 1997: 33 ff.; Braun von Reinersdorff, 2007: 305). Bei einer differenzierten Strategiediskussion müssen dann auch sämtliche Möglichkeiten abgehandelt sein, sonst entsteht ein Stückwerkcharakter. Eine weitere Gefahr ist darin

zu sehen, dass die differenziert formulierten Möglichkeiten bereits als Maßnahmen angesehen werden, die dann mehr eine taktische oder operative Maßnahme darstellen. Aus der Portfolio-Analyse heraus sollen strategische Ziele und Handlungen formuliert werden, sodass der langfristige Charakter eine besondere, gewichtige Rolle spielt. So eine strategische Ausrichtung kann nur im Zusammenspiel von Unternehmungs- und SEG-Ebene erfolgen (Hungenberg, 2000: 1896 ff.). Dabei lassen sich eine Vielzahl von Systematisierungen benennen (vgl. hierzu und im folgenden besonders zu Knyphausen-Aufseß, 2002: 1868 ff.).

Unternehmungs- oder Geschäftsfeldstrategien

Zunächst fußten die Strategiediskussionen auf dem Konzept der Unternehmungsstrategie in den 60er Jahren (Ansoff, 1965), die in den 80er Jahren durch die Geschäftsfeldstrategie abgelöst wurde (Porter, 1994). Hier steht der Aufbau von Erfolgspotentialen im Vordergrund der Betrachtung, um durch Strategien Wettbewerbsvorteile zu erringen und Markteintrittsbarrieren aufzubauen oder zu überwinden. Ausgangspunkt sind die Ressourcen und die spezifischen Kernkompetenzen mit denen die Strategien umgesetzt werden sollen. Beziehungen und Bindungen sollen zu einem Erfolg führen (Gehmawat, 1991; zu Knyphausen-Aufseß, 1995: 82 ff.). Das ist aber aus Sicht der verschiedenen SGEs nicht immer einfach zu realisieren, so dass in neuerer Zeit die Unternehmungsebene wieder verstärkt in den Fokus tritt (Collis/Montgomery, 1997): Können viele SGE unter einem Dach vereint werden, insbesondere wenn sie heterogen sind? Hierzu ist eine Zentrale wesentlich, die zur günstigen Finanzmittelbeschaffung dient oder die eine kostengünstigere Leistungsbereitstellung von Services für die SGE ermöglicht. Zudem kann die Zentrale durch Lernprozesse zwischen den Einheiten Synergieeffekte realisieren (zu Knyphausen-Aufseß, 2002: 1873).

Generische Strategien

Die bisher behandelten Strategien der BSC gehören hier hinein. Aber auch die von Ansoff entwickelte Produkt-Markt-Matrix mit den Elementen Marktpenetration, Produktentwicklung, Marktentwicklung und Diversifikation (Ansoff, 1965). Porter (Porter, 1985: 12) hat auf der SGE-Ebene folgende Strategien unterschieden: Differenzierungsstrategie, Strategie der Kostenführerschaft und die Fokus-Strategie (Porter, 1985: 12).

Kompetitive oder kooperative Strategien

Kooperative Strategien in Form von Preis- und oder Mengenabsprachen und Joint Ventures können zu Vorteilen führen, sind aber als kartellrechtlich problematisch einzustufen. In Form von Regionalnetzwerken können Kooperationen quer durch die Beziehungen von Lieferanten und Abnehmern laufen (zu Knyphausen-Aufseß, 1999).

Geschäftsmodelle

Hier stehen Wertschöpfungsaktivitäten im Vordergrund (vgl. hierzu grundlegend Heuskel, 1999):

- Unternehmungen können vertikal integriert werden (Klassisches Modell)
- Die Koordination wird von einer Unternehmung übernommen, die Partnerunternehmungen übernehmen die Ausführung (virtuelle Organisation)
- Die Wertschöpfungsstufe wird in unterschiedlichen Geschäften ausgeführt (Lawyer-Modell)
- Eine Unternehmung dient als Plattform für den Austausch vieler Unternehmungen (Market-Maker- Modell)

Abschließend wird deutlich, dass durch die Medizinorientierung des Medizin-Portfolios bedeutsame Informationen für die Planung und Lenkung der Krankenhäuser berücksichtigt werden können. Folglich werden die Nachteile, die herkömmliche Marktportfolios aufweisen, geschmälert bzw. aufgehoben. So übernehmen Portfolio-Analysen eine wichtige Unterstützungsfunktion, um die krankenhausbetrieblichen Entscheidungen und Prozesse nachvollziehbar zu gestalten. Des Weiteren tragen sie zur Strukturierung bei und lenken die Aufmerksamkeit auf die zentralen Probleme (Braun von Reinersdorff, 2007: 268 f.). Ferner dienen sie als Kommunikations- und Planungsinstrument und unterstützen den Prozess der Strategieplanung und -umsetzung (Braun von Reinersdorff, 2007: 278).
Die Portfolio-Analyse bleibt ein Instrument der Ist-Analyse zur Generierung von Informationen zur Vorbereitung strategischer Entscheidungen. Die Form der Analyse und deren Darstellung wird durch eine Visualisierung in Matrixform mit der Beschränkung auf wesentliche Impulse vorgenommen. Dadurch wird eine anschauliche Grundlage für weitere Aktionen und Interdependenzen erreicht. Dieser Gesamtkontext ist hervorzuheben; kritisch zu berücksichtigen sind folgende Positionen:

- Die Matrixseiten können nur zwei oder drei Schwerpunkte herausfiltern
- Die Bestimmung der SGE ist nicht immer einfach durchzuführen
- Die Strategieentwicklung kann nicht aus der Portfolio-Analyse allein abgeleitet werden; sie muss eingebettet sein in die Unternehmungspolitik und Zielsetzung unter Beachtung von branchenspezifischen und allgemeinen Umwelteinflüssen.

Dennoch ist das Instrument als sinnvoll praktikabel und strategisch nutzbar hervorzuheben.

6.4.3.4 Berichtswesen

Theoretische Grundlagen zum Berichtswesen

Das Berichtswesen zählt zu den wichtigsten Bestandteilen eines Controllings. Es bündelt entscheidungsrelevante Informationen hinsichtlich der komplexen Leistungsabläufe im Krankenhaus, aufgrund derer die Verantwortungsträger lenkend in den Leistungsprozess eingreifen können. Das Berichtswesen entscheidet jedoch nicht nur über eine erfolgreiche Unternehmungsführung, sondern ist auch maßgeblich am Erfolg und an der Akzeptanz des Controllings beteiligt (Zapp/Bettig, 2004c: 300 ff.).
Mit Einführung der DRGs sind die Anforderungen an ein aussagekräftiges Berichtswesen gestiegen. Eine Erweiterung um die entsprechenden Kennzahlen in

kürzester Zeit ist mehr denn je unabdingbar, da nur so deutlich wird, in welchem Umfang in den einzelnen Unternehmungsbereichen die angestrebten Ziele erreicht wurden und wo zusätzliche Maßnahmen ergriffen werden müssen. Beispielsweise ist die Integration einer managementorientierten Kostenträgerrechnung in das Berichtswesen notwendig, da nur so Informationen für Entscheidungen hinsichtlich von Preisuntergrenzen und der strategischen Leistungsplanung getroffen werden können.

Das Berichtswesen lässt sich sowohl mit dem Informationswesen gleichsetzen, als auch als Bestandteil des Informationssystems beschreiben (Zapp/Funke/Schnieder, 2000: 53). Letzterer, eng gefasster Definitionsansatz, bei dem das Informationssystem als Führungsteilsystem in den Aufgabenbereich des Controllings fällt, bezieht sich dabei auf die Phasen des Informationsverarbeitungsprozesses.[76] Das Berichtswesen übernimmt hierbei die Funktion der Informationsübermittlung. Die Informationsbeschaffung und -aufbereitung fallen dagegen einem anderen Aufgabenträger zu. Zudem gilt, dass nur interne Unternehmungsangehörige Informationen empfangen, deren Inhalt den Empfängern eine zielorientierte Planung und Kontrolle der Unternehmung ermöglicht. Das Berichtswesen beschränkt sich somit auf die Übermittlung von Informationen und ordnet sich als Teilsystem in das Informationssystem ein. Zugleich bildet es aber auch das wesentliche Element für die Verbindung des Informationssystems mit den anderen Führungsteilsystemen (Horváth, 2006: 605 ff.). Es kann damit als ein System der Erstellung und Weiterleitung von Berichten zur Überwindung der Distanz von Informationsentstehung und Informationsverwendung verstanden werden, das anwendungsbezogene Berichte mit dem Ziel der entscheidungsorientierten Unterstützung des Planungs- und Kontrollsystems erstellt und abgibt. Bezogen auf die institutionelle Eingliederung in das Führungssystems kann das Berichtswesen somit im Informationssystem angesiedelt werden, hinsichtlich der Gestaltung des Instruments „Berichtswesen" ist jedoch im Sinne eines koordinationsorientierten Controllings die Interdependenz zu den anderen Führungssteilsystemen zu beachten (Zapp/Funke/Schnieder, 2000: 54).

Das Berichtswesen fasst Einrichtungen, Regelungen, Daten, Prozesse und Personen, die mit der Erstellung und Weitergabe von Berichten in Verbindung stehen, zusammen (Küpper, 2005: 148). Die dadurch entstehende geordnete, an den Informationsbedarf angepasste Struktur aller Berichte bildet das Berichtssystem (Horváth, 2006: 608). Das Berichtssystem sollte die Struktur des Planungs- und Kontrollsystems des Krankenhauses widerspiegeln und somit in Anlehnung an diese Managementprozessphasen und unter Berücksichtigung der unteren, mittleren und oberen Organisationsebenen aufgebaut sein. Ferner sollte der Aufbau die zeitliche Frequenz in der Form berücksichtigen, als das Wochen-, Monats-, und Jahresberichte abrufbar sind (Küpper, 2005: 148). Kennzeichnend für ein Berichtssystem sind zudem die verschiedenen Arten der Auslöser von Berichten und die zur Berichtserstellung genutzte Technik. Im Zeitalter der Kommunikationstechnik handelt es sich hierbei oft um Informationsübermittlungsvorgänge zwischen Mensch und Computer. Unterschieden werden können generatoraktive Systeme, benutzeraktive Systeme und Dialogsysteme. In den generatoraktiven Systemen ist festgelegt, wann und in welcher Form Berichte erstellt werden, so dass sie beson-

76 Vgl. dazu auch die Ausführungen in Kapitel 6.3.3: Informationsfunktion.

ders für Standard- und Abweichungsberichte geeignet sind. Generatoraktive Systeme halten als starres System konstant umfassende und gezielte Informationen vor und ermöglichen einen einheitlichen Informationsstand sämtlicher Unternehmungsbereiche und -stellen. Wenn sie als flexible Systeme gestaltet werden, d. h., wenn sich Berichtsmerkmale individuell verändern lassen, gewährleisten sie eine höhere Anpassungsfähigkeit der Informationswünsche. Benutzeraktive Systeme bieten sich hauptsächlich für Bedarfsberichte an. Der Verwender der Informationen löst den Vorgang der Berichterstellung aus. Um einen unangemessenen Arbeitsaufwand für den Informationsempfänger dieses Abfragesystems zu vermeiden, ist zuvor eine genaue Informationsbedarfsermittlung notwendig (Küpper, 2005: 154 f.). Neben diesem vorprogrammierten (standardisierten) Abfragesystem ist durch die Gestaltung flexibler Berichtssysteme der freie Zugang auf Wunschdaten möglich (Amshoff, 1993: 285). Als leistungsfähigste Variante lassen sich mit Hilfe von Dialogsystemen die Informationsbedürfnisse individuell erfüllen. Sie bezeichnen die Kommunikation zwischen Berichtsempfänger und -sender mittels einer angepassten Software, wie sie im Prinzip bei einer persönlichen Beratung zwischen dem Controller und beispielsweise dem Verantwortlichen auf Fachabteilungsebene möglich ist. Je nach Funktionswunsch, lassen sich drei Ausgestaltungsformen der Dialogsysteme unterscheiden. Ein Dialogsystem ohne Entscheidungsmodell für betriebliche Funktionsbereiche eignet sich insbesondere für die Recherche von Daten, wogegen ein System mit Entscheidungsmodell eine Berechnung interessierter Daten ermöglicht. Das Programm enthält Dispositions- und Optimierungsvorschläge und unterstützt bei der Suche einer vorteilhaften Entscheidung. Das Unternehmungsgesamtmodell schließlich, welches sich nicht nur auf Teilbereiche, sondern auf die gesamte Unternehmung bezieht, gestattet hierdurch ein Darstellen und Berücksichtigen von Wechselbeziehungen unterschiedlicher Funktionsbereiche (Zapp/ Bettig, 2004c: 301 f.).

Berichtswesen als Funktion umfasst allgemeine, systembezogene Aufgaben. Vor dem Hintergrund, dass Berichte keinen Selbstzweck darstellen, sondern Aktionen und Reaktionen provozieren (Horváth & Partners, 2000: 206), sollen sie richtige Informationen sammeln und in geeigneter Form zur richtigen Zeit an den geeigneten Adressaten weiterleiten. Sie lösen somit Arbeitsvorgänge aus und dienen zur Entscheidungsvorbereitung. Die Berichte verdeutlichen, in welchem Umfang die Zielerreichung in den einzelnen Unternehmungsbereichen erfolgt ist und wo ggf. Maßnahmen ergriffen werden müssen. In welchem Maße eine Lenkung mit Hilfe von Berichten möglich ist, hängt von den verschiedenen Funktionen der Berichterstattung Dokumentation, Analyse und Kontrolle ab. Die reine Dokumentation, die in fast allen hierarchischen Ebenen der Unternehmung zu finden ist und bei der oftmals viele unnötige und nicht verwertbare Daten festgehalten werden, erfüllt keinen Lenkungszweck. Das stark vergangenheitsorientierte Zahlenmaterial wird oftmals nur zur Kenntnis genommen und bildet keine Entscheidungsgrundlage. Berichte, in denen jedoch beispielsweise Kosten analysiert werden, haben in der Regel eine bereichsübergreifende Funktion und somit ein gewisses Maß an Lenkungsrelevanz. Sie bewirken durch die Darstellung von Abweichungen und Hintergrundinformationen auf indirektem Weg Veränderungen. Den größten Lenkungseffekt erzielen Kontrollberichte. Sie werden stark verdichtet an bestimmte Personen im Management oder Gremien übermittelt, die Verantwortung für geplante Ziele übernehmen. Dieser Berichtskategorie kann daher eine hohe Lenkungsrelevanz mit direkten Konsequenzen in Form von Entscheidungen und eventuell Anweisungen an untergeordnete Ebenen zugesprochen werden (Zapp/Bettig, 2004c: 302 f.; Birks, 1991: 9).

Anwendung des Berichtswesens im Krankenhaus

Veröffentlichungen zum Thema Berichtswesen sind vielfach zu finden. Sie enthalten jedoch vorrangig theoretische Abhandlungen und tangieren insbesondere Einrichtungen des Gesundheitswesens kaum oder nur in Ausschnitten (Küpper, 2005: 152 ff.; Horváth, 2006: 608 ff.; Asser, 1971: 653 ff.). Die Gründe liegen vor allem in den spezifischen Anforderungen der Informationssysteme der Gesundheitseinrichtungen, da häufig verschiedene Leistungsbereiche mit unterschiedlichen Finanzierungssystemen unter einer Trägerschaft zusammengefasst sind. Es stellt sich hierbei das Problem der ökonomischen Lenkung der einzelnen Einheiten (Zapp/Funke/Schnieder, 2000: 54 f.). Aus den Veränderungsprozessen im Krankenhausbereich lassen sich neue methodische und organisatorische Anforderungen an das Controlling und damit auch an das Berichtswesen ableiten. Im Vordergrund der Dienstleistungsunternehmung Krankenhaus mit seinen Besonderheiten stehen nicht allein finanzielle Zielgrößen, sondern auch Qualitäts- und Leistungsziele. Nur mittels geeigneter Strategien kann ein Krankenhaus heute erfolgreich am Markt bestehen. Vor dem Hintergrund der sich ständig ändernden gesetzlichen Rahmenbedingungen der Krankenhausfinanzierung gilt es dabei, eine inhaltlich gestaltete Informationsversorgung zu gewährleisten, die dem Management entscheidungsrelevante Informationen über die Unternehmungsposition im Markt liefert. Mit der Einführung des DRG-Systems und den damit verbundenen „marktwirtschaftlich-angenäherten" Strukturen sind ebenfalls hohe Anforderungen an die Informationsversorgung zu stellen. Entscheidend dabei wird sein, den Fokus nicht nur auf die rein betriebswirtschaftlichen Kennzahlen zu richten, sondern auch den medizinischen Controllingteil zu berücksichtigen. Gerade vor dem Hintergrund der gestiegenen Verbreitung des Medizincontrollings in den letzten Jahren, ist krankenhausindividuell die Möglichkeit einer Verzahnung der betriebswirtschaftlichen und medizinischen Berichte zu prüfen. Mögliche Redundanzen können so vermieden werden. Diese Notwendigkeit erfordert jedoch eine sehr enge Abstimmung der beiden Controllingbereiche und folglich qualifizierte Stelleninhaber, die dieses ermöglichen. Unabdingbar für eine qualitativ gute Aufbereitung des Berichtswesens sind Krankenhausinformationssysteme (KIS), die jedoch nicht wie von den KIS-Anbietern häufig beworben, als „Fertiglösungen" zielführend sind, sondern ein krankenhausindividuelles Konzept erfordern. Traditionelle Berichte wie Belegungsstatistiken oder Kostenstellenberichte werden durch die DRGs nicht tangiert. Neue Berichte rücken in den Mittelpunkt des Berichtswesens mit Kennzahlen wie die DRGs je Fachabteilung, die Schweregradverteilung je DRG und je Fachabteilung, den Case-Mix-Index usw. (Metzger/Köninger, 2002: 203).[77] Mit Einführung des DRG-Systems ist die Kostenstellenbetrachtung im Berichtswesen auf die Darstellung des Kosten-Erlös-Verhältnisses der DRG auszudehnen. Gegliedert nach der modularen Kostenstruktur des Kalkulationshandbuchs liefert die Kostenträgerrechnung dazu neue und umfassendere Informationen über die Kostenentstehung. Eine fallbezogene Dokumentation und Erfassung von Leistungen

77 Vgl. dazu auch die Ausführungen in Kapitel 6.4.2.6: Kennzahlen.

und teuren Materialeinzelkosten sind die Voraussetzungen für valide Ergebnisse über das Kosten-Erlös-Verhältnis der DRG. Es werden detaillierte Kosteninformationen gewonnen, die eine Entscheidungsfindung über eine Leistungsausweitung beziehungsweise -eingrenzung mittels Kostenentwicklung zulassen. Mit der Abbildung der medizinischen Leistungen über DRGs und der Zuordnung von teuren Materialeinzelkosten zu einer bestimmten DRG lassen sich über die Lenkung der Fallpauschalenmenge die Kosten des medizinischen Sachbedarfs beeinflussen. Dazu sind die Leistungsbereiche aktuell über die Istkosten und erreichten Leistungsmengen im Vergleich zu den Plansätzen zu informieren.

Im Rahmen des medizinischen Controllings bestimmt vor allem die medizinische Dokumentation der Diagnosen und Prozeduren künftig in erheblichem Umfang die Erlöse. Die Analyse der Nebendiagnosen je Fall und insbesondere jene, die zu einer Erhöhung des Fallschweregrades (PCCL) führen, ist dabei beispielsweise unabdingbar. Um schnell auf Auffälligkeiten reagieren zu können, ist eine monatliche Auswertung der Haupt- und Nebendiagnosen sowie der Prozeduren sinnvoll. Für die DRG-Auswertung bieten sich Hitlisten mit Angabe der DRG und Relativgericht (RG) sowie der Fallzahl und deren Umsatz (Case-Mix) an. Die Berechnung des Case-Mix-Indexes (CMI), die umsatzstärksten, die höchstbewerteten und die häufigsten Fallgruppen lassen sich so schnell ermitteln (Metzger/Köninger, 2002: 203).

Letztendlich gilt es jedoch, nur jene Informationen zur Verfügung zu stellen, die der Verantwortliche für die Entscheidungsfindung benötigt. Den Controllern wird häufig vorgeworfen, keine ausreichende nachfrageorientierte Berichterstattung zu betreiben, da Berichte oft zu lang und zu missverständlich sind. Für ein gut funktionierendes Berichtswesen bedarf es allerdings zweckorientierter Berichte (Gladen, 2003: 246). Um eine wirksame Gestaltung der Berichte zu ermöglichen, ist demnach zu untersuchen, ob bei der Informationsübertragung vom Sender zum Empfänger Störeinflüsse vorliegen. Sollte das der Fall sein, sind die Ursachen hierfür zu ergründen. Das soll den Verlust von Informationen und eine mögliche Beeinträchtigung der Wirksamkeit der Kommunikation verhindern. Grundsätzlich ist es der Berichtsempfänger, der über den Erfolg der Informationsübermittlung entscheidet, da seine Ressourcen in der Regel nur begrenzt sind. Neben dem zeitlichen Aspekt spielen die Leistungsressourcen ebenso eine große Rolle. Der Empfänger muss die Informationen aufnehmen können und aufnehmen wollen. Das hängt jeweils ab von der Verständlichkeit und der Zweckeignung der Berichte sowie deren Akzeptanz durch den Berichtsempfänger (Gladen, 2003: 247; Wirth, 2000: 79). Die Gestaltung dieser Berichtsmerkmale beeinflusst das Verhalten des Berichtsempfängers (Göpfert, 2006: 699). Damit ist die Schaffung einer Zweck- und Empfängerorientierung der Berichte die wesentliche Aufgabe des Berichterstellers (Horváth, 2006: 605 ff.). Die Wirksamkeit der Berichte kann nur dann beeinflusst werden, wenn diese inhaltlich und formal auf die Eigenschaften und Fähigkeiten des Empfängers ausgerichtet sind. Daneben kann aber auch der Berichtersteller die Akzeptanz der Berichte seitens des Empfängers beeinflussen, indem er selbst Glaubwürdigkeit und Zuverlässigkeit ausstrahlt (Gladen, 2003: 247).

Ein nachfrageorientiertes Berichtswesen bedeutet eine Ausrichtung der Berichtsgestaltung an den inhaltlichen, formalen, zeitlichen sowie personalen Merkmalen des Informationsbedarfs des Berichtsempfängers. Dazu sind bestimmte, von Blohm ausgearbeitete Fragestellungen zu klären (Blohm, 1974: 14; Gladen, 2003: 248):

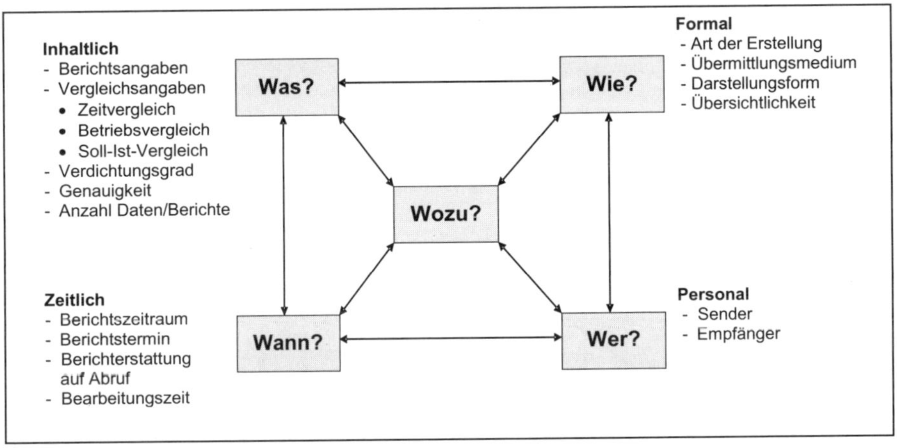

Abb. 6-85 Gestaltungsmerkmale von Berichten
(Quelle: Blohm, H.: Die Gestaltung des betrieblichen Berichtswesens als Problem der Leitungsorganisation. 2. Aufl. Herne, Berlin: Neue Wirtschafts-Briefe 1974, S. 14; Gladen, 2003: 248)

Die größte Herausforderung für das Berichtswesen besteht zum einen in der Auswahl relevanter Informationen aus dem Gesamtdatenbestand, um bei dem Berichtsempfänger einen „information overflow" zu vermeiden. Zum anderen sollten alle wichtigen Informationen enthalten sein, um das Risiko von Fehlentscheidungen zu verringern. Eine Datenverdichtung darf dabei nicht zu einer Datenvernichtung führen. Somit muss das Berichtswesen die Informationsversorgungslücke beim Adressaten schließen. Im Folgenden sollen Klassifikationsmerkmale näher betrachtet werden, um den Aufbau eines leistungsfähigen und redundanzfreien Berichtswesens sicherzustellen.

Klassifikationsmerkmale sind Kennzeichen, mit deren Hilfe eine Optimierung des bestehenden Berichtswesens umgesetzt werden kann. Je mehr solcher Merkmale ein Bericht aufweist, desto eher kann der Informationsdeckungsgrad erhöht werden. Diese Merkmale sind Inhalt, Berichtsobjekt, Analyse, Zyklus, formale Darstellung, Sender und Adressat. Dabei besitzt jedes dieser Klassifikationsmerkmale diverse Ausprägungen. Abbildung 6-86 soll die Klassifikation des Berichtswesens als auch die dazugehörigen Merkmalsausprägungen vorstellen (Reichmann, 2001: 790f.).

Es wird deutlich, dass die gezielte Erfassung von Daten und die systematische Aufbereitung von Kennzahlenberichten ein faktenbasiertes, transparentes Handeln gestatten und damit zu einer effektiven Planung, Lenkung und Kontrolle beitragen (Greiling/Hessel/Berger, 2004: 100). Oft fehlen allerdings der Krankenhausleitung für ihre Entscheidungsfindung wichtige Informationen, sodass Entscheidungen auf der Grundlage eigener Erfahrungen getroffen werden müssen. Andererseits macht eine immer stärker zunehmende Datenflut eine Informationsverarbeitung im Berichtswesen erforderlich, um relevante Informationen herauszufiltern. Diese Diskrepanz verlangt den Aufbau zeitgemäßer Informationstechnologien, die nutzerorientiert und praxisbezogen gestaltet sind (Schirmer, 2006: 246; Horváth, 2006: 706). Die Computerunterstützung des Berichtswesens versetzt die Anwender in die

Lage, über einen direkten Zugriff zu Datenbanken Daten unmittelbar abrufen zu können.

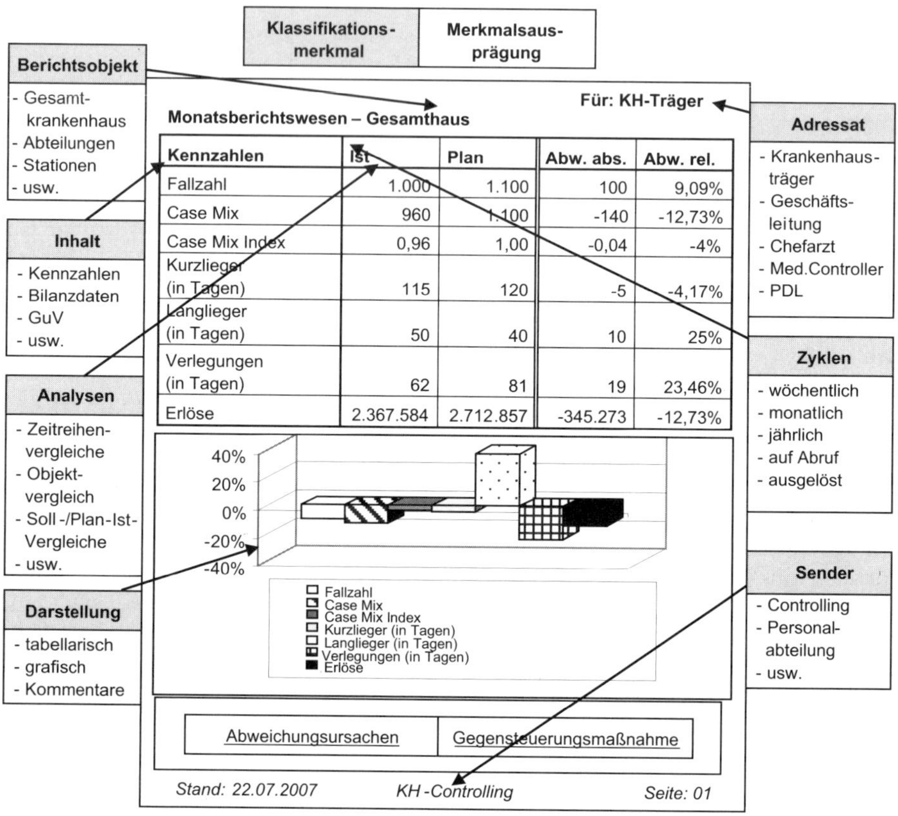

Abb. 6-86 Klassifikationsmerkmale und -ausprägungen des Berichtswesens (in Anlehnung an Reichmann, 2001: 790 f.; Benzel, 2007)

Informationstechnologie-gestützte Managementinformationssysteme sind Berichts- und Kontrollsysteme, die den verschiedenen Managementebenen Daten zur Verfügung stellen, die die Grundlage für Entscheidungen bilden. Dabei werden Daten den ERP-Systemen (z. B. SAP oder Navision) entnommen. Ein Informationssystem sollte demnach kritische Daten aufspüren, Frühwarnungen aussprechen sowie Informationen in graphischer und tabellarischer Form darstellen können (Spraul/Oeser, 2004: 166 ff.).

In einem integrierten Management- und Controlling-Informations- und Kommunikationssystem wird das gesamte Krankenhaus vernetzt, sodass sämtliche Daten aller Bereiche und Abteilungen in einer zentralen Datenbank zusammengefasst werden können (Schirmer, 2006: 251). Es ist ein in sich geschlossenes und zusammenhängendes System, das unverdichtete, mengenmäßige Daten aus allen Krankenhausbereichen aufnimmt und diese zu Informationen im Sinne des zweckorientierten Wissens verarbeitet (Hentze/Huch/Kehres, 2005: 91). Somit können allen Entscheidungsebenen die aktuellsten Berichte zur Verfügung gestellt werden. Diese Berichte können etwa in Form einer Listenauswertung oder einer variablen Berichterstattung erfolgen. Im ersten Fall werden Listen aus Daten, die aus dem EDV-System geliefert werden, erstellt und unter Einsatz von Tabellenkalkulationsprogrammen ausgewertet. Bei einer variablen Berichterstattung können beliebige Informationen aus der zentralen Datenbank abgerufen werden (Schirmer, 2006: 251 ff.).

Bewertung des Berichtswesens

Die Informationsversorgung ist eine der wichtigsten Aufgaben der Controller im Krankenhaus (Weber, 2004: 281) und manifestiert sich in der Implementierung und der Gestaltung des Berichtswesens und der dazu gehörenden Berichterstattung (Pook/Tebbe, 2002: 160). Das betriebliche Berichtswesen trägt vielfach dazu bei, aussagekräftige Informationen rechtzeitig zur Verfügung zu stellen (Göpfert, 2006: 692). Somit ist es ein wesentlicher Bestandteil des Controlling (Pook/Tebbe, 2002: 160). Die wichtigsten Instrumente der Informationsversorgung sind die Berichte (Pook/Tebbe, 2002: 40). Die Problematik des Berichtswesens liegt zum einen in der eingeschränkten Aufnahmenfähigkeit der Informationsempfänger. Die Krankenhausführung bekommt oft Informationen vorgelegt, die sie in ihrer verfügbaren Zeit nicht aufnehmen oder sinngemäß verarbeiten kann. Dabei entsteht die Schwierigkeit, die zur Verfügung gestellten Informationen zunächst nach ihrer Relevanz für Controllingbereiche und -sachverhalte sortieren zu müssen. Zum anderen beeinflusst die Gestaltung des Berichtswesens das Entscheidungsverhalten der Informationsempfänger. Die Erfahrung zeigt, dass die Gestaltung des Berichtswesens Auswirkungen auf die Qualität der Entscheidungen hat, denn je übersichtlicher ein Berichtswesen aufgebaut ist, desto leichter fällt es, Informationen für die korrekte Entscheidungsfindung ableiten zu können (Haubrock/Laux, 2002: 232 f.). Der Nachteil eines inhaltlich schlecht konzipierten Berichtswesens ist seine geringe Aussagekraft. Ein hoher und kostspieliger Erstellungsaufwand für Berichte oder die verspätete Zusendung dieser, machen auch das beste Berichtswesen nutzlos (Waniczek, 2002: 14).

Daneben sieht Horváth die Problematik im zeitlichen, sachlichen und organisatorischen Zerfall der Informationsentstehung und -verwendung. Für die Berichterstattung ist es notwendig den Rhythmus zu kennen, in dem die Berichte ausgewertet werden. Die größte Herausforderung des Berichtswesens besteht in der Berücksichtigung des sich permanent ändernden qualitativen und quantitativen Informationsbedarfes (Horváth, 2006: 605 f.). Demzufolge liegt das Kernproblem der Informationsübermittlung in einer fehlenden empfängerorientierten Ausgestaltung des Berichtswesens (Horváth, 2006: 666).

6.5 Institutionale Ausgestaltung des Controllings

6.5.1 Controllingorganisation

Die Einordnung des Controllers in das Gefüge der Krankenhausorganisation ist für die Effizienz des Controllings von herausragender Bedeutung. Eine Organisation ist ein „System […], dessen Elemente durch institutionalisierte generalisierte Beziehungen untereinander verknüpft sind“ (Bleicher, 1981: 59). Die Institutionalisierung beschreibt einen Prozess, im Verlauf dessen Handlungen sowie die Handelnden selbst (in ihrem Verhalten) typisiert, normiert und damit auf längere Zeit festgeschrieben werden (Staehle, 1999: 415). Beziehungen können institutionalisiert werden, wenn die Systeme arbeitsteilig und multipersonal angelegt sind. Generalisiert werden können Beziehungen, wenn sich die Tätigkeiten wiederholen und auch in gewisser Weise vorhersehbar sind. Davon abzugrenzen ist die Disposition und die Improvisation. Erstere erfordert eine einzelfallspezifische kasuistische Regelung. Improvisierte Handlungen sind Handlungen, die spontan aus einer Situation heraus entstehen (Zapp, 2007a: 260).
Die institutionelle Ausgestaltung des Controllings umfasst üblicherweise die Ablauf- und Aufbauorganisation. Die Aufbauorganisation beschreibt dabei die Strukturen und die Ablauforganisation Prozesse und zeitliche Regelungen innerhalb der Krankenhausstrukturen (Straub, 1997: 340). Ablauforganisatorische Aspekte wurden in den vorangegangenen Ausführungen[78] bereits mitbehandelt. Aufbauorganisatorischen Regelungen betreffen die (Friedl, 2003: 95)

- Zuordnung von Controllingaufgaben zu Aufgabenträgern,
- Organisation des Controllingbereiches sowie
- Einordnung des Controllings in die Unternehmungsorganisation.

Für die Zuordnung der Aufgaben auf entsprechende Aufgabenträger existieren zwei Alternativen. Zum einen können für die Aufgaben spezialisierte Positionen geschaffen werden (Institutionalisierung), d. h. dass eigenständige Controllerstellen und -abteilungen eingerichtet werden. Zum anderen werden die Controllingfunktionen bereits existierenden Positionen zugeordnet (Nichtinstitutionalisierung) (Friedl, 2003: 95). Da in den meisten Fällen das Controlling durch die Schaffung von eigenen Controllerstellen eingebunden wird, beschränken sich hierauf die nachfolgenden Ausführungen.
Bei der institutionellen Ausgestaltung kann das Controlling im Rahmen einer Binnen- oder Außenstrukturierung eingesetzt werden (Zapp, 2007a: 260). Bei der Binnenstrukturierung „zerfällt“ die Organisation in eine „Sicht von innen“ und bei der Außenstrukturierung in eine „Sicht von außen“ (Straub, 1997: 340).

78 Vgl. dazu die Ausführungen in Kapitel 6.3: Funktionale Ausgestaltung des Controllings.

6.5.2 Binnenstrukturierung

Bei der Binnenstrukturierung wird das Controlling als eigenes System strukturiert (Zapp, 2007a: 260). Mit Blick auf seine Führungsunterstützungsfunktion wird das Controlling oftmals als Assistenz der Geschäftsführung angesehen. Das Finanz- und Rechnungswesen sind benachbart angesiedelt. Mit Einführung des G-DRG-Systems wurde das Controlling durch die Schaffung eines Medizincontrollings ergänzt. Darüber hinaus ist die Ergänzung eines Pflegecontrollings in der Praxis vorzufinden. Um jedoch ein Auseinanderbrechen in eine kaufmännische und in eine leistungsorientierte Denkschule zu vermeiden, ist eine Bündelung der Controllingbereiche in einer Abteilung voranzutreiben. Dazu ist das Controlling neben das Finanzmanagement zu stellen und die Kostenrechnung in das Controlling zu integrieren. Aufgrund dieser Entwicklung in der Vergangenheit bietet sich die Möglichkeit, das Controlling als eigenständige Abteilung einzurichten, um eine Durchführung der wesentlichen Aufgaben erfüllen zu können (Zapp, 2007a: 260 f.).

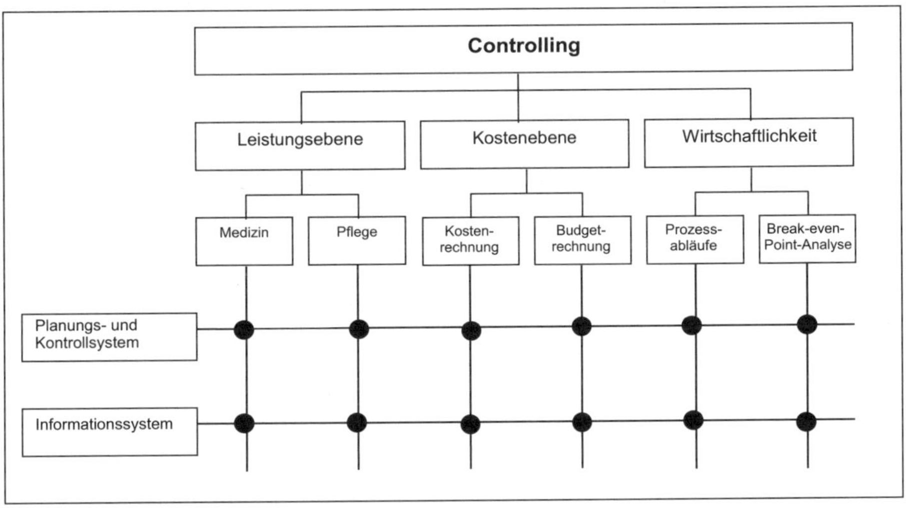

Abb. 6-87 Binnenstrukturierung
(Quelle: Zapp, W. (2007a): Controlling als wesentliches Management-instrument. In: Haubrock, M., Schär, W. (Hrsg.): Betriebswirtschaft und Management im Krankenhaus. 4., vollst. überarb. u. erw. Aufl. Bern: Huber, S. 260)

6.5.3 Außenstrukturierung

Eine Außenstrukturierung liegt vor, wenn das Controlling in die bestehende Organisationsstruktur der Unternehmung integriert wird. In Abhängigkeit der Weisungsbefugnis des Controllers, die fachlich oder disziplinarisch ausgeprägt sein kann, können Controllerstellen als Stab- oder Linieninstanz eingerichtet werden. Linieninstanzen sind durch eine klare Regelung der Weisungsbefugnis gekennzeichnet. Untergeordnete Linieninstanzen sind den übergeordneten Stellen disziplinarisch unterstellt. Stabsstellen haben dagegen keine Entscheidungs- oder Weisungsbefugnis gegenüber Linienstellen. Ihre Aufgabe besteht darin, die Linieninstanz, der sie angegliedert sind, zu entlasten (Beratung, Entscheidungsvorbereitung, Service). Da dem Controlling eine Führungsunterstützungsfunktion zukommt, wird in der Praxis häufig eine Controlling-Stabsstelle eingerichtet (Horvàth & Partners, 1998: 240). Demnach wird das Controlling unmittelbar unter der Geschäftsführung angegliedert (vgl. Abbildung 6-88). Bei mehrdimensionalen Organisationsstrukturen verliert die Unterscheidung von Stabs- und Linienaufgaben ihre Bedeutung. Es werden beide Varianten – auch im Mix – angewandt. Am Beispiel der EDV-Abteilung kann das Controlling in seiner Linienfunktion Weisungen hinsichtlich der Tabellen und Auswertungen für das Berichtswesen erteilen, im Rahmen der Stabsfunktion berät es hinsichtlich der Informationstechnologieausstattung (Straub, 1997: 98).

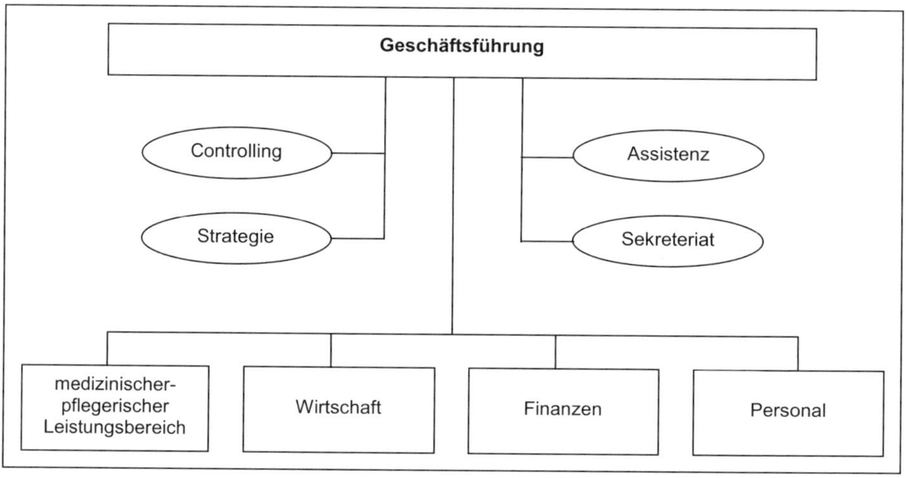

Abb. 6-88 Außenstrukturierung
(Quelle: Zapp, W. (2007a): Controlling als wesentliches Management-instrument. In: Haubrock, M., Schär, W. (Hrsg.): Betriebswirtschaft und Management im Krankenhaus. 4., vollst. überarb. u. erw. Aufl. Bern: Huber, S. 261)

Da die Außenstrukturierung von der Strukturierung der Krankenhausleitung bzw. des Geschäftsführerprinzips abhängig ist, kann z. B. bei der Profit-Center-Organisation oder bei Zentrenbildungen die Controllingfunktion nicht mehr nur von einer zentralen Controllingabteilung wahrgenommen werden (Schmidt-Rettig, 2008a: 217 ff.). Vielmehr sind dezentrale Controllingabteilungen in den verschiedenen Organisationsbereichen wie z. B. Kliniken zu schaffen, die disziplinarisch dem jeweiligen Klinikleiter unterstellt sind. Koordiniert werden die Controllingaufgaben in diesem Fall von einem funktionsübergreifenden Controllingbereich, der nahe der Krankenhausleitung angesiedelt ist. Neben dieser Klammerfunktion des zentralen Controllings sollte hier auch durch Schulung und Beratung der Führungskräfte ein dezentrales Controlling und Selbstcontrolling möglich gemacht werden (Straub, 1997: 339 ff.). Abgesehen von der Wahrnehmung der traditionellen Aufgaben des Controlling sowie des Medizincontrolling sollte das Bereichscontrolling die Klinikleitungen dabei unterstützen, die Prozesse fachabteilungs- und leistungsstellenübergreifend zu gestalten, mit dem Ziel, Qualität, Zeit und Kosten – im Rahmen der strategischen Vorgaben – zu optimieren (Schmidt-Rettig, 2008a: 217 ff.).

Wenn auch die bereichsbezogenen Controllingstellen als Stäbe organisiert sind, muss zwischen fachlicher und disziplinarischer Unterstellung des dezentralen Controllings unterschieden werden. Das bedeutet einerseits, dass der Controller der Klinik für Chirurgie dem Klinikleiter als Profit-Center-Leiter disziplinarisch unterstellt ist. Der Bereichscontroller erhält von ihm die Anweisungen, welche Aufgaben er zu erfüllen hat. Andererseits ist er aber auch an die fachlichen Weisungen des Zentralcontrollings gebunden, wenn er für seine Aufgabenerfüllung spezielle Instrumente benötigt, wie z. B. eine Investitionsrechnung und sie formal richtig anwenden will. Da sich die Vorgaben des Klinikleiters mit dem des Zentralcontrollers widersprechen können, kann hier ein Interessenkonflikt entstehen. Als Lösung bietet sich eine aufgabenspezifische Kompetenzregelung an (Horvàth & Partners, 1998: 240 f.). Wird der Bereichscontroller alternativ sowohl fachlich als auch disziplinarisch dem jeweiligen Klinikleiter unterstellt, besteht die Gefahr, dass die Controlling-Instrumente krankenhausweit nicht einheitlich angewandt werden. Außerdem erschwert diese Organisationsform die Koordination der Planung und Kontrolle (Horvàth & Partners, 1998: 240 f.). Schmidt-Rettig verweist auch darauf, dass Bereichscontroller fachlich und disziplinarisch dem Vorstand der Geschäftsführung oder der Fachabteilungsleitung/Zentrumsleitung unterstellt werden können. Bei einer Unterstellung unter die Fachabteilungsleitung besteht die Gefahr, dass die Abgrenzung der Fachabteilungen untereinander und gegenüber der Krankenhausleitung verstärkt wird. Mit der Zuordnung des Bereichscontrollings zur Krankenhausleitung können andererseits Akzeptanz und Vertrauen zwischen der Abteilungsleitung und dem Bereichscontroller gegebenenfalls nicht ausreichend wachsen (Schmidt-Rettig, 2008a: 217 ff.).

Aufgrund der steigenden Prozessorientierung in Krankenhäusern wird ergänzend zur dezentralen Organisation des Controllings auch das prozessorientierte Controlling an Bedeutung gewinnen. Beim Prozesscontrolling werden die zu erfüllenden Controllingaufgaben innerhalb der Geschäftsprozesse von eigenverantwortlichen Prozessteams übernommen, die durch die Kenntnis ihrer Prozesse selbst am besten ihre Prozesse planen, kontrollieren und koordinieren können (Horvàth & Partners, 2000: 203; Schönherr, 2006). Der Controller muss sich hier an den horizontalen Geschäftsprozessen ausrichten und sich dementsprechend von der an den hierarchischen Führungsprozessen orientierten systembildenden und -koppelnden Koordination entfernen (Horvàth, 2006: 832 f.). Beim prozessorientierten Controllingansatz versorgt der Controller die Prozessteams und nicht mehr die hierarchisch strukturierte Führung mit Informationen (Horvàth, 2006: 833). Die Prozessorientierung wirkt sich auf die Aufgaben, die Organisation und die Instrumente des Controllers folgendermaßen aus: Vor allem die systemkoppelnden Koordinationsaufgaben werden in die Geschäftsprozesse verlagert und der Controller wird an der Prozessgestaltung beteiligt. Der Controllerbereich muss selbst nach Prozessen organisiert sein. „Kunden“ sowie „Produkte“ müssen Schlüsselbegriffe des Cont-

rolling werden. Die Informationsversorgung der Prozessteams erfolgt nicht nur mit monetären, sondern auch mit (kundenorientierten) Zeit-, Qualitäts- und Mengengrößen (Horvàth, 2006: 835).
Vor dem Hintergrund des Wettbewerbs in der Krankenhausbranche werden sich zukünftig die bisher auf das operative Tagesgeschäft beschränkten Controllingtätigkeiten in Richtung Strategisches Controlling weiterentwickeln müssen. Ziel ist es, Freiheitsgrade und Bedrohungen für das Krankenhaus rechtzeitig zu erkennen, um entsprechend proaktiv agieren zu können (Straub, 1997: 167). Für die Beantwortung der bislang meist beim Träger angesiedelten strategischen Fragen erscheint es sinnvoll, das Expertenwissen der Krankenhausleitung und der Controller zu nutzen (Straub, 1997: 181), denn der Einsatz betriebswirtschaftlicher Instrumente in strategischen Fragen hat den Vorteil, fundierte Entscheidungen zu ermöglichen und so das Fehlerrisiko zu vermeiden (Straub, 1997: 185).

7 Ausblick: Erkenntnisinteresse und Perspektiven

Die Hauptaufgaben des Krankenhausmanagements sind als optimale Erfüllung des Versorgungsauftrags und die langfristige Existenzsicherung der Unternehmung zu verstehen. Mehr denn je sind für die Krankenhäuser Transparenz bezüglich erbrachter Leistungen und daraus resultierender Kosten relevant. Von gravierender Bedeutung ist dieser „Durchblick" im leistungsorientierten und preisbasierten DRG-System. Weitere Erfordernisse werden in einem turbulenten Umfeld an die Überprüfung und ggf. auch Anpassung der eigenen Organisations- sowie Entscheidungsstruktur gestellt. Die Devise der Zukunft lautet: Agieren statt Reagieren. Das Geschehen im Krankenhaus muss gesamtunternehmungsbezogen im Sinne von auf strategischer und operativer Ebene angesiedelten Planungs-, Kontroll- und Informationselementen wahrgenommen und dahingehend ausgestaltet werden. Als wesentliches Managementinstrument wird dabei das Controlling auf verschiedenen hierarchischen Ebenen, in unterschiedlichen Bereichen mit unterschiedlichen Ansprüchen an die Fachlichkeit sowie zu unterschiedlichen Zeitpunkten tätig. Welche Funktion es dabei übernimmt, welche Instrumente zum Einsatz kommen und wie es organisatorisch eingebunden ist, ist krankenhausindividuell festzulegen. Die in diesem Buch dargestellten Gestaltungsvorschläge können dabei jedoch als Orientierung dienen. Hierbei wurden folgende Grundsätze beachtet (Zapp, 2005b: 273 ff.; Paetzmann, 2003: 603 ff.):

- Umweltorientierung
  Den Ausgangspunkt für das Controlling bildet das Umweltverständnis, wonach das Krankenhaus als Problemlösungspotential in der Umwelt durch Anpassungsmaßnahmen überleben soll.[1] Das Controlling hat die Funktion, alle Informationen aufzubereiten, die dieses Ziel sicherstellen.
- Ergebnisorientierung
  Damit das Krankenhaus (über-)lebensfähig ist, müssen vom Controlling Aktivitäten[2] ausgehen, die auf ein optimales Ergebnis abzielen. Was als Ergebnis erreicht werden soll, hängt von den Zielen der Unternehmung ab, die unterschiedlich ausgeprägt sein können: die Vorgabe „ein hoher Marktwert" verlangt andere Controllingaktivitäten als das Ziel „Kostendeckung" und die Rahmenbedingung „gGmbH". Hier steht nicht die Gewinnmaximierung im Vordergrund, sondern die Sicherstellung eines ausreichenden Ergebnisses.
- Entscheidungsorientierung
  Voraussetzung für Aktivitäten sind Entscheidungen, die normativ, strategisch und operativ zu treffen sind (Bleicher, 1996: 76). Ebenso wie in der Ergebnis-

1 Problemlösung versus Bestanderhaltungsformel (Bleicher/Meyer, 1976: 15).
2 Zu dem Begriff Aktivitäten vgl. Zapp/Dorenkamp, 2002: 27 f.

orientierung sind auch hier Ziele vorgelagert, die die Ausrichtungen auf die Ergebnisse und die nachfolgenden Entscheidungen vorprogrammieren.

- Zukunftsorientierung
  Managemententscheidungen sind zukunftsorientiert. Heutige Entscheidungen müssen daher sicherstellen, dass die Unternehmung auch morgen noch die Möglichkeit hat, Entscheidungen zu treffen.
- Risikoorientierung
  Zukunftsorientierte Entscheidungen sind immer mit Risiko behaftet. Daher ist das Controllingsystem so anzulegen, dass diverse Arten von Risiko beachtet und in den Entscheidungshorizont als Grundlage von Aktivitäten mit einbezogen werden können.
- Systemorientierung
  Wie deutlich wurde, sind die einzelnen Anforderungen miteinander verwoben. Für die Entscheidungen müssen die Zukunft berücksichtigt und die Ziele beachtet werden. Die Risikoorientierung kann zu Rückläufen bei Entscheidungen führen.
- Orientierung an Rationalität
  Analysen und Entscheidungen müssen rational getroffen werden. Das „Entscheiden aus dem Bauch heraus" ist zwar möglich und denkbar, darf aber nicht die Handlungsmaxime der Unternehmungsleitung sein, denn dann sind betriebswirtschaftliche Instrumente ad absurdum geführt. Die Denkstrukturen und Lösungsalgorithmen sind bewusst zu machen und offen zu legen.

Der Schwerpunkt dieses Buches liegt auf der instrumentalen Ausgestaltung des Controllings im Krankenhaus. Die dargestellten Instrumente stellen dabei keine controllingspezifischen Werkzeuge dar, sondern wurden aus den unterschiedlichsten Bereichen wie z. B. der allgemeinen Betriebswirtschaftslehre, der Planungstheorie oder aus dem EDV-Bereich entnommen. Einige von ihnen sind betriebswirtschaftlich ausgefeilt und auf das Krankenhaus übertragbar (z. B. Deckungsbeitragsrechnung, Fixkosten- und Gemeinkostenmanagement, Budgetierung,), andere sind noch zu wenig praktisch erprobt – wie beispielsweise Beyond Budgeting – und stellen somit noch Herausforderungen an den Krankenhausbereich dar. Die Auswahl und Anwendung der Controlling-Instrumente in den jeweiligen Krankenhäusern hängt letztendlich davon ab, welche Informationen die Verantwortungsträger dort zur Entscheidungsfindung benötigen. Der Kostenrechnung in ihrer Ausgestaltung als Ermittlung von Kosten und Leistungen, von Erlösen und Ergebnissen kommt dabei eine wichtige und zentrale Funktion zu. Sie liefert das erforderliche Zahlenmaterial für die Controllingaktivitäten. Neben diesen zahlenmäßigen, quantifizierbaren Größen stehen weiche Lenkungsgrößen (Mengen-, Zeit- und Qualitätsdaten) im Mittelpunkt, da die Betrachtung von Kosten und Erlösen das Krankenhausmanagement bei ihrer Führungsaufgabe nur noch begrenzt weiterhilft. Kernaufgabe des Managements und des Controllings ist es, unter Rückgriff auf diese Daten das monetäre Ergebnis zu optimieren (Weber/Schäffer, 2000: 198). Dazu müssen sich die Controller aktiv an der Prozessorientierung beteiligen sowie die eigene Tätigkeit prozessorientiert gestalten (Weber/Schäffer, 1999: 19f.; Zapp/Schmidt-Rettig/Siegel/Bettig, 2004: 56). Das im Krankenhaus häufig noch vorzufindende historisch-buchhaltungsorientierte Controllerdenken ist nicht mehr zeitgemäß. Im Sinne von „Andere Umwelt, anderer Controller" (Zünd, 1979) ist das Controlling managementsystemorientiert zu gestalten (Horváth, 2008: 83). Nur so wird das Agieren in einer stark dynamisch und diskontinuierlich geprägten Umwelt gelingen. Neue Erfolgsfaktoren der Krankenhausführung wie Flexibilität, Schnelligkeit und Lernfähigkeit (Anpassungsfähigkeit) rücken in den Vordergrund, was zunehmend strategische Planungsaktivitäten erfordert. Das bisher eher operativ ausgestaltete Controlling im Krankenhaus ist stärker in Richtung eines Strategischen Controllings weiterzuentwickeln, mit dem Stärken des Krankenhauses rechtzeitig erkannt und ausgebaut, Schwächen eliminiert, Chancen genutzt und Risiken vermieden werden können.

Literatur

Abell, D. F. (1980): Defining the Business: The Starting Point of Strategic Planning. New York: Englewood Cliffs.

Abell, D. F., Hammond, J. S. (1979): Strategic Market Planning. New York: Englewood Cliffs.

Abgrenzungsverordnung (AbgrV): Verordnung über die Abgrenzung der im Pflegesatz nicht zu berücksichtigenden Investitionskosten von den pflegesatzfähigen Kosten der Krankenhäuser vom 12. Dezember 1985 (BGBl. I. S. 2255), zuletzt geändert durch Art. 31 des Gesetzes vom 14. August 2006 (BGBl. I. S. 1869) ausgegeben zu Bonn am 17. August 2006.

Agthe, K. (1959): Stufenweise Fixkostenrechnung im System des Direct Costing. In: Zeitschrift für Betriebswirtschaft 29: 404–418.

Aeberhard, K. (1996): Strategische Analysen. Empfehlung zum Vorgehen und zur sinnvollen Methodenkombination. Bern: Peter Lang.

Amshoff, B. (1993): Controlling in deutschen Unternehmen: Realtypen, Kontext und Effizienz. 2., aktual. Aufl. Wiesbaden: Gabler.

AOK-Bundesverband, FEISA, HELIOS-Kliniken, WIdO (2007): Qualitätssicherung der stationären Versorgung mit Routinedaten (QSR) – Abschlussbericht. Bonn: Wissenschaftliches Institut der AOK 2007.

Arbeitsgemeinschaft der Wissenschaftlichen Medizinischen Fachgesellschaften (AWMF) (o. A.): http://www.awmf-online.de, letzter Zugriff am 01.11.2008.

Arnaout, A. (2001a): Target costing in der deutschen Unternehmenspraxis: eine empirische Untersuchung. München: Vahlen.

Arnaout, A. (2001b): Anwendungsstand des Target Costing in deutschen Großunternehmen. In: Controlling 6: 289–299.

Asser, G. (1971): Das Berichtswesen. Analyse – Aufbau – Kontrolle. In: Bobsin, R. (Hrsg.): Handbuch der Kostenrechnung. München: Verlag Moderne Industrie, S. 653–678.

Bamberg, G., Coenenberg, A. G. (1991): Betriebswirtschaftliche Entscheidungslehre. 6. Aufl. München: Vahlen.

Baxter, J., Chua, W. F. (2003): Alternative management accounting research – whence and whither. In: Accounting, Organizations and Society 28: 97–126.

Beck, U., Becker, A., Pfeuffer, B. (2006): DRG-Kalkulation und Benchmarking. In: krankenhaus umschau-Spezial (Controlling) 4: 14–16.

Becker, A. (2004a): Controlling als Praxis: Eine strukturationstheoretische Perspektive auf Controlling. In: Scherm, E., Pietsch, G. (Hrsg.): Controlling. München: Vahlen, S. 754.

Becker, A. (2004b): Beyond Organization? Anmerkungen zum Konzept des Beyond Budgeting. In: Führung + Organisation 73: 97–126.

Behme, W., Huch, B., Ohlendorf, T. (2004): Rechnungswesenorientiertes Controlling. 4., vollst. überarb. u. erw. Aufl. Heidelberg: Physica Verlag.

Beinhauer, M., Schellhaas, K. (1997): Gemeinkosten- und Ressourcenmanagement im administrativen Bereich. In: Freidank, C., Götze, U., Huch, B. (Hrsg.): Kostenmanagement. Berlin: Springer, S. 403–423.

Benzel, S. (2007): Konzeption eines kennzahlenorientierten Berichtswesens zu ergebnisorientierten Führung – dargestellt an einem ausgewählten Krankenhaus. Unveröffentlichte Diplomarbeit an der FH Osnabrück.

Berekoven, L. (1983): Der Dienstleistungsmarkt in der Bundesrepublik Deutschland. Theoretische Fundierung und empirische Analyse. Göttingen: Vandenhoeck & Ruprecht 1983.

Berschin, H. H. (1982): Wie entwickle ich eine Unternehmensstrategie? Portfolio-Analyse und Portfolio-Planung. Wiesbaden: Gabler.

Bertalanffy, L. v. (1951): General Systems Theory: A new approach to unity of science. In: Winson, C. U. (Hrsg.): Human Biology. Vol. 23. Baltimore/Maryland, S. 302–361.

Bettig, U. (2007): Konzeption eines Qualitätscontrollings für die Stationäre Altenhilfe. Frankfurt a. M.: Peter Lang.

Bettig, U. (2005): Budgetkonzepte als Grundlage für eine centerorientierte Lenkung. In: Zapp, W. (Hrsg.): Kostenrechnung und Controllinginstrumente in Reha-Kliniken. Köln: Eul, S. 190–230.

Birks, S. (1991): Berichtssysteme: Operative Berichterstattung in Konzernen. München: Kirsch.

Bleicher, K. (2004): Das Konzept Integriertes Management: Visionen – Missionen – Programme. 7. Aufl. Frankfurt a. M., New York: Campus-Verlag.

Bleicher, K. (1981): Organisation: Formen und Modelle. Bd. 1. Wiesbaden: Gabler.

Bleicher, K. (1979): Unternehmungsentwicklung und organisatorische Gestaltung, Stuttgart, New York: Gustav Fischer.

Bleicher, K. (1972): Organisation als System. Bd 1. Wiesbaden: Gabler.

Bleicher, K., Meyer, E. (1976): Führung in der Unternehmung: Formen u. Modelle, Reinbek bei Hamburg: Rowohlt.

Blohm, H. (1974): Die Gestaltung des betrieblichen Berichtswesens als Problem der Leitungsorganisation. 2. Aufl. Herne, Berlin: Neue Wirtschafts-Briefe.

Blum, K., Offermanns, M., Schilz, P. (2006): Krankenhaus Barometer. Umfrage 2006 (http://dkg.digramm.com/pdf/1475.pdf, letzter Zugriff am 01.11.2008).

Bohn, M., Heiser, M. H. M. (2004): Der Erlösausgleich nach dem Krankenhausentgeltgesetz. In: führen & wirtschaften 5: 452–458.

Bollmann, M., Beck, M. (2002): Steigt die Qualität, sinken die Kosten. Behandlungsmanagement als Therapie für Krankenhäuser. In: führen & wirtschaften 2: 170–172.

Borges, P., Hofmann, O., Köhler, S., Meinert, A. (2006): Strategiestudie Schweiz: Strategische Herausforderungen für Spitäler (http://www.gebera.de/download/StrategiestudieCH2006.pdf, letzter Zugriff am 01.11.2008).

Borges, P., Specker, M. (2003): GEBERA-Studie 2003. Die Bedeutung von Kennzahlen im DRG-System (http://www.gebera.de, letzter Zugriff am 01.11.2008).

Bornemeier, O. (2002): Benchmarking in der Gesundheitsversorgung: Möglichkeiten und Grenzen. Berlin: Autorenverlag Scheriau.

BQS Bundesgeschäftsstelle Qualitätssicherung gGmbH (2007): http://www.bqs-qualitaetsindikatoren.de, letzter Zugriff am 01.11.2008.

Bracht, M. (2002): Steuerungsinstrumente anpassen. In: krankenhaus umschau-Spezial (Controlling) 4: 13–17.

Bramsemann, R. (1993): Handbuch Controlling: Methoden und Techniken. 3. Aufl. München: Hanser.

Braun von Reinersdorff, A. (2007): Strategische Krankenhausführung. 2. Aufl. Bern: Huber.

Braun, H. (1984): Risikomanagement: Eine spezifische Controllingaufgabe. Darmstadt.

Brösel, G., Köditz, F., Schmitt, C. (2004): Kostenträgerrechnung im Krankenhaus – Anforderungen unter DRG-Bedingungen. In: Controlling & Management 4: 247–252.

Bruhn, M. (2002): Marketing. Grundlagen für Studium und Praxis. 6. Aufl. Wiesbaden: Gabler.

Büchel, A. (1969): Systems Engineering. In: Industrielle Organisation 38: 373–385.

Bundesärztekammer, K. B. (1997): Beurteilungskriterien für Leitlinien in der medizinischen Versorgung. In: Deutsches Ärzteblatt 33: A2154–2155.

Bundesministerium für Gesundheit (BMG) (2008a): Begründung zum Referentenentwurf für ein Gesetz zum ordnungspolitischen Rahmen der Krankenhausfinanzierung ab dem Jahr 2009 (http://www.aok-gesundheitspartner.de/bundesverband/krankenhaus/aktuellegesetzgebung/index.html, letzter Zugriff am 01.11.2008).

Bundesministerium für Gesundheit BMG (2008b): Referentenentwurf für ein Gesetz zum ordnungspolitischen Rahmen der Krankenhausfinanzierung ab dem Jahr 2009 – (Krankenhausfinanzierungsrahmengesetz – KHRG) BMG, 215 / 216 (http://www.aok-gesundheitspartner.de/bundesverband/krankenhaus/aktuellegesetzgebung/index.html, letzter Zugriff am 15.09.2008).

Burger, A., Burchardt, A. (2002): Risiko-Controlling. München, Wien: Oldenbourg.

Buzzell, R., Gale, B. T. (1989): Das PIMS-Programm: Strategien und Unternehmenserfolg. Wiesbaden: Gabler.

Camp, R. C. (1994): Benchmarking. München: Hanser.

Camp, R. C. (1992): Le Benchmarking. Pour atteindre L'excellence et dépasser vos concurrents. Traduit par Waquet, Marie. Paris: Les Éditions d'Organisation.

Carsten, A., Hankeln, C., Lohmann, R. (2004): Entwicklung und Implementierung von Strategien im Krankenhaus mit Hilfe einer Balanced Scorecard. In: Journal für Anästhesie 1: 98–104.

Clausmeyer, T. (2005): Konzeption einer Deckungsbeitragsrechnung als Lenkungsinstrument im Krankenhaus – dargestellt am Beispiel einer orthopädischen Abteilung. Unveröffentlichte Diplomarbeit an der FH Osnabrück.

Coenenberg, A. G. (1997): Kostenrechnung und Kostenanalyse. 3. überarb. u. erw. Aufl. Landsberg/Lech: Verlag Moderne Industrie.

Coenenberg, A. G., Fischer, T. M., Günther, T. (2003): Kostenrechnung und Kostenanalyse. 5. Aufl. Stuttgart: Schäffer-Poeschel.

Coenenberg, A., Fischer, T., Schmitz, J. (1997): Target Costing und Product Life Cycle Costing als Instrumente des Kostenmanagements. In: Freidank, C., Götze, U., Huch, B., Weber, J. (Hrsg.): Kostenmanagement. Aktuelle Konzepte und Anwendungen. Berlin: Springer, S. 195–232.

Coleman, J. S. (1988): Social capital in the creation of human capital. In: American Journal of Sociology 94: 95–120.

Collis, D., Montgomery, C. (1997): Corporate Strategy: Resources and the Scope oft the Firm. Chicago.

Conrad, H. (2004): Rechnungswesen und Controlling. Kulmbach: Baumann.

Corsten, H. (1990): Betriebswirtschaftslehre der Dienstleistungsunternehmungen: Einführung. 2. Aufl. München, Wien: Oldenbourg.

Corsten, H. (1985): Die Produktion von Dienstleistungen: Grundzüge einer Produktionswirtschaftslehre des tertiären Sektors. Berlin: Erich Schmidt.

Daalmann, A., Schmidt-Rettig, B. (1994): Unveröffentlichter Vortrag an der FH Osnabrück.

Däehler, T. (2006): Einführung eines Management-Informationssystems in der Kath. St.-Johannes-Gesellschaft Dortmund gGmbH. In: führen & wirtschaften 6: 690–691.

Däumler, K., Grabe, J. (2003): Kostenrechnung 1: Grundlagen. 9., überarb. Aufl. Herne, Berlin: Neue Wirtschaftsbriefe.

Däumler, K., Grabe, J. (2002): Kostenrechnung 2: Deckungsbeitragsrechnung. 8. Aufl. Herne, Berlin: Neue Wirtschaftsbriefe.

Datzmann, P. (1982): Die Gemeinkosten-Wertanalyse. In: Personal, Mensch und Arbeit 4: 151–154.

Dellmann, K., Pedell, L. (1994): Controlling von Produktivität, Wirtschaftlichkeit und Ergebnis. Stuttgart: Schäffer-Poeschel.

Dellmann, K., Franz, K. (1994): Von der Kostenrechnung zum Kostenmanagement. In: Dellmann, K., Franz, K. (Hrsg.): Neuere Entwicklungen im Kostenmanagement. Wien: Haupt, S. 15–30.

Deming, W. E. (1986): Out of the Crises. 2. Aufl. Cambridge/Massachusetts: Massachusetts Institute of Technology Press.

Denk, R. (2004): Beyond Bureaucratics in Budgeting. In: Führung + Organisation 73: 74–81.
Deutsche Krankenhausgesellschaft (2006): Zahlen, Daten, Fakten 2006. Berlin.
Deutscher Verein für Krankenhaus Controlling e.V. (DVKC) (o. A.): Leitbild (http://www.dvkc.de/index.php?show=dvkc_leit, letzter Zugriff am 01.11.2008).
Dewey, J. (1951): Wie wir denken – Eine Untersuchung über die Beziehung des refkletiven Denkens zum Prozess der Erziehung. Aus dem Amerikanischen übertragen von Alice Burgeni, mit einer Einleitung von Leopold Deuel. Zürich: Morgarten Verlag (Im Original: How We Think. New York 1910).
Dinger, H. (2002): Target costing: praktische Anwendung im Entwicklungsprozess. 2. Aufl. München: Hanser.
DKG/GKV/PKV (2007): Kalkulation von Fallkosten – Handbuch zur Anwendung im Krankenhaus, Version 2.0 (http://www.g-drg.de, letzter Zugriff am 01.11.2008).
Donabedian, A. (1980): Explorations in Quality Assessment and Monitoring. Bd. 1: The Definition of Quality and Approaches to its Assessment. Ann Arbor, Michigan: Health Administration Press.
Donabedian, A. (1966): Evaluating the Quality of Medical Care. In: Milbank Memorial Fund Quarterly 44: 166–206.
Drechsel, U., Michels, R., Küstermann, P., Mansky, T., De Meo, F., Klingel, U. (2005): Konzernziel Qualität. In: krankenhaus umschau, Sonderbeilage 10: 1–3.
Drumm, S., Achenbach, A. (2005): Integrierte Versorgung mit Klinischen Pfaden erfolgreich gestalten. Landsberg/Lech: ecomed Verlagsgesellschaft.
Dubois, R. W. et al. (1987): Hospital inpatient mortality. Is it a predictor of quality? In: New England journal of medicine 317: 1674–1680.
Dunst, K. (1983): Portfolio Management. 2. Aufl. Berlin, New York: de Gruyter.
Dutton, J. M., Thomas, A. (1984): Treating Progress Functions as a Managerial Opportunity. In: Academy of Management Review 9: 235–247.
Dzwierzynski, W. W., Spitz, K., Haartz, A. et al. (1998): Improvement in Resource Utilization after Development of a Clinical Pathway for Patients with pressures Ulcers. In: Plastic and Reconstructive Surgery 102: 2006–2011.
Ebert, G. (1996): Controlling. 6. Aufl. Landsberg/Lech: Verlag Moderne Industrie.
Eichhorn, S. (2008): Das Konzept eines integrierten Krankenhausmanagements: Von der Krankenhausbetriebslehre zur Krankenhausmanagementlehre. In: Schmidt-Rettig, B., Eichhorn, S. (Hrsg.): Krankenhaus-Managementlehre. Stuttgart: Kohlhammer, S. 81–180.
Eichhorn, S. (1997): Integratives Qualitätsmanagement im Krankenhaus: Konzeption und Methoden eines qualitäts- und kostenintegrierten Krankenhausmanagements. Stuttgart: Kohlhammer.
Eichhorn, S. (1995): Stand und Perspektiven der Ordnungspolitik in der Krankenhauswirtschaft. In: Eichhorn, S., Schmidt-Rettig, B. (Hrsg.): Krankenhausmanagement im Werte- und Strukturwandel: Handlungsempfehlungen für die Praxis. Stuttgart: Kohlhammer, S. 1–33.
Eichhorn, S. (1987): Krankenhausbetriebslehre: Theorie und Praxis des Krankenhausbetriebes. Bd. III. Stuttgart: Kohlhammer.
Eichhorn, S. (1975): Krankenhausbetriebslehre: Theorie und Praxis des Krankenhausbetriebes. Bd. I. 3. überarb. und erw. Aufl. Stuttgart: Kohlhammer.
Eiff, W. v., Klemann, A. (2005): Das Konzept des Economic Value Added (EVA): Ein Instrument zur Analyse von Aquisitionsalternativen im Krankenhausbereich. In: Eiff, W. v., Klemann, A. (Hrsg.): Unternehmensverbindungen: Strategisches Management von Kooperationen. Bd. 1. Wegscheid: Wikom Verlag. S. 381–404
Eisele, W. (1994): Technik des betrieblichen Rechnungswesens: Buchführung und Bilanzierung – Kosten- und Leistungsrechnung – Sonderbilanzen. 6., überarb. u. erw. Aufl. München: Vahlen
Elsik, W. (2004): Controlling aus neoinstitutionalistischer Perspektive. In: Scherm, E., Pietsch, G. (Hrsg.): Controlling. Theorie und Konzeptionen. München: Vahlen, S. 801–822.

Engelke, D., Riefenstahl, R. (1988): Die Auswirkungen der Flexibilisierung des Krankenhausbudgets auf die Erlössituation und das Betriebsergebnis des Krankenhauses. In: krankenhaus umschau 5: 334–344.

Ernest & Whinney GmbH (1986): Leitfaden für DV-gestützte interne Budgetierung im Krankenhaus. Wiesbaden.

Ernst & Young (2005): Konzentriert. Marktorientiert. Saniert. Gesundheitsversorgung 2020. Frankfurt a. M.: Eschborn.

Evers, M. (1994): Verwaltungskostensenkung: Statt Arbeitskräfteeinsparung bessere und effizientere Abläufe. In: Handelsblatt vom 27.02.1994.

Fallpauschalenvereinbarung 2006 (FPV 2006): Vereinbarung zum Fallpauschalensystem für Krankenhäuser für das Jahr 2006 vom 13.09.2005.

Festinger, L. (1957): A Theory of Cognitive Dissonance. Stanford/California: Stanford University Press.

Flechtner, H. (1966): Grundbegriff der Kybernetik: Eine Einführung. Marburg a. d. Lahn: Wissenschaftliche Verlagsgesellschaft.

Franz, K. (1992): Moderne Methoden der Kostenbeeinflussung. In: Männel, W. (Hrsg.): Handbuch Kostenrechnung. Wiesbaden: Gabler, S. 1492–1505.

Freidank, C., Götze, U., Huch, B. (1997): Kostenmanagement. Berlin: Springer.

Freimuth, J. (1987): Varianten und Tendenzen des Gemeinkostenmanagements. In: WiSt 2: 100–102.

Frese, E. (2004): „Diagnosis Related Groups" (DRG) und kosteneffiziente Steuerungssysteme im Krankenhaus. In: Zeitschrift für betriebswirtschaftliche Forschung 12: 737–759.

Friedl, B. (2003): Controlling. Stuttgart: Lucius & Lucius.

Fröhling, O. (1994): Dynamisches Kostenmanagement. München: Vahlen.

Fünftes Buch Sozialgesetzbuch (SGBV) – Gesetzliche Krankenversicherung – (Artikel 1 des Gesetzes v. 20. Dezember 1988, BGBl. I S. 2477), zuletzt geändert durch Art. 3a des Gesetzes vom 20. Juli 2006 (BGBl. 2006 I S.1706), ausgegeben zu Bonn am 25. Juli 2006.

Gabele, E. (1987): Portfolio-Planung. In: v. Dichtl, E., Issing, O. (Hrsg.): Vahlens Großes Wirtschaftslexikon. München: Beck, S. 343.

Gabler, T. (2000): Wirtschaftslexikon. 15., vollst. überarb. u. akt. Aufl. Wiesbaden: Gabler.

Gälweiler, A. (1987): Strategische Unternehmensführung. Frankfurt a. M., New York: Campus-Verlag.

Gaitanides, M. (1994): Prozessmanagement: Konzepte, Umsetzungen und Erfahrungen des Reengineering. München: Hanser.

Garz, H., Günther, S., Moriabadi, C. (2002): Portfolio-Management: Theorie und Anwendung. Frankfurt a. M.: Bankakad.-Verlag.

Ghemawat, P. (1991): Commitment: The Dynamic of Strategy. New York.

Ginter, P. M., Swayne, L. M., Duncan, W. J. (1998): Strategic Management of Health Care Organizations. 3. Aufl. Oxford: Malden.

Gladen, W. (2003): Kennzahlen- und Berichtssysteme: Grundlagen zum Performance measurement. 2. Aufl. Wiesbaden: Gabler.

Glaser, H. (1992): Kostenkontrolle durch Abweichungsanalyse. In: Männel, W. (Hrsg.): Handbuch Kostenrechnung. Wiesbaden: Gabler, S. 476–485.

Gleich, R., Leyk, J. (2003): Beyond-Budgeting – bessere Performance durch Abkehr von festen Budgets oder durch adäquate Berücksichtigung der Umfeldturbulenz? In: Controller Magazin 3: 4.

Göpfert, I. (2006): Wirtschaftslexikon: Das Wissen der Betriebswirtschaftslehre. Bd. 2: Aufwand und Ertrag – Consultingunternehmen. Stuttgart: Schäffer-Poeschel.

Görres, S. (1999): Qualitätssicherung in Pflege und Medizin. Bern: Huber.

Graumann, M., Schmidt-Graumann, A. (2007): Rechnungslegung und Finanzierung der Krankenhäuser. Herne: nwb.

Greiling, M. (2005): Warum scheitern „Pfadfinder" so oft? In: Krankenhaus umschau 3: 219–220.

Greiling, M., Hessel, M., Berger, K. (2004): Pfadmanagement im Krankenhaus: führen mit Kennzahlensystemen. Stuttgart: Kohlhammer.

Greulich, A. (1997): Prozessmodellierung als Instrument für organisatorische Verbesserungen. In: Greulich, A., Thiele, G., Thiex-Kreye, M. (Hrsg.): Prozessmanagement im Krankenhaus. Heidelberg: v. Decker, S. 145–175.

Grieble, O. (2004): Modellgestütztes Dienstleistungsbenchmarking. Köln: Eul.

Grimmer, H. (1980): Budgets als Führungsinstrument in der Unternehmung. Frankfurt a. M.

Groll, K. (2003): Kennzahlen für das wertorientierte Management: ROI, EVA und CFROI im Vergleich. München: Hanser.

Grünewald, H. G. (1982): Verbesserung der unternehmensinternen Effizienz durch Gemeinkosten-Wertanalyse. In: Zeitschrift Führung und Organisation 5–6: 256.

Grünig, R. N. (1996): Risiko-Management in einem vernetzten Ansatz bei mittelgroßen Unternehmungen. St. Gallen: Institut für Versicherungswirtschaft der Universität St. Gallen.

Güntert, B. J. (1997): Ein umfassendes Controlling-Konzept für das Krankenhausmanagement. In: Hauke, E. (Hrsg.): Controlling im Krankenhaus: ein Handbuch für alle Führungskräfte im Krankenhaus. Wien: Ueberreuter, Loseblattausgabe-Ergänzungslieferung 1/1994.

Günther, T. (1997): Unternehmenswertorientiertes Controlling. München: Vahlen.

Gutzler, E. H. (1992): GWA-Wunderwaffe mit vielen Tücken. In: Harvardmanager 4: 122.

Haas, H., Fattroth, A., Wahle, L., Weismann, T. (2006): Ressourcen und Aufwand lassen sich exakt ermitteln. In: führen & wirtschaften 6: 663–667.

Haberstock, L. (1982): Grundzüge der Kosten- und Erfolgsrechnung. 3. Aufl. München: Vahlen.

Hacker, J. (2005): Kostenpotenziale durch Standardisierung. In: Oberender, P. O. (Hrsg.): Clinical Pathways. Facetten eines neuen Versorgungsmodells. Stuttgart: Kohlhammer, S. 88–95.

Hahn, D. (1999): Zweck und Entwicklung der Portfoliokonzepte in der strategischen Unternehmungsplanung. In: Hahn, D., Taylor, B. (Hrsg.): Strategische Unternehmungsplanung – Strategische Unternehmungsführung. 8. Aufl. Heidelberg: Physica Verlag, S. 403–439.

Hahn, D. (1992): Kostenrechnung und Controlling. In: Männel, W. (Hrsg.): Handbuch Kostenrechnung. Wiesbaden: Gabler, S. 154–166.

Hahn, D. (1994): PuK: Planung und Kontrolle, Planungs- und Kontrollsysteme, Planungs- und Kontrollrechnung. 4. Aufl. Wiesbaden: Gabler.

Hahn, D. (1982): Portfolio-Management: ein strategisches Führungskonzept und seine Leistungsfähigkeit, Sonderausgabe. Berlin: Erich Schmidt.

Hahn, D. (1979): Frühwarnsysteme, Krisenmanagement und Unternehmungsplanung. In: Albach, H., Hahn, D., Mertens, P. (Hrsg.): Frühwarnsysteme. ZfB-Ergänzungsheft 2: 25–46.

Hahn, D. (1967): Planung als Instrument der Unternehmensführung. In: Stöhr, R. W. (Hrsg.): Unternehmensführung auf neuen Wegen. Wiesbaden: Gabler, S. 191–229.

Hahn, D., Hungenberg, H. (2001): PuK: Planung und Kontrolle, Planungs- und Kontrollsysteme, Planungs- und Kontrollrechnung. 6., vollst. überarb. u. erw. Aufl. Wiesbaden: Gabler.

Haiber, T. (1997): Controlling für öffentliche Unternehmen: Konzeption und instrumentelle Umsetzung aus der Perspektive des New Public Management. München: Vahlen.

Haist, F., Fromm, H. (1991): Qualität im Unternehmen: Prinzipien – Methoden – Techniken. 2. Aufl. München: Hanser.

Haller, S. (1995): Beurteilung von Dienstleistungsqualität: dynamische Betrachtung des Qualitätsurteils im Weiterbildungsbereich. Wiesbaden: Gabler.

Hardt, R. (1998): Kostenmanagement: Methoden und Instrumente. München, Wien: Oldenbourg.

Haubrock, M., Gohlke, S. (2001): Benchmarking in der Pflege: mit einer Benchmarking-Studie ambulanter Pflegeeinrichtungen unterschiedlicher Trägerschaft sowie Fragekatalogen und Auswertungsmöglichkeiten für das eigene Unternehmen. Bern: Huber.

Haubrock, M (2007).: Managementmethoden als Lösungsansatz. In: Haubrock, M., Schär, W. (Herausgeber): Betriebswirtschaft und Management im Krankenhaus. 4., vollständig überarb. und erw. Aufl. Bern: Huber, S. 167–224.

Haubrock, M., Peters, S., Schär, W. (1997): Grundlagen des Gesundheitswesens. In: Haubrock, M., Peters, S., Schär, W. (Hrsg.): Betriebswirtschaft und Management im Krankenhaus. Wiesbaden: Ullstein Mosby, S. 1–66.

Hauke, E. (1978): Betriebswirtschaftliche Kennzahlen für das Krankenhaus. Wien: Jugend und Volk.

Hax, A., Majluf, N. (1988): Strategisches Management. Frankfurt a. M., New York: Campus-Verlag.

Heimig, F. (2005): Grenzen des Kostenbenchmarking anhand der InEK-Daten. Vortrag vom 21. April 2005 anlässlich des 12. Krankenhaus-Controller-Tages. Unterlagen zum Vortrag, Folie 12.

Heinen, E. (1984): Betriebswirtschaftliche Führungslehre. 2., verb. u. erw. Aufl. Wiesbaden: Gabler.

Heinen, E. (1982): Einführung in die Betriebswirtschaftslehre. 8. Aufl. Wiesbaden: Gabler.

Hellmann, W. (2002): Einführung von Klinischen Pfaden in deutschen Krankenhäusern – Nutzen, Hemmnisse und terminologische Problematik. In: Hellmann, W. (Hrsg.): Klinische Pfade. Landsberg/Lech: ecomed Verlagsgesellschaft, S. 11–18.

Helm, K. F. (1992): Konzepte der Ergebnisrechnung. In: Männel, W. (Hrsg.): Handbuch Kostenrechnung. Wiesbaden: Gabler, S. 671–688.

Henderson, B. D. (1986): Die Erfahrungskurve in der Unternehmensstrategie. 2. Aufl. Frankfurt a. M.

Henderson, B. D. (1977): Das Portfolio. In: BCG Perspektiven 19: o. A.

Henrichs, C., Oswald, J. (2005): Prüfung der Zweckmäßigkeit der Einführung einer Deckungsbeitragsrechnung – dargestellt am Beispiel einer ausgewählten Fachabteilung (Gynäkologie/Geburtshilfe). Unveröffentlichte Diplomarbeit an der FH Osnabrück.

Hensen, P. (2004): Nutzwertanalyse als strategische Entscheidungshilfe. In: krankenhaus umschau-Spezial (Controlling) 24: 41–45.

Hensen, P., Luger, T., Schwarz, T. (2004): Veränderungsmanagement im DRG-Zeitalter: Anpassungsprozesse müssen integrativ bewältigt werden. In: das Krankenhaus 2: 88–92.

Hentze, J., Huch, B., Kehres, E. (2005): Krankenhaus-Controlling: Konzepte, Methoden und Erfahrungen aus der Krankenhauspraxis. 3., überarb. u. akt. Aufl. Stuttgart: Kohlhammer.

Hentze, J., Kehres, E. (2008): Kosten- und Leistungsrechnung in Krankenhäusern: Systematische Einführung. 5., vollst. überarb. Aufl. Stuttgart: Kohlhammer.

Herrler, M. (1993): Entscheidungsorientiertes Krankenhausmanagement. Mühlheim/Ruhr: Verband der Krankenhausdirektoren Deutschlands e. V.

Heuskel, D. (1999): Wettbewerb jenseits von Industriegrenzen. Aufbruch zu neuen Wachstumsstrategien. Frankfurt a. M., New York: Campus Verlag

Hildebrandt, L. (1993): Wettbewerbssituation und Unternehmenserfolg. In: Schüler, W., Albach, H. (Hrsg.): Neuere Unternehmenstheorie. Wiesbaden: Gabler, S. 27–42.

Hildebrand, R. (1988): Kostenrechnung. In: Eichhorn, S. (Hrsg.): Handbuch Krankenhaus-Rechnungswesen: Grundlagen – Verfahren – Anwendungen. 2. Aufl. Wiesbaden: Gabler, S. 343–456.

Hill, W., Fehlbaum, R., Ulrich, P. (1976): Organisationslehre. Bern: Paul Haupt.

Hinterhuber, H. (1996): Strategische Unternehmungsführung. Bd. 1: Strategisches Denken. 6. Aufl. Berlin.

Hörig, O. (2001): Controlling-Instrumente im Krankenhaus: Status quo und best practice. Frankfurt a. M.: Peter Lang.

Holler, T., Schmid, K., Müller, H. P., Reemts, C., Bissat, K., Rieben, E. (2002): Praktische Pfadarbeit – Konstruktion und Controlling von Patientenpfaden. In: Hellmann, W. (Hrsg.): Klinische Pfade. Landsberg/Lech: ecomed Verlagsgesellschaft, S. 38–129.

Holst, J., Holtkamp, W. (2000): Risikoquantifizierung und Frühwarnsystem auf Basis der Value at Risk-Konzeption. In: Betriebs-Berater 16: 815–820.

Homburg, C. (1998): Quantitative Betriebswirtschaftslehre. Entscheidungsunterstützung durch Modelle. 2. Aufl. Wiesbaden: Gabler.

Hope, J., Fraser, R. (2001): Beyond Budgeting: Questions and Answers. CAM-1 White Paper. Dorset: Poole.

Hope, J., Fraser, R. (2000): Beyond Budgeting. In: Strategic Finance 82: 30–35.

Hopfenbeck, W. (1998): Allgemeine Betriebswirtschafts- und Managementlehre. 12., durchges. Aufl. Landsberg/Lech: Verlag Moderne Industrie.

Hoppe, A., Schmidt-Rettig, B., Weygoldt, J. (1999): Modell einer Deckungsbeitragsrechnung für Ergebnisorientierte Leistungszentren (ELZ)-Grundstufe und Ausbaustufe. In: Eichhorn, S. (Hrsg.): Profitcenter und Prozessorientierung: Optimierung von Budget, Arbeitsprozessen und Qualität. Stuttgart: Kohlhammer, S. 57–71.

Horngren, C., Foster, G., Datar, S. M. (2000): Cost Accounting. 10. Aufl. London.

Horváth, P. (2006): Controlling. 10. vollst. überarb. Aufl. München: Vahlen.

Horváth, P. (1993): Vahlens großes Controllinglexikon. München: Vahlen.

Horváth & Partners (2004): Beyond Budgeting umsetzen. Stuttgart.

Horváth & Partners (2003): Das Controllingkonzept. Der Weg zu einem wirkungsvollen Controllingsystem. 5. Aufl. München: Beck.

Horváth & Partners (2000): Das Controllingkonzept. Der Weg zu einem wirkungsvollen Controllingsystem. 4., überarb. u. erw. Aufl. München: Dt. Taschenbuch-Verlag.

Horváth, P., Mayer, R. (1989): Prozesskostenrechnung. Der neue Weg zu mehr Kostentransparenz und wirkungsvolleren Unternehmsstrategien. In: Zeitschrift für Controlling 1: 214–219.

Horváth, P., Niemand, S., Wolbold, M. (1993): Target costing: state of the art review. Stuttgart: Betriebswirtschaftliches Institut, Lehrstuhl Controlling.

Horváth, P., Reichmann, T. (2003): Kostenmanagement. In: Horváth, P., Reichmann, T. (Hrsg.): Vahlens großes Controllinglexikon. 2. Aufl. München: Beck, S. 414.

Hummel, S., Männel, W. (1986): Kostenrechnung 1 – Grundlagen, Aufbau und Anwendung. 4., völlig neu bearb. u. erw. Aufl. Wiesbaden: Gabler.

Hummel, S., Männel, W. (1983): Kostenrechnung 2 – Moderne Verfahren und Systeme. 3. Aufl. Wiesbaden: Gabler.

Hungenberg, H. (2005): Handbuch strategisches Management. 2. Aufl. Wiesbaden: Gabler.

Hungenberg, H. (2002): Strategische Planung. In: Küpper, H.-U., Wagenhofer, A. (2002): Handwörterbuch Unternehmensrechnung und Controlling. 4. Aufl. Stuttgart: Schäffer-Poeschel, S. 1888.

Hungenberg, H. (2000): Strategisches Management im Unternehmen, Wiesbaden: Gabler.

Internationaler Controllerverein (2007): Beyond Budgeting nein danke, MODERNE Budgetierung ist angesagt (http://www.competence-site.de/controlling.nsf/F365F0E6B9A8671 0C12572DF0045DA1B/$File/controllerverein_beyond-budgeting_thesen2007.pdf, letzter Zugriff am 01.11.2008).

Irps, S., Roeder, N., Müller, M. L. (o. A.): Medizincontrolling/DRG Research Group. Universitätsklinikum Münster Westfälische Wilhelms-Universität Münster (http://www.drg.uni-muenster.de/de/behandlungspfade/behandlungspfade.php?menu=5, letzter Zugriff am 14.07.2008).

Jahnke, H. (2002): Erfahrungskurve. In: Küpper, H.-U., Wagenhofer, A. (2002): Handwörterbuch Unternehmensrechnung und Controlling. 4. Aufl. Stuttgart: Schäffer-Poeschel, Sp. 384–392.

Joint Commission of Accreditation of Healthcare Organizations – JCAHO (2002): Ergebnismessung in der Pflegepraxis. Bern: Huber.

Jung, H. (1985): Integration der Budgetierung in die Unternehmensplanung. Darmstadt.

Kahla-Witzsch, H. A. (2005): Zertifizierung im Krankenhaus nach DIN EN ISO 9001:2000: ein Leitfaden. 2. Aufl. Stuttgart: Kohlhammer.

Kahla-Witzsch, H. A., Geisinger, T. (2004): Clinical pathways in der Krankenhauspraxis: ein Leitfaden. Stuttgart: Kohlhammer.

Kaltenbach, T. (1993): Qualitätsmanagement im Krankenhaus: Qualitäts- und Effizienzsteigerung auf der Grundlage des Total-quality-Management. 2. Aufl. Melsungen: Bibliomed.

Kappler, E. (2004): Bild und Realität: Controllingtheorie als kritische Bildtheorie. Ein Ansatz zu einer umfassenden Controllingtheorie, die nicht umklammert. In: Scherm, E., Pietsch, G. (Hrsg.): Controlling. München: Vahlen, S. 581–610.

Keller, B., Plack, A. (2001): Economic Value Added (EVA) als Unternehmssteuerungs- und -bewertungsmethode. In: Kostenrechnungspraxis 6: 347–351.

Keun, F., Prott, R. (2004): Einführung in die Krankenhaus-Kostenrechnung. 5. überarb. und erw. Aufl. Wiesbaden: Gabler.

Kieser, A., Kubicek, H. (1992): Organisation. 3. Aufl. Berlin, New York: de Gruyter.

Kilger, W. (1987): Einführung in die Kostenrechnung. 3. Aufl. Wiesbaden: Gabler.

Kilger, W. (1976): Die Grenzplankosten- und Deckungsbeitragsrechnung als geschlossenes Planungsmodell. In: Mellwig, W. (Hrsg.): Unternehmenstheorie und Unternehmensplanung. Wiesbaden: Gabler, S. 69–94.

Kilger, W., Vikas, K. (1993): Flexible Plankostenrechnung und Deckungsbeitragsrechnung. 10. Aufl. Wiesbaden: Gabler.

Kilger, W., Pampel, J., Vikas, K. (2002): Flexible Plankostenrechnung und Deckungsbeitragsrechnung. 11. vollst. überarb. Aufl. Wiesbaden: Gabler.

Kim, W. C., Mauborgne, R. (1999): Creating New Market Space. In: Harvard Business Review. 77: 83–93.

Kirsch, W., Esser, W., Gabele, E. (1979): Das Management des geplanten Wandels der Organisation. Stuttgart: Schäffer-Poeschel.

Kloock (1993): Kostenrechnungssysteme. In: Wittmann, W., Kern, W., Köhler, R., Küpper, H.-U., Wysocki, K. (Hrsg.): Handwörterbuch der Betriebswirtschaft. Bd. 2. 5. Aufl. Stuttgart, Sp. 2352–2367.

Kloock, J. (1981): Plankosten- und Planleitungsrechung. In: Kosiol, E., Chmielewicz, K., Schweitzer, M. (Hrsg.): Handwörterbuch des Rechnungswesens. 2. Aufl. Stuttgart: Schäffer-Poeschel, Sp. 1290–1309.

Koch, H. (1995): Budgetierung. In: Gerke, W., Steiner, M. (Hrsg.): Enzyklopädie der Betriebswirtschaftslehre. Bd. 6: Handwörterbuch des Bank- und Finanzwesens. 2. überarb. u. erw. Aufl. Stuttgart: Schäffer-Poeschel, Sp. 362–372.

König, H. (2001): Unternehmensziele messbar machen. In: krankenhaus umschau 3: 164–169.

Kosiol, E. (1979): Kosten- und Leistungsrechnung: Grundlagen, Verfahren, Anwendungen. Berlin, New York: de Gruyter.

Kosiol, E. (1968): Einführung in die Betriebswirtschaftslehre: Die Unternehmung als wirtschaftliches Aktionszentrum. Wiesbaden: Gabler.

Kosiol (1965): Planung als Lenkungsinstrument der Unternehmungsleitung. In: ZfB 35: 389–401

Kotler, P., Bliemel, F. (2001): Marketing-Management. Analyse, Planung und Verwirklichung von Branchen und Konkurrenten. 10. Aufl. Stuttgart: Schäffer-Poeschel.

Kotler, P., Clarke, R. N. (1987): Marketing for Health Care Organizations. New York: Englewood Cliffs.

Kranich, C. (1999): Der Zwang zur Freiheit – die neuen Wahlmöglichkeiten im Gesundheitswesen. In: Dörries, A. (Hrsg.): Patienten oder Kunden? Loccumer Protokolle 53/85. Rinteln, S. 108–118.

Krankenhausbuchführungsverordnung (KHBV): Verordnung über die Rechnungs- und Buchführungspflichten von Krankenhäusern vom 10. April 1978 (BGBl. I S. 473) in der Fassung der Bekanntmachung vom 24. März 1987 (BGBl. I S. 1045) zuletzt geändert durch das FPÄndG vom 17. Juli 2003 (BGBl. I S. 1470).

Krankenhausentgeltgesetz (KHEntgG): Gesetz über die Entgelte für voll- und teilstationäre Krankenhausleistungen vom 23. April 2002 (BGBl. I S. 1412, 1422), zuletzt geändert durch das Vierzehnte Gesetz zur Änderungen des Arzneimittelgesetzes vom 29. August 2005 (BGBl. I S. 2600).

Krankenhausfinanzierungsgesetz (KHG): Gesetz zur wirtschaftlichen Sicherung der Krankenhäuser und zur Regelung der Krankenhauspflegesätze vom 29. Juni 1972 (BGBl. I S. 1009) in der Fassung der Bekanntmachung vom 10. April 1991 (BGBl. I S 886) zuletzt geändert durch Artikel 18 des Gesetzes vom 26. März 2007 (BGBl. I S 378).

Kreikebaum, H. (1989): Strategische Unternehmungsplanung. 3. Aufl. Stuttgart: Kohlhammer.

Kreilkamp, E. (1987): Strategisches Management und Marketing. Berlin, New York: de Gruyter.

Kremin-Buch, B. (2004): Strategisches Kostenmanagement: Grundlagen und moderne Instrumente. 3., überarb. Aufl. Wiesbaden: Gabler.

Kretschmann, A. (2006): Alternative Budgetierungssysteme im Vergleich – Die Bedeutung von Beyond, Better und Advanced Budgeting als Managementinstrument – dargestellt in einem ausgewählten Krankenhaus. Unveröffentlichte Diplomarbeit an der FH Osnabrück.

Kreuz, W. (1995): Mit Benchmarking zur Weltspitze aufsteigen: Strategien neu gestalten, Geschäftsprozesse optimieren, Unternehmenswandel forcieren. Landsberg/Lech: Verlag Moderne Industrie.

Krystek, U. (1999): Frühaufklärungssysteme – Spezielle Informationssysteme zur Erfüllung der Risikokontrollpflicht nach KonTraG. In: Controlling 4/5: 177–183.

Krystek, U. (1996): Früherkennungssysteme. In: Schulte, C. (Hrsg.): Lexikon des Controlling. München, Wien: Oldenbourg, S. 266.

Krystek, U. (1979): Krisenbewältigungs-Management und Unternehmungsplanung, Gießen.

Krystek, U., Moldenhauer, R. (2007): Handbuch Krisen- und Restrukturierungsmanagement. Generelle Konzepte, Spezialprobleme, Praxisberichte. Stuttgart: Kohlhammer.

Krystek, U., Müller-Stewens (1993): Frühaufklärung für Unternehmen. Identifikation und Handhabung zukünftiger Chancen und Bedrohungen. Stuttgart: Schäffer-Poeschel.

KTQ-Manual (2006): KTQ-Manual für den Krankenhausbereich inkl. KTQ-Katalog Version 5.0. Düsseldorf: Deutsche Krankenhaus Verlagsgesellschaft mbH.

Küpper, H. (2005): Controlling: Konzeption. Aufgaben und Instrumente. 4. Aufl. Stuttgart: Schäffer-Poeschel.

Küpper, H. (1990): Industrielles Controlling. In: Schweitzer, M. (Hrsg.): Industriebetriebslehre. München, S. 785–891.

Kuntz, L. (2002): Krankenhauscontrolling in der Praxis: quantitative Methoden. Stuttgart: Kohlhammer.

Lange, B. (1984): Die Erfahrungskurve: Eine kritische Beurteilung. In: ZfbF 36: 229–245.

Lawrence, P. R., Lorsch, J. W. (1995): Organisation and Environment – Managing Differentiation and Integration. 3. Aufl. Homewood, Ill.

Leisten, R., Ausborn, M. (2002): Produktlebenszyklus. In: Küpper, H.-U., Wagenhofer, A. (2002): Handwörterbuch Unternehmensrechnung und Controlling. 4. Aufl. Stuttgart: Schäffer-Poeschel, S. 1530.

Liessmann, K. (1997): Lexikon Controlling und Kostenrechnung. Wiesbaden: Gabler 1997.

Luhmann, N. (1976): Funktionen und Folgen formaler Organisation. 3. Aufl. Berlin: Duncker & Humboldt.

Macdonald, J., Tanner, S. (1997): Erfolgreiches Benchmarking in 7 Tagen: Grundlagen, Praxisanwendungen, Umsetzung. Landsberg/Lech: mvg-Verlag.

Männel, W. (1995): Ziele und Aufgabenfelder des Kostenmanagements. In: Reichmann, T. (Hrsg.): Kosten- und Erfolgs-Controlling. München: Vahlen, S. 25–45.

Männel, W. (1992a): Handbuch Kostenrechnung. Wiesbaden: Gabler.

Männel, W. (1992b): Bedeutung der Erlösrechnung für die Ergebnisrechnung. In: Männel, W. (Hrsg.): Handbuch Kostenrechnung. Wiesbaden: Gabler, S. 631–655.
Männel, W. (1988): Entwicklung der Kostenrechnung zum Controlling-Instrument. In: Kostenrechnungspraxis, Sonderheft 1: 4–18.
Männel, W. (1981): Rechnungswesen. In: Albers, W. (Hrsg.): Handwörterbuch der Wirtschaftswissenschaften. Bd. 6: Organisation bis Sozialhilfe und Sozialhilfegesetz. Stuttgart, S. 458.
Maleri, R. (1994): Grundlagen der Dienstleistungsproduktion. 3. Aufl. Berlin: Springer.
Maltry, H., Strehlau-Schwoll, H. (1997): Kostenrechnung und Kostenmanagement im Krankenhaus. In: Freidank, C., Götze, U., Huch, B., Weber, J. (Hrsg.): Kostenmanagement: aktuelle Konzepte und Anwendungen. Berlin: Springer 1997, S. 533–564.
Marettek, A. (1974): Budgetierung. In: Grochla, W., Wittmann, W. (Hrsg.): Handwörterbuch der Betriebswirtschaft (HWB). 4. Aufl. Stuttgart, Sp. 1031–1038.
Markowitz, H. M. (1952): Portfolio Selection. In: Journal of Finance 7: 77–92.
Matiaske, W. (1999): Soziales Kapital in Organisationen. München: Mehring.
Mayrhofer, W., Meyer, M., Majer, C. (2004): Controlling und Systemtheorie. Oder: Alles im Griff? Die Konstruktion organisationaler Wirklichkeit durch Controlling. In: Scherm, E., Pietsch, G. (Hrsg.): Controlling. Theorien und Konzeptionen. München: Vahlen, S. 779–799.
McCain, G. (1987): Black Holes, Cash Pigs, and Other Hospitals Portfolio Analysis Problems. In: Journal of Health Care Marketing 7: 58–75.
Meffert, H. (2003): Dienstleistungsmarketing. Grundlagen – Konzepte – Methoden. 4. Aufl. Wiesbaden: Gabler.
Meffert, H. (2000): Marketing. Grandlagen Marktorientierter Unternehmensführung. Konzepte – Instrumente – Praxisbeispiele. 9. Aufl. Wiesbaden: Gabler.
Meffert, H. (1994): Marketing-Management. Analyse – Strategie – Implementierung. Wiesbaden: Gabler.
Meffert, H. (1989): Marketing, Grundlagen der Absatzpolitik. 7. Aufl. Wiesbaden: Gabler.
Meffert, H., Bruhn, M. (1997): Dienstleistungsmarketing: Grundlagen – Konzepte – Methoden. 2., überarb. u. erw. Aufl. Wiesbaden: Gabler.
Mellerowicz, K. (1963): Kosten und Kostenrechnung. Theorie der Kosten. Bd. 1. 4., durchges. Aufl. Berlin.
Mensch, G. (2004): Budgetierung. Gestaltungsanforderungen und -ansätze sowie aktuelle Entwicklungen. In: Betrieb und Wirtschaft 11: 441–448.
Mensch, G. (1993): Budgetierung – Ein Ansatz zur inhaltlichen Abgrenzung. In: Die Betriebswirtschaft (DBW) 6: 819–827.
Metzger, F., Köninger, H. (2002): Anforderungen an das Berichtswesen im Zeitalter von DRGs. In: das Krankenhaus 3: 203–206.
Meuser, M., Nagel, U. (1991): Experteninterviews – vielfach erprobt, wenig bedacht. In: Kraimer, K., Garz, D. (Hrsg.): Qualitativ-empirische Sozialforschung: Konzepte, Methoden, Analysen, Opladen: Westdeutscher Verlag: 441–468.
Meyer, D. (2005): Benchmarking in ambulanten Pflegeeinrichtungen eines privaten Trägers in Luxemburg. Unveröffentlichte Diplomarbeit an der FH Osnabrück.
Meyer, J. (1996): Benchmarking: Spitzenleistungen durch Lernen von den Besten. Stuttgart: Schäffer-Poeschel.
Meyer, P. (1992): Stellung der Kosten- und Leistungsrechnung im Rechnungswesen. In: Männel, W. (Hrsg.): Handbuch Kostenrechnung. Wiesbaden: Gabler, S. 54–66.
Michel, K. (1987): Technologie im strategischen Management: ein Portfolio-Ansatz zur integrierten Technologie- u. Marktplanung. Berlin: Erich Schmidt.
Mintzberg, H., Ahlstrand, B., Lampel, J. (1999): Strategy Safari. Wien: Ueberreuter.
Mochty, L. (1996): Lernen in der industriellen Produktion. In: v. Kern, W., Schröder, H.-W., Weber, J. (Hrsg.): HWProd. 2. Aufl. Stuttgart: Schäffer-Poeschel, Sp. 1074.
Moers, M., Schiemann, D. (2008): Pflege. In: Schmidt-Rettig, B., Eichhorn, S. (Hrsg.): Krankenhaus-Managementlehre. Stuttgart: Kohlhammer, S. 320–333.

Morra, F. (1996): Wirkungsorientiertes Krankenhausmanagement: ein Führungshandbuch. Wien: Haupt.

Müller, A. (1992): Gemeinkosten-Management: Vorteile der Prozesskostenrechnung, Wiesbaden: Gabler.

Müller, M. (1998): Target Costing im Krankenhaus: Entwurf eines objektorientierten EDV-Systems zur Unterstützung einer retrograden Deckungsbeitragsrechnung. Köln: Eul.

Müller-Belligroth, T. (1997): Krankenhausinternes Controlling und Kostenmanagement. In: das Krankenhaus 1: 13–15.

Müller-Stewens, G., Lechner, C. (2003): Strategisches Management. Wie strategische Initiativen zum Wandel führen; der St. Galler General Management Navigator. 2. überarb. und erw. Aufl. Stuttgart: Schäffer-Poeschel.

Neubauer, F. (1999): Das PIMS-Programm und Portfolio-Management. In: Hahn, D., Taylor, B. (Hrsg.): Strategische Unternehmungsplanung – Strategische Unternehmungsführung. 8. Aufl. Heidelberg: Physica Verlag, S. 469–496.

Neubauer, F. (1989): Portfolio-Management: Erfolgspotentiale vor Planungsritualen. 3. Aufl. Neuwied: Luchterhand.

Nobrega, F. T., Morrow, G. W., Smoldt, R.K. et al.(1977): Quality assessment in hypertension: analysis of process and outcome methods. In: New England Journal of Medicine 296: 145–148.

Nöllke, M. (2001): Kreativitätstechniken. 2. Aufl. Planegg: STS-Verlag.

Nüßle, R. G. (2004): Wie hoch ist das Upcoding-Risiko? In: krankenhaus umschau 9: 777–781.

o. V. (2003): H-Partner Schweiz, Arbeitsunterlagen und Beratungstools.

o. V. (2004): Fördermittel bleiben knapp: Möglichkeiten und Grenzen der Aufnahme privaten Kapitals. In: führen & wirtschaften 4: 346–347.

o. V. (2007): Volatilität (http://www.boersenlexikon.faz.net/volatili.htm, letzter Zugriff am 01.11.2008).

Oberender, P., Zerth, J. (2005): Clinical Pathways als eine Zukunftsstrategie des Krankenhauses: eine gesundheitsökonomische Einführung. In: Oberender, P. O. (Hrsg.): Clinical Pathways. Facetten eines neuen Versorgungsmodells. Stuttgart: Kohlhammer, S. 15–27.

Oecking, G. (1998): Fixkostenmanagement. In: Reichmann, T., Palloks, M. (Hrsg.): Kostenmanagement und Controlling. Frankfurt a. M.: Peter Lang, S. 35–49.

Oecking, G. (1994): Strategisches und operatives Fixkostenmanagement: Möglichkeiten und Grenzen des theoretischen Konzeptes und der praktischen Umsetzung im Rahmen des Kosten- und Erfolgs-Controlling. München: Vahlen.

Offermanns, M. (2003): Krankenhaus Barometer. Umfrage 2003 (http://www.dki.comnetinfo.de/PDF/Umfrage_2003.pdf, letzter Zugriff am 11.01.2007).

Olfert, K. (1999): Kostenrechnung. 11. Aufl. Ludwigshafen am Rhein: Kiehl.

Osterloh, M., Frost, J. (2006): Prozessmanagement als Kernkompetenz: wie Sie business reengineering strategisch nutzen können. 5. Aufl. Wiesbaden: Gabler.

Paetzmann, K. (2003): Grundsätze eines transparenzschaffenden Controlling mit Blick auf bankinterne Rankings. In: Freidank, C.-C., Mayer, E. (Hrsg.): Controlling-Konzepte: neue Strategien und Werkzeuge für die Unternehmenspraxis. 6., vollständig überarb. und erw. Aufl. Wiesbaden: Gabler, S. 598–620.

Pampel, J. (1996): Ressourcenorientierung für das Kostenmanagement. In: Kostenrechnungspraxis – krp 6: 321–330.

Patt, C. (1996): Die strategische Planung als Komponente eines Controllingsystems im Krankenhaus. Frankfurt a. M.: Peter Lang.

Peemöller, V. H. (2002): Controlling: Grundlagen und Einsatzgebiete. 4. Aufl. Berlin: Verl. Neue Wirtschafts-Briefe.

Peelmöller, V. H. (1992): Controlling. Grundlagen und Einsatzgebiete. 2. Aufl. Berlin: Herne.

Pfäging, N. (2003): Beyond Budgeting, Better Budgeting. München.

Pfeiffer, W. (1982): Technologie-Portfolio zum Management strategischer Zukunftsgeschäftsfelder. Göttingen: Vandenhoeck & Ruprecht.

Pfeiffer, W., Weiß, E. (1995): Methoden zur Analyse und Bewertung technologischer Alternativen. In: Zahn, E. (Hrsg.): Handbuch Technologiemanagement. Stuttgart: Schäffer-Poeschel, S. 663–679.
Pfeiffer, W., Bischof, P. (1981): Produktlebenszyklus – Instrument jeder strategischen Produktionsplanung. In: Steinmann, H. (Hrsg.): Planung und Kontrolle. München: Vahlen, S. 133–165.
Pfeiffer, W., Dögl, R., Schneider, W. (1989): Das Technologie-Portfolio-Konzept als Tool zur strategischen Vorsteuerung von Innovationsaktivitäten. In: WISU 8–9: 485–492.
Pföhler, W., Dänzer, A. (2005): Das Mannheimer Modell: Eine Option zur wirtschaftlichen Führung eines Universitätsklinikums. In: führen & wirtschaften 2: 126–129.
Pichert, P. (1997): Voraussetzungen für wirksames Benchmarking. In: Kienbaum, J. (Hrsg.): Benchmarking Personal. Stuttgart: Schäffer-Poeschel, S. 17–40
Piercy, N. (1997): Market-Led Strategic Change. Transforming the Process of Going to Market. 2. Aufl. Ohne Ort: Butterwood-Heinemann.
Pieske, R. (1997): Benchmarking in der Praxis. 2. Aufl. Landsberg/Lech: Verlag Moderne Industrie.
Pietsch, G. (2004): Die Informationsökonomik in der Controllingforschung. In: Scherm, E., Pietsch, G. (Hrsg.): Controlling. München: Vahlen, S. 143–166.
Polli, R. (1969): La politicia del prodotto. Mailand.
Pook, M., Tebbe, G. (2002): Berichtswesen und Controlling (= Die neue Kommunalverwaltung, Bd. 6). München: Jehle.
Porter, M. E. (1985): Competitive Advantage: Creating and Sustaining Superior Performance. New York.
Porter, M. E. (1983): Wettbewerbsstrategie: Methoden zur Analyse von Branchen u. Konkurrenten. Darmstadt: Wiss. Buchgesellschaft.
Posselt, S. (1986): Budgetkontrolle als Instrument zur Unternehmungssteuerung. Darmstadt: Toeche-Mittler.
Preißler, P. R. (2004): Die besten Checklisten Controlling: Produktivitätskontrollen, Investitions- und Wirtschaftlichkeitsberechnungen, Wertanalysen, Berichtssysteme, Kennzahlensyteme, Schwachstellenanalysen und Kosteneinsparpotenziale. 4. Aufl. Frankfurt a. M.: Redline Wirtschaft.
Preuss, O. F. (1996): Kosten- und Deckungsbeitragsmanagement im Krankenhaus unter besonderer Berücksichtigung von Fallpauschalen und Sonderentgelten. Frankfurt a. M.: Peter Lang.
Püllen, J., Brockmann, W., Paulussen, A. et al. (2005): Die Kostendaten des InEK für das eigene Benchmark nutzen. Die Kliniken Maria Hilf optimieren ihr Controlling. In: führen & wirtschaften 1: 56.
Raspe, H. (1999): Patienten – Klienten – Verbraucher. Sozialmedizinische Anmerkungen zu Beziehungsformen zwischen und Kranken und Therapeuten. In: Dörries, A. (Hrsg.): Patienten oder Kunden? Loccumer Protokolle 53/85. Rinteln, S. 9–19.
Reibnitz, C. v., Hermanns, P. M. (o. A.): Clinical Pathways (http://www.medical-text.de/drg/clinical_Pathways/clinical %20pathways.pdf, letzter Zugriff am 01.11.2008).
Reichmann, T. (2001): Controlling mit Kennzahlen und Managementberichten: Grundlagen einer systemgestützten Controlling-Konzeption. 6., überarb. u. erw. Aufl. München: Vahlen.
Reichmann, T., Lachnit, L. (1977): Planung, Steuerung und Kontrolle mit Hilfe von Kennzahlen. In: Zeitschrift für betriebswirtschaftliche Forschung (ZfbF): 705–723.
Reis, C. (1997): „New Public Management" im Rahmen der Produktion von Dienstleistungen. In: NDV 10: 318–323.
Rhön-Klinikum AG (2007): Konzern-Qualitätsbericht 2006 (http://www.rka.de, letzter Zugriff am 14.07.2007).
Richter, H. (1997): Pro und Contra Profit-Center im Krankenhaus. In: das Krankenhaus 1: 16–21.
Riebel, P. (1990): Einzelkosten- und Deckungsbeitragsrechnung: Grundfragen einer markt- und entscheidungsorientierten Unternehmensrechnung. 6. Aufl. Wiesbaden: Gabler.

Rieben, E., Lessing, P. (2007): Führen mit Patientenpfaden. Patientenpfadbasierte Leistungserfassung und Leistungscontrolling (http://www.lenz-schweiz.com/pdf/030311_a3_rieb_less.pdf, letzter Zugriff am 09.01.2007).

Rieben, E., Müller, H. (2005): Clinical Pathways als Grundlage einer effizienten Kostenrechnung. Das Modell integrierter Patientenpfade „mipp". In: Oberender, P. O. (Hrsg.): Clinical Pathways. Facetten eines neuen Versorgungsmodells. Stuttgart: Kohlhammer, S. 70–87.

Rieben, E., Müller, H., Holler, T., Ruflin, G. (2003): Pfadkostenrechnung als Kostenträgerrechnung. In: Hellmann, W. (Hrsg.): Klinische Pfade. Landsberg/Lech: ecomed Verlagsgesellschaft.

Riedel, G. (1996): Deckungsbeitragsrechnung als Controlling-Instrument: mit Fallbeispielen für den praktischen Einsatz. 6. Aufl. Stuttgart: Taylorix-Fachverlag.

Ritter, J. (2003): Fallbezogenes Leistungs- und Kostencontrolling im Krankenhaus auf Basis des G-DRG-Systems. In: Topan, A. (Hrsg.): Krankenhaus im Wandel: Rahmenbedingungen und Steuerungsinstrumente. Freiburg im Breisgau: Verl. Wiss. und Öffentlichkeit, S. 116.

Roeder, N., Rochell, B., Juhra, C. et al. (2002): Die DRG-Abrechnung muss MDK-sicher sein: Die Versuchung der Erlösoptimierung durch Upcoding ist groß, aber Schummeln lohnt nicht, denn wer falsch kodiert, fällt auf. In: führen & wirtschaften 1: 14–17.

Röhrig, R. (1983): Die Entwicklung eines Controllingsystems für ein Krankenhaus. Darmstadt: Toeche-Mittler.

Röhrig, R., Schnee, S. (1995): Kosten- und Leistungsrechnung/Controlling. In: Eichhorn, S., Schmidt-Rettig, B. (Hrsg.): Krankenhausmanagement im Werte- und Strukturwandel: Handlungsempfehlungen für die Praxis. Stuttgart: Kohlhammer, S. 270–320.

Römer, S. (2005): Target Costing als Instrument des Strategischen Kostenmanagements am Beispiel einer ausgewählten DRG. Unveröffentlichte Diplomarbeit an der FH Osnabrück.

Röming, S. (1999): Direct Costing – mehr Transparenz. In: krankenhaus umschau 5: 300–302.

Röniger, O. (2003): Entscheidungsunterstützende Informationssysteme im Krankenhaus: Informationstechnologische Implantationen der DRG-Einführung. In: das Krankenhaus 6: 469–473.

Rohrbach, A. (1927): Economic Production of All-Metal Airplanes and Seaplanes. In: The Journal oft the Society of Automotive Engineers XX,1: 57–66.

Roppelt, C., Girndt, A., Löcherbach, P., Rehbein, V. (2004): Das Ziel: komplette Systemsteuerung. Erfahrungen der Frankenwaldklinik Kronach mit Case-Management. In: krankenhaus umschau 7: 586–590.

Rotter, T., Kugler, J., Koch, R., Gothe, H. (2006): Behandlungspfade senken Verweildauer und Kosten. Zwischenergebnisse einer weltweiten Metastudie weisen positive Effekte nach. In: führen & wirtschaften 6: 656–659.

Rüschmann, H., Rüschmann, B., Roth, A. (2004): Auswirkungen des DRG-Systems. Eine Untersuchung von 10 Themenkomplexen. In: führen & wirtschaften 2: 124–131.

Sabel, H., Weiser, C. (2000): Dynamik im Marketing: Umfeld-Strategie-Struktur-Kultur. 3. Aufl. Wiesbaden: Gabler.

Sänger, E. (1997): Benchmarking. In: Meyer, J. (Hrsg.): Benchmarking. Spitzenleistungen durch lernen von den Besten. Stuttgart: Schäffer-Poeschel, S. 55–61.

Sakurai, M. (1997): Integratives Kostenmanagement: Stand und Entwicklungstendenzen des Controlling in Japan. München: Vahlen.

Sassen, H. v. (1994): Die Bedeutung der Dienstleistung im menschlichen Zusammenleben. In: Biehal, F. (Hrsg.): Lean-Service: Dienstleistungsmanagement der Zukunft für Unternehmen und Non-Profit-Organisationen. 2. Aufl. Wien: Manz, S. 68–75.

Scenario Management International (ScMI) (2002): Zukunft des Gesundheitswesens in Deutschland. Szenarien und Perspektiven. Paderborn.

Schädlich, H., Nagel, M. (2005): Online-Berichtswesen im Krankenhaus auf Basis der Visual-Cockpit-Technologie. In: das Krankenhaus 10: 873–878.

Schäffer, U., Zyder, M. (2003): Beyond Budgeting – mehr als ein Management Hype. Forschungspapier Nr. 5. Oestrich-Winkel.

Scharf, A., Schubert, B. (2001): Marketing. Einführung in Theorie und Praxis. 3. Aufl. Stuttgart: Schäffer-Poeschel.

Scherm, E., Pietsch, G. (2004): Theorie und Konzeption in der Controllingforschung. In: Scherm, E., Pietsch, G. (Hrsg.): Controlling – Theorien und Konzeptionen. München: Vahlen, S. 3–19.

Scherm, E., Pietsch, G. (2003): Die theoretische Fundierung des Controlling: Kann das Controlling von der Organisationstheorie lernen? In: Weber, J., Hirsch, B. (Hrsg.): Zur Zukunft der Controllingforschung. Empirie, Schnittstellen und Umsetzung in der Lehre. Wiesbaden: Deutscher Universitäts-Verlag, S. 27–62.

Scheu, C. (2003): Klinische Pfade im Evangelischen Krankenhaus Oberhausen (EKO) – Tipps zur Umsetzung auf der Grundlage eigener Erfahrungen. In: Hellmann, W. (Hrsg.): Klinische Pfade. Landsberg/Lech: ecomed Verlagsgesellschaft, S. 161–169.

Scheytt, T. (2004): Controlling und Postmoderne – eine theoretische Betrachtung Controllingtheorie, die nicht umklammert. In: Scherm, E., Pietsch, G. (Hrsg.): Controlling. München: Vahlen, S. 823–846.

Schierenbeck, H. (2003): Grundzüge der Betriebswirtschaftslehre. 16. Aufl. München, Wien: Oldenbourg.

Schierenbeck, H. (2000): Grundzüge der Betriebswirtschaftslehre. 15. Aufl. München, Wien: Oldenbourg.

Schirmer, H. (2006): Krankenhaus-Controlling: Handlungsempfehlungen für Krankenhausmanager, Krankenhauscontroller und alle mit Controlling befassten Führungs- und Fachkräfte in der Gesundheitswirtschaft. 3. Aufl. Renningen: expert-Verlag.

Schlottmann, N., Fahlenbrach, C., Köhler, N., Simon, C. (2005): G-DRG-System 2006: Ein erster Überblick aus medizinischer Sicht 10:846–858.

Schlüchtermann, J., Sibbel, R., Prill, M. (2005): Clinical Pathways als Prozesssteuerungsinstrument im Krankenhaus. In: Oberender, P. O. (Hrsg.): Clinical Pathways. Facetten eines neuen Versorgungsmodells. Stuttgart: Kohlhammer, S. 43–58.

Schmidt, A. (2001): Kostenrechnung: Grundlagen der Vollkosten-, Deckungsbeitrags- und Plankostenrechnung sowie des Kostenmanagements. 3. Aufl. Stuttgart: Kohlhammer.

Schmidt, G. (1997): Prozessmanagement: Modelle und Methoden. Berlin: Springer.

Schmidt, G. (1975): Organisation – Methode und Technik. 2., erw. Aufl. Gießen: Schmidt.

Schmidt, R. (1995): Grundfunktionen des Controlling. Frankfurt a. M.: Peter Lang.

Schmidt-Rettig (2008a): Leitungsstrukturen. In: Schmidt-Rettig, B., Eichhorn, S. (Hrsg.): Krankenhaus-Managementlehre. Stuttgart: Kohlhammer, S. 217–250.

Schmidt-Rettig (2008b): Krankenhausplanung und Investitionsfinanzierung. In: Schmidt-Rettig, B., Eichhorn, S. (Hrsg.): Krankenhaus-Managementlehre. Stuttgart: Kohlhammer, S. 379–400.

Schmidt-Rettig (2008c): Betriebskostenfinanzierung und Vergütungssystem. In: Schmidt-Rettig, B., Eichhorn, S. (Hrsg.): Krankenhaus-Managementlehre. Stuttgart: Kohlhammer, S. 401–426.

Schmidt-Rettig, B. (2003): Womit sollen/wollen Krankenhäuser steuern? In: krankenhaus umschau-Spezial (Controlling) 21: 2–5.

Schmidt-Rettig, B. (2001a): Zukunft der Krankenhäuser in veränderten Strukturen. Paradigmawechsel des Krankenhausmanagements und Perspektiven eines Strukturwandels. In: Eichhorn, S., Schmidt-Rettig, B. (Hrsg.): Krankenhausmanagement: zukünftige Struktur und Organisation der Krankenhausleitung. Stuttgart, New York: Schattauer, S. 56–62.

Schmidt-Rettig, B. (2001b): Evolutionäre Wege in die Zukunft. In: krankenhaus umschau 4: 318–322.

Schmidt-Rettig, B. (1995a): Interne Budgetierung. In: Eichhorn, S., Schmidt-Rettig, B. (Hrsg.): Krankenhausmanagement im Werte- und Strukturwandel: Handlungsempfehlungen für die Praxis. Stuttgart: Kohlhammer, S. 286–298.

Schmidt-Rettig, B. (1995b): Vom selbstkostendeckenden Pflegesatz zu fallpauschalierten Preisen. In: Eichhorn, S., Schmidt-Rettig, B. (Hrsg.): Krankenhausmanagement im Werte- und Strukturwandel: Handlungsempfehlungen für die Praxis. Stuttgart: Kohlhammer, S. 135–144.

Schmidt-Rettig, B. (1988): Interne Budgetierung. In: Eichhorn, S. (Hrsg.): Handbuch Krankenhaus-Rechnungswesen. 2., überarb. u. erw. Aufl. Wiesbaden: Gabler, S. 519–531.

Schmidt-Rettig, B., Böhning, F. (1999): Bedeutung und Konzeption einer Prozesskostenrechnung im Krankenhaus. In: Eichhorn, S. (Hrsg.): Profitcenter und Prozeßorientierung: Optimierung von Budget, Arbeitsprozessen und Qualität. Stuttgart: Kohlhammer, S. 121–145.

Schmidt-Rettig, B., Westphely, K. (1992): Kosten- und Leistungsrechnung. In: Männel, W. (Hrsg.): Handbuch Kostenrechnung. Wiesbaden: Gabler, S. 1181–1193.

Schmidt-Rettig, B., Oswald, J., Henrichs, C. (2006): Spagat zwischen Bottom-up- und Top-down-Ansatz. Erlösplanung und -steuerung – Problem der fachabteilungsbezogenen Berücksichtigung der Mehr- und Mindererlösausgleiche. In: krankenhaus umschau-Spezial (Controlling) 4: 10–12.

Schneider, D. (2000): Unternehmensführung und strategisches Controlling. 2. Aufl. München: Hanser.

Schönherr, R. (2006): Prozesscontrolling im Krankenhaus. Anforderungen und Umsetzungsmöglichkeiten. Dresden: TUDpress Verlag der Wirtschaftswissenschaften.

Scholz, R., Vrohlings, A. (1994a): Prozess-Redesign und kontinuierliche Prozessverbesserung. In: Gaitanides, M., Scholz, R., Vrohlings, A. et al. (Hrsg.): Prozessmanagement. Konzepte, Umsetzungen und Erfahrungen des Reengineering. München, S. 99–122.

Scholz, R., Vrohlings, A. (1994b): Prozess-Leistungs-Transparenz. In: Gaitanides, M., Scholz, R., Vrohlings, A. et al. (Hrsg.): Prozessmanagement. Konzepte, Umsetzungen und Erfahrungen des Reengineering. München, S. 57–98.

Schommer, R., Wambach, M., Wunderlich, D. (2002): Fit für das Rating. In: krankenhaus umschau 3: 199–202.

Schrader, J., Binder, C. (2002): Portfoliomodelle. In: Küpper, H.-U., Wagenhofer, A. (2002): Handwörterbuch Unternehmensrechnung und Controlling. 4. Aufl. Stuttgart: Schäffer-Poeschel, S. 1477.

Schrappe, M. (2004): Indikatoren. Definition, Entwicklung und Validierung. In: Lauterbach, K., Schrappe, M. (Hrsg.): Gesundheitsökonomie, Qualitätsmanagement und Evidence-based Medicine. Stuttgart, New York: Schattauer, S. 408–420.

Schüler, J. (1996): Strategisches Technologiemanagement in der Biotechnik. Göttingen: Vandenhoeck & Ruprecht.

Schüller, A. (1967): Dienstleistungsmärkte in der Bundesrepublik Deutschland: Sichere Domänen selbständiger mittelständ. Unternehmen? Opladen: Westdeutscher Verlag.

Schulte-Zurhausen, M. (1999): Organisation. 2., völlig überarb. u. erw. Aufl. München: Vahlen.

Schulz, R. (1954): Bedeutung und Problematik betriebswirtschaftlicher Kennzahlen. In: Steinbring, W. (Hrsg.): Taschenbuch für den Betriebswirt. Berlin, Stuttgart: Deutscher Betriebswirte Verlag.

Schwalbach, J. (1988): Marktanteil und Unternehmensgewinn. In: ZfB 58: 535–549.

Schweitzer, M., Friedl, B. (1992): Beitrag zu einer umfassenden Controlling-Konzeption. In: Spremann, K., Aeberhard, K. (Hrsg.): Controlling – Grundlagen, Informationssysteme, Anwendungen. Wiesbaden: Gabler, S. 141–168.

Schweitzer, M., Küpper, H. (2008): Systeme der Kosten- und Erlösrechnung. 9., überarb. u. erw. Aufl. München: Vahlen.

Schwing, C. (2005): Klinische Pfade in der Sackgasse. In: krankenhaus umschau 3: 214–216.

Seidenschwarz, W. (1993): Target costing: marktorientiertes Zielkostenmanagement. München: Vahlen.

Seiwert, Lothar (2002): Das Bumerangprinzip. Mehr Zeit fürs Glück. München: Deutscher Taschenbuch Verlag.

Serfling, K., Schultze, R. (1997): Target Costing – Kundenorientierung in Kostenmanagement und Preiskalkulation. In: Männel, W. (Hrsg.): Frühzeitiges Kostenmanagement – Kalkulationsmethoden und DV-Unterstützung. Wiesbaden: Gabler, S. 55–76.

Sevecke, G. (2004): Das Ende der Internen Budgetierung? In: führen & wirtschaften 6: 612–613.

Sieben, G. (1986): Krankenhaus-Controlling. Köln: GEBERA.

Siebert, G., Kempf, S. (2002): Benchmarking: Leitfaden für die Praxis. 2. Aufl. München: Hanser.

Simon, D. (1986): Schwache Signale. Die Früherkennung von strategischen Diskontinuitäten durch Erfassung von „weak signals". Wien: Schriften des Österreichischen Controller-Instituts.

Simon, H., Gathen, A. v. d. (2002): Das große Handbuch der Strategieinstrumente: Werkzeuge für eine erfolgreiche Unternehmensführung. Frankfurt a. M., New York: Campus-Verlag.

Söffge, W. (2002): Ablaufpfade führen zu Transparenz, Qualität und Effizienz. In: führen & wirtschaften 19: 169–173.

Spraul, A., Oeser, J. (2004): Controlling: Unternehmenssteuerung, Controlling-Werkzeuge, Unternehmensplanung, Managementinformationssysteme, strategische Ausrichtung. Stuttgart: Schäffer-Poeschel.

Staehle, W. H. (1999): Management: eine verhaltenswissenschaftliche Perspektive. 8. Aufl. München: Vahlen.

Staehle, W. H. (1973): Organisation und Führung sozio-technischer Systeme: Grundlagen einer Situationstheorie. Stuttgart: Enke.

Staehle, W. (1969): Kennzahlen und Kennzahlensysteme. Wiesbaden: Gabler.

Statistisches Bundesamt (2006): Fachserie 12: Gesundheitswesen 6.3: Kostennachweis der Krankenhäuser 2004. Wiesbaden.

Staudt, E., Groeters, U., Hafkesbrink, J., Treichel, H. (1985): Kennzahlen und Kennzahlensysteme. Berlin: Erich Schmidt.

Steiniger, H. (2005): Die SWOT Analyse. Strength – Weaknesses – Opportunities – Threats. edditerx cooperation, Dresden (http://www.eeditrex.de/scripts/consulting/swot_analyse.de, letzter Zugriff am 18.05.2005).

Steinmann, H., Schreyögg, G. (1997): Management. Grundlagen der Unternehmensführung. Konzepte – Funktionen – Fallstudien. 4. Aufl. Wiesbaden: Gabler.

Steinmann, H., Schreyögg, G. (2000): Management: Grundlagen der Unternehmensführung, 5. Aufl. Wiesbaden: Gabler.

Steinmüller, P. H. (1999): Die neue Schule des Controllers. Bd. 2: Kosten- und Leistungsrechnung, ganzheitliches Controlling. Stuttgart: Schäffer-Poeschel.

Stern, J. M., Shiely, J. S., Ross, I. (2002): Wertorientierte Unternehmensführung mit E(conomic) V(alue) A(dded): Strategie, Umsetzung, Praxisbeispiele. München: Econ.

Stoll, S. (1997): Die Kostenrechnung als Instrument der Internen Organisation. Frankfurt a. M.: Peter Lang.

Straub, S. (1997): Controlling für das wirkungsorientierte Krankenhausmanagement: ein value-chain-basierter Ansatz. Bayreuth: PCO.

Strauss, B., Hentschel, B. (1991): Dienstleistungsqualität. In: Wirtschaftswissenschaftliches Studium 5: 238–244.

Strehlau-Schwoll, H. (1999): Bedeutung von internen Verrechnungspreisen in Profitcentern – Unterschiedliche Verfahren und ihre Wirkungsweisen. In: Eichhorn, S. (Hrsg.): Profitcenter und Prozessorientierung: Optimierung von Budget, Arbeitsprozessen und Qualität. Stuttgart: Kohlhammer, S. 72–79.

Strehlau-Schwoll, H. (1995a): Kosten-, Leistungs- und Erlössteuerung, in: Eichhorn, S., Schmidt-Rettig, B. (Hrsg.): Krankenhausmanagement im Werte- und Strukturwandel: Handlungsempfehlungen für die Praxis. Stuttgart: Kohlhammer, S. 201–217.

Strehlau-Schwoll, H. (1995b): Kosten- und Leistungsrechnung/Controlling. In: Eichhorn, S., Schmidt-Rettig, B. (Hrsg.): Krankenhausmanagement im Werte- und Strukturwandel: Handlungsempfehlungen für die Praxis. Stuttgart: Kohlhammer, S. 299–320.

Strehlau-Schwoll, H. (1995c): Strategische Planung und BPflV 1995. In: das Krankenhaus 1: 22–28.

Strehlau-Schwoll, H. (1993): Anpassung der Kosten- und Leistungsrechnung an die Erfordernisse des GSG. In: das Krankenhaus 5: 214–220.

Streim, H. (1975): Profit Center-Konzeption und Budgetierung. In: Die Unternehmung 1: 23–42.

Striening, H. (1998): Prozess-Management. Frankfurt a. M.

Sure, M., Thiel, R. (2005): Budgetierung einmal anders. In: io new management 10 (http://www.handelszeitung.ch/de/arteikelanzeige/artikelanzeige.asp?pkBerichtNr=108150, letzter Zugriff am 31.10.2005).

Tecklenburg, T. (2008): Managementwerkzeug: Geplante Behandlungspfade. In: Schmidt-Rettig, B., Eichhorn, S. (Hrsg.): Krankenhaus-Managementlehre. Stuttgart: Kohlhammer, S. 303–310.

Tecklenburg, A. (1995): Koordination der Fachabteilungen auf Krankenhausebene. In: Eichhorn, S., Schmidt-Rettig, B. (Hrsg.): Krankenhausmanagement im Werte- und Strukturwandel: Handlungsempfehlungen für die Praxis. Stuttgart: Kohlhammer, S. 385–396.

Teichmann, G. (2007): Bewertung von Krankenhäusern II (http://www.pwc.de, letzter Zugriff am 31.10.2007).

Tellis, G. J., Crawford, C. M. (1981): An Evolutionary Approach to Product Growth Theory. In: Journal of Marketing 24: 125–134.

Thiemann, H. (1996): Clinical Pathways. Instrumente zur Qualitätssicherung. In: führen & wirtschaften 5: 454–457.

Treutz, W. (2004): Budget und Budgeting. In: Controller magazin 4: 345 ff.

Tuschen, K. H., Trefz, U. (2004): Krankenhausentgeltgesetz: Kommentar mit einer umfassenden Einführung in die Vergütung stationärer Krankenhausleistungen. Stuttgart: Kohlhammer.

Tuschen, K., Braun, T., Rau, F. (2005): Erlösausgleich im Krankenhausbereich: Eine Orientierungshilfe. In: das krankenhaus 11: 955–960.

Ulrich, H. (2001): Systemorientiertes Management. Das Werk von Hans Ulrich. Studienausgabe, hrsg. v. der Stiftung zur Förderung der systemorientierten Managementlehre St. Gallen. Wien: Haupt.

Ulrich, H. (1970): Die Unternehmung als produktives soziales System: Grundlagen der allgemeinen Unternehmungslehre. 2. Aufl. Wien: Haupt.

Ulrich, P./Fluri, E. (1992): Management: eine konzentrierte Einführung. 6. Aufl. Wien: Haupt.

Unterguggenberger, S. (1974): Kybernetik und Deckungsbeitragsrechnung: Die Bedeutung des Deckungsbeitrags im Entscheidungsprozess der Unternehmung. Wiesbaden: Gabler.

Vahs, D. (2005): Organisation: Einführung in die Organisationstheorie und -praxis. 5. Aufl. Stuttgart: Schäffer-Poeschel.

Vera, A. (2004): Medizincontrolling – Ein wichtiges Tätigkeitsfeld im Krankenhauscontrolling. In: controller magazin (CM) 2: 124–128.

Vetter, U. (2005): Leistungsmanagement im Krankenhaus: G-DRGs: Schritt für Schritt erfolgreich: planen – gestalten – steuern. Heidelberg: Springer.

Vikas, K. (1996): Neue Konzepte für das Kostenmanagement: Vergleich der aktuellen Verfahren für Industrie- und Dienstleistungsunternehmen. 3. Aufl. Wiesbaden: Gabler.

Vollmer, T. (1993): Kritische Analyse und Weiterentwicklung ausgewählter Portfolio-Konzepte im Rahmen der strategischen Planung. Frankfurt a. M.: Peter Lang.

Wacker, P.-A. (1980): Die Erfahrungskurve in der Unternehmensplanung. München: Florentz.

Wagemann, B. (2004): Auf der Suche nach strategischen Handlungsfeldern. Das Handlungsfeld-Screening: Eine pragmatische Methodik zur treffsicheren Interpretation der SWOT-Matrix. In: Zeitschrift für Controlling & Management 6: 32–46.

Wagner, S. (1984): Die Portfolio-Analyse als Grundlage der Unternehmensplanung, Fulda, Universität Freiburg in der Schweiz, rechts-, wirtschafts- und sozialwissenschaftliche Fakultät.
Walgenbach, P. (2002): Neoinstitutionalistische Organisationstheorie – State of Art und Entwicklungslinien. In: Managementforschung 12: 155–202.
Walker, R. F. (1984): Portfolio Analysis in Practice. In: Long Range Planning 17: 63–71.
Waniczek, M. (2002): Berichtswesen optimieren: so steigern sie die Effizienz in Reporting und Controlling. Wien: Redline Wirtschaft bei Ueberreuter.
Weber, J. (2005): Das Advanced-Controlling-Handbuch. Alle entscheidenden Konzepte, Steuerungssysteme und Instrumente. Weinheim: Wiley-VCH Verlag.
Weber, J. (2004): Einführung in das Controlling. 10. Aufl. Stuttgart: Schäffer-Poeschel.
Weber, J., Linder, S., Spillecke, D. (2003): Beyond Budgeting bei Verbundeffekten. In: Zeitschrift für Controlling und Management, Sonderheft 47: 111–120.
Weber, J., Schaier, S., Strangfeld, O. (2005): Berichte für das Top-Management: Ergebnisse einer Benchmarking-Studie. Weinheim: Wiley-VCH.
Weber, J., Wertz, B. (1999): Benchmarking excellence. Vallendar: WHU, Lehrstuhl für Betriebswirtschaftslehre insbesondere Controlling und Logistik.
Weibler, J., Lucht, T. (2004): Controlling und Ethik – Grundlegungen eines Zusammenhangs. In: Scherm, E., Pietsch, G. (Hrsg.): Controlling. München: Vahlen, S. 871–891.
Weick, Karl E. (1985): Der Prozess des Organisierens. Übersetzt von Gerhard Hauck, Frankfurt a. M. (Titel der Originalausgabe: The Social Psychology of Organizing. London: Addison-Wesley. 1969).
Weiser, C. (2002): PIMS. In: Küpper, H.-U., Wagenhofer, A. (2002): Handwörterbuch Unternehmensrechnung und Controlling. 4. Aufl. Stuttgart: Schäffer-Poeschel, S. 1426.
Welge, M. K., Al-Laham, A. (2003): Strategisches Management: Grundlagen – Prozess – Implementierung. 4. Aufl. Wiesbaden: Gabler.
Wendel, V. (2001): Controlling in Nonprofit-Unternehmen des stationären Gesundheitssektors. Baden-Baden: Nomos-Verl.-Ges.
Wenner, U. (1999): Der Patient/Kunde-Konflikt aus der Sicht der Rechtsprechung. In: Dörries, A. (Hrsg.): Patienten oder Kunden? Loccumer Protokolle 53/85. Rinteln, S. 27.
Westphal, G. K. (2007): http://www.westsite.privat.t-online.de/download.htm, letzter Zugriff am01.11.2008.
Wichelhaus, D., Greiling, M., Wagner, C. (2004): „Best Practice“ in den eigenen Reihen. In: Prozessanalyse und internes Benchmarking in einer Trägergesellschaft 11: 944–946.
Wiener, N. (1963): Kybernetik: Regelung und Nachrichtenübertragung im Lebewesen und in der Maschine. 2., revidierte u. erg. Aufl. Düsseldorf: Econ.
Wild, J. (1974): Grundlagen der Unternehmensplanung. Reinbeck bei Hamburg: Rowohlt.
Wirth, T. (2000): Leseorientierte Gestaltung von Managementberichten – Hinweise aus der angewandten Psychologie. In: Kostenrechnungspraxis 2: 79–85.
Wissenbach, H. (1967): Betriebliche Kennzahlen und ihre Bedeutung im Rahmen der Unternehmerentscheidung. Berlin: Erich Schmidt.
Wissenschaftsrat (1999): Empfehlungen zur Struktur der Hochschulmedizin: Aufgaben, Organisation, Finanzierung. Würzburg: Wissenschaftsrat.
Witt, F. (1991): Deckungsbeitragsmanagement. München: Vahlen 1991.
Wright, T. P. (1936): Factors Affecting the Cost of Airplanes. In: Journal of the Aeronautical Sciences 3: 122–128.
Zapp, W. (2008a): Prozessorganisation. In: Schmidt-Rettig, B., Eichhorn, S. (Hrsg.): Krankenhaus-Managementlehre. Stuttgart: Kohlhammer, S. 251–280.
Zapp, W. (2008b): Betriebswirtschaftliches Rechnungswesen. In: Schmidt-Rettig, B., Eichhorn, S. (Hrsg.): Krankenhaus-Managementlehre. Stuttgart: Kohlhammer, S. 427–476.
Zapp, W. (2008c): Kennzahlen im Klinikalltag. In: Everling, D., Kampe, O. (Hrsg.): Rating im Health-Care-Sektor. Wiesbaden: Gabler, S. 55–70.
Zapp, W. (2007a): Controlling als wesentliches Managementinstrument. In: Haubrock, M., Schär, W. (Hrsg.): Betriebswirtschaft und Management im Krankenhaus. 4., vollst. überarb. u. erw. Aufl. Bern: Huber, S. 227–264.

Zapp, W. (2007b): Kosten-, Leistungs-, Erlös- und Ergebnisrechnung (KLEE-Rechnung). In: Haubrock, M., Schär, W. (Hrsg.): Betriebswirtschaft und Management im Krankenhaus. 4., vollst. überarb. u. erw. Aufl. Bern: Huber, S. 264–303.

Zapp, W. (2007c): Alternative Budgetierungsformen im Krankenhaus. In: das Krankenhaus 3: 217–224.

Zapp, W. (2006a): Kosten-, Leistungs-, Erlös- und Ergebnisrechnung (KLEE-Rechnung). In: Schmidt-Rettig, B., Arnold, A. (Hrsg.): Krankenhaus und ambulante Versorgung. Loseblatt-Sammlung. 3. Aufl., 33. Ergänzung. Bd. II. Kulmbach: Baumann-Fachverlage.

Zapp, W. (2006b): Ökonomische Analysen in der Stationären Altenhilfe. Köln: Eul.

Zapp, W. (2005a): Kostenrechnung und Controllinginstrumente in Reha-Kliniken. Köln: Eul.

Zapp, W. (2005b): Ausblick: Von der Kostenrechnung zu Controllinginstrumenten als zukunftsorientierte Absicherungsstrategie von Gesundheitseinrichtungen. In: Zapp, W. (Hrsg.): Kostenrechnung und Controllinginstrumente in Reha-Kliniken. Köln: Eul, S. 273–277.

Zapp, W. (2004a): Controlling in der Pflege. Bern: Huber.

Zapp, W. (2004b): Ausgangsbasis für die Gestaltung von Controlling. In: Zapp, W. (Hrsg.): Controlling in der Pflege. Bern: Huber, S. 21–36.

Zapp, W. (2004c): Perspektiven von Controlling-Systemen. In: Zapp, W. (Hrsg.): Controlling in der Pflege. Bern: Huber, S. 83–117.

Zapp, W. (2002a): Prozessgestaltung im Krankenhaus. Heidelberg: Economica.

Zapp, W. (2002b): Gestaltungsziel und Lenkungswille als Grundlagen des Managements. In: Zapp, W. (Hrsg.): Prozessgestaltung im Krankenhaus. Heidelberg: Economica, S. 429–436.

Zapp, W. (1999): Leistungsorientierung in der Ergotherapie. In: Ergotherapie & Rehabilitation 7: 265–268.

Zapp, W., Arndt, F., Kaune, S. C. et al. (2008): Portfolioanalysen. In: Greulich, A., Hellmann, W., Korthus, A., Thiele, G. (Hrsg.): Management-Handbuch Krankenhaus. Heidelberg: Economica, S. 1–43.

Zapp, W., Bettig, U., Dorenkamp, A. (2006): Wirtschaftlichkeitsanalysen. In: Zapp, W. (Hrsg.): Ökonomische Analysen in der stationären Altenhilfe. Köln: Eul, S. 5–33.

Zapp, W., Torbecke, O. (2005): Konzeption einer Kostenträgerrechnung in einer Fach- und Rehabilitationsklinik. In: Zapp, W. (Hrsg.): Kostenrechnung und Controllinginstrumente in Reha-Kliniken. Köln: Eul, S. 5–53.

Zapp, W., Berekhoven, B., Ishag, S., Kempf, T., Winkler, M. (2005): Gemeinkostenwertanalyse. In: Zapp, W. (Hrsg.): Kostenrechnung und Controllinginstrumente in Reha-Kliniken. Köln: Eul, S. 166–189.

Zapp, W., Bettig, U. (2004a): Darstellung dienstleistungsorientierter Controlling-Konzeptionen. In: Zapp, W. (Hrsg.): Controlling in der Pflege. Bern: Huber, S. 61–81.

Zapp, W., Bettig, U. (2004b): Interne Budgetierung als zielorientiertes Lenkungsinstrument im Controlling. In: Zapp, W. (Hrsg.): Controlling in der Pflege. Bern: Huber, S. 287–299.

Zapp, W., Bettig. U. (2004c): Berichtswesen zwischen Informationspolitik und Entscheidungsumsetzung. In: Zapp, W. (Hrsg.): Controlling in der Pflege. Bern: Huber, S. 299–309.

Zapp, W., Füll, M., Brüwer, M. (2004): Clinical Pathway als Controllinginstrument in Medizin und Pflege. In: Zapp, W. (Hrsg.): Controlling in der Pflege. Bern: Huber, S. 151–167.

Zapp, W., Torbecke, O. (2004): Konzeption einer Kostenträgerrechnung als Grundlage für ein entscheidungsorientiertes Controlling in der Pflege. In: Zapp, W. (Hrsg.): Controlling in der Pflege. Bern: Huber, S. 395–408.

Zapp, W., Winkler, M., Kempf, T. (2004): Deckungsbeitragsorientierte Lenkung im DRG-System. In: Zapp, W. (Hrsg.): Controlling in der Pflege. Bern: Huber, S. 182–198.

Zapp, W., Schmidt-Rettig, B., Siegel, S., Bettig U. (2004): Darstellung ausgewählter Controlling-Konzeptionen im Bereich der allgemeinen Betriebswirtschaftslehre. In: Zapp, W. (Hrsg.): Controlling in der Pflege, Bern: Huber, S. 37–60.

Zapp, W., Bettig, U. (2002): Die Bedeutung der Prozesskostenrechnung für eine Gestaltung von Prozessen. In: Zapp, W. (Hrsg.): Prozessgestaltung im Krankenhaus. Heidelberg: Economica, S. 275–297.

Zapp, W./Dorenkamp, A. (2002a): Anwendungsorientierte Prozessgestaltung im Krankenhaus – Bericht über ein Forschungsprojekt. In: Zapp, W. (Hrsg.): Prozessgestaltung im Krankenhaus. Heidelberg: Economica, S. 1–134.

Zapp, W., Dorenkamp, A. (2002b): Wirtschaftlichkeitsanalyse. In: von Eiff, W. et al. (Hrsg.): Der Krankenhausmanager. Praktisches Management für Krankenhäuser und Einrichtungen des Gesundheitswesens. Bd. 1; 11. Lieferung September 2002, S. 1–28.

Zapp, W., Funke, M., Schnieder, S. (2000): Interne Budgetierung auf der Grundlage der Pflegeversicherung: Ergebnisse eines anwendungsorientierten Forschungsprojektes in der stationären Altenhilfe. Herne-Wanne: Krankenhausdr.-Verlag Wanne-Eickel.

Zielger, H. (1997): Ansätze für operatives Controlling. In: Altenheim. Zeitschrift für das Altenhilfe-Management 1: 43–48.

Zünd, A. (1979): Zum Begriff des Controlling – ein umweltbezogener Erklärungsversuch. In: Goetzke, W., Sieben, G. (Hrsg.): Controlling – Integration von Planung und Kontrolle. Köln: GEBERA, S. 15–26.

zu Knyphausen-Aufseß, D. (1995): Theorie der strategischen Unternehmensführung. State of the Art und neue Perspektiven. Wiesbaden: Gabler.

zu Knyphausen-Aufseß, D. (1999): Theoretische Perspektiven der Entwicklung von Regionalnetzwerken. In: ZfB 69: 593–616.

zu Knyphausen-Aufseß, D. (2002): Strategien. In: Küpper, H.-U., Wagenhofer, A. (2002): Handwörterbuch Unternehmensrechnung und Controlling. 4. Aufl. Stuttgart: Schäffer-Poeschel, S. 1868.

Sachregister

V

W

Z